1 H 수소 hydrogen 1.00794	원자 번호 원소 기호 원소 이름 원자량

파랑	금속 원소
초록	비금속 원소
분홍	준금속 원소

족 주기	1	2	3	4	5	6	7	8	9
1	1 H 수소 hydrogen 1.00794								
2	3 Li 리튬 lithium 6.941	4 Be 베릴륨 beryllium 9.01218							
3	11 Na 나트륨 sodium 22.989770	12 Mg 마그네슘 magnesium 24.3050							
4	19 K 칼륨 potassium 39.0983	20 Ca 칼슘 calcium 40.078	21 Sc 스칸듐 scandium 44.9559	22 Ti 타이타늄 titanium 47.867	23 V 바나듐 vanadium 50.9415	24 Cr 크로뮴 chromium 51.9961	25 Mn 망가니즈 manganese 54.9380	26 Fe 철 iron 55.845	27 Co 코발트 cobalt 58.9332
5	37 Rb 루비듐 rubidium 85.4678	38 Sr 스트론튬 strontium 87.62	39 Y 이트륨 yttrium 88.9059	40 Zr 지르코늄 zirconium 91.224	41 Nb 나이오븀 niobium 92.9064	42 Mo 몰리브데넘 molybdenum 95.94	43 Tc 테크네튬 technetium (98)	44 Ru 루테늄 ruthenium 101.07	45 Rh 로듐 rhodium 102.906
6	55 Cs 세슘 caesium 132.905	56 Ba 바륨 barium 137.327	57 La* 란타넘 lanthanum 138.906	72 Hf 하프늄 hafnium 178.49	73 Ta 탄탈럼 tantalum 180.948	74 W 텅스텐 tungsten 183.84	75 Re 레늄 rhenium 186.207	76 Os 오스뮴 osmium 190.23	77 Ir 이리듐 iridium 192.22
7	87 Fr 프랑슘 francium (223)	88 Ra 라듐 radium (226)	89 Ac** 악티늄 actinium (227)	104 Rf 러더퍼듐 rutherfordium (261)	105 Db 더브늄 dubnium (262)	106 Sg 시보귬 seaborgium (266)	107 Bh 보륨 bohrium (264)	108 Hs 하슘 hassium (277)	109 Mt 마이트너륨 meitnerium (268)
			란타넘족* lanthanoids	58 Ce 세륨 cerium 140.116	59 Pr 프라세오디뮴 praseodymium 140.908	60 Nd 네오디뮴 neodymium 144.24	61 Pm 프로메튬 promethium (145)	62 Sm 사마륨 samarium 150.36	63 Eu 유로퓸 europium 151.964
			악티늄족** actinoids	90 Th 토륨 thorium 232.038	91 Pa 프로트악티늄 protactinium 231.036	92 U 우라늄 uranium 238.029	93 Np 넵투늄 neptunium (237)	94 Pu 플루토늄 plutonium (244)	95 Am 아메리슘 americium (243)

10	11	12	13	14	15	16	17	18	족 주기
								2 He 헬륨 helium 4.00260	1
			5 B 붕소 boron 10.811	6 C 탄소 carbon 12.011	7 N 질소 nitrogen 14.0067	8 O 산소 oxygen 15.9994	9 F 플루오린 fluorine 18.9984	10 Ne 네온 neon 20.1797	2
			13 Al 알루미늄 aluminium 26.9815	14 Si 규소 silicon 28.0855	15 P 인 phosphorus 30.9738	16 S 황 sulfur 32.066	17 Cl 염소 chlorine 35.453	18 Ar 아르곤 argon 39.948	3
28 Ni 니켈 nickel 58.6934	29 Cu 구리 copper 63.546	30 Zn 아연 zinc 65.409	31 Ga 갈륨 gallium 69.723	32 Ge 저마늄 germanium 72.64	33 As 비소 arsenic 74.9216	34 Se 셀레늄 selenium 78.96	35 Br 브로민 bromine 79.904	36 Kr 크립톤 krypton 83.798	4
46 Pd 팔라듐 palladium 106.42	47 Ag 은 silver 107.868	48 Cd 카드뮴 cadmium 112.411	49 In 인듐 indium 114.818	50 Sn 주석 tin 118.710	51 Sb 안티모니 antimony 121.760	52 Te 텔루륨 tellurium 127.60	53 I 아이오딘 iodine 126.904	54 Xe 제논 xenon 131.293	5
78 Pt 백금 platinum 195.078	79 Au 금 gold 196.967	80 Hg 수은 mercury 200.59	81 Tl 탈륨 thallium 204.383	82 Pb 납 lead 207.2	83 Bi 비스무트 bismuth 208.980	84 Po 폴로늄 polonium (209)	85 At 아스타틴 astatine (210)	86 Rn 라돈 radon (222)	6
110 Ds 다름슈타튬 darmstadtium (281)	111 Rg 뢴트게늄 roentgenium (272)								
64 Gd 가돌리늄 gadolinium 157.25	65 Tb 터븀 terbium 158.925	66 Dy 디스프로슘 dysprosium 162.50	67 Ho 홀뮴 holmium 164.930	68 Er 어븀 erbium 167.26	69 Tm 툴륨 thulium 168.934	70 Yb 이터븀 ytterbium 173.04	71 Lu 루테튬 lutetium 174.967		
96 Cm 퀴륨 curium (247)	97 Bk 버클륨 berkelium (247)	98 Cf 캘리포늄 californium (251)	99 Es 아인슈타이늄 einsteinium (252)	100 Fm 페르뮴 fermium (257)	101 Md 멘델레븀 mendelevium (258)	102 No 노벨륨 nobelium (259)	103 Lr 로렌슘 lawrencium (262)		

4th Edition

임상화학 II

Clinical Chemistry II

임상화학교재편찬위원회

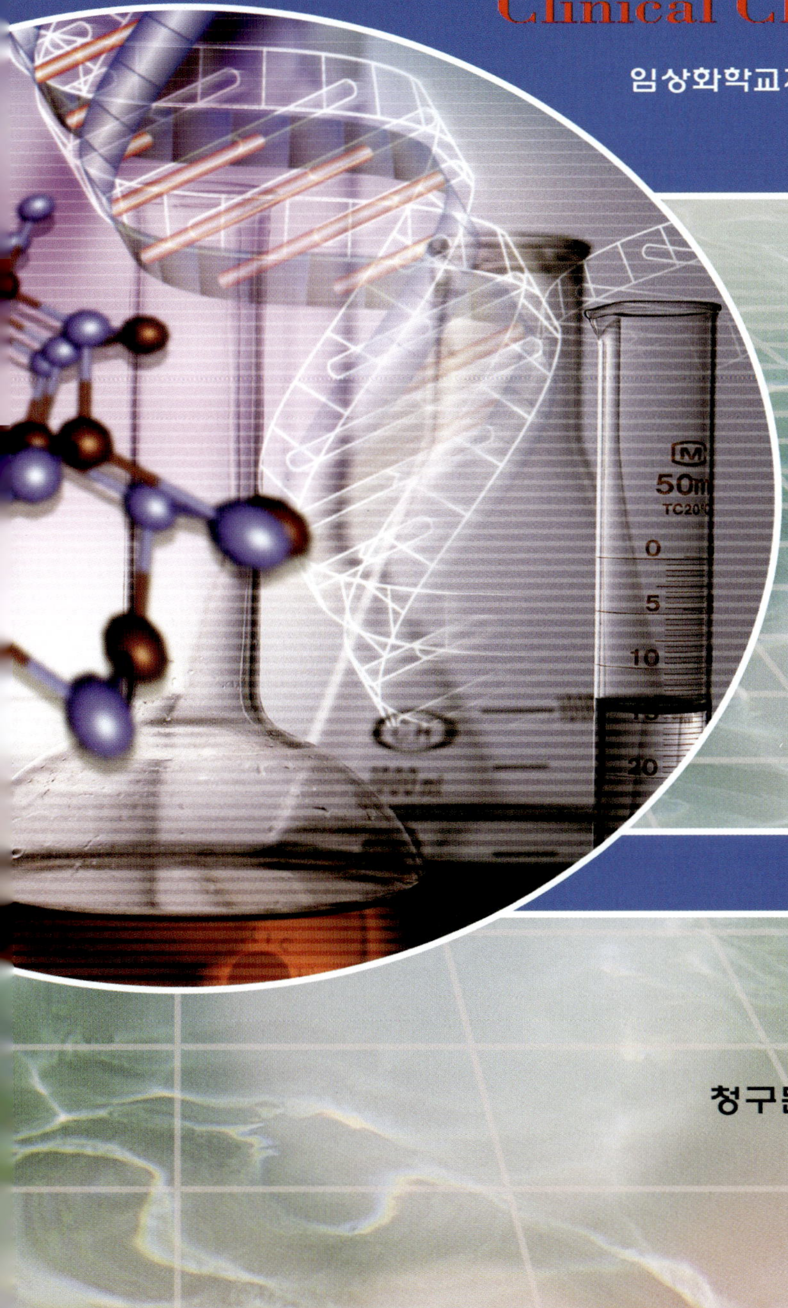

청구문화사

머리말

그동안 많은 독자들의 관심과 사랑을 받아 온 최신임상화학이 시대적인 변화와 요구에 부응하여 새로운 내용과 형태를 갖춰 2013년 여름「임상화학 Ⅰ」로 출간되었고, 연속하여 2014년 3월에「임상화학 Ⅱ」를 출간하게 되었다. 이 책은 집필진이 오래 동안 쏟아 부은 열정적인 노력과 시간의 산물이다. 이 책이 소중한 것은 학생들을 비롯한 독자들에게 어려운 과목인 임상화학을 조금이나마 쉽게 접근하여 흥미를 가질 수 있도록 길라잡이 역할을 하고 있다는 점이다.

본 교재에서는 중고등학교 국정 교과서 및 대학의 화학, 생명과학, 유기화학, 생화학 등의 교재에서 사용하고 있는 개정 용어를 사용하였으며, 각 학회의 술어집과 편수자료를 참조하였다. 의학 용어는 대한의사협회 의학용어 5판을 사용하였고, 임상 검사 분야에서만 사용하는 특수한 용어는 집필진의 논의를 거쳐 결정하였다. 이로 인해 과거 오래 동안 사용해 오던 잘못된 외래어 표기법을 국제적으로 통용되는 원래의 발음으로 바뀌었다는 것을 일러둔다.

임상화학은 화학, 유기화학, 생화학, 생리학, 기기분석학 등의 이해가 선행되어야 비로소 이해할 수 있는 과목이기 때문에 가장 어려운 과목 중의 하나로 손꼽힌다. 그래서 저자들은 각 장마다 기본적인 생화학, 분석기법, 병태생리학, 임상적 의의 등을 이해하기 쉽게 체계적으로 설명하는데 심혈을 기울였다.

과학, 특히 검사기술학은 매우 빠르게 변하고 있다. 현장에서 사용하고 있는 검사기법은 1년이 멀다하고 변하는데 교과서의 내용이 10년도 넘은 오래 전의 것들이라면 학생들에게 커다란 오류를 가르치는 셈이 되는 것이다. 이점을 가슴 깊이 새기며 저자들은 향후 임상화학 검사의 변화를 최대한 신속하게 반영하기 위해 개정 작업을 게을리 하지 않을 것을 다짐해 본다.

이번 개정판에서는 생체색소와 뼈 표지자 및 간·담도 챕터를 더 세분화하여 설명하였으며, BNP 검사를 부록편에 실어 참고할 수 있도록 하였다.

본 교재의 출판과 함께 20년 이상 임상화학 교과서가 최고의 표준 교재로서 자리매김할 수 있도록 많은 격려와 도움을 주신 청구문화사 대표 이상태 사장님께 마음 깊이 감사드린다. 또한 이민석 상무, 이민규 부장, 그리고 편집디자이너 안상희 과장님을 비롯한 편집실 직원들께도 감사의 마음을 전한다.

2023년 봄

임상화학교재편찬위원회

목 차

4장. 효소 165

5장. 비단백질 질소 화합물 287

Chapter 01

탄수화물

Carbohydrates

CHAPTER 01
탄수화물(Carbohydrates)

인체의 주된 에너지원인 글루코스(포도당, glucose)는 음식물을 통해 공급되지만, 공급이 원활하지 못할 경우에는 체내에 저장되어 있는 글리코겐(glycogen), 단백질의 분해산물인 아미노산, 그리고 트리글리세리드(triglyceride)의 분해 산물인 글리세롤(glycerol)로부터 체내에서 합성되어 공급되기도 한다.

글루코스가 필요량 이상으로 공급되는 경우에는 여분의 양이 지방(fat)이나 글리코젠으로 전환되어 지방은 지방 조직, 글리코젠은 간과 근육 등에 저장되며, 부족할 경우에는 저장되었던 탄수화물의 분해와 비탄수화물(아미노산, 젖산, 글리세롤 등)로부터의 글루코스 신합성(당신생, gluconeogenesis)에 의해 내인성 글루코스가 합성된다. 인체가 정상인 경우에 혈중 글루코스의 농도는 인슐린(insulin), 글루카곤(glucagon), 에피네프린(epinephrine) 등의 호르몬에 의해 여러 가지 조건(식사, 공복, 운동 등) 하에서도 일정한 범위 내에서 유지된다.

탄수화물은 어원 그 자체가 의미하듯 탄소와 물의 화합물이다. 따라서 실험식도 대부분 탄소 원자와 물 분자의 구성비, 즉 $(CH_2O)n$으로 나타낸다. 예를 들면, 글루코스($C_6H_{12}O_6$)와 락토스(젖당, $C_{12}H_{22}O_{11}$)는 각각 $C_6(H_2O)_6$와 $C_{12}(H_2O)_{11}$으로 나타낸다.

또한 젖산 $C_3(H_2O)_3$과 같은 비탄수화물도 유사한 실험식을 갖고 있기 때문에 보다 협의적으로 탄수화물을 정의하자면, 탄수화물은 작용기로서 알데하이드(aldehyde, R-CH=O; 알코올의 산화에 의해 수소가 제거되었다는 뜻을 가짐)기와 케톤(ketone, R-CO-R)기를 갖고 있고 또한 많은 하이드록시(hydroxy, -OH)기를 갖고 있는 폴리하이드록시 알데하이드 또는 케톤이라고 말할 수 있다. 당의 영문 이름은 보통 접미어 '-ose'를 갖는다.

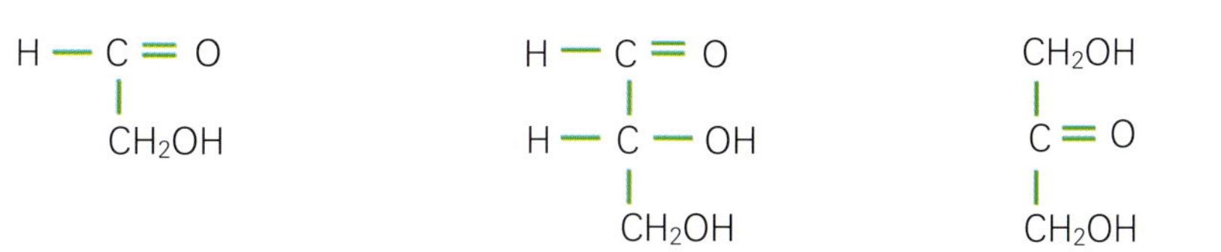

글리콜알데하이드 (Glycolaldehyde) | 글리세르알데하이드 (Glyceraldehyde) | 다이하이드록시아세톤 (Dihydroxyacetone)

그림 1-1 2-3개의 탄소로 구성된 탄수화물

가장 간단한 탄수화물은 그림 1-1의 구조식에서 보듯이 2개의 탄소로 구성된 글리콜알데하이드(glycolaldehyde)와 3개의 탄소로 구성된 글리세르알데하이드(glyceraldehyde) 및 다이하이드록시아세톤(dihydroxyacetone)이다.

1. 탄수화물의 분류와 구조

◆ **핵심용어**

단당류, 이당류, 다당류, 글루코스, 글리코젠, 녹말, 글리코시드 결합, 알도스, 케토스, 덱스트린

◆ **학습요점**

당의 분류 기준, 당의 구조

1) 단당류

단당류(monosaccharide)란 당의 성질을 가진 최소 단위의 개별적 분자를 말하며, 그 분자의 탄소 수에 따라 표 1-1과 같이 분류한다.

표 1-1 단당류의 분류 체계

종류	탄소 수
3탄당(triose)	3
4탄당(tetrose)	4
5탄당(pentose)	5
6탄당(hexose)	6
7탄당(heptose)	7
8탄당(octose)	8
9탄당(nonose)	9

알데하이드 유도체들은 알도스(aldose)라고 하며 케톤 유도체들은 케토스(ketose)라고 한다(그림 1-2). 단당류 중 가장 관심의 대상인 것은 글루코스(glucose; 그리스어 'glykys=달다'에서 유래함)이며, 혈당(blood sugar)이라고 말할

때 그것은 혈액 글루코스를 가리킨다. 글루코스는 또한 포도당(grape sugar)과 덱스트로스(dextrose)라는 이름으로 불리기도 한다.

사슬의 탄소 원자들은 그림 1-2의 왼쪽과 같이 위에서부터 아래로 번호를 붙인다. D- 또는 L-의 명칭은 마지막 비대칭 탄소(asymmetric carbon)에 붙은 하이드록시(-OH)기의 위치를 기준으로 한다. 일반적으로 하이드록시기가 마지막 부제 탄소의 오른쪽에 있을 때는 D(dextro-, 오른쪽을 뜻함)형이라고 하며, 왼쪽에 있을 때는 L(levo-, 왼쪽을 뜻함)형이라고 한다. 글루코스에서는 2, 3, 4, 5번 탄소가 비대칭 탄소이다. 따라서 마지막 비대칭 탄소는 5번 탄소이므로 여기에 -OH가 오른쪽에 있으면 D-글루코스, 왼쪽에 있으면 L-글루코스가 된다.

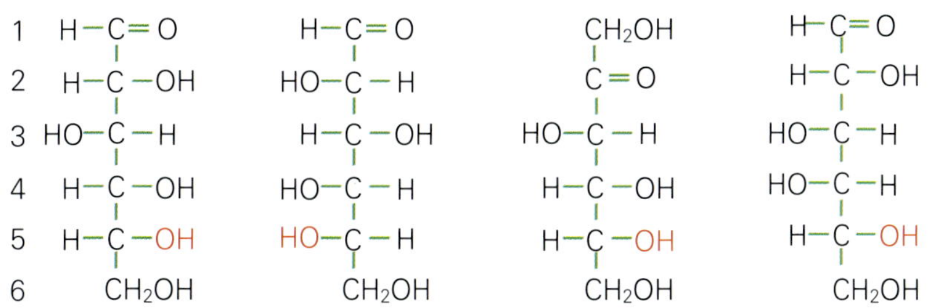

D-글루코스 (D-Glucose) L-글루코스 (L-Glucose) D-프룩토스 (D-Fructose) D-갈락토스 (D-Galactose)

그림 1-2 전형적인 주요 6탄당

여기서 D-프룩토스만 케토스이고 나머지는 알도스이다.

글루코스의 실험식은 일시적인 반응 형태인 알데하이드 또는 엔올(enol)형으로 나타낼 수 있다. 엔올 음이온으로의 이동은 알칼리 용액에서 잘 일어난다.

엔올 음이온의 이중 결합은 음전하의 활성적인 환원형 물질을 만들며 이것은 분석학적인 기초를 제공한다. 따라서 글루코스는 알칼리 용액에서 가열될 때 Cu^{2+}과 같은 금속 이온을 Cu^{+}로 쉽게 환원시키며 이때의 색깔 변화로 글루코스의 존재 정도에 대한 정보를 얻을 수 있다. 다른 당들도 알칼리 용액에서 Cu^{2+}를 환원시킬 수 있는데 이들을 일괄해서 환원당(reducing sugar)이라고 한다.

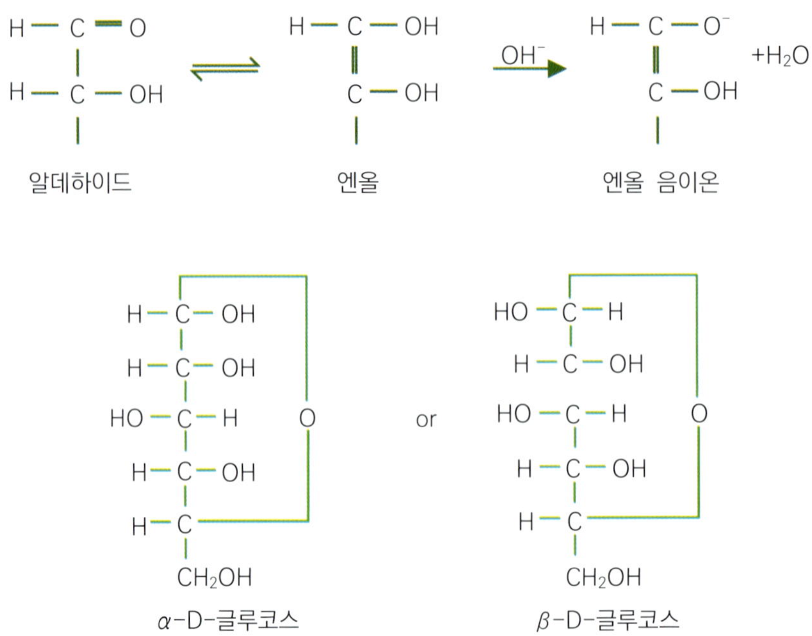

그림 1-3 헤미아세탈 반응에 의한 D-글루코스의 고리형 구조 형성

당은 알데하이드와 알코올기의 반응으로 헤미아세탈(hemiacetals)이 될 수 있는데 글루코스의 경우 알데하이드기는 그림 1-3과 같이 5번 탄소의 -OH기와 반응한다. 이와 같은 고리 구조는 1번 탄소의 하이드록시기를 위쪽 또는 아래쪽에 표시할 수 있다. 규정에 의해 하이드록시기가 아래쪽에 있는 이성체를 α-글루코스, 위쪽에 있는 이성체를 β-글루코스라 한다.

통상 무수결정성 글루코스(anhydrose crystalline glucose)는 α-D형이며 β-D형은 아세트산으로부터의 결정화에 의해 얻어진다. 글루코스는 실온의 수용액에서 36%는 α-형, 64%는 β-형의 상태로 존재하며, 고리형인 자유 알데하이드형은 1% 미만으로 존재한다.

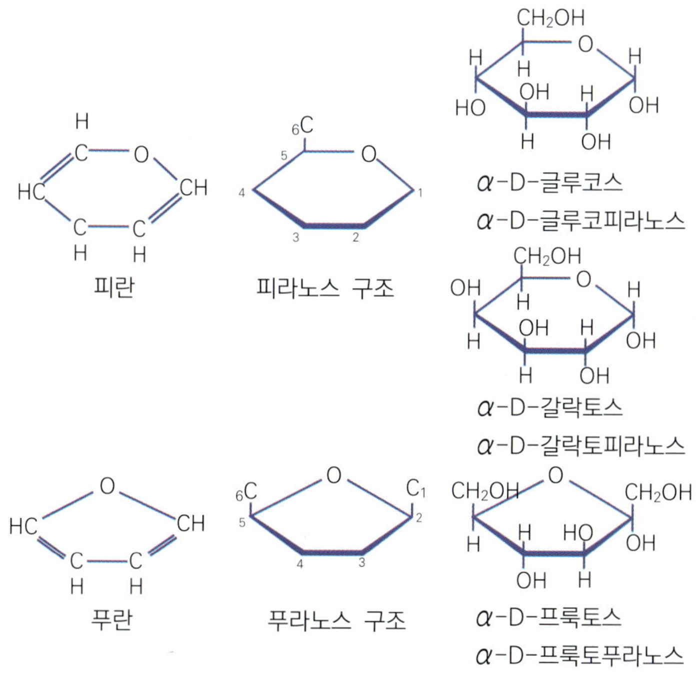

그림 1-4 당의 고리형 구조

글루코스 산화 효소(glucose oxidase)는 β-글루코스하고만 반응하는데, 평형 상태에서 β-형과 반응하는 경우 평형을 유지하기 위해 α-형이 β-형으로 전환되기 때문에 측정에서 큰 문제는 없으나 변선광 효소(mutarotase)를 이용하여 α형을 β형으로 빠르게 전환시키기도 한다.

원자들의 공간적 배열은 대칭적 고리 구조에 의해 보다 잘 표현되며 Haworth 식으로 나타내면 글루코스는 피란(pyran, 6각형 구조)과 같은 기본 구조를 갖는 것으로 보인다. 이 식에서 고리의 면은 지면과 수직이며 굵은 선은 앞으로 나온 것을 나타낸다. 1번 탄소의 하이드록시(-OH)기는 평면의 아래(α-배열) 또는 위(β-배열)에 있다. 하나의 육각형 고리의 당은 탄소 5개와 산소 1개를 포함하여 피란 구조를 나타내기 때문에 피라노스(pyranose)라고 하며, 탄소 4개와 산소 1개를 포함하는 5각형 고리를 형성할 때는 푸란(furan) 구조를 가지므로 푸라노스(furanose)라고 한다(그림 1-4). 한편 프룩토스(과당, fructose)는 2개의 고리형을 볼 수 있는데, 프룩토피라노스(fructopyranose)는 유리당(free sugar) 배열이며, 프룩토푸라노스(fructofuranose)는 프룩토스가 이당류인 설탕(sucrose)이나 다당류인 이눌린의 성분으로 존재할 때 생긴다.

2) 이당류

이당류(disaccharide)란 2개의 단당류가 글리코시드 결합(glycosidic linkage)에 의해 연결된 분자를 말한다. 글리코시드 결합은 첫 번째 분자의 아노머탄소(anomeric carbon)의 -OH기와 두 번째 탄소 원자의 결합으로 형성된다. 2~10개의 단당류를 포함하고 있는 작은 탄수화물 사슬은 올리고당(oligosaccharide)이라고 한다. 따라서 이당류도 올리고당에 포함된다.

자연에 존재하는 가장 일반적인 이당류는 말토스(맥아당, maltose), 락토스(lactose) 및 수크로스(sucrose)이다(그림 1-5).

말토스 = 글루코스 + 글루코스
락토스 = 글루코스 + 갈락토스
수크로스 = 글루코스 + 프룩토스

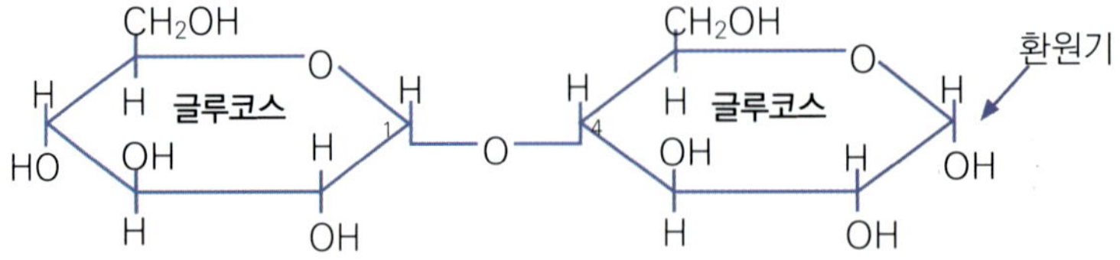

α-D-말토스
α-D-글루코피라노실-(1→4)-α-D-글루코피라노스

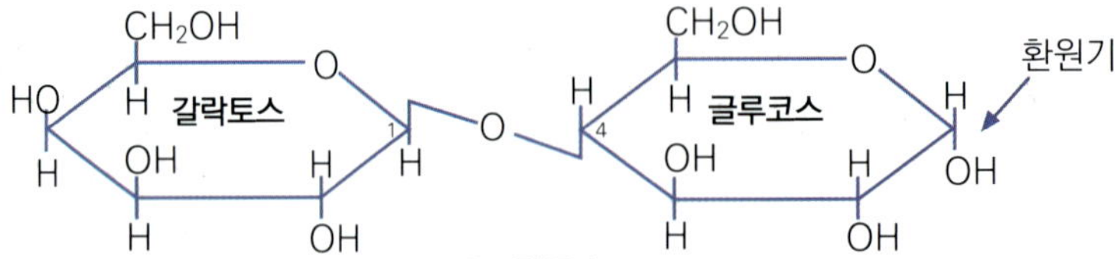

α-D-락토스
β-D-갈락토피라노실-(1→4)-α-D-글루코피라노스

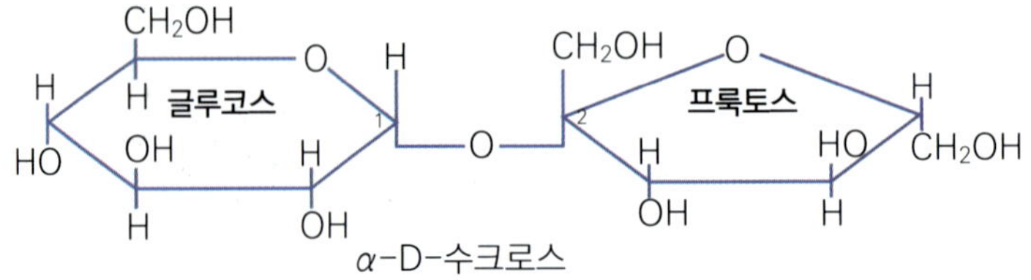

α-D-수크로스
α-D-글루코피라노실-(1→2)-β-D-프룩토푸라노스

그림 1-5 이당류의 구조식

2개의 단당류 사이의 결합은 한 분자의 알데하이드(-CHO) 또는 케톤기(-CO-)와 다른 분자의 하이드록시(-OH)기 사이에서 일어나며 두 번째 분자에는 유리 케톤 또는 알데하이드기가 남아 있게 된다. 따라서 말토스와 락토스는 환원당이며 변선광이 가능하다. 그렇지만 환원력에 있어서는 한 분자의 환원기는 결합에 관여해 이용할 수 없기 때문에 두 분자의 단당류가 함께 나타내는 것의 약 40%에 불과하다.

한편 수크로스에서 보는 것처럼 단당류 2분자 사이의 결합 반응에 한 분자의 알데하이드기와 다른 한 분자의 케톤기가 둘 다 포함되는 경우는 자유 알데하이드기나 케톤기가 없기 때문에 금속 이온을 환원할 수 없다. 이런 당을 비환원당(non-reducing sugar)이라고 한다.

3) 다당류

다당류(polysaccharide)의 형성은 적어도 11개 이상의 단당류가 연속적으로 결합하여 형성된 사슬 분자이다. 녹말(starch)과 글리코젠(glycogen, 글리코겐이라고도 함) 같은 분자는 각각 식물과 동물의 주요 저장 탄수화물로 25~2,500개의 글루코스를 포함하고 있다. 접미사 -an은 다당류를 구성하고 있는 단당류의 종류를 가리킨다. 예를 들어 녹말과 글리코젠은 글루코스로만 구성된 다당류이어서 글루코산(glucosan)이라고 한다. 한편 다당류인 이눌린(inulin)은 거대한 프룩토스 단위로 구성된 프룩토산(fructosan)이다.

거의 모든 녹말은 아밀로스(amylose)와 아밀로펙틴(amylopectin)이라는 두 종류의 글루코산의 혼합물이다. 하나의 녹말에서 이 두 종류의 글루코산의 상대적인 비율은 밀과 감자에서는 대략 아밀로스가 20%, 아밀로펙틴이 80%이며, 통상 곡물의 녹말은 거의 대부분이 아밀로펙틴이다. 아밀로스와 아밀로펙틴은 모두 글루코스 분자들로 구성되어 있지만 그 구조에 있어서 하나의 중요한 차이를 나타내고 있다.

아밀로스는 분자량이 4,000~5,000 달톤 정도이며 25~300개의 글루코스가 가지 없이 하나의 긴 사슬로 구성되어 있다. 이것은 단순히 $\alpha(1 \rightarrow 4)$ 결합에 의해서만 연결되어 있다. 아밀로펙틴 역시 주된 사슬 줄기는 $\alpha(1 \rightarrow 4)$ 결합으로 구성되지만, 24~30개의 글루코스마다 한 개의 $\alpha(1 \rightarrow 6)$ 결합(전체의 약 4%)이 일어나 가지 사슬을 형성하고 있는 점에서 아밀로스와 다르다. 아밀로펙틴은 분자 당 수천~약 10^6에 이르는 글루코스를 포함하고 있다.

글리코젠은 아밀로펙틴과 유사한 구조를 나타내지만, 8~12개의 글루코스마다 가지를 형성하기 때문에 아밀로펙틴보다 더 복잡하다. 다당류의 결합 형태를 그림

1-6에 나타냈다.

녹말의 가수 분해 정도는 구조적인 차이에 의해 영향을 받는다. 1, 4-글리코시드 결합은 췌장(이자)의 α-아밀레이스(α-amylase)에 의해 가수 분해되며, 이 효소는 말단보다 중앙의 내부 결합에 특별한 선택성을 나타낸다. 이 가수 분해의 결과로 처음에는 약간의 말토스와 덱스트린(dextrin; 녹말의 가수 분해 과정에서 생기는 다당류) 혼합물이 생성되고 이어서 말토스도 가수 분해된다. 1, 6-글리코시드 결합은 α-아밀레이스에 의해 분해되지 않으므로 아밀로펙틴에 아밀레이스가 작용하더라도 상대적으로 거대 분자인 잔여 덱스트린이 남게 된다.

아이오딘(iodine, 구명: 요오드)은 아밀로스와 반응하여 짙은 청색을 나타내고, 아밀로펙틴과 반응하여 적색-자색을 나타낸다. 이러한 특별한 색깔은 다당류가 덱스트린과 말토스 같은 보다 작은 단위로 가수 분해될 때 소실된다. 녹말-아이오딘 반응의 색깔 소실은 아밀레이스의 활성 측정에 이용되고 있다.

덱스트린은 녹말의 부분적인 가수 분해에 의해 생성된다. 그들은 크기가 다른 분자들의 복합물로서 아밀로스로부터 형성되는 것은 가지가 없는 반면 아밀로펙틴으로부터 형성되는 것은 가지 사슬을 갖는다. 에리트로덱스트린(erythrodextrin)은 아이오딘과 반응하여 적색을 띠는 보다 큰 가지를 가진 덱스트린이다.

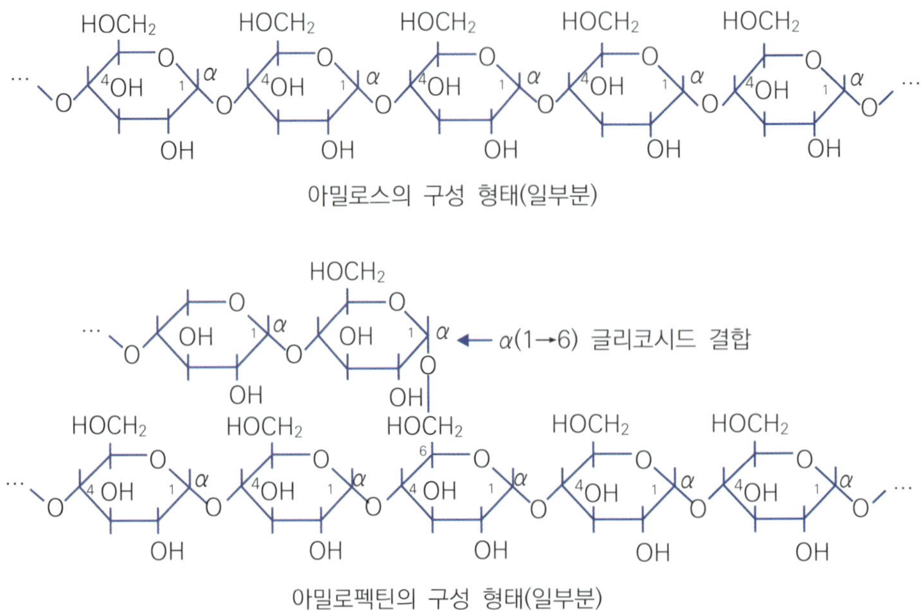

그림 1-6 아밀로스와 아밀로펙틴의 구조

2. 탄수화물 대사

◆ 핵심용어

해당, 글리코젠 합성 및 분해, 글루코스 신합성, 혈당, 인슐린

◆ 학습요점

당의 소화와 흡수, 당 대사, 혈당의 조절기전

1) 소화와 흡수

섭취된 녹말과 글리코젠은 입안에서 침 아밀레이스[salivary amylase, 일명 프티알린(ptyalin)]의 작용에 의해 부분적으로 소화되어 중간 물질인 덱스트린과 말토스를 형성한다. 위액의 산성 pH에서 침 아밀레이스의 활성은 억제되지만 췌장에서 분비되는 알칼리성의 췌장액으로 인해 소장의 pH가 증가하기 때문에 췌장 아밀레이스(pancreatic amylase)는 녹말을 올리고당(oligosaccharide)과 말토스로 분해한다.

이당류인 말토스, 락토스, 수크로스는 각각 소장 점막의 이당류 가수 분해 효소인 말테이스(maltase), 락테이스(lactase), 슈크레이스(sucrase)에 의해 분해되어 글루코스, 갈락토스, 프룩토스로 된다. 이러한 단당류들은 운반체-매개 수송(촉진 확산)에 의해 십이지장(샘창자)과 회장(돌창자)의 점막 세포에 의해 흡수된다. 글루코스와 갈락토스에 대한 흡수율은 촉진 확산에 의해 유사한 분자들보다 몇 배나 더 높다[예: 자일로스(xylose)]. 프룩토스에서 글루코스로의 전환은 흡수 과정에서 일어나며 양쪽 모두 에네디올(enediol)형을 매개로 상호 전환될 수 있다(그림 1-7). 프룩토스는 글루코스와 갈락토스의 이동 메커니즘인 운반체 매개 과정의 차이에 의해 글루코스나 갈락토스보다 아주 느리게 흡수된다. 단당류는 문정맥을 통해 간으로 수송된다.

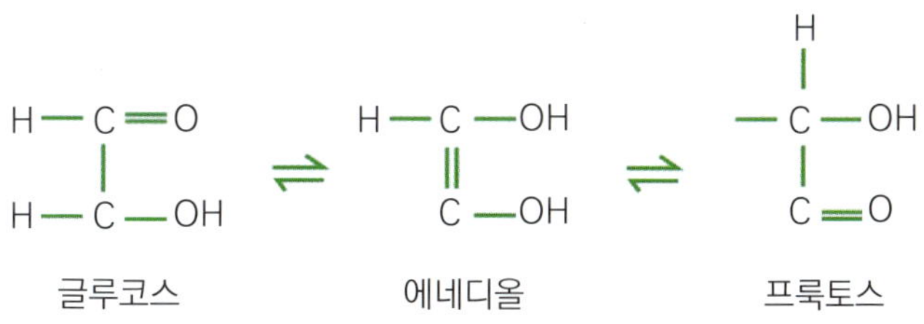

그림 1-7 글루코스와 프룩토스의 상호 전환

2) 당 대사

당질은 인체의 중요한 에너지원이다. 정상인의 혈청과 소변에 존재하는 주요 당질은 혈청의 경우 단당류가 110 mg/dL로 가장 많으며, 생물학적으로 활성형인 단당류 중에서 글루코스가 약 80 mg/dL로 거의 대부분을 차지하고 있다. 소변에는 락토스가 9.5 mg/dL로 가장 많고, 그 다음은 글루코스로 약 5 mg/dL 정도이다. 식사에 의해 섭취되는 당질 중 α-글루코스를 포함하고 있는 것은 녹말, 글리코젠, 수크로스, 락토스 및 말토스가 있으며, 이중에서 주된 것은 이당류이다. 섭취된 당질 중 유리 글루코스는 3% 이하를 차지한다. 당질은 단당류로 분해되어 소장 점막에서 흡수된다. 글루코스는 조직 세포에 에너지를 공급하기 위해 순환 혈액으로 방출되거나 또는 글리코젠을 형성하여 간이나 뼈대근육 세포에 저장된다.

글리코젠의 저장 과정을 글리코젠 합성(glycogenesis)이라고 한다(그림 1-8). 글리코젠 합성에서, 글루코스는 최초로 글루코스-6-인산(glucose-6-phosphate, G-6-P)으로 전환된다. G-6-P는 글루코스-1-인산(G-1-P), UDP-글루코스(urodine diphosphate glucose)을 경유하여 글리코젠으로 전환된다.

세포내에서 글루코스의 수요가 높아지면 글리코젠의 분해가 일어난다. 가인산 분해 효소(phosphorylase)는 글리코젠을 글루코스 1-인산으로 분해한다. 글리코젠의 분해가 일어나면, 유리 글루코스가 순환 혈액으로 방출되어 혈액에 글루코스가 상승한다.

글루코스로부터 ATP가 생성되면서 피루브산(pyruvate), 젖산(lactate)으로 분해되는 과정을 해당(glycolysis)이라고 한다(그림 1-9). 이 회로는 산소가 없는 상태에서 일어나는 무산소성(혐기성) 회로이다. 무산소성 해당에서는 글루코스 한 분자로부터 2분자의 ATP만 생성된다.

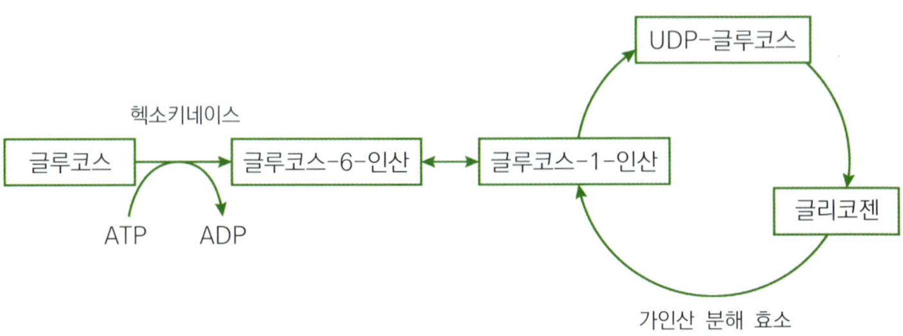

그림 1-8 글리코젠 합성

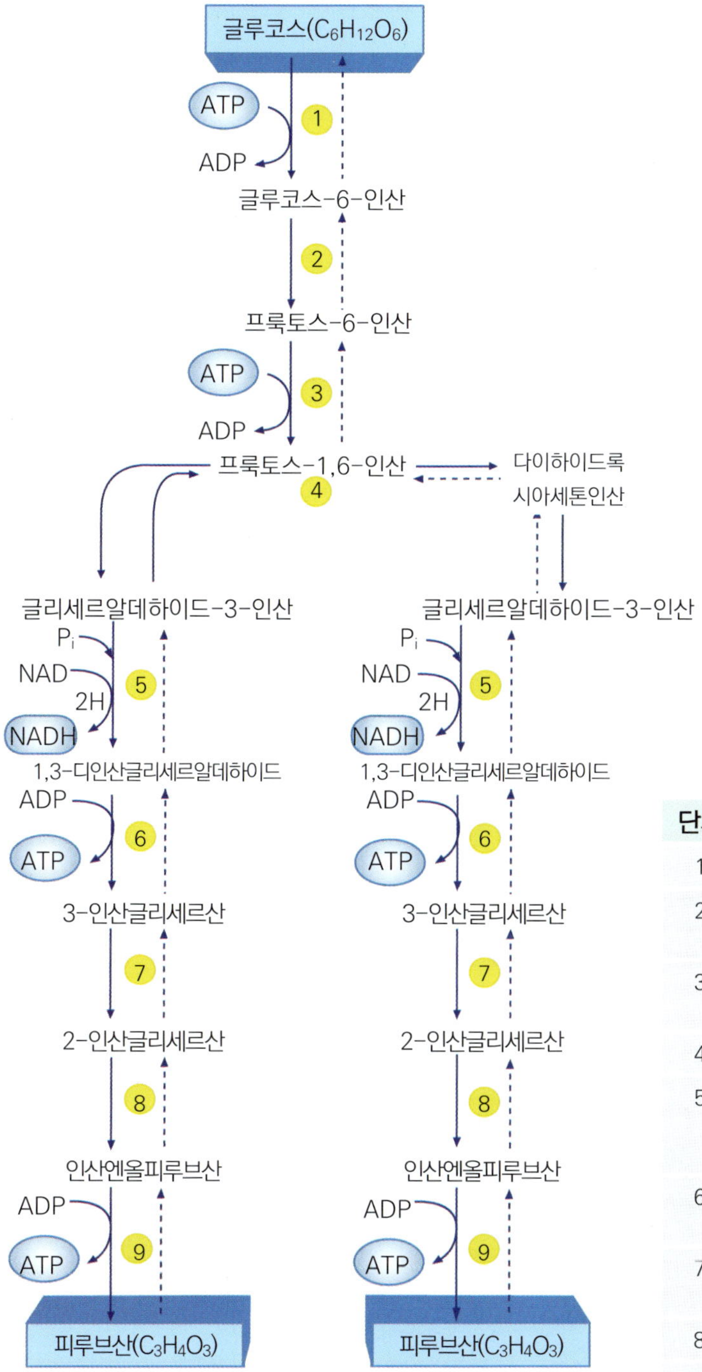

단계	효소
1	헥소키네이스(hexokinase)
2	인산글루코스 이성화 효소 (phosphoglucose isomerase)
3	인산프룩토키네이스 (phosphofructokinase)
4	알돌레이스(aldolase)
5	인산글리세르알데하이드 탈수소 효소 (phosphoglyceraldehyde dehydrogenase)
6	인산글리세르산 카이네이스 (phosphoglycerate kinase)
7	인산글리세르산 뮤테이스 (phosphoglyceromutase)
8	엔올레이스(enolase)
9	피루브산 카이네이스(pyruvate kinase)

그림 1-9 해당 과정

해당 결과 1분자의 글루코스로부터 2분자의 피루브산, 2분자의 NADH, 그리고 4분자의 ATP가 만들어진다. 해당 작용 초기에 2분자의 ATP가 사용되었기 때문에 순수한 ATP 생성은 2 ATP이다. 점선은 역 반응을 의미한다.

오탄당 인산 회로(pentose phosphate pathway) 또는 육탄당 일인산 회로(hexose monophosphate pathway)는 글루코스의 산화와 탈탄산 반응에 의해 오탄당(리보스)과 NADPH를 형성하는 반응이다. 피루브산은 아세틸-CoA(acetyl coenzyme A)로 전환되며, 호기성 TCA 회로[이것을 크레브스(Krebs) 회로 또는 시트르산(citric acid) 회로라고도 부른다]로 들어간다(그림 1-10). 여기서 탄소 원자는 CO_2로 되며, 수소 원자로부터 생긴 전자는 전자전달계로 옮겨가 에너지를 방출하고, 방출된 에너지 중 일부는 ATP 합성에 사용되고 나머지는 열에너지로 전환된다.

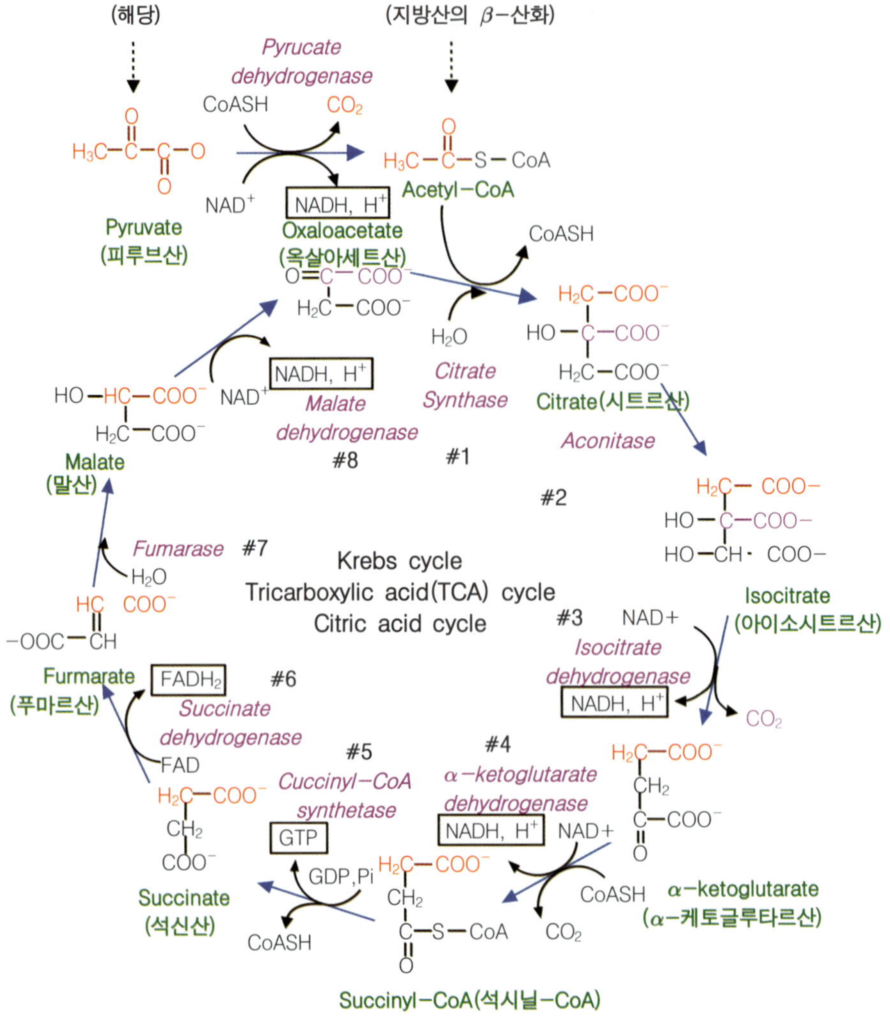

그림 1-10 TCA 회로

요약하면 글루코스 1분자가 "해당 과정 → TCA 회로 → 전자전달계"를 거치면서 완전히 산화되면 36분자(근육세포에서 NADH가 글리세롤 인산 왕복경로를 통해 $FADH_2$로 됨) 또는 38분자(간세포에서는 말산-아스파르트산 경로를 통해 NADH가 생성됨)의 ATP가 생성된다.

당질 농도가 저하하면 탄수화물이 아닌 아미노산, 글리세롤, 옥살아세트산 등으로부터 글루코스가 형성된다. 이러한 과정을 당신생(gluconeogenesis)이라고 한다. 당질, 아미노산, 지질 사이의 상호 교환이 이 회로에서 일어난다.

전체적인 탄수화물 대사는 그림 1-11에 나타냈다.

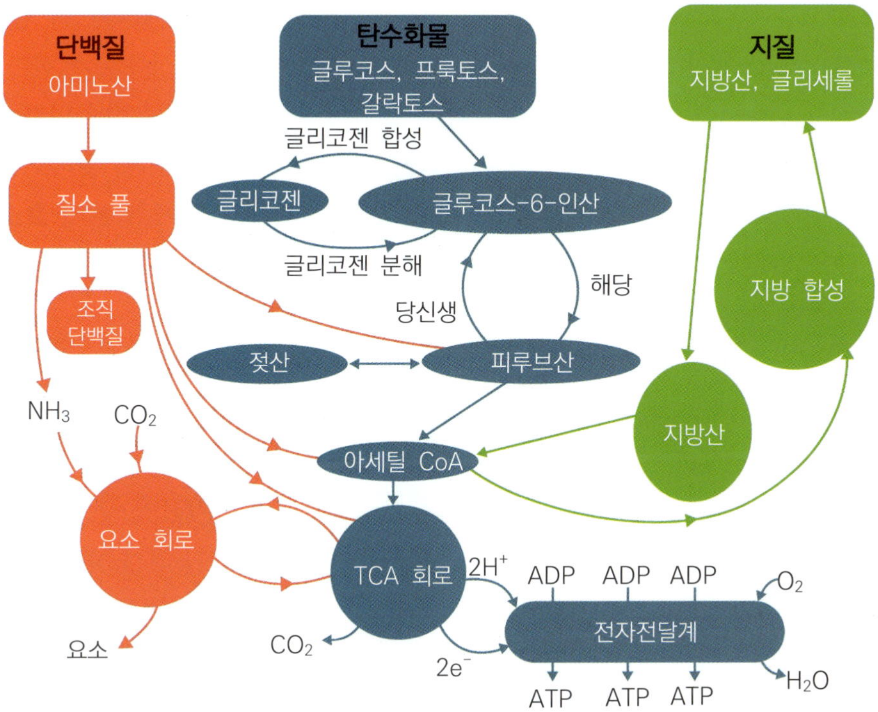

그림 1-11 탄수화물, 단백질, 지질 대사 및 상호 관련성 요약

3) 혈액 글루코스(혈당) 조절

정상적인 영양 상태에서 혈액 농도의 평형이 이루어졌을 때, 정상 성인의 공복 혈액 글루코스(혈당) 농도는 74~100 mg/dL(4.1~5.6 mmol/L)이다. 이러한 상태는 여러 가지 호르몬 작용에 의해 항상성이 유지된다.

(1) 내분비 호르몬에 의한 조절

어떤 원인에 의해서든 혈당이 감소하면 조직은 에너지 결핍 상태가 되고, 반대로 혈당이 신역치(160~180 mg/dL)를 넘으면 소변으로 배설된다. 이렇게 에너지원의 손실을 방지하기 위해 인체는 일정한 농도로 혈당을 유지하기 위한 조절 메커니즘을 작동시킨다. 이것은 호르몬에 의해 조절된다.

일반적으로 식후에는 혈당이 상승하며 약 2~3시간 후면 정상으로 돌아온다. 이것은 혈당 상승이 췌장의 랑게르한스섬(Langerhans islet) β-세포를 자극하여 여기서 인슐린(insulin)이 분비되기 때문이다. 인슐린은 혈당치를 낮추는 유일한 호르몬이다. 인슐린은 세포막에서의 글루코스 투과성을 항진시켜 혈액의 글루코스를 세포 안으로 들여보낸다. 또한 간으로 글루코스를 유입시켜서 글리코젠 합성이나 지방 합성을 촉진하고, 지방조직에서는 당질로부터 지방의 생성을 촉진한다.

보다 구체적인 인슐린의 작용은 ① 피루브산 탈수소 효소의 활성에 의한 아세틸-CoA 합성 속도 증가와 지방 합성, 에너지 생성 반응의 촉진, ② 글리코젠 합성 효소의 활성화에 의한 글리코젠 합성 촉진, ③ 인산디에스터 가수 분해 효소에 의한 cAMP의 분해 및 글리코젠 가인산 분해 효소의 불활성화 등이다. 결국 이러한 작용을 통해 혈당을 감소시킨다.

한편 저혈당인 경우에는 부신 피질로부터 에피네프린의 분비가 촉진되며, 분비된 에피네프린은 ① 세포막 내면의 아데닐산 고리 효소(adenylate cyclase)의 활성화, ② ATP로부터 cAMP합성 촉진, ③ cAMP에 의한 단백질 카이네이스(protein kinase)의 활성화로 혈당을 상승시킨다. 또한 글루카곤(glucagon), 당류코르티코이드(glucocorticoid)인 코르티솔, 갑상선 호르몬(thyroid hormone) 등도 혈당을 상승시킨다.

호르몬들에 의한 혈당 조절과 그 영향을 그림 1-12와 표 1-2에 나타냈다. 그리고 대사조절에 대한 이들 호르몬의 상호 작용을 그림 1-13에 나타냈다.

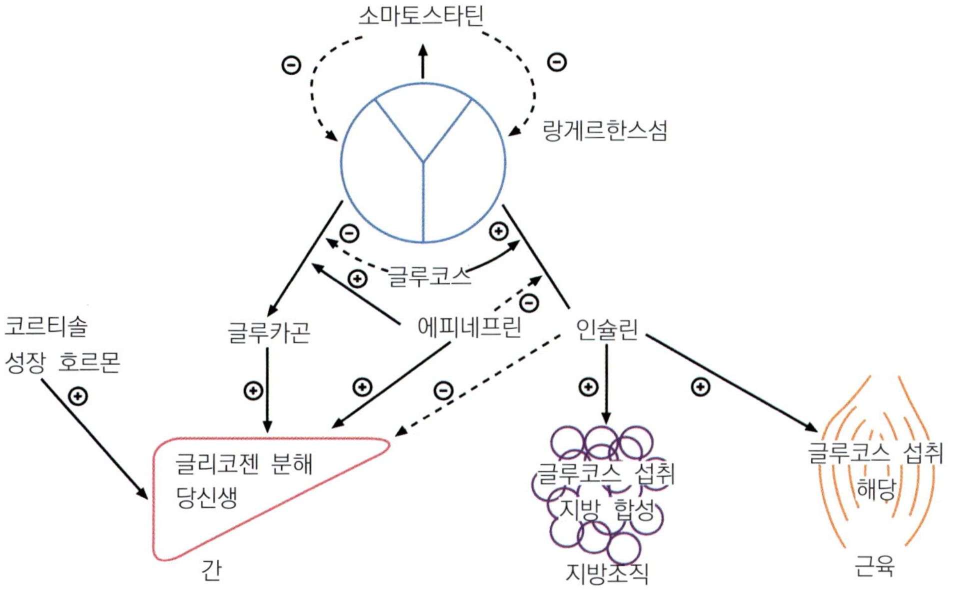

그림 1-12 혈액 글루코스에 대한 호르몬 조절

표 1-2 혈액 글루코스에 대한 호르몬 조절

호르몬	혈당	탄수화물 대사	단백질 대사	지질대사
인슐린	감소	글리코겐 합성 증가	단백질 합성 증가	지방 합성 증가
		글리코겐 분해 감소		지방 분해 감소
		글루코스 신합성 감소		케톤체 생성 감소
글루카곤	증가	글리코겐 합성 감소	직접적인 효과는 없음	지방 분해 증가
		글리코겐 분해 증가		케톤체 생성 증가
		글루코스 신합성 증가		
성장 호르몬	증가	글리코겐 분해 증가	단백질 합성 증가	지방 합성 감소
		인슐린 길항 작용		지방 분해 증가
		글루코스 해당 증가		케톤체 생성 증가
코르티솔	증가	인슐린 길항 작용	단백질 합성 감소	지방 합성 감소
		글루코스 신합성 증가		지방 분해 증가
				케톤체 생성 증가
에피네프린	증가	글리코겐 합성 감소	직접적인 효과는 없음	지방 분해 증가
		글리코겐 분해 증가		케톤체 생성 증가
갑상선 호르몬	효과 없음	글리코겐 분해 증가	단백질 합성 증가	직접적인 효과는 없음

※ 코르티솔과 성장 호르몬은 인슐린 길항 작용이 있다.

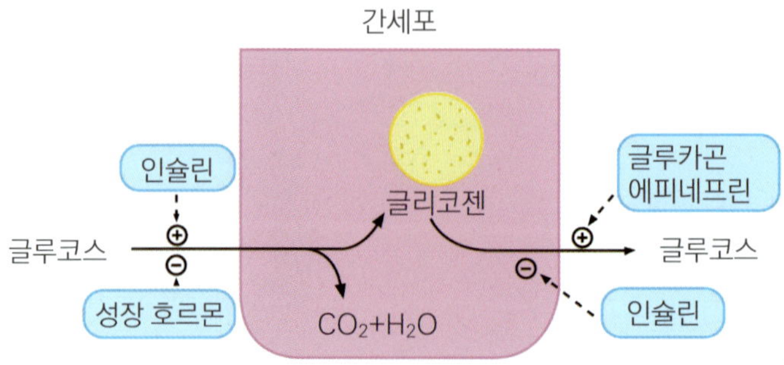

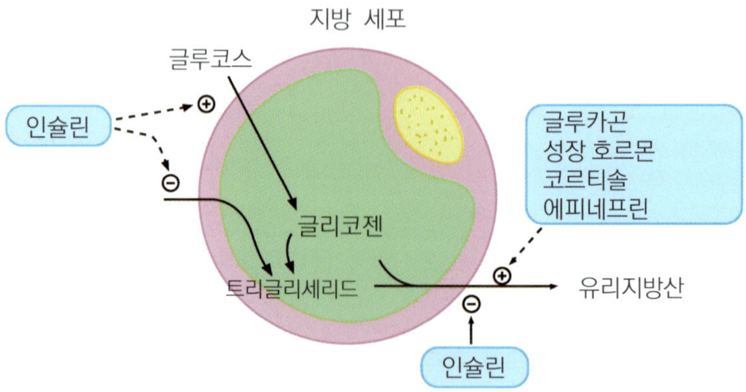

그림 1-13 대사 조절에서 호르몬의 상호 작용
서로 다른 호르몬들이 공동으로 작용하거나 반대 효과를 나타낸다. ⊕:촉진 효과, ⊖:억제 효과

(2) 체내 당대사에 의한 조절

혈당의 생리적 조절은 간의 ① 글루코스 섭취, ② 글리코젠 합성, ③ 글리코젠 분해에 의존한다. 말초 조직도 필요한 에너지를 생성하기 위해 글루코스를 이용함으로써 혈당 조절에 기여한다. 그러나 말초 조직의 글루코스 섭취는 간에 비해 매우 적다. 장에서 흡수된 글루코스의 60%는 간으로 운반되고 나머지는 조직이나 순환 혈액으로 방출된다.

이해도의 점검과 문제

1. 혈당 조절 호르몬의 작용을 설명하라.

3. 임상적 의의

◆ **핵심용어**

고혈당, 당뇨병, 1형 당뇨병, 2형 당뇨병, GDM, 저혈당

◆ **학습요점**

당뇨병의 원인, 종류, 특징

고혈당(hyperglycemia)은 혈당치가 기준범위(70~99 mg/dL)를 초과하는 100 mg/dL보다 높은 값을 나타내는 용어이다. 하지만 당뇨병을 결정하는 혈당치는 126 mg/dL이므로 고혈당을 결정하는 한계치는 명확하게 정해진 것이 없다. 간혹 140 mg/dL 이상을 고혈당으로 생각하기도 한다. 저혈당(hypoglycemia)도 한계치가 정해진 것은 없지만 일반적으로 공복 혈당치가 50 mg/dL일 때를 가리킨다. 글루코스는 신사구체(신장 토리)에서 여과되지만 요세관에서 거의 전부가 재흡수된다. 그러나 혈당치가 신역치인 160~180 mg/dL(8.89~10.0 mmol/L)을 초과하면, 글루코스가 소변으로 배설되어 당뇨가 된다.

1) 당뇨병

고혈당과 글루코스 비내성(glucose intolerance)은 일반적으로 호르몬의 이상 또는 불균형에 의해 몇 가지 형태로 나타나는데, 그들 중 가장 중요한 것은 당뇨병(diabetes mellitus, DM)이다. 당뇨병은 단순하지는 않지만 잘 알려진 대사성 질병이다. 당뇨병의 징후는 대부분이 복합적으로 나타나며 여러 가지 내분비선(내분비샘)의 장애에 의해 다음과 같은 특징을 나타낸다.

① 혈장 글루코스(혈당)의 증가, ② 절대적 또는 상대적인 인슐린의 결핍, ③ 합병증 발생 가능성의 증대 등이다. 당뇨(glucosuria 또는 glycosuria)는 나올 수도 있고 나오지 않는 경우도 있다.

미국당뇨병협회(American Diabetes Association, ADA)와 세계보건기구(World Health Organization, WHO)에서는 당뇨병을 1형 당뇨병(Type 1 diabetes), 2형 당뇨병(Type 2 diabetes), 기타 특이형 당뇨병(Other specific types of diabetes) 및 임신성 당뇨병(Gestational diabetes mellitus, GDM)으로 분류하고 있다. 특히 ADA는 1997년부터 인슐린 의존성 당뇨병(IDDM)과 비인슐린 의존성 당뇨병(NIDDM)이라는 용어의 사용을 금지하고 있다. 대신 IDDM은 1형, NIDDM은 2형으로 사용할 것을 권장하고 있다. 이러한 당뇨병의 종류별 병적 원인(병인)을 표 1-3에 나타냈다.

표 1-3 당뇨병의 분류(ADA/WHO)

분류	병적 원인
1형	β-세포 파괴 절대적 인슐린 결핍 자가항체 · 랑게르한스섬 β-세포 자가항체 · 인슐린 자가항체 · 글루탐산 탈카르복실화 효소(GAD) 자가항체 · 타이로신 포스파테이스 1A-2 및 1A-2B 자가항체
2형	인슐린 분비 결함을 가진 인슐린 저항 상대적인 인슐린 결핍
기타	속발성(2차) 상태와 관련됨 · β-세포 기능의 유전적 결함 · 췌장 질환 · 내분비 질환 · 약물 및 화학물질 · 인슐린 수용체 이상 · 기타 유전 질환
임신	임신 동안 글루코스에 대한 불내성 대사 및 호르몬 변화

출처: ML. Bishop, Clinical Chemistry, 8 Ed. (2017), p294.

(1) 1형 당뇨병

당뇨병 환자의 약 5~10%는 이 분류에 포함된다. 증상(다뇨, 다음, 빠른 체중 감소)은 보통 갑작스럽게 시작된다. 환자들은 췌장 랑게르한스섬 β-세포의 파괴에 의해 인슐린 결핍을 겪으며, 삶을 지탱하고 케톤증(ketosis)을 방지하기 위해서 인슐린을 주기적으로 공급받고 있다. 대부분의 환자는 자가면역 과정으로 밝혀진 항체를 갖고 있다. 하지만 일부는 자가면역의 증거가 없어서 특발(idiopathic) 제1형 당뇨병으로 분류된다. 이것은 소아기 및 청소년기에 최고의 발생빈도를 나타낸다. 약 75%는 18세 전에 이 병에 걸리고, 나머지는 나이와 상관없이 발병한다. 따라서 나이는 분류 항목이 아니다.

인슐린 결핍은 여러 가지 물질 대사에 혼란을 초래하여 고혈당, 산증, 케톤산증[ketoacidosis, 이를 당뇨병성 케톤산증(diabetic ketoacidosis, DKA)이라고 함] 고지혈증을 일으킨다(그림 1-14).

(2) 2형 당뇨병

2형 당뇨병은 전체 당뇨병의 약 90%를 차지하는 일반적인 형태의 당뇨병으로 주로 성인에서 발병하고, 췌장 β-세포에서의 인슐린 생산이 느리거나 부족하며, 인슐린 저항성(insulin resistance; 주어진 혈장 인슐린 농도에 대한 말초조직의 반응 감소)의 특징을 나타낸다.

인슐린 저항은 대응조절호르몬(GH, 글루카곤, 코르티졸)의 불균형, 인슐린이나 수용체에 대한 항체 생산, 혹은 수용체의 결함과 관련이 있다(표 1-4).

2형 당뇨병은 비만 환자의 경우 체중 조절에 의해, 그리고 그 외의 환자들은 인슐린 치료와 설포닐요소(sulfonylurea)의 경구치료를 병행함으로써 비교적 잘 조절된다. 2형 당뇨병 환자의 약 90% 정도는 치료가 가능하지만 혈장 글루코스 농도 조절을 제대로 하지 않을 경우에는 인슐린에 의존해야 한다. 2형 당뇨병은 대개 40대 이후에 발병하지만, 최근에는 소아나 청소년에서 2형 당뇨병 환자가 많이 늘어나고 있어서 사회적 문제로 대두되고 있다.

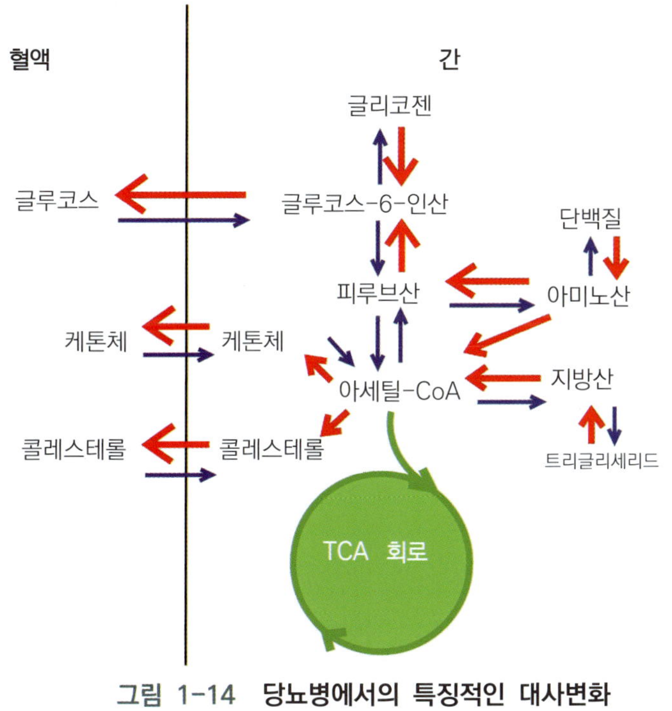

그림 1-14 당뇨병에서의 특징적인 대사변화

표 1-4 인슐린 저항의 분류

인슐린 저항 위치	결함 원인	당뇨병에 대한 역할
수용체 전 (prereceptor)	인슐린 수용체	희귀함
수용체 (receptor)	인슐린 수용체의 수 또는 친화성 감소	당뇨병에서 유의성 없음
수용체 후 (postreceptor)	신호 전달 결함: · 타이로신 인산화 결함 · IRS-I, phosphatidylinositol-3'-kinase를 코딩하는 유전자 돌연변이 · 세포막에서 글루코스 수송체(glucose transporter, GLUT)-2(GLUT-2)	인슐린 저항의 가장 일반적인 형태

당뇨병에서는 세포에 글루코스가 부족하므로 단백질과 지방이 분해되어 아미노산과 지방산으로 되고, 이들부터 아세틸-CoA가 과다하게 생성된다(그림 1-14). 정상적으로 아세틸-CoA는 TCA 회로로 들어가서 옥살아세트산과 반응하여 시트르산을 형성해야 하는데, 옥살아세트산이 당신생 작용에 사용되어 양이 감소하므로 아세틸-CoA가 TCA 회로로 들어가는 것이 줄어들어서 간세포에 증가하게 된다. 당뇨병이 심할수록 이러한 상태는 더욱 심화된다. 따라서 간세포에서는 아세틸-CoA로부터 케톤체와 콜레스테롤의 합성을 늘린다. 그래서 심한 당뇨병에서는 케톤산증(ketoacidosis)과 고콜레스테롤혈증(hypercholesterolemia)이 나타나는 것이다. 당뇨병에서 케톤체(acetoaceticacid와 β-hydroxybutyric acid)의 증가에 의한 산증을 당뇨병성 케톤산증(diabetic ketoacidosis, DKA)이라고 한다.

(3) 임신성 당뇨병

임신성 당뇨병(gestational diabetes mellitus, GDM)은 임신 중에 시작되거나 최초로 인식되는 어느 정도의 글루코스 불내성으로 정의된다. 당뇨병 환자가 임신하면 이 부류에 속하지 않는다. GDM은 일반적으로 임신 중반기 이후에 나타나며 몇 가지 임상 검사가 비정상적으로 나타나기 때문에 조기 진단이 가능하다(당뇨, 고혈당증, 당부하시험 이상 등).

GDM이 발병하는 것은 태반 융합세포 영양막에서 생성하는 사람 태반 락토젠(human placental lactogen, hPL)의 분비가 증가하기 때문이다. hPL은 항-인슐린 작용이 있는데, 일부 후수용체에서 인슐린의 작용을 억제한다. 미국의 경우

GDM은 임신 여성의 6~8%(매년 약 24만 건)에서 나타난다. GDM의 유병률은 적어도 부분적으로 비만과 상당한 상관을 나타낸다. GDM 여성은 차후에 2형 당뇨병으로 발전할 위험성이 15~60%로 그렇지 않은 여성에 비해 유의하게 더 높다. 이러한 위험은 특별히 임신 중이나 임신 후 곧바로 유의한 고혈당을 나타낸 여성, 비만 여성, 그리고 임신 24주 전에 GDM으로 진단받았던 여성에서 높다. GDM이었던 모든 환자는 분만 후 6~12주 사이에 비임신 OGTT를 사용하여 당뇨병의 상태를 평가해야 한다. 만일 당뇨병이 없으면, 환자는 적어도 3년마다 당뇨병에 대한 검사를 받아야 한다. GDM 엄마로부터 출생한 신생아는 정상아보다 크고(약 500 g), 폐의 성장이 지연되며, 췌장의 β-세포가 과도하게 형성된다.

(4) 기타 원인으로 인한 특수한 형태의 당뇨병

이 분류에는 다음과 같은 특수한 선행 질환으로 인해 고혈당이 생기는 특별한 환자들이 포함된다.

① 인슐린 작용의 유전적 결함
② 췌장 외분비선(외분비샘)의 질환(낭성 섬유증)
③ 내분비병[쿠싱 증후군, 말단비대증, 글루카곤종(glucagonoma)]
④ β-세포 기능장애를 유도하거나[딜란틴(Dilantin), 펜타미딘(pentamidine)] 또는 인슐린 작용을 손상시키는 것으로(글루코코르티코이드, 티아지드, β-아드레날린약) 알려진 호르몬이나 약물의 투여
⑤ 감염
⑥ 특수한 형태의 면역-유도성 당뇨병
⑦ 기타 유전 상태(다운 증후군, 글라인펠터 증후군, 포르피린증)

지금은 사용하지 않지만, 이러한 형태의 당뇨병을 과거에는 속발성(2차) 당뇨병이라고 불렀었다.

2) 저혈당증

혈당치가 50 mg/dL 미만으로 저하하는 저혈당증의 원인에는 기질적 원인과 기능적 원인이 있다.

기질적 원인의 대표적인 예로는 인슐린종(insulinoma), 뇌하수체성 점액수종, 간 질환, 특히 간경화증, 만성 울혈 간, 간암이 있다.

기능적 원인의 대표적인 예로는 자율신경계의 불안정에 의한 저혈당 증후군 및

식이성 고인슐린혈증이 있다. 증상으로는 감정의 변동, 스트레스, 긴장 등과 관련하여 발현하는 일이 많다.

이해도의 점검과 문제

1. 당뇨병의 종류와 그 특징에 대해 설명하라.
2. 당뇨병에서 일어나는 대사 변화를 설명하라.

4. 당뇨병 진단

◆ **핵심용어**

HbA_{1c}, FPG, OGTT, 2-h 식후 검사

◆ **학습요점**

당뇨병 진단 항목의 기준, 임신성 당뇨병의 진단 기준

당뇨병의 진단 항목은 다음과 같다(표 1-5). 제1형 당뇨병의 경우에는 고혈당이 갑자기 나타나고 심하며 심한 대사 혼란을 동반하기 때문에 진단이 쉬운 편이다. 하지만 제2형 당뇨병은 고혈당이 간혹 당뇨병 증상을 나타낼 정도로 충분히 심하지 않다. 그럼에도 불구하고 합병증의 위험 때문에 이 질병을 초기에 밝혀내는 것이 중요하다.

표 1-5 당뇨병 진단 항목

다음 항목 중 어느 한 가지라도 해당되면 당뇨병으로 진단한다.

- 헤모글로빈 A_{1c}(HbA_{1c}): **≥ 6.5%**(≥ 48 mmol/L)[a]
- 공복 혈장 글루코스(FPG, 공복혈당): **≥ 126 mg/dL**(≥ 7.0 mmol/L)[b]
- 고혈당 증상 및 수시 혈장 글루코스: **≥ 200 mg/dL**(≥ 11.1 mmol/L)[c]
- 경구당부하시험(OGTT) **2시간**(2-h) 혈장 글루코스: **≥ 200 mg/dL**(≥ 11.1 mmol/L)[d]

분명한 고혈당이 없으면, 다른 날 이 항목들을 동일한 방법으로 다시 검사하여 확정하도록 한다. 이전과 다른 방법으로 검사하면 안 된다.

a. 미국 National Glycohemoglobin Standardization Program(NGSP)에 의해 인증된 그리고 DCCT 측정법으로 표준화된 방법을 사용하여 검사실에서 측정해야 한다. 현장검사(point-of-care assay)는 사용할 수 없다.

b. 공복은 최소 8시간 동안의 무칼로리 섭취로 정의된다.

c. 고혈당의 전형적인 증상은 다뇨, 다음, 다갈 및 명확하지 않은 체중 감소를 포함한다. 수시(random)는 "마지막 식사를 한 후 시간과 상관없이 하루 중 언제든지"로 정의된다.

d. OGTT는 WHO에서 기술한 방법으로 수행해야 한다. 물에 불수(물이 없는) 글루코스 75 g을 녹인 것을 부하한다.

[참고문헌] American Diabetes Association.(2017). Classification and diagnosis of diabetes. Diabetes Care, 40(Suppl 1), S11-S24.

1) 공복 혈장 글루코스(FPG)

FPG 농도가 한번이라도 126 mg/dL 또는 그 이상이면 당뇨병으로 진단한다(표 1-5). 공복 시 고혈당은 제2형 당뇨병의 경과에서 보면 비교적 늦게 발생한다. 이로 인해 진단이 늦어지고 유병률이 과소평가된다. 망막병증, 단백뇨 및 신경근육질환 같은 합병증이 제2형 당뇨병으로 진단받은 환자의 약 30%에서 나타난다. 제2형 당뇨병은 최소 임상적으로 진단되기 4~7년 전에 시작하는 것으로 밝혀졌다. 45세 이상인 경우 공복 혈당(또는 HbA_{1c})은 최소한 3년 주기로 측정해야 한다.

2) 경구 당부하시험(OGTT)

비록 당부하시험이 FPG 측정보다 더 민감하지만, OGTT는 다양한 요인의 영향을 받기 때문에 재현성이 낮다. 게다가 OGTT의 약 20%는 비진단적 부류로 분류된다(예: 오직 하나의 혈액 시료만 글루코스 농도 증가를 나타낸다). 만일 결과가 초기에 뚜렷하게 비정상이 아니면, 당뇨병을 진단하기 위하여 OGTT는 2가지 별개의 방법으로 검사한다.

OGTT를 수행하기 전에 다음 사항을 준수해야 한다.

① 당 부하에 영향을 미치는 것으로 알려진 투약을 중단한다.
② 검사 3일 전부터 하루에 최소 150 g 이상의 탄수화물을 포함하는 무제한 식이 후 수행한다.
③ 두 발로 걷는 외래환자의 경우 10~16시간 공복 후 수행한다.
④ 검사하는 동안 담배를 피우지 말고 의자에 앉아있게 한다.
⑤ 검사 직전이나 검사 중에는 음식물이나 술을 포함한 음료수(물 제외)를 섭취하면 안 된다.
⑥ 당부하시험은 입원 환자, 갑자기 아픈 환자 및 비활동적인 환자에 대해서는 수행하지 말아야 한다.
⑦ 검사는 오전 7시에서 9시 사이에 시작한다.

정맥 혈장 글루코스는 공복 후 측정하고, 그다음 경구적으로 글루코스를 섭취시킨 후 2시간 후에 측정한다(2-hour postprandial test). 성인에서 권장된 글루코스 부하량은 표준량인 75 g이다. 이것이 최대 자극은 아닐 수도 있다. 소아는 체중 kg당 1.75 g을 투여하되 75 g을 초과하면 안 된다. 글루코스는 물 300 mL에 녹이고, 5분 안에 섭취해야 한다. 제품화된 글루코스는 거부감 없이 쉽게 섭취할 수 있다.

OGTT는 재현성의 부족과 불편함 때문에 당뇨병 진단을 위해 실무에서는 널리 사용되지 않고 있다. 당뇨병 진단을 위한 FPG 농도의 민감도는 OGTT보다 더 낮다. 일부에서는 OGTT가 환자의 합병증 발생의 위험성을 규명하는 데 더 좋다고 주장하고 있다. ADA 가이드라인에서는 OGTT를 일상적인 검사로 추천하고 있지 않다.

FPG 값이 100 mg/dL 미만(< 5.6 mmol/L)이거나 수시 글루코스 농도가 140 mg/dL 미만(< 7.8 mmol/L)이면 당뇨병이 아니라고 판정해도 충분하다.

검사 결과에 영향을 미치는 약물은 과량의 살리실산염, 이뇨제, 항경련제, 경구피임약 및 코르티코스테로이드 등이다. 또한 흡수장애, 위장관 수술 같은 위장관 수술 같은 위장관계 문제와 구토 및 내분비 기능 장애도 OGTT 결과에 영향을 미칠 수 있다.

OGTT 결과 해석

정상 내당능	2-h PG ≤ 140 mg/dL(≤ 7.8 mmol/L)
내당능 장애	2-h PG 140~199 mg/dL(7.8~11.1 mmol/L)
잠정적 당뇨병 진단	2-h PG ≥ 200 mg/dL(≥ 11.1 mmol/L)

5. 임신성 당뇨병의 진단

정상적인 임신 기간 동안 인슐린 저항성이 증가하며, 특별히 늦은 임신 2기(임신 12주~28주) 및 임신 3기(28주~분만)에 증가한다. 정상혈당은 인슐린 분비의 증가에 의해 유지된다. 하지만 충분한 인슐린을 증가시키지 못한 임신 여성에서는 GDM으로 발전한다. GDM에 대한 위험 요인은 가족력, 비만, 모성 연령 증가, 당뇨 및 이전 임신에서 생긴 부정적 결과[adverse outcome(예: 사산, 큰몸증)] 등을 포함한다. Hyperglycemia and Adverse Pregnancy Outcome(HAPO) 연구에 따르면 모성 고혈당과 부정적 결과 사이에 강하고, 등급성이고, 직선성인 관계가 있는 것으로 나타났다. 이전에 당뇨병이 없었던 모든 임신부는 임신 24~28주 사이에 75 g OGTT로 GDM을 평가해야 한다. 공복, 1시간 및 2시간의 혈장 글루코스 농도에 대한 진단적 경계치(cut-point)가 설정되어 있다(표 1-6).

모든 임신부는 다음과 같은 2단계법으로 평가된다.

1. 50 g의 글루코스를 부하하고 선별검사를 실시하라(환자는 공복을 필요로 하지 않음). 글루코스 섭취 후 혈장 글루코스 1시간대 값이 140 mg/dL(7.7 mmol/L)나 그 이상이 되면 확인검사를 해야 한다. 임신부의 약 15%는 이 항목에 해당하고, 완전한 OGTT를 필요로 한다. 이러한 조건에 해당하는 GDM 임신부는 약 80%이다. 일부 전문가들은 경계치로서 130 mg/dL를 권장하고 있다. 이 경우 GDM에 대한 감수성이 90%로 증가한다. 그러나 모든 임신부에 대해서는 약 25%이다.
2. GDM의 진단은 100 g, 3시간 OGTT의 결과에 기초하여 만들어졌다. 이것은 50 g OGTT와 다른 날 실시한다.

GDM은 비록 보통 무증상이고 엄마의 생명을 위협하지는 않지만, 신생아의 사망률과 이환율을 높이고 저칼슘혈증, 저혈당 및 큰몸증을 유발한다. 모체 고혈당은 태아가 더 많은 인슐린을 분비하게 하여, 태아 성장과 큰몸증을 일으킨다. 이러한 경우에 적절한 치료를 받으면 이환율과 사망률을 감소시킬 수 있다. 모체 합병증으로는 제왕절개 분만과 고혈압의 비율이 높다는 것이다. 아울러, GDM 엄마는 차후에 제2형 당뇨병으로 발전할 위험이 유의하게 증가한다.

기존에 당뇨병에 걸린 환자가 임신한 것은 GDM과 완전히 다르다. 이것은 선천성 기형의 발생률 증가와 관련이 있다. 그러나 임신 첫 8주 동안 주의 깊게 혈당을 관리하면 선천성 기형의 발생률을 유의하게 감소시킬 수 있다. 엄격하게 관리하면 모체 저혈당의 발생률이 증가하며, 동물에서는 기형을 발생시키나 사람에서는 기형을 일으키지 않는다.

표 1-6 임신성 당뇨병의 선별과 진단

I. 1단계법

1. 임신 24~28주 사이에, 최소 8시간 밤새 공복한 후, 아침에 실시하라.
2. 공복 정맥 혈장 글루코스를 측정하라.
3. 경구적으로 글루코스 75 g을 섭취시켜라.
4. 글루코스를 섭취한 후, 2시간 동안 시간대마다 혈장 글루코스를 측정하라.
5. 최소 1개의 값이 다음 기준에 해당하거나 초과해야 한다.

	글루코스 농도
공복	92 mg/dL(5.1 mmol/L)
1h	180 mg/dL(10.0 mmol/L)
2h	153 mg/dL(8.5 mmol/L)

II. 2단계법

A. 선별검사(1단계)

1. 이전에 당뇨병으로 진단된 적이 없는 모든 임신부에서 임신 24~28주[a] 사이에 실시하라.
2. 마지막 식사의 날짜나 시간과 상관없이 글루코스 50 g을 섭취시켜라.
3. 1시간 경과 후 정맥 혈장 글루코스를 측정하라.
4. 만일 글루코스가 ≥ 140 mg/dL(7.8 mmol/L)이면[b], 2단계로 진행하고, 당부하 시험을 실시하라.

B. 진단검사(2단계)

1. 최소 8시간 밤새 공복한 후, 아침에 실시하라.
2. 공복 정맥 혈장 글루코스를 측정하라.
3. 경구적으로 글루코스 100 g을 섭취시켜라.
4. 글루코스를 섭취한 후, 3시간 동안 시간대마다 혈장 글루코스를 측정하라.
5. 최소 2개의 값이 다음 기준에 해당하거나 초과해야 한다.

	Carpenter & Coustan	NDDG
공복	95 mg/dL(5.3 mmol/L)	105 mg/dL(5.8 mmol/L)
1h	180 mg/dL(10.0 mmol/L)	190 mg/dL(10.6 mmol/L)
2h	155 mg/dL(8.6 mmol/L)	165 mg/dL(9.2 mmol/L)
3h	140 mg/dL(7.8 mmol/L)	145 mg/dL(8.0 mmol/L)

NDDG, National Diabetes Data Group

[a]WHO는 임신 기간 동안 언제든지 실시하라고 기술하고 있다.

[b]일부 전문가들은 경계치(cutoff)를 135 mg/dL(7.5 mmol/L)

Modified from the American Diabetes Association.(2017). Classification and diagnosis of diabetes. Diabetes Care(Suppl 1), S11-S24.

GDM 임신부는 비임신 OGTT 항목을 사용하여 출산 6~12주 후에 당뇨병에 대한 선별검사를 받아야 한다. 이때 산모는 출산 전에 고혈당에 대한 치료를 받았기 때문에 HbA_{1c} 검사는 권장되지 않는다. 만일 혈당치가 정상이면, 최소 3년마다 글루코스나 HbA_{1c}를 사용하여 혈당증을 재평가해야 한다.

6. 당뇨병 진단 및 관리를 위한 검사

임상 검사는 당뇨병의 진단과 관리에 있어서 핵심적인 역할을 한다. 미국 임상생화학 국립아카데미(National Academy of Clinical Biochemistry, NACB)는 당뇨병 검사에 관한 가이드라인을 제시하였다. 이러한 가이드라인은 2011년 미국 당뇨병협회(American Diabetes Association, ADA)에 의해 재검토되었으며 승인되었다.

1) 진단

(1) 증상 발현 전(선별) 검사

제1형과 제2형 당뇨병의 최초의 기능적 이상은 모두 글루코스-자극 인슐린 분비의 감소이다. 그럼에도 불구하고 인슐린 검사는 일상적으로 사용되지 않고 있다.

무증상인 사람들에서 제2형 당뇨병을 찾아내기 위한 검사가 선별검사(screening test)이다. 과거에 ADA는 선별검사를 지지하지 않았지만, 현재는 45세 이상의 모든 무증상 사람들이 선별검사를 받도록 권고하고 있다. 만일 HbA_{1c}가 5.7% (39 mmol/mol) 미만이거나 FPG가 100 mg/dL 미만이면, 검사는 3년 간격으로 받으면 된다.

2) 임상 검사

당뇨병의 검사 진단은 절대적으로 정맥 혈장 글루코스나 HbA_{1c}를 측정하여 고혈당을 확인함으로써 만들어진다. 당뇨병을 진단하고 분류하는 데 C-펩타이드나 인슐린 같은 다른 검사들이 도움이 된다고 제안되었지만, 현재는 연구 이외의 다른 목적으로는 측정되지 않고 있다.

3) 관리

(1) 급성

당뇨병 케톤산증(diabetic ketoacidosis), 고삼투압성 비케톤성 혼수(hyperosmolar nonketotic coma) 및 저혈당에서 진단과 치료의 관리를 위해 검사가 필수적이다. 몇 가지 분석물질들이 정상혈당을 회복하고 대사 혼란을 교정하기 위한 치료 상태를 파악하기 위해 자주 측정되고 있다.

(2) 만성

DCCT(Diabetes Control and Complications Trial)와 UKPDS 연구는 당뇨병에서의 혈당 농도와 장기 합병증의 발생 사이의 상관성을 자료화하였다. 글루코스와 당화단백질의 측정은 각각 단기 및 장기 혈당관리의 지표이다. 합병증의 방어와 관리를 위해 크레아티닌, 소변 알부민 및 혈청 지질이 측정된다. 랑게르한스섬 β-세포 및 췌장 이식 같은 보다 새로운 치료의 성공을 관리하기 위해 C-펩타이드 및 인슐린 농도를 측정할 수 있다.

7. 분석법

1) 혈당 측정

(1) 검체 채취 및 저장

헤마토크릿이 정상일 때 공복 전혈 글루코스 농도는 혈장보다 약 10~12% 낮다. 이는 혈장의 수분 함량이 전혈보다 약 11% 높기 때문이다. 대부분의 임상 검사실에서는 당 측정을 위해 혈장이나 혈청을 사용한다. 자가 혈당 측정에서는 전혈을 사용한다. 당뇨병 진단에 추천되는 검체는 정맥혈이다.

공복 상태에서 모세관 혈액의 글루코스 농도는 정맥혈보다 2~5 mg/dL가 더 높다. 글루코스 부하 후 모세관 혈액의 글루코스 농도는 동시에 채혈한 정맥혈보다 20~70 mg/dL(평균 약 30 mg/dL)가 더 높다. 채혈 후 원심분리를 하지 않고 실온에 1시간 동안 방치하면 해당에 의해 약 5~7%가 저하한다. 시료가 백혈구나 세균에 의해 오염되면 해당이 더 많이 일어나 더 많이 저하한다. 용혈이 없고 세균 감염이 없는 혈청은 25℃에서 8시간, 4℃에서 72시간까지 안정하다.

만일 검체에 플루오린화나트륨(NaF)을 첨가하면 해당이 저해되어 실온에서 3일까지 글루코스가 안정하다. 아이오딘아세트산나트륨(sodium iodoacetate)도 해당을 저해하지만 많이 사용하지 않는다. 플루오린화 이온(F^-)은 Mg^{2+}과 결합하여 인산염과 함께 복합체를 형성함으로써 Mg^{2+}을 필요로 하는 엔올레이스(enolase)의 활성을 억제시킨다.

(2) 혈당 측정법

① HK법

어떤 약물을 포함한 소수의 물질은 GOD법보다 HK법에 영향을 더 미치지만 전체적인 특이성은 HK법이 더 우수하다. 또한 HK가 만노스(mannose)와 프룩토스를 인산화하지만 이러한 당의 혈청 농도는 글루코스 농도에 영향을 미칠 만큼 높지 않기 때문에 전혀 문제가 되지 않는다. 현재 이 방법은 국제임상화학연합(IFCC)나 미국임상화학회(AACC) 등에서 글루코스 측정법의 기준법(reference method)으로 사용하고 있다.

[원리]

글루코스는 HK에 의해 ATP로부터 인산기를 받아 글루코스-6-인산(G-6-P)이 된다. G-6-P는 $NADP^+$의 존재 하에 G-6-P 탈수소 효소(G-6-P dehydrogenase, G-6-PD)에 의해 6-인산글루콘산(6-phosphogluconate)으로 되고, $NADP^+$는 NA DPH로 환원된다. 이때 생성된 NADPH의 흡광도를 340 nm에서 측정하며, 흡광도의 증가는 혈청에 존재하는 글루코스의 농도와 비례한다.

$$\text{글루코스} + \text{ATP} \xrightarrow{\text{HK}} \text{글루코스-6-인산} + \text{ADP}$$

$$\text{글루코스-6-인산} + \text{NADP}^+ \xrightarrow{\text{G-6-PD}} \text{6-인산글루콘산} + \text{NADPH} + \text{H}^+$$

※ 이 반응에서 조효소인 $NADP^+$ 대신 NAD^+를 사용해도 된다.

② GOD법

글루코스 산화 효소(GOD)는 산소의 존재 하에 글루코스 β-글루코스와 반응하여 글루콘산(gluconic acid)을 형성한다. 이때 과산화수소(H_2O_2)가 생성된다. 용액의 글루코스는 α형 36%와 β형 64%의 비율로 섞여있다. 근래에는 GOD의 제조 시 변선광 효소(mutarotase)를 첨가하여 α-글루코스를 β-글루코스로 전환시키고 있다.

$$\beta\text{-글루코스} + H_2O + O_2 \xrightarrow{\text{GOD}} \text{글루콘산} + H_2O_2$$

혈청 글루코스 농도는 위 반응에서 생성된 H_2O_2의 양과 비례한다. 산소전극(oxygen electrode)으로 소비된 O_2을 측정하거나(산소전극법: 응급검사용) 생성된 H_2O_2를 전극으로 측정할 수도 있다(과산화수소전극). GOD 반응에 의해 생성된 H_2O_2를 카탈레이스(catalase)로 에탄올과 반응시켜 생성된 아세트알데하이드를 측정하는 방법도 있다. 그러나 GOD 반응을 이용한 공역 반응 중 가장 많이 사용되고 있는 것은 과산화 효소(peroxidase, POD)를 이용하는 방법이다. 이 방법은 생성된 H_2O_2와 무색의 환원 색원체인 4-아미노안티피린(4-aminoantipy rine, 적색)이나 *o*-디아니시딘(*o*-dianisidine, 황색), 또는 *o*-톨리딘(*o*-tolidine, 청색)을 반응시켜 POD의 작용에 의해 산화하면서 발색되는 색원체를 비색 측정하는 방법이다.

$$4\text{-아미노안티피린(무색)} + H_2O_2 \xrightarrow{POD} \text{적색 퀴논(500 nm)} + H_2O$$

이 방법은 요산, 아스코르브산(ascorbic acid), 글루타티온(glutathione)과 같은 환원력을 가진 여러 가지 혈청 성분들이 과산화수소를 소모시켜 위음성을 일으킨다.

$$\beta\text{-글루코스} + O_2 + 2H_2O \xrightarrow{GOD} \text{글루콘산} + 2H_2O_2$$

$$H_2O_2 + \text{환원형 색원체} \xrightarrow{POD} \text{산화형 색원체(발색)} + 2H_2O$$

③ GD법

글루코스 탈수소 효소(glucose dehydrogenase, EC 1.1.1.47)를 사용하여 글루코스를 글루코노락톤(gluconolactone)으로 산화시키고 환원된 조효소 NADH의 흡광도를 340 nm에서 측정한다.

$$\text{글루코스} + NAD^+ \xrightarrow{GD} \text{D-글루코스-}\delta\text{-락톤} + NADH + H$$

이때 변선광 효소(mutarotase)를 첨가하면 평형에 도달하는 시간이 단축된다. 340 nm에서 NADH의 흡광도 증가는 글루코스의 농도와 비례한다. 이 반응은 글루코스에 대한 특이성이 아주 높아서 여러 가지 항응고제 및 정상 혈청 성분들의 간섭이 없으며 HK법의 결과와도 잘 일치한다.

④ GOD-과산화수소 전극법

GOD에 의해 생성된 H_2O_2가 양극에서 전기분해 되면서 전자가 생성된다. 이렇게 생성된 전자는 음극으로 이동하는데, 이때 전류가 발생한다. 이 전류 값은 글루코스 농도와 비례한다. 이렇게 효소를 이용한 전극법은 자가 혈당 측정(self monitoring of blood glucose, SMBG)이나 현장검사(point of care testing, POCT)에 이용되고 있다.

양극 : H_2O_2(전기분해) → $4H^+$ + $2O_2$ + $4e^-$(음극으로 이동)
음극 : O_2 + $4H^+$ + $4e^-$ → $2H_2O$

한편 산소전극법은 GOD 반응에 의해 감소하는 산소량을 검출한다.

⑤ 분석 시 변동인자

- 채혈 후 전혈을 실온에 방치하면 적혈구의 해당 작용에 의해 혈당치가 시간당 5~7% 저하한다.
- 전혈로 측정하면 혈청이나 혈장에 비해 10~12% 정도 측정치가 낮다.
- 모세관혈액의 글루코스 농도는 정맥혈보다 2~5 mg/dL 더 높다.
- NaF는 항응고 작용이 약해서 몇 시간 후면 응고가 나타난다. 따라서 항응고제인 옥살산염과 섞어서 사용한다. NaF는 채혈 후 1~2시간 동안은 글루코스가 감소하는 것을 억제하지 못한다. 4시간까지 느리게 해당이 일어날 수도 있다. 따라서 신속하게 혈청을 분리하고 측정해야 한다.

⑥ 공복 혈장 글루코스 해석

정상 공복 글루코스	FPG 70~99 mg/dL(3.9~5.5 mmol/L)
공복 글루코스 장애	FPG 100~125 mg/dL(5.6~6.9 mmol/L)
잠정적 당뇨병 진단	FPG ≥ 126 mg/dL(≥ 7.0 mmol/L)

이해도의 점검과 문제

1. HK법과 GOD법의 측정 원리를 설명하라.
2. 전극법의 원리와 용도를 설명하라.

2) 당화 헤모글로빈

당화(glycation)란 단백질의 아미노기에 당이 비효소적으로 첨가된 상태를 가리킨다. 사람 성인 헤모글로빈(hemoglobin, Hb)은 보통 HbA(전체의 97%), HbA_2 (2.5%) 및 HbF(0.5%)로 구성된다. HbA는 2개의 α-사슬과 2개의 β-사슬, 총 4개의 폴리펩타이드 사슬로 구성된 4량체(teramer) 분자(분자량 약 64,000 Da)이다. 이러한 소수 헤모글로빈을 총괄적으로 HbA_1, *fast* 헤모글로빈(전기장에서 HbA보다 더 빠르게 이동하기 때문에 붙여진 이름), 글리코헤모글로빈(glycohemoglobin), 또는 당화 헤모글로빈(glycated hemoglobin)이라고 부른다. 국제순수응용화학연합(IUPAC)의 생화학명명합동위원회는 그러한 유도체에는 신글리코단백질(neoglycprotein)이란 용어를 사용하고, 이러한 과정을 기술할 때는 당화(glycation)란 용어를 쓰도록 권장하고 있다. 그러므로 비록 'glycosylated' 또는 'glucosylated'가 문헌들에서 널리 사용되고 있지만, 'glycated'란 용어를 쓰는 것이 바람직하다고 밝히고 있다. HbA의 각 β-사슬의 N-말단 발린 잔기와 글루코스의 축합에 의해 불안정한 Schiff 염기인 알디민(aldimine, pre-HbA_{1c})이 형성된 후, 아마도리 재배열(Amadori rearrangement)을 거쳐 안정된 케토아민(ketoamine)인 HbA_{1c}가 형성된다.

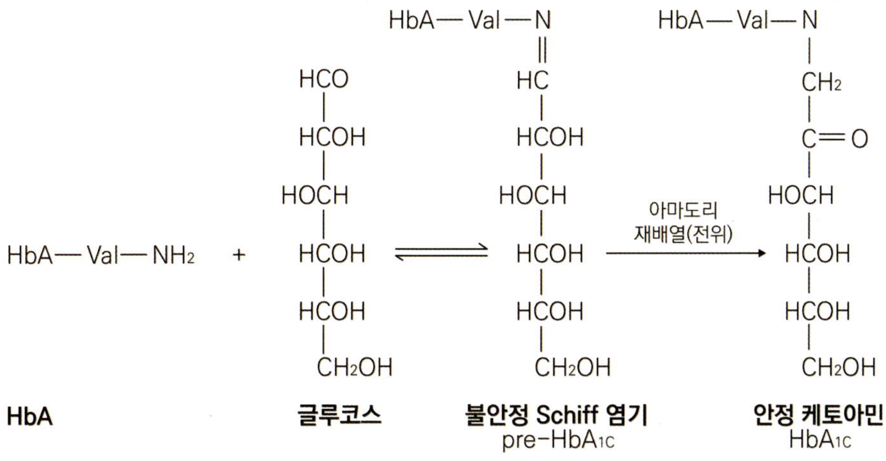

HbA_{1a}를 구성하는 HbA_{1a1}와 HbA_{1a2}는 각각 프룩토스-1,6-이인산 및 글루코스-6-인산이 β-사슬의 말단 아미노기에 붙은 것들이다. HbA_{1b}는 β-사슬의 N-말단 발린 잔기와 피루브산이 케타민(ketamine) 결합에 의해 결합한 것이다. 이들 소수 헤모글로빈 중 HbA_{1c}가 주요 분획으로, HbA_1의 약 80%를 차지한다.

당화는 또한 라이신 잔기나 α-사슬 같은 β-사슬의 말단 이외의 곳에서도 나타날 수 있다. 전체 당화 헤모글로빈으로 불리는 모든 GHb의 합은 전하에 기초한 방법으로 비당화 헤모글로빈으로부터 분리될 수 없지만, 붕산염 친화성 크로마토그래피로 측정된다.

GHb의 형성은 필수적으로 비가역적이며, 혈액의 농도는 적혈구 수명(수명 120일)과 혈액 글루코스 농도에 의존한다. GHb의 형성 속도는 혈액의 글루코스 농도와 직접 비례한다. GHb 농도는 과거 8~12주 전의 평균적인 혈당치를 나타낸다. GHb는 날짜와 시간 변동에 따른 글루코스 변화로부터 자유롭고, 혈액 검체를 채취하기 직전의 운동이나 음식물 섭취에 의한 영향을 받지 않기 때문에 글루코스 관리를 위한 추가적인 항목이 되었다. GHb에 대한 혈장 글루코스 농도의 기여는 시간 간격에 의존하는데, 최근 값(한 달 전 동안)이 이전 값(3개월 전 같은)보다 더 크게 기여한다. 1개월 전의 혈장 글루코스는 HbA_{1c}의 50%를 결정하고, 반면에 60~120일은 오직 25%만 결정한다. 혈액 글루코스 농도의 갑작스런 변동 후, HbA_{1c}의 변화 속도는 처음 2개월 동안은 빠르고, 그 후 더 점진적으로 변하다가 3개월 후에는 일정한 상태에 도달한다.

GHb의 해석은 적혈구의 정상적인 수명에 의존한다. 용혈성 질환이나 기타 적혈구 수명을 단축시키는 상태에 있는 환자는 HbA_{1c}의 현저한 감소를 나타낸다. HbA_{1c}는 이러한 환자들을 감시하기 위해 아직까지 사용될 수 있으나, 기준범위가 아닌 같은 환자의 이전 값과 비교해봐야 한다. 최근에 혈액을 많이 소실한 경우에도 어린 적혈구의 높은 분획 때문에 위음성을 나타낸다. HbA_{1c}는 철 결핍성 빈혈에서 높은 값을 나타낸다. 헤모글로빈 변체(HbF, HbS, HbC)의 영향은 사용된 분석법에 따라 다르다. 헤모글로빈병증과 측정법에 따라 위음성이나 위양성이 나타난다. 대부분의 HbA_{1c} 측정법을 제공하는 제조사들은 이러한 변체의 간섭을 제거하기 위하여 측정법을 변경시켰다. 따라서 HbA_{1c}는 적혈구 수명이 변경되지 않았다는 조건하에 적당한 측정법을 선택하여 정확하게 측정할 수 있게 되었다. 선택한 방법에서 다른 하나의 오류 원인은 요소의 결합에 의해 형성된 카르바밀화 헤모글로빈(carbamylated hemoglobin)이다. 그것은 당뇨병 환자에서 일반적인 신부전에서 증가한다. 대부분의 현대적 방법들은 카르바밀화 헤모글로빈의 간섭을 받지 않는다.

(1) 당화 헤모글로빈 분석법

당화 헤모글로빈(GHb)을 측정하는 방법은 150가지가 넘는다. 대부분의 방법은 전하 차이(이온 교환 크로마토그래피, HPLC, 전기영동, 등전점 전기영동)나 구조적 차이(친화성 크로마토그래피, 면역측정법)에 기초한 기법을 사용하여 비당화 헤모글로빈으로부터 GHb를 분리한다. 또한 화학적인 분석법(효소법, 분광분석법)이 사용되어 왔다. 최근에는 HbA_{1c}를 특수하게 측정하는 모세관전기영동과 효소법이 상업적으로 공급되어 사용하고 있다. 이러한 결과들은 총 헤모글로빈에 대한 퍼센트로서 나타낸다. 현재 대부분의 검사실은 면역측정법이나 HPLC를 사용하여 HbA_{1c}을 보고하고 있다. 검사실에 의한 방법의 선택은 검체량, 환자수 및 비용을 포함한 몇 가지 요인들을 고려하여 결정된다. 이 과정에서 임상의사에게 자문을 구하도록 한다. ADA는 DCCT 기준에 의거하여 NGSP(National Glycohemoglobin Standardization Program)에 의해 인증된 방법만 사용하여 HbA_{1c}를 측정하도록 권장하고 있다. 이러한 측정법은 NGSP 웹 사이트(www.NGSP.org/accessed)에 올려져 있으며, 1년에 수차례씩 업데이트되고 있다.

(2) 고속 액체 크로마토그래피(HPLC)

HbA_{1c}와 다른 헤모글로빈 분획들은 양이온 교환 크로마토그래피를 원리로 하는 HPLC로 분리한다. 완전히 자동화 시스템을 갖춘 HbA_{1c} 전용 HPLC도 있다. 이 측정법에서는 전혈 5 μL만 필요로 하고, 검체는 손가락 끝을 바늘로 찔러서 전혈을 모세관에 담는다. 항응고 혈액은 붕산염을 포함하는 용혈 시약으로 희석된다. 검체는 시프 염기(Schiff base)를 제거하기 위해 37℃에서 30분 동안 방치시킨 후 자동샘플러로 들어간다. 이온강도를 단계적으로 증가시킨 3가지 인산염 완충액이 칼럼을 통과한다. 검출은 415 nm 및 690 nm에서 수행되며, 결과는 피크 하에 있는 면적을 적분함으로써 정량된다(그림 1-15). 분석시간은 3분 정도로 짧다. 현재, HbA_{1c} 측정에 이 방법이 가장 많이 사용되고 있다.

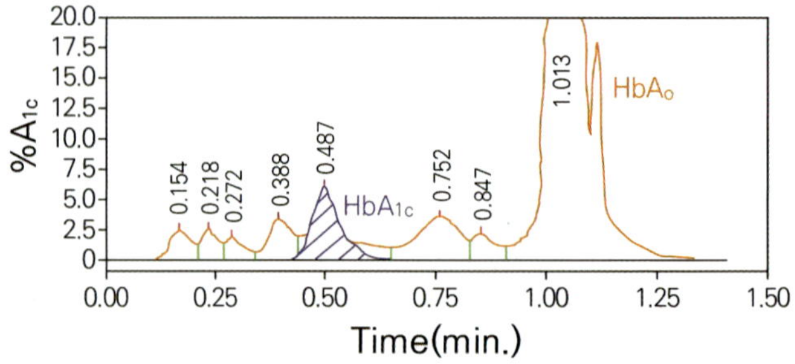

피크명 (Peak Name)	정체 시간(분) (retention time, RT)	면적 (Area)	면적율% (Area%)	농도 (Concentration)	교정 면적율% (Calibrated Area%)
HbA_{1a}	0.154	17935	1.3		
HbA_{1b}	0.218	13876	1.0		
HbF	0.272	11610	0.9		
$HbLA_{1c}$	0.388	26572	2.0		
HbA_{1c}	0.487	58112		5.7	5.7
P3	0.752	51716	3.8		
P4	0.847	16591	1.2		
HbA_o	1.013	1155508	85.5		

Total Area : 1,351,919

그림 1-15 HbA_{1c} 크로마토그램

(3) IFCC 기준법

IFCC에서는 electrospray ionization mass spectrometry(ESI-MS)와 모세관 전기영동을 기준법으로 제시했었다. 이들은 특히 헤모글로빈 β-사슬의 N-말단 발린이 당화된 것을 측정한다. 분석은 내부단백질분해 효소(endoproteinase) GluC로 헤모글로빈 분자 β-사슬의 Glu-6와 Glu-7 사이를 분해하여 생긴 N-말단 헥사펩타이드(hexapeptide)를 측정한다. 당화와 비당화 헥사펩타이드는 HPLC-ESI-MS나 HPLC 및 모세관 전기영동으로 분리하고 정량화된다. HbA_{1c}는 당화와 비당화 N-말단 헥사펩타이드 사이의 비율로서 측정된다. IFCC 기준법을 사용하여 얻어진 HbA_{1c} 값은 NGSP의 값보다 1.5~2% 더 낮다. IFCC 방법은 환자 시료를 일상적으로 분석하는 데는 적합하지 않다.

(4) HbA_{1c} 보고 단위

NGSP 시스템에서는 HbA_{1c} 결과를 퍼센트(%)로 보고한다. IFCC 방법은 HbA_{1c} 값을 국제(SI) 단위(HbA_{1c}/mol total Hb)로 보고한다. NGSP와 IFCC 사이에 단위전환이 만들어졌다. 예를 들어, HbA_{1c} 7%(NGSP/DCCT/UKPDS 단위)는 53 mmol/mol(IFCC 단위)에 해당한다.

(5) 수행 목표

일부 전문가 그룹은 HbA_{1c} 측정의 정확도와 정밀도의 목표를 제시하였다. HbA_{1c} 값의 개체 내 생물학적 변동계수(within-subject biological variation, CVi)는 2% 미만이어야 한다. 최근 ADA 가이드라인에서는 검사실내 CV를 2% 미만, 검사실간 CV를 3.5% 미만으로 할 것을 권장하였다. 단일 방법인 경우, 검사실간 CV는 3.5% 미만이어야 한다.

(6) 검체 채취와 저장

환자는 꼭 공복상태가 아니어도 된다. 정맥혈은 EDTA, 옥살산염 또는 플루오린화물을 포함하고 있는 시험관에 채취되어야 한다. 시료 안정성은 사용되는 측정방법에 따라 다르다. 4℃ 이상에서, HbA_{1a+b}는 시간 의존성 및 온도 의존성 방식으로 증가한다. 그러나 HbA_{1c}는 오직 약간만 영향을 받는다. 시료는 -20℃에서 안정하다. 대부분의 방법에서, -70℃나 그보다 더 낮은 온도에 저장된 전혈 시료는 최소 18개월간 안정하다.

(7) 기준범위

GHb 및 HbA_{1c} 값은 전체 혈액 헤모글로빈에 대한 퍼센트(%)로 나타낸다. 기준범위(NGSP-인증 방법 사용)는 4~5.6%(20~38 mmol/mol)이다.

제1형 및 제2형 당뇨병 환자는 치료 목표에 부합하기 위해 기본적으로 최소 6개월 간격으로 HbA_{1c} 검사를 받아야 한다(ADA 권장사항).

3) 당화 알부민

어떤 당뇨병 환자(예: GDM)에서는 보다 짧은 기간 동안 평균 혈당 농도의 변동을 반영할 수 있는 HbA_{1c}보다 더 민감한 것을 측정할 필요가 있다. 헤모글로빈 이외의 단백질(혈청 단백질, 세포막 단백질, 수정체)의 아미노기에 글루코스의 비효소적 부착은 케토아민(ketoamine)을 형성한다. 혈청 단백질은 적혈구보다 빠르게 전환되기 때문에(순환 알부민의 반감기 평균 약 20일), 당화 혈청 알부민의 농도는 과거 2~3주 전의 평균 혈당치를 반영한다. 따라서 당화 혈청 알부민은 HbA_{1c}보다 더 일찍 관리 악화를 검출하고 치료를 개선시키는 데 이바지한다.

(1) 당화 알부민 형성

혈청 총 단백질의 약 60%를 차지하는 알부민은 총 당화 혈청 단백질의 80% 이상을 구성한다. N-말단과 59 라이신 잔기가 유력한 당화 장소이다. 하지만 체내에서 이들 중 얼마나 많이 당화되었는지는 알려지지 않았다. HPLC 탠덤 질량분석법과 ^{13}C-글루코스 표지의 분석으로 알부민에 35개의 당화 장소가 밝혀졌다. 당화 혈청 단백질(예: 프룩토사민)보다 오히려 당화 알부민(GA)을 측정하는 방법들이 상용화되었다. 당화 알부민이 환자의 당혈증을 관리하는 데 있어서 일상적인 검사로서 유용한지에 대해서는 더 심도 깊은 연구가 있어야 한다.

(2) 당화 알부민의 측정

GA를 정량하기 위해 사용해온 방법들은 비색법[산(acid)으로 가수분해하여 5-하이드록시메틸푸르푸랄을 방출시킨 후, 단백질은 삼염화아세트산(TCA)으로 침전시키고, 상청액을 2-티오바르비투르산(thiobarbituric acid)으로 반응시킨다], RIA [알부민 항체를 코팅한 구슬과 GA의 글루시톨라이신 항원결정기(epitope)에 대응하는 ^{125}I-표지 항체를 사용한다], ELISA(enzyme-linked immunosorbent assay), 친화성 크로마토그래피, HPLC, 효소법(케토아민 산화 효소 사용) 및 질량분석법 등이다.

(3) 기준범위

HPLC법: 4.6~6.2%

당뇨병에서 높은 값을 나타내고 적혈구 수명이 짧아지는 용혈성 빈혈에서 낮은 값을 나타낸다.

4) 1,5-안하이드로글루시톨

1,5-안하이드로글루시톨(1,5-anhydroglucitol, 1,5-AG)는 장기 혈당증을 알 수 있는 또 하나의 표지자로서, 이것은 과거 2~14일간의 평균 혈당치를 반영한다. 1,5-AG는 글루코스 구조와 유사하며, 1번 탄소에 산소가 없을 뿐이다. 그것은 주로 음식물로부터 유래하며, 사구체(토리)에서 여과된 것의 99%가 SGLT4 나트륨-의존성 글루코스 수송체에 의해 요세관에서 정상적으로 재흡수된다.

혈액 글루코스 농도가 신장(콩팥) 역치(보통 ~180 mg/dL 또는 ~10.0 mmol/L)

를 초과하면, 1,5-AG의 재흡수가 감소하고, 이로 인해 혈청 1,5-AG 농도가 감소한다. 따라서 낮은 1,5-AG는 고혈당을 가리킨다. 1,5-AG는 소변 글루코스 배설과 예민하게 상관하기 때문에 측정 시점에서의 평균 혈당치의 동향을 반영한다. 상용화된 자동화 비색법(미국에서는 FDA 승인을 받아야 함)으로 측정할 수 있다.

기준범위는 남성 10.2~33.8 μg/mL이고, 여성 5.9~31.8 μg/mL이다. 혈당증과 관련 없는 요인들, 즉 식이, 투약, 신장 질환 및 간 질환 등이 1,5-AG 값을 변동시킬 수 있다.

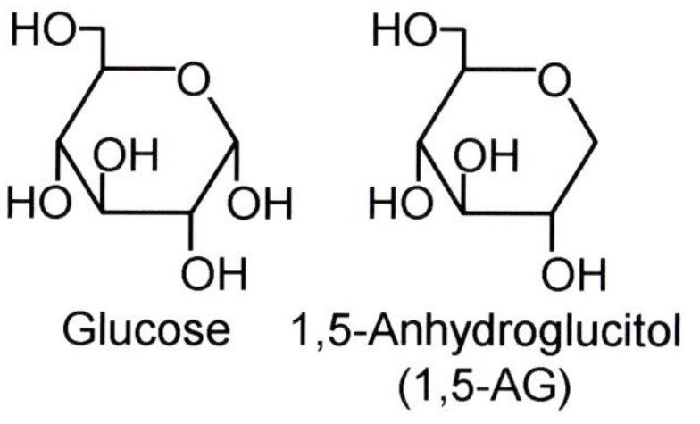

그림 1-16 **1,5-AG의 구조**

8. 당뇨병 합병증 검사

1) 알부민뇨(Albuminuria)

(1) 임상적 의의

당뇨병 환자는 신장(콩팥) 손상이 일어날 높은 위험에 처해있다. 제1형 당뇨병 환자의 1/3은 혈액투석이나 신장 이식을 필요로 하는 말기 상태의 신장병으로 발전한다. 말기 상태에 있는 신장병의 가장 흔한 원인은 당뇨병이다. 비록 제2형 당뇨병 환자에서는 신장병이 덜 일반적이지만, 전체 당뇨병성 신장병의 약 60%를 차지하는데, 이것은 제2형 당뇨병의 발생률이 높기 때문이다. **일상 선별검사로 검출할 수 있을 정도의 지속적인 단백뇨[소변 알부민 배설률(urinary albumin excretion rate), AER: > 200 μg/min 또는 > 300 mg/24h]는 분명한 당뇨병성 신장병을 가리킨다**. 이것은 보통 오랫동안 유지된 질환과 관련이 있으며, 제1형 당뇨병 발병 후 5년 미만에서는 잘 볼 수 없다. 일단 당뇨병성 신장병이 나타나면, 신장 기능이 빠르게 악화된다. 이 상태에서의 치료는 신장 손상을 멈추게 하거나 치유할 수는 없지만 진행 속도를 더디게 할 수 있다. 이러한 상태에 앞서 일상적인 요시험지로 검출이 안 되는 AER 증가 시기가 있다. AER 증가의 이러한 범위 20~200 μg/min(30~300 mg/24h)은 마이크로알부민뇨(microalbuminuria)로 불려왔었다. 마이크로알부민뇨란 용어가 비록 널리 사용되어 왔지만 용어에 오류가 있다. 이 용어는 알부민의 분자량이 작다는 것(저분자알부민)을 의미한다. 그러나 사실은 일상적인 방법으로는 양이 적어(미량) 검출되지 않는다는 것을 의미한다. 따라서 현재는 명명에서 microalbuminuria나 macroalbuminuria 같은 용어를 사용하지 않고 있다.

AER이 지속적으로 20 μg/min 이상이면 제1형 및 제2형 당뇨병 환자에서 임상적으로 확실하게 신장병의 발달 위험이 20배나 더 커진다.

(2) 검체 채취와 저장

어떤 사람에서 소변 흐름에 변동이 있으면 크레아티닌에 대한 비율로서 알부민을 나타내야 한다. AER은 생리적 및 다른 요인들(24시간 이내의 운동, 자세, 이뇨), 감염, 열, 유의한 고혈당, 그리고 유의한 고혈압에 의해 증가한다. 시료는 격렬한 활동 후, 요로감염 존재 시, 급성 질병 동안, 수술 후 곧바로, 또는 급하게 수액 부하 후에 채취되면 안 된다. 현재 허용되는 시료는 24시간 소변, 밤새 채취한 것(8~12시간), 1~2시간 소변 및 알부민과 크레아티닌을 동시에 측정을 위한 아침 첫 소변이다. 소변은 채취 후 4℃에 저장해야 한다. 소변 500 mL당 50 g/dL 아지드화나트륨(sodium azide) 2 mL를 첨가한다. 그렇지만 보존제는 일부 측정법에서 권장되지 않는다. 검체는 4℃에서 1주일, -80℃에서 5개월 동안 안정하다. 알부민 농도는 -20℃에서 하루에 0.27%씩 감소한다. 선별검사가 양성으로 나온 환자에서는 혈청 크레아티닌을 측정하여 추정 사구체여과율(estimated glomerular filtration rate, eGFR)을 계산해야 한다. 일부 당뇨병 환자는 알부민뇨 없이 GFR이 감소하기 때문에 모든 성인 당뇨병 환자는 최소 1년에 한번 사구체여과율과 크레아티닌을 측정해야 한다.

(3) 반정량적 측정

요시험지로 측정하며, 결과가 "정상"으로 나와도 신장병을 배제하는 것은 아니다. 이 측정은 알부민 농도를 측정하기 때문에, 소변이 희석되면 결과가 위음성으로 나올 수 있다. 냉장 보관했던 소변은 분석 전에 최소 10℃에 도달해야 한다. 소변의 알부민 농도가 550 mg/day 이상이면 요시험지 검사에서 양성으로 나온다.

(4) 정량적 측정

소변 알부민에 대해 민감하고 특이적인 측정은 모두 사람 알부민에 대한 항체를 이용하는 면역화학적 방법으로 한다. 이용할 수 있는 방법은 RIA, ELISA, 방사면역확산법(RID), 면역혼탁법이다.

(5) 기준범위

표 1-7 알부민뇨

	μg/min	mg/24h	mg/gCr	mg/mmolCr
정상	< 20	< 30	< 30	< 3.5
고알부민뇨	20~200	30~300	30~300	3.5~30
초고알부민뇨[a]	> 200	> 300	> 300	> 30

a: 초고알부민뇨(very high albuminuria)는 또한 분명한 신장병이라고 부른다. 이전에는 임상적 알부민뇨라고 불리었다.
Cr: Creatinine

ADA는 5년 또는 그 이상 제1형 당뇨병에 걸려있는 환자와 모든 제2형 당뇨병 환자는 초기 알부민뇨 측정을 권장하고 있다. 제2형 당뇨병은 시작된 시점을 정확히 알 수 없기 때문에, 먼저 선별검사로 진단을 시작한다. 만일 선별검사가 양성으로 나오면, 알부민뇨는 정량적인 방법으로 평가된다. 3~6개월 기간에 3회 측정 중 최소 2회가 알부민뇨이어야 진단이 확정된다. 만일 확인검사가 양성이면 치료가 시작된다.

9. 케톤체

케톤체(ketones 또는 ketone body)는 그림 1-14에서 설명한 것처럼 당뇨병에서 증가한다. 이는 간세포 내에서 또는 지방조직에서 트리글리세리드(TG)의 분해로부터 동원된 지방산의 β-산화 촉진과 옥살아세트산의 감소로 인해 Acetyl-CoA가 증가했기 때문이다. 과잉의 Acetyl-CoA는 간에서 아세토아세트산(acetoacetic acid)이 되고, 이것은 β-하이드록시부티르산 탈수소 효소(hydroxybutyrate dehydrogenase)에 의해 β-하이드록시부티르산이 된다. 한편 아세토아세트산은 저절로 아세톤(acetone)으로 전환된다.

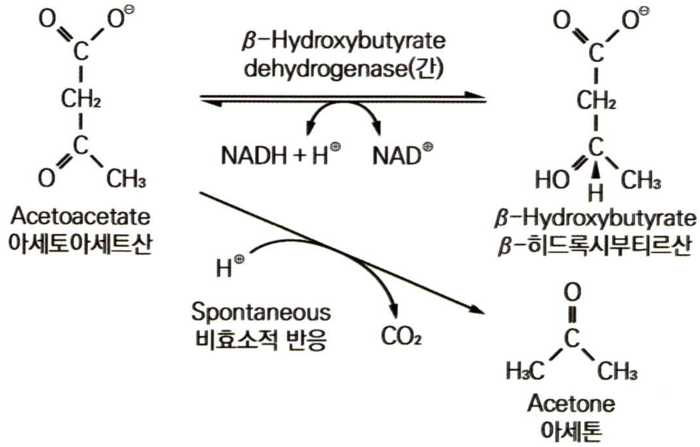

아세토아세트산(20%), β-하이드록시부티르산(78%) 그리고 아세톤(2%) 이상 세 가지 물질을 케톤체라고 한다. 당뇨병으로 인해 혈액에 케톤체가 증가하면 혈액의 pH가 산성으로 변하는데, 이를 당뇨병성 케톤산증(diabetic ketoacidosis, DKA)이라고 한다.

혈액에 케톤체가 증가하면 소변으로 배설되는데, 요시험지로 측정하면 케톤체가 양성으로 나온다. 요시험지의 케톤체 양성은 보통 당뇨병과 기아에서 나타난다.

1) 케톤체 측정법

방법	원리
Nitroprusside	아세토아세트산 + 니트로프루시드나트륨 $\xrightarrow{\text{알칼리성 pH}}$ 자색
효소법	3-β-하이드록시부티르산 + NAD^+ $\xrightarrow{\text{3 − Hbd}}$ 아세토아세트산 + H^+ + NADH

3-Hbd: 3-Hydroxybutyrate dehydrogenase

10. 소변 및 기타 체액의 글루코스

1) 소변 글루코스(요당)

혈청 글루코스 농도가 약 160~180 mg/dL 이상이 되면 요세관에서 글루코스를 모두 재흡수 할 수 없어서 여분의 글루코스가 소변으로 배설된다. 이러한 여과 한계치를 혈액 글루코스에 대한 신장 배설 역치(renal threshold value)라고 한다.

소변으로의 글루코스 배출에 대한 정량적인 평가 요구는 상당히 많은 편이다. 소변 글루코스는 HK법 및 GOD법으로 만족스럽게 측정할 수 있고 혈청에서와 같이 산소 소비량을 측정하는 것도 가능하다. 정량에 이용되는 어떤 글루코스 측정법이라도 글루코스 농도가 400 mg/dL을 초과하는 경우에는 소변을 증류수로 희석해야 한다. 처음에는 반정량법으로 측정하여 그 범위를 파악한 후에 희석이 필요한지를 결정한다.

2) 기타 체액 글루코스

수액(cerebrospinal fluid; CSF) 또는 기타 체액의 글루코스 농도는 혈청에 대해 기술한 것과 동일한 방법으로 측정할 수 있다.

CSF의 글루코스 농도는 혈장의 약 60% 정도로 혈액 글루코스와 균형을 이루고 있다. 혈장 글루코스가 CSF 글루코스로 바뀌어 나타나기까지는 약 2시간 정도가 필요하다. CSF 중의 글루코스 농도 측정은 혈청 글루코스와 동일한 방법으로 실시하며 수막염(meningitis)의 진단에 유용하다. 감염된 CSF 중의 여러 가지 세균과 백혈구는 신속히 글루코스를 분해하기 때문에 그 농도가 감소된다. 정상인의 CSF 중의 글루코스 농도 범위는 40~70 mg/dL(2.2~3.9 mmol/L)이며, 세균성 수막염에서는 일반적으로 30 mg/dL 미만이고, 바이러스성 수막염에서는 CSF의 글루코스 농도가 정상 범위를 유지한다.

1장 탄수화물 실습

1) 혈당 측정

[매뉴얼 측정, 글루코스 산화 효소(GOD)법, 키트 시약]

(1) 원리

β-글루코스 + O_2 + H_2O $\xrightarrow{GOD}$ 글루콘산 + H_2O_2

H_2O_2 +4-아미노안티피린 $\xrightarrow{POD}$ 적색 퀴논

* GOD: glucose oxidase, POD: peroxidase

(2) 시약의 조제

효소 시약 1병을 용해액 1병에 용해한다.

(3) 장치와 기구

- 시험관
- 피펫(시료 채취용, 시약 분주용)
- 항온수조(37℃)
- 분광광도계

(4) 측정법

① 조작

표준 용액(글루코스 농도 200 mg/dL)을 증류수 또는 탈이온수로 2배 희석하고, 검량선 작성용으로 100 mg/dL의 시료를 만든다.

No.	표준 용액	증류수/이온교환액	시료 채취량	농도
1	1.0 mL	1.0 mL	0.02 mL	100 mg/dL
2	원액		0.02 mL	200 mg/dL
3	원액		0.04 mL	397.4 mg/dL
4	원액		0.06 mL	592.2 mg/dL

시험관에 측정 시약을 3 mL씩 분주한다. 이것을 미리 37℃에서 3분 동안 가온한다. 혈청 0.02 mL, 글루코스 표준 용액 0.02~0.06 mL, 정제수 0.02 mL씩 가온한 측정 시약에 넣고 잘 혼합한 후 37℃에서 5분 동안 가온한다. 시약 맹검(blank)을 대조로 하여 검체(U)의 흡광도 Au 및 표준(S)의 흡광도 As를 분광광도계를 이용하여 500 nm에서 측정한다.

	검체(U)	표준(S)	시약 맹검(B)
측정 시약	3.0 mL	3.0 mL	3.0 mL
	37℃에서 약 3분 동안 예비 가온한다.		
시료	혈청(소변) 0.02 mL	표준 용액 NO 1-4 0.02~0.06 mL	정제수 0.02 mL
	혼합 후, 37℃에서 5분 동안 가온한다.		

② 검량선 작성과 농도 계산

흡광도를 y축에, 글루코스 농도를 x축에 놓고, 검량선을 만든다. 검량선을 이용하여 검체의 흡광도에 해당하는 글루코스 농도를 구한다. 한 가지 표준 용액으로만 측정할 때는 다음의 계산식으로 글루코스 농도를 구한다.

글루코스 농도(mg/dL) = Au/As × 200

＊200: 표준 용액 표시치

2) 혈당 측정

[자동분석장치 측정, 헥소키네이스(HK)법]

(1) 원리

$$\text{D-글루코스} + \text{ATP} \xrightarrow{\text{HK}} \text{글루코스-6-인산(G-6-P)} + \text{ADP}$$

$$\text{G-6-P} + \text{NADP}^+ \xrightarrow{\text{G6PD}} \text{6-인산글루콘산} + \text{NADPH} + \text{H}^+$$

*HK: hexokinase, G6PD: glucose-6-phosphate dehydrogenase

(2) 시약 조제

시약 ①과 시약 ②는 회사에서 공급된다. 공급되는 표준 물질을 사용한다.

(3) 장치와 기구

- 정제수
- 용량 피펫(표준 용액 용해용)
- 피펫(시료 채취용)
- 샘플 컵
- 자동분석장치

(4) 측정법

① 조작

시료와 표준 용액을 각각 샘플 컵에 적당량(0.5 mL)를 넣고, 미리 파라미터를 설정한 자동분석장치로 측정한다. 측정 조작과 농도 계산이 전자동으로 실시된다(혈청 분리용 채혈관을 세트하면 시료가 샘플 컵에 자동으로 첨가되는 장치도 있다).

측정 예

$$\textbf{검체(13 μL)}^{*1} + \textbf{시약①(260 μL)} \xrightarrow[\text{5분}]{37℃} \textbf{시약②(130 μL)} \xrightarrow[96 \sim 252\text{초}]{37℃} \textbf{흡광도 측정}^{*2}$$

*1: 검체가 혈청이나 혈장일 경우에는 13 μL, 소변일 경우에는 4 μL를 사용한다.

*2: 450 nm와 340 nm의 흡광도 차이

Chapter 02

지질

Lipids

CHAPTER 02
지질(Lipids)

지질은 조직에 널리 분포하면서 생명체에서 다양한 기능을 수행하고 있다. 지질은 (1) 호르몬이나 호르몬 전구체로서 작용하고, (2) 에너지원으로 이용되고, (3) 소화를 도와주며, (4) 세포막의 기능 및 구조 성분으로서 작용하며, (5) 신경 전도를 원활하게 하는 수초를 형성하는 등 생물학적으로 매우 중요한 생체분자이다. 지질은 대체적으로 물에 잘 녹지 않고(불용성 또는 난용성), 알코올, 아세톤, 벤젠, 에테르 및 클로로포름(chloroform)과 같은 유기용매(organic solvent)에 용해된다.

임상화학과 관련이 있는 주요 지질은 트리글리세리드(triglyceride 또는 triacylglycerol), 콜레스테롤(cholesterol) 및 인지질(phospholipid)이다. 본 장에서는 임상화학의 관점에서 위에 열거한 성분들을 중심으로 구조와 대사, 그리고 지질단백질(lipoprotein)의 변화를 여러 가지 병태와 관련지어 자세히 설명하고자 한다.

1. 지질 성분

◆ **핵심용어**

지방산, 포화 지방산, 불포화 지방산, 필수 지방산, 아이코사노이드, β-산화, 트리글리세리드(내인성 및 외인성), 인지질, 스핑고지질, 콜레스테롤

◆ **학습요점**

지질의 종류와 각 성분별 특성

1) 지방산

지방산(fatty acid)은 말단에 카복실기(carboxyl group, -COOH)를 가지고 있는 선형의 탄화수소 사슬이다. 지방산은 보통 탄소 수와 이중 결합 수에 의해 종류가 결정된다. 이중 결합이 없는 지방산을 **포화 지방산(saturated fatty acid)**이라고 하며, 이중 결합이 있는 지방산을 **불포화 지방산(unsaturated fatty acid)**이라고 한다(표 2-1).

표 2-1 지방산의 종류 및 구조

	지방산	기호	구조	융점
포화 지방산	라우르산 (Lauric acid)	12 : 0	$CH_3(CH_2)_{10}COOH$	44.2
	마이리스트산 (Myristic acid)	14 : 0	$CH_3(CH_2)_{12}COOH$	52
	팔미트산 (Palmitic acid)	16 : 0	$CH_3(CH_2)_{14}COOH$	63.1
	스테아르산 (Stearic acid)	18 : 0	$CH_3(CH_2)_{16}COOH$	69.6
	아라키드산 (Arachidic acid)	20 : 0	$CH_3(CH_2)_{18}COOH$	75.4
불포화 지방산	팔미톨레산 (Pamitoleic acid)	16 : 1(⊿9)	$CH_3(CH_2)_5CH=CH(CH_2)_7COOH$	-0.5
	올레산 (Oleic acid)	18 : 1(⊿9)	$CH_3(CH_2)_7CH=CH(CH_2)_7COOH$	13.4
	리놀레산* (Linoleic acid)	18 : 2(⊿9,12)	$CH_3(CH_2)_4(CH=CHCH_2)_2(CH_2)_6COOH$	-9
	리놀렌산* (Linolenic acid)	18 : 3 (⊿9,12,15)	$CH_3CH_2(CH=CHCH_2)_3(CH_2)_6COOH$	-17
	아라키돈산 (Arachidonic acid)	20 : 4 (⊿5,8,11,14)	$CH_3(CH_2)_4(CH=CHCH_2)_4(CH_2)_2COOH$	-49.5
	아이코사펜타에노산 (Eicosapentaenoic acid)	20 : 5 (⊿5,8,11,14,17)	$CH_3CH_2(CH=CHCH_2)_5(CH_2)_2COOH$	-54

⊿에 붙인 숫자는 말단 카복실기로부터의 탄소수이다.
기호에서 앞의 숫자는 탄소 수이고 뒤의 숫자는 이중 결합 수이다. 팔미트산 16 : 0에서 16은 탄소 수, 0은 이중 결합이 없다는 것을 가리킨다.
* = 필수 지방산

지방산의 표시에서 ⊿-숫자는 말단 카복실기(-COOH)로부터 탄소에 번호를 매긴 수이다. 다른 기호로서 ω를 사용하기도 하는데, 이때 ω에 붙인 숫자는 메틸기($-CH_3$)로부터 세어 나간 탄소의 번호이다. 사람을 포함한 식물과 동물의 지방산은 2-탄소 단위의 아세틸-CoA(acetyl - CoA)로부터 합성되기 때문에 탄소 수는 짝수로 구성된다. 대개 불포화 지방산의 경우 이중 결합은 cis로 이루어지기 때문에 직선의 탄화수소 사슬이 여기서 꺾이거나 굽어진다.

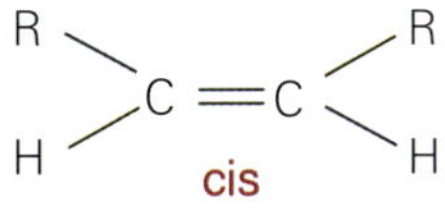

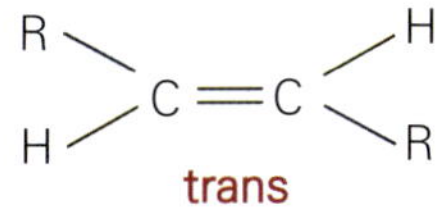

자연에서 지방산이 유리 형태로 존재하는 경우는 드물고 대부분은 알코올과 에스테르(ester)를 형성하며 존재한다. 실제로 지방산의 대부분은 트리글리세리드(그림 2-1)와 어떤 인지질(그림 2-2)에서 보는 것처럼 글리세롤(glycerol)의 에스테르로서, 그리고 고분자 알코올(콜레스테롤) 및 스핑고신(sphingosine)의 에스테르로서 존재한다. 트리글리세리드에 결합되어 있는 지방산의 대부분은 C_{16}이나 C_{18}이며, 인지질에는 주로 C_{18}~C_{22}가 결합해 있다. 스핑고신과 에스테르 결합을 하는 지방산은 보통 C_{24}이다.

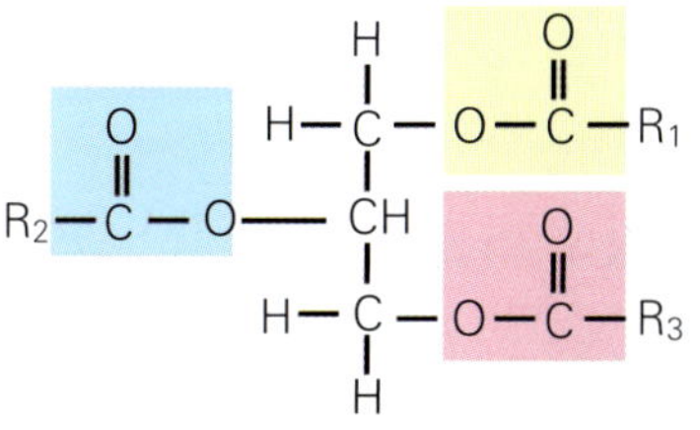

그림 2-1 트리글리세리드(트리아실글리세롤) 구조
R_1, R_2 및 R_3은 긴 사슬의 지방산을 가리킨다.

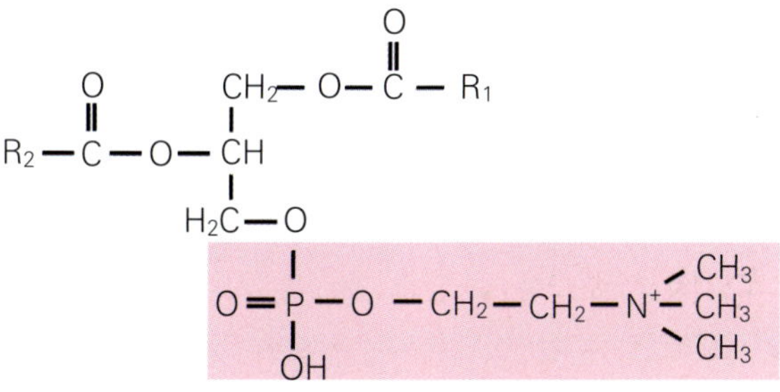

그림 2-2 레시틴(포스파티딜콜린) 구조

일반적으로 식물 씨앗이나 어류의 지질에는 불포화 지방산이 많으며, 또한 인체에서 필요하지만 합성할 수 없는 리놀레산(linoleic acid, 18 : 2)과 같은 필수 지방산을 다량 포함하고 있다.

필수 지방산은 대부분이 인지질의 2번 탄소에 결합해 있으며, 세포막이나 세포 소기관막(cell organelle membrane)의 구조적 통합에 필수적이다. 아라키돈산(arachidonic acid, 그림 2-3)은 인체의 기능에 필수적이다. 이것은 탈포화(desaturation)작용과 사슬 연장에 의해 리놀레산으로부터 형성될 수 있다. 따라서 아라키돈산이 반드시 음식물을 통해서만 공급되는 것은 아니다. 지방산의 사슬 연장은 카복실기 말단에 아세틸-CoA가 지방산 합성 효소 복합체에 의해 결합된다. 지방산의 산화는 지방산이 운반체인 카르니틴(carnitine)에 의해 미토콘드리아 속으로 운반된 후 지방산 아실-CoA(fatty acyl-CoA) 복합체가 형성되면서 시작된다. 아세틸-CoA가 acyl-CoA로부터 분해되고, TCA 회로에서 CO_2와 물로 산화된다. 이러한 대사 과정을 β-산화(β-oxidation)라고 하는데, 이것은 전체 사슬이 ATP를 생성할 때까지 계속해서 되풀이된다.

인체의 혈장에 존재하는 유리지방산은 모두 알부민과 결합해 있으며, 올레산(oleic acid, 18 : 1)이 54%로 가장 많고, 팔미트산(palmitic acid, 16 : 0) 34%, 스테아르산(stearic acid, 18 : 0) 6%, 그 밖에 라우르산(lauric acid, 12 : 0), 미리스트산(myristic acid, 14 : 0), 아라키드산(arachidic acid, 20 : 0)이 미량으로 존재한다.

건강한 성인의 공복 상태에서의 혈중 농도는 0.4~0.6 mEq/L로 흡연, 영양 상태, 정신 상태에 따라 값이 예민하게 변한다. 중증 간 장애, 당뇨병, 갑상선 항진증, 비만 등에서 고치를 나타내며, 갑상선 저하증, 광범위한 뇌하수체 기능 부전, 애디슨병(Addison's disease), 인슐린종(insulinoma) 등에서는 저치를 나타낸다. 음식물을 섭취한 후에는 혈중 농도가 오히려 감소한다.

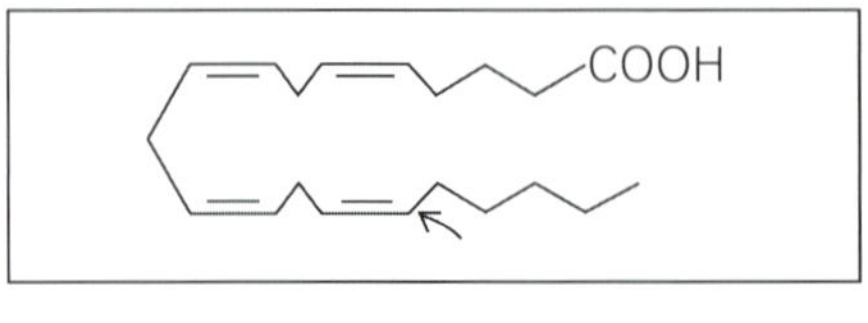

그림 2-3 아라키돈산의 구조
화살표는 ω-6 탄소 원자를 가리킨다.

(1) 아이코사노이드 및 프로스타글란딘

고도로 불포화된 아라키돈산(20 : 4, ω-6)과 ω-3산인 아이코사펜타에노산(eicosapentaenoic acid, EPA, 20 : 5), 그리고 도코사헥사에노산(docosahexaenoic acid, DHA, 22 : 6)은 모든 조직에 존재하는 막성 인지질의 2번 탄소에 우선적으로 결합한다. 스트레스를 많이 받는 상태에서 인산라이페이스(phospholipase)는 막성 인지질로부터 다가 불포화 지방산을 유리시킨다. 세포 안에 있는 효소는 이들 C_{20} 또는 C_{22} 지방산을 아이코사노이드(eicosanoid, 그리스어의 eikosi는 20을 의미함)의 3군, 즉 프로스타글란딘(prostaglandin, PG), 트롬복산(throm-boxane, TX), 그리고 류코트리엔(leukotrienes, LTs)으로 전환시킨다. 이들은 모분자인 아라키돈산(그림 2-3)의 유도체이다.

이들 지방산 유도체들은 강력한 호르몬과 같은 생물학적 활성을 지니고 있다. 이들은 작용이 일어나는 조직에서 생성되는데 반감기가 너무 짧아 저장되지는 않는다.

프로스타글란딘과 류코트리엔군의 각각은 구조가 약간 다르고, 생리적 활성이 다른 3개 혹은 4개의 아종(subgroup)을 포함하고 있다. 프로스타글란딘의 한 종류는 민무늬근육(평활근)을 수축시키는 혈관수축제(vasoconstrictor)로서 작용하고, 반면 두 번째 종류는 첫 번째와 반대 효과를 가지고 있다. 또한 세 번째 종류는 혈소판의 응집을 방해하고, cAMP(cyclic AMP)의 형성을 유도한다.

트롬복산(TX)은 프로스타글란딘과 마찬가지로 20 : 4, ω-6 지방산인 아라키돈산으로부터 유도된다. 강력한 TXA_2는 혈소판에서 만들어지며, 혈소판의 응집에 의해 혈액응고 능력을 상승시킨다. 이로 인하여 출혈 시에 정교한 방어 반응이 일어나게 된다. 그러나 TXA_2의 빈번한 생산은 심근경색 환자에서 위험률을 가중시킨다.

아이코사노이드의 세 번째 군인 류코트리엔(LTs)은 주로 ω-3 지방산(EPA 20 : 5, DHA 22 : 6)으로부터 형성된다. 이것의 형성은 PG 및 TX와 경쟁적 관계에 있다. LTs는 일차적으로 분절백혈구, 특히 호중구에서 형성되며, 백혈구의 염증 및 면역 반응에 영향을 준다.

2) 트리글리세리드

인체 지방산의 대부분은 트리글리세리드(triglyceride, TG)의 성분으로 존재하며(그림 2-1), 또한 지방(fat)으로서 지방조직(adipose tissue)에 저장된다. 지방세포

(adipose cell)는 지방산과 글루코스의 이화작용에 의해 생긴 글리세롤-3-인산(glycerol-3-phosphate)을 에스테르화하여 트리글리세리드로 전환한다. 세포에서 트리글리세리드의 합성이 이루어지기 위해서는 세포 안에 글루코스가 있어야 한다.

그러나 공복, 기아 혹은 조절되지 않는 당뇨병처럼 글루코스가 없을 때는 트리글리세리드가 가수분해 되고 지방조직으로부터 지방산이 공급된다. 반대로 탄수화물을 과다하게 섭취하면 글루코스가 지방산으로 전환하여 일시적으로 트리글리세리드로서 저장되기도 한다. 인슐린은 지방 세포에서 트리글리세리드의 합성을 증진시키며, 반대로 인슐린이 부족하면 트리글리세리드의 가수분해가 촉진된다.

트리글리세리드 이화작용의 첫 번째 단계는 가수 분해로부터 시작된다. 혈장으로 나온 지방산은 운반체인 알부민과 결합하여 유리지방산(free fatty acid) 형태로 순환한다. 여러 조직, 특히 근육세포에서는 지방산을 산화(β-산화)하여 에너지를 생성한다. 인슐린 결핍이나 혹은 장기화된 기아에서는 지방산의 이화 작용이 가속화되어 아세틸-CoA(acetyl- CoA)가 축적되고, 이는 다시 케톤체의 절대적 중간산물인 아세토아세틸-CoA(acetoacetyl-CoA)로 집약된다. 아세토아세틸-CoA는 다른 한 분자의 아세틸-CoA와 결합하여 3-하이드록시-3-메틸글루타릴-CoA(3-hydroxy-3-methylglutaryl-CoA, HMG-CoA)를 형성할 수도 있다. 이 반응은 아세틸 CoA의 분해에 의해 아세토아세트산을 형성하거나 혹은 일련의 효소 반응에 의해 콜레스테롤을 합성하는 방향으로 진행될 수 있다.

혈청 트리글리세리드는 단독으로 측정되는 경우는 드물고, 대개는 총 콜레스테롤, 고밀도지질단백질-콜레스테롤(high density lipoprotein-cholesterol, HDL-C), 저밀도지질단백질-콜레스테롤(low density lipoprotein-cholesterol, LDL-C)과 함께 측정된다. 이렇게 몇 가지 지질을 측정해야 관상동맥 질환의 위험 정도 및 고지질단백질혈증(hyperlipoproteinemia)을 판정하는 데 도움이 된다.

혈액의 트리글리세리드는 내인성 트리글리세리드(endogenous triglyceride)와 외인성 트리글리세리드(exogenous triglyceride)로 구분한다. 내인성 트리글리세리드는 간에서 합성되어 초저밀도지질단백질(very low density lipoprotein, VLDL)의 성분으로서 혈액에 방출되는 것이고, 외인성 트리글리세리드는 장에서 흡수된 모노글리세리드(monoglyceride) 및 지방산을 장점막 세포에서 재합성한 후 킬로미크론(chylomicron)이라는 지질단백질 입자를 형성한 후 림프관을 거쳐 혈액으로 유입된다.

3) 인지질

인지질(phospholipid, PL)은 글리세롤 1번과 2번 탄소의 하이드록시기(-OH)가 지방산과 에스테르 결합을 하고 있고, 3번 탄소의 하이드록시기는 인산과 에스테르화한 구조[여기까지의 구조를 포스파티드산(phosphatidic acid)이라고 한다]로 되어있다. 또한 인산에는 콜린(choline), 에탄올아민(ethanol amine), 세린(serine) 등이 에스테르 결합을 하는데, 이들을 각각 포스파티딜콜린(phosphatidylcholine), 포스파티딜에탄올아민(phosphatidylethanolamine), 포스파티딜세린(phosphatidylserine)이라고 한다(표 2-2).

한편 에탄올아민, 세린, 이노시톨(inositol)의 포스파티딜 유도체를 선택적으로 세팔린(cephalin)이라고도 한다. 포스파티딜콜린은 레시틴(lecithin)으로 불리며, 구조에서 콜린은 양성 전하를 띠는 극성 분자인 반면, 지방산은 비극성 분자이다. 포스파티딜콜린은 물에 쉽게 유화하며, 지방이 물에서 안정된 콜로이드 현탁액을 형성하는 데 도움이 된다. 포스파티딜콜린은 폐의 폐포(pulmonary alveolus)에서 분비되며 표면활성제(surfactant)의 역할을 하는 주된 지질 성분으로 호흡 시에 허파꽈리가 적당히 팽창을 하는데 꼭 필요한 물질이다. 인지질은 물과 지질 경계면에서 배열하는 능력으로 인하여 세포막을 형성하는 필수성분으로 작용한다. 혈소판의 성분인 포스파티딜에탄올아민은 응고 과정에 필요한 성분이다. 지질단백질에서 레시틴은 콜레스테롤을 에스테르화하는 데 필요한 지방산을 공급해 준다.

인지질은 미토콘드리아의 대사 작용, 혈액 응고, 그리고 지질단백질 성분으로서 지질의 수송에 있어 어떤 역할을 맡고 있으며, 또한 막의 중요한 구조적 성분이 된다. 막에 분포하는 인지질들은 고도의 불포화 지방산을 세포에 공급하여 프로스타글란딘이나 아이코사노이드의 형성에 기여한다. 대부분의 경우에 있어서 인지질의 측정은 임상적으로 그다지 유용한 정보를 제공하지 못한다.

인지질을 형성하는 공통적인 뼈대 구조는 포스파티드산(phosphatidic acid)이며, 이 분자의 인산(-X)에 어떤 분자가 결합하느냐에 따라 종류가 결정된다.

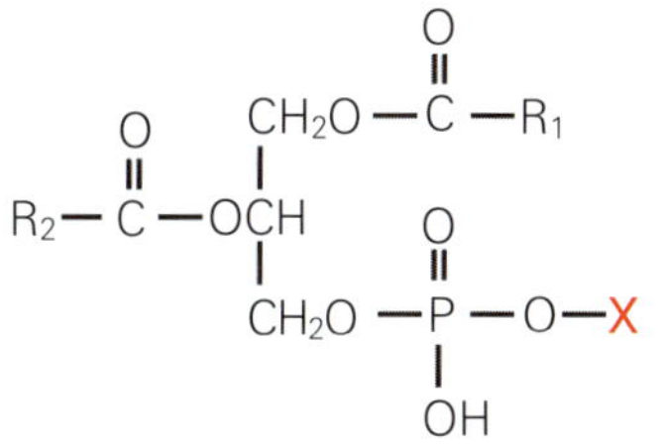

포스파티드산

표 2-2 인지질의 종류

이름(X-OH)	-X 식	인지질 이름
물	$—H$	Phosphatidic acid
콜린	$-CH_2CH_2\overset{+}{N}(CH_3)_3$	Phsophatidylcholine (lecithin)
에탄올아민	$-CH_2CH_2\overset{+}{N}H_3$	Phosphatidylethanolamine (cephalin)
세린	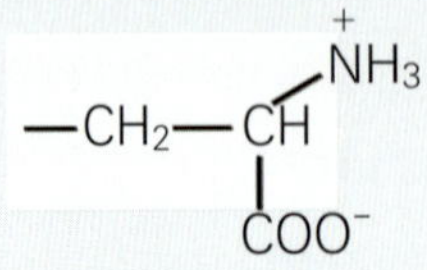	Phosphatidylserine
글리세롤	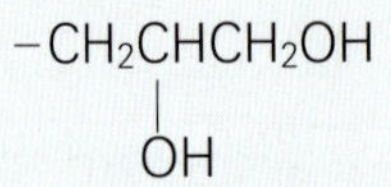	Phosphatidylglycerol
포스파티딜 글리세롤	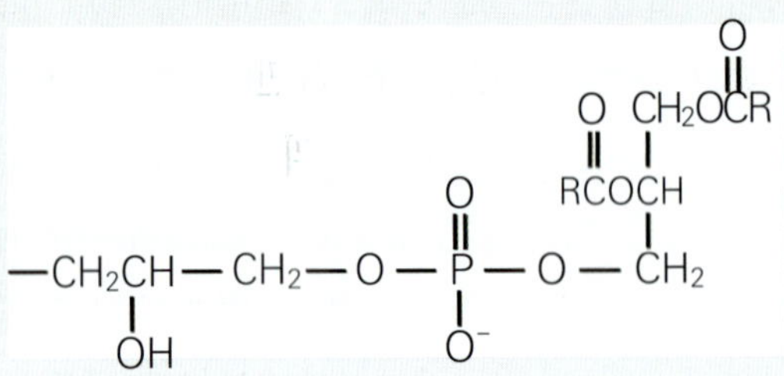	Diphosphatidylglycerol
이노시톨	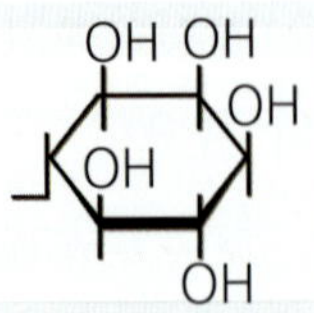	Phosphatidylinositol

4) 스핑고지질

스핑고지질(sphingolipid)은 스핑고신(sphingosine)을 포함하고 있는 모든 화합물을 총칭하는 말이다. 모든 스핑고지질은 아미노기에 아마이드 결합(amide linkage)으로 지방산을 결합하고 있으며, 또한 아마이드기를 포함하는 뇌지질(cerebral lipid)이기 때문에 세라미드(ceramide)라고도 한다. 세라미드 스핑고미엘린(ceramide sphingomyelin)에서 콜린인산(phosphorylcholine)은 하이드록시기에 결합한다. 스핑고미엘린은 인산을 포함하고 있어 또한 인지질로도 분류된다. 스핑고미엘린은 세포막 특히 적혈구막과 신경세포(뉴런)의 말이집(수초)을 형성하는 데 필요한 성분이다.

니만-피크병(Niemann-Pick disease)은 스핑고미엘린을 콜린인산으로 분해하는 효소의 결핍으로 인해 간과 비장에 스핑고미엘린이 축적되는 선천성 질환이다. 세라미드의 하이드록시기에 글루코스나 갈락토스가 글리코시드 결합(glycosidic bond)을 하면 세라미드는 세리브로시드(cerebroside)로 된다. 세라미드는 하이드록시기에 3개의 6탄당이 결합하고 또한 이것에 헥소사민(hexosamine)이나 혹은 아세틸화된 아미노당(amino sugar)이 결합하면 강글리오시드(ganglioside)가 된다(그림 2-4).

세리브로시드와 강글리오시드는 구조적으로 볼 때 지질에 탄수화물 유도체가 결합되어 있어서 당지질(glycolipid)이라고도 한다. 세리브로시드는 뇌와 신경조직, 특히 수초(말이집)에 많이 존재한다. 강글리오시드는 뇌의 회백질과 신경절(ganglia)에 풍부하다.

강글리오시드는 세포막에서 면역반응에 관여하는 항원 결정군(antigen determinant)이나 혹은 인식센터(recognition center)로서 작용한다. 예를 들어 혈액형을 결정하는 항원군은 약간의 구조적 차이에 의해 H항원, A항원, B항원이 결정된다.

세리브로시드나 강글리오시드의 탄수화물을 분해하는 효소가 유전적 결함으로 결핍이 있으면, 이들 지질은 여러 조직에 축적된다. 그러나 이러한 질환은 아주 희귀하다. 세리브로시드와 강글리오시드의 임상적 의의는 거의 없지만 부검에서 진단을 확정할 때나 혹은 연구 목적으로 측정되는 일이 간혹 있다.

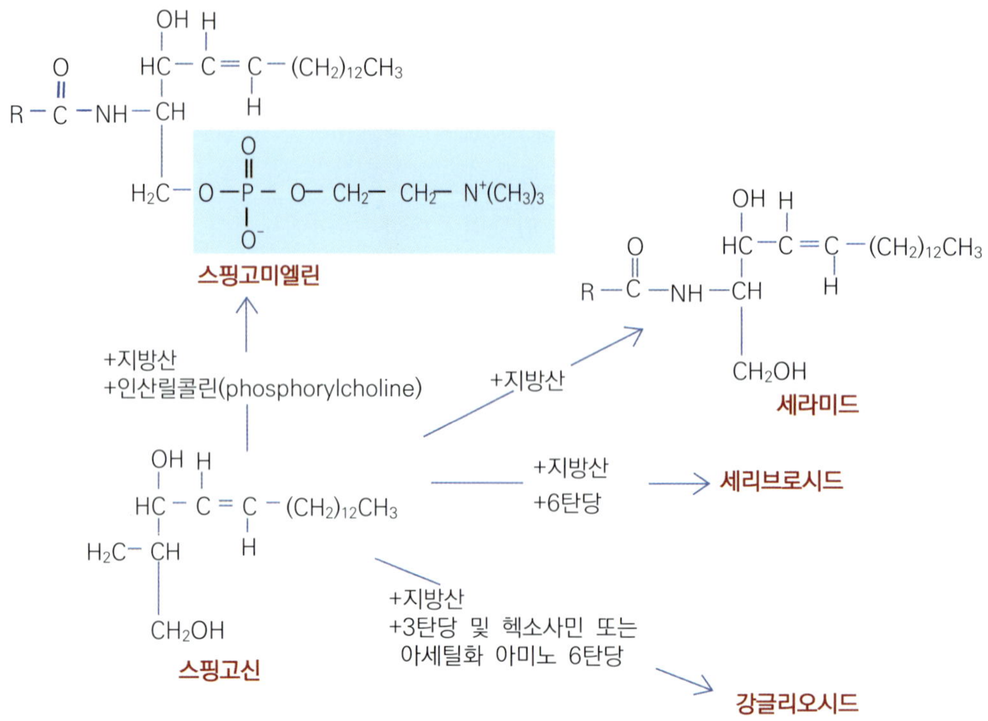

그림 2-4 스핑고신과 여러 가지 스핑고지질의 구조

(1) 콜레스테롤

모든 스테로이드 화합물의 주체인 콜레스테롤(cholesterol: 3-hydroxy-5, 6-cholestene)은 6각형 고리 3개와 5각형 고리 1개로 구성된, 일명 스테로이드 고리(steroid ring)라고 부르는 perhydrocyclopentanophenanthrene의 탄소골격과 3번 탄소에 히드록시기, 5번과 6번 탄소 사이에 이중결합을 포함하고 있는 1가 알코올이다. 콜레스테롤은 27개의 탄소로 구성된다(그림 2-5).

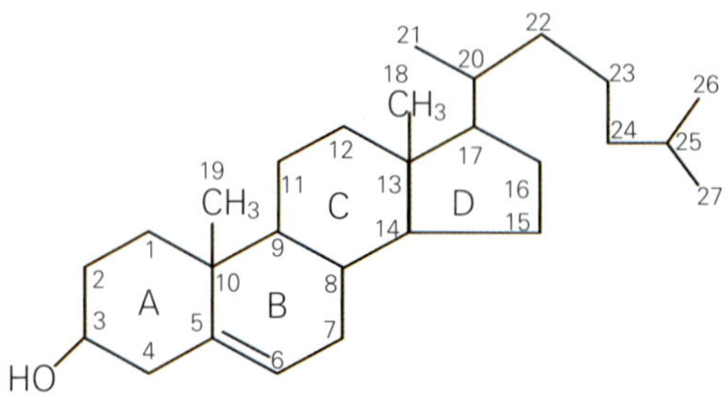

그림 2-5 콜레스테롤 구조

하이드록시기(-OH)에 지방산이 결합하여 에스테르화된 것을 에스테르형 콜레스테롤(choles teryl ester 또는 esterified cholesterol)이라고 한다.

콜레스테롤은 막의 성분으로서 모든 세포에 존재하며 생식선과 부신피질에서 생성되는 호르몬의 전구체가 된다. 또한 트리글리세리드와 마찬가지로 물에 용해되지 않으며 지질단백질의 한 성분으로서 단백질과 인지질과 함께 표피를 형성하면서 용액 중에 섞여있다.

혈장 콜레스테롤의 약 70%는 에스테르형으로 존재한다. 이러한 에스테르형 콜레스테롤의 형성은 대부분이 고밀도지질단백질(HDL) 복합체에서 일어난다.

이 반응은 레시틴 R2-위치의 불포화 지방산과 콜레스테롤의 히드록시기에 전달하여 에스테르형 콜레스테롤을 형성하는 레시틴:콜레스테롤 아실기 전이 효소(lecithin:cholesterol acyltransferase, LCAT)에 의해 일어난다. 비슷한 효소인 아실:콜레스테롤 아실기 전이 효소(acyl:cholesterol acyltransferase, ACAT)는 간 및 다른 조직들의 세포 내에서 콜레스테롤의 에스테르화를 촉매한다.

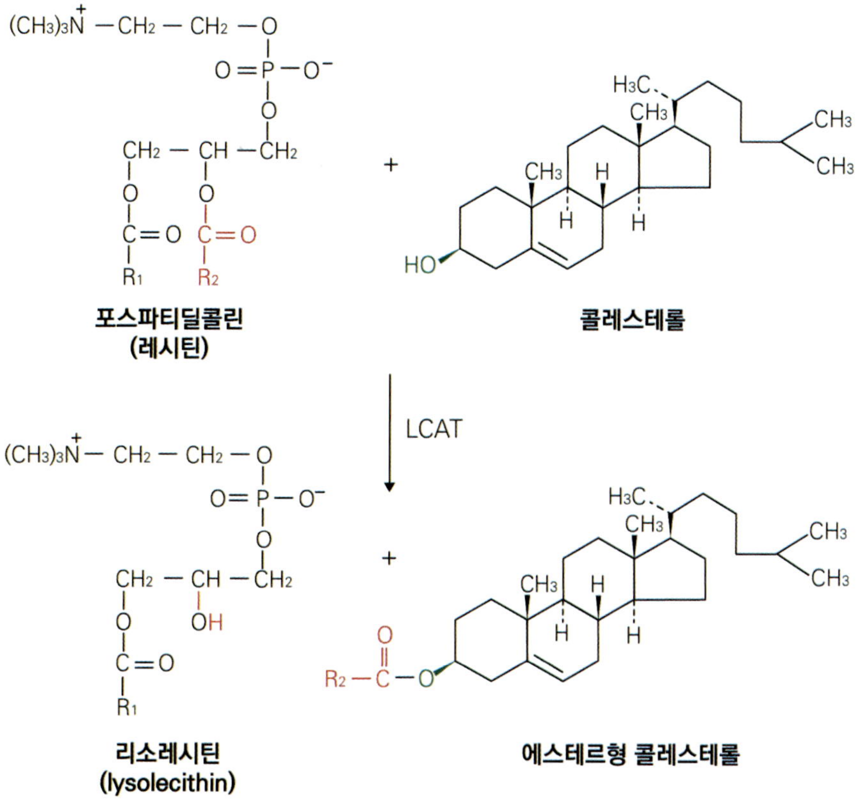

인체에서 콜레스테롤의 대부분은 주로 간에서 아세틸 CoA로부터 여러 단계를 거쳐 합성되며, 또한 육류, 유가공식품, 계란과 같은 식이를 통해 공급되기도 한다. 인체는 하루에 약 1.5~2.0 g의 콜레스테롤을 합성하며, 이중 1.0~1.5 g을 간에서 합성한다.

콜레스테롤은 산화에 의해 간세포에서 담즙산(bile acid)인 콜산(cholic acid), 케노디옥시콜산(chenodeoxycholic acid)으로 전환된다(그림 2-6). 담즙산과 그 염들은 지방의 소화와 흡수에 필수적인 유화제로서 작용한다. 콜레스테롤의 일부는 담즙으로 분비되기도 한다. 담즙 내의 담즙산과 콜레스테롤은 일정량이 장에서 재흡수 된다. 따라서 간은 콜레스테롤을 합성하는 장소이기도 하지만 분해와 처리를 하는 장소이기도 하다.

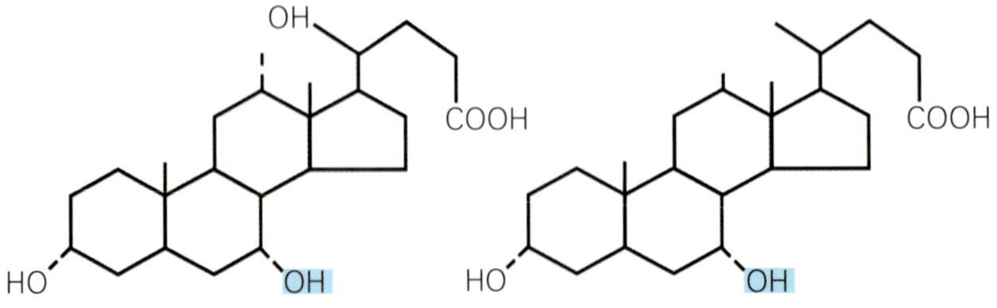

그림 2-6 콜레스테롤로부터 간에서 합성되는 일차 담즙산

콜레스테롤의 합성은 제한적으로 음성 피드백(negative feedback) 기전에 의해 조절된다. 콜레스테롤이 풍부한 음식을 섭취하여 간으로 오는 콜레스테롤의 양이 증가하면 수용체 매개에 의한 콜레스테롤 흡수가 저하하고 또한 콜레스테롤 합성의 한 단계인 메발론산(mevalonic acid) 합성에 필수적인 조절 효소(β-hydroxy-β-methylglutaryl CoA reductase)를 저해한다.

한편 장간순환에 의한 담즙산과 콜레스테롤의 재흡수가 감소되면, 콜레스테롤은 더욱더 담즙산과 유리형 콜레스테롤(free cholesterol)의 형태로 배설된다. 음식물에 의한 섭취가 하루에 300 mg을 초과하지 않을 때 이들 메커니즘에 의해 콜레스테롤 농도는 비교적 일정하게 유지된다. 그러나 과다하게 콜레스테롤을 섭취하면 콜레스테롤이 축적되어 관련 질환을 일으킨다.

혈청 콜레스테롤 농도는 몇 가지 병적 상태에서 증가한다. 콜레스테롤 농도가 상승하는 고콜레스테롤혈증(hypercholesteolemia)에서는 아테롬성 동맥 경화증 또는 죽상 경화증(atherosclerosis) 혹은 심근경색(myocardial infarction)과 같은 관상동맥 질환(coronary artery disease)의 위험성이 높다. 따라서 콜레스테롤은 검사실에서 기본적으로 측정하는 검사 항목 중의 하나이다.

이해도의 점검과 문제

1. 지질의 특성을 기술하라.
2. 지방산, 트리글리세리드, 레시틴, 스핑고신 및 콜레스테롤의 생화학적 구조와 기능을 설명하라.

2. 지질단백질 및 아포지질단백질

◆ 핵심용어

지질단백질(지단백), 킬로미크론, VLDL, LDL, HDL, 아포지질단백질, LCAT

◆ 학습요점

지질단백질의 조성, 대사, 기능

지질단백질(lipoprotein)의 표면은 아포지질단백질(apolipoprotein)이라고 하는 특수 단백질과 극성 지질(인지질 및 유리형 콜레스테롤)로 덮여있다. 극성 지질의 배열을 보면 전하를 띠고 있는 머리는 외부로, 소수성 꼬리는 내부로 향하고 있다. 그리고 표피 안쪽의 중심핵은 중성지질(트리글리세리드, 에스테르형 콜레스테롤)로 구성된다(그림 2-7). 따라서 지질단백질은 큰 미포(미셀, micelle) 형태의 입자라고 말할 수 있다.

1) 지질단백질의 종류

지질단백질은 종류별로 상이한 물리적 성질, 구조, 기능을 가진다. 따라서 이들은 입자의 크기, 밀도, 전기영동의 이동도에 따라 보통 5종류 혹은 6종류로 분류된다(표 2-3).

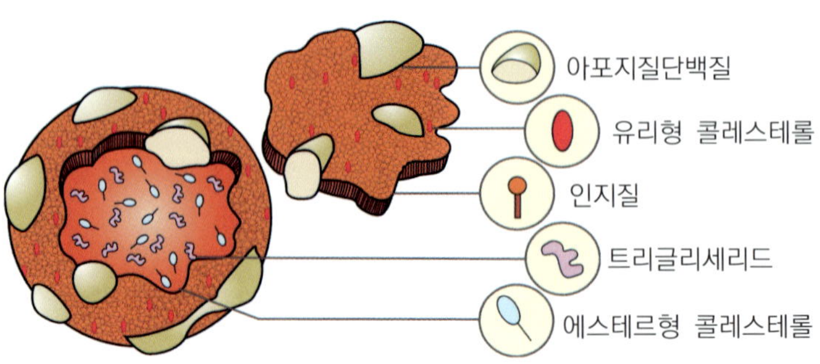

그림 2-7 지질단백질 입자의 단면도

표 2-3 지질단백질: 구성, 기원 그리고 기능

변수	킬로미크론	VLDL	IDL	LDL	HDL	Lp(a)
밀도, g/mL	**< 0.95**	0.95~1.006	1.006~1.019	1.019~1.063	1.063~1.210	1.040~1.130
전기영동 이동도	원점	Pre-β	β와 pre-β 사이	β	α	pre-β
분자량, 달톤(Da)	$0.4\text{~}30\times10^9$	$5\text{~}10\times10^6$	$3.9\text{~}4.8\times10^6$	2.75×10^6	$1.8\text{~}3.6\times10^5$	$2.9\text{~}3.7\times10^6$
직경, nm	> 70	27~70	22~24	19~23	4~10	27~30
지질-아포지질 단백질 비율	99:1	90:10	85:15	80:20	**50:50**	75:27~64:36
주요 지질	**외인성 TG**	**내인성 TG**	내인성 TG,CE	**CE**	**PL**	CE, PL
주요 단백질	A-I, B-48, C-I, C-II, C-III	B-100, C-I, C-II, C-III, E	B-100 E	**B-100**	**A-I** A-II	(a) B-100
생성 장소	장	간(주)과 장	혈관 내	혈관 내	간과 장	혈관 내
주요 기능	근육으로의 식이 TG 수송	근육과 지방 조직으로의 내인성 TG 수송	VLDL과 LDL 사이의 중간 대사물질	조직으로의 콜레스테롤 수송	조직에서 간으로의 콜레스테롤 수송, 콜레스테롤 에스테르화	혈병 용해 방해

* VLDL = very low density lipoprotein, IDL = intermediate density lipoprotein, LDL = low density lipoprotein, HDL = high density lipoprotein, CE = cholesteryl ester, TG = triglyceride, PL = phospholipid

각 지질단백질은 종류에 따라 막에 특이한 종류의 아포지질단백질과 중심에 지질성분의 구성이 다르다. 지질단백질의 종류에 대한 명명은 초원심분리법으로 상대적 밀도(또는 비중)에 따라 분리하고 그것에 기초하여 명명하는 방법이 가장 일반적이나(그림 2-8) 전기영동에 의한 명명법(그림 2-9)도 널리 사용되고 있다. 전형적인 4종류의 지질단백질입자의 구성을 그림 2-10에 정리하였다.

(1) 킬로미크론

킬로미크론(chylomicron, CM)은 모든 지질단백질 중에서 입자가 가장 크고, 밀도(비중)는 가장 작다. 킬로미크론은 장점막 세포에서 만들어지며, 조직 및 근육 세포에 보낼 트리글리세리드를 운반한다. 킬로미크론이 증가한 혈청을 방치하면 상부에 크림층(creamy layer)이 생긴다.

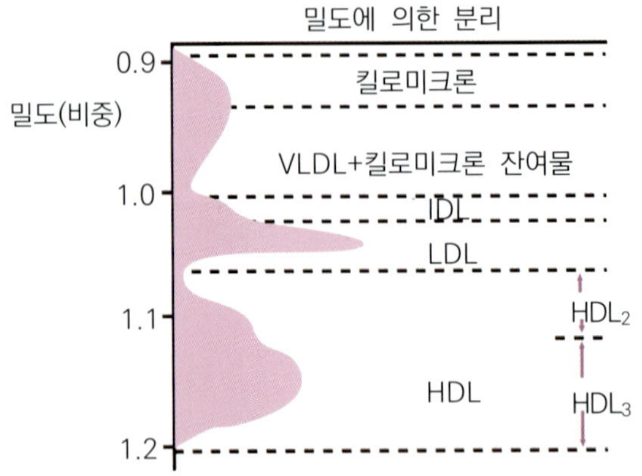

그림 2-8 밀도(비중) 분획에 의한 주요 혈장 지질단백질의 분류

VLDL, very low-density lipoprotein ; IDL, intermediate-density lipoprotein ; LDL, low-density lipoprotein ; HDL, high-density lipoprotein.
〈밀도〉 chylomicron, < 0.95 ; VLDL and chylomicron remnant, 0.95~1.006 ; IDL, 1.006~1.019 ; LDL, 1.019~1.063 ; HDL_2, 1.063~1.125 ; HDL_3, 1.125~1.21.

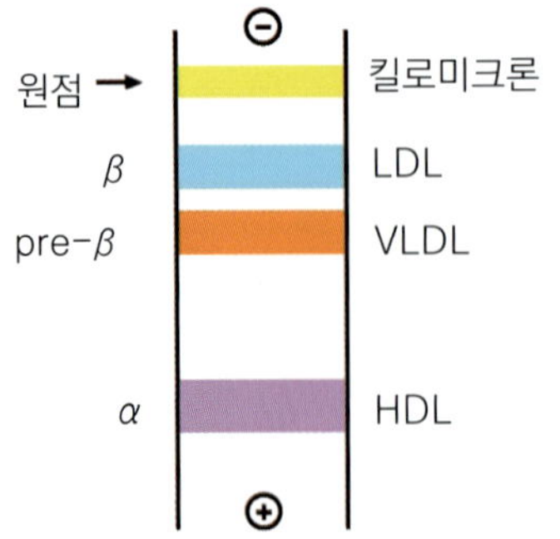

그림 2-9 혈장 전기영동에 의한 지질단백질 분류

(2) 초저밀도 지질단백질

초저밀도 지질단백질(very low-density lipoprotein, VLDL)은 간에서 만들어지는 지질단백질로 간에서 합성된 트리글리세리드를 근육 및 지방 세포로 운반한다.

(3) 중간밀도 지질단백질

중간밀도 지질단백질(intermediate-density lipoprotein, IDL)은 VLDL 트리글리세리드의 약 반 정도가 지방 혹은 근육 세포에 전달된 후 혈장에 남아 있는 VLDL의 일시적인 잔여물이다.

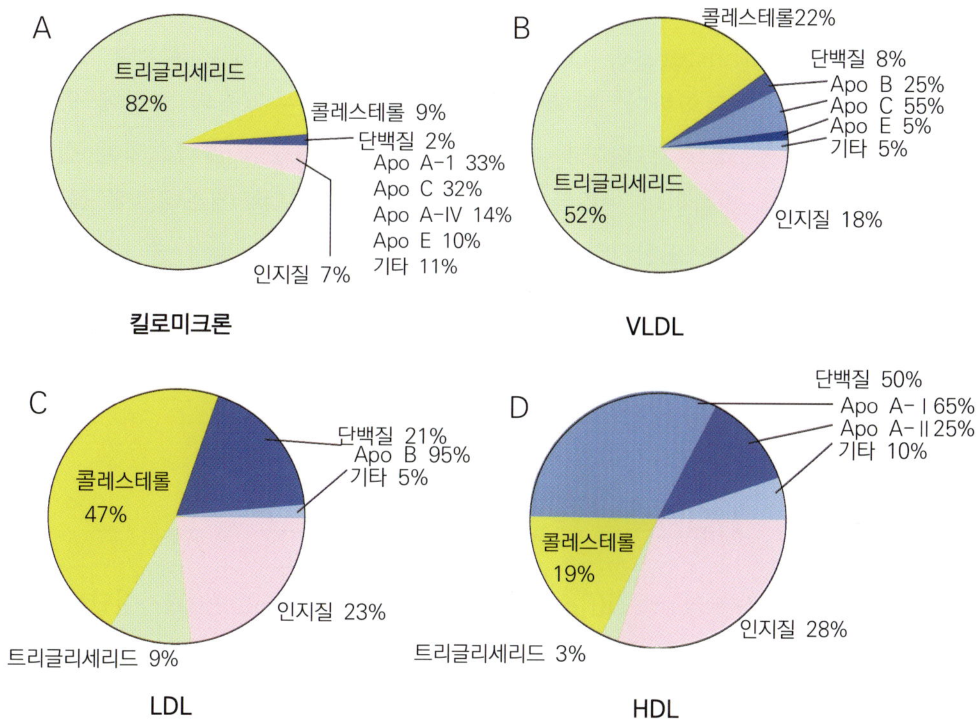

그림 2-10 지질단백질 성분 조성

IDL의 대부분은 더욱더 탈지질화(delipidation)를 겪으며 Apo B를 제외한 모든 아포지질단백질을 HDL에 전달한다. 이후 IDL은 LDL이 된다. IDL의 일부는 간세포에 결합하여 그곳에서 분해된다.

(4) 저밀도 지질단백질

콜레스테롤이 풍부한 저밀도 지질단백질(low-density lipoprotein, LDL)은 IDL로부터 혈장에서 만들어진다. LDL은 담즙산의 형성, 새로운 세포막의 형성, 스테로이드 호르몬의 생성, 그리고 에스테르형 콜레스테롤의 저장을 위해 조직으로 콜레스테롤을 운반한다. LDL의 주요 지질은 에스테르형 콜레스테롤이다.

(5) 고밀도 지질단백질

고밀도 지질단백질(high-density lipoprotein, HDL)은 복잡한 대사 변화를 거친다. HDL 입자는 간과 장점막 세포에서 만들어진다. 새롭게 형성된 HDL 입자는 어떤 아포지질단백질과 복합체를 형성하며, 지질단백질 중 크기가 4~10 nm로 가장 작다.

Apo AI에 의해 활성화되는 레시틴 콜레스테롤 아실기 전이 효소(lecithin cholesterol acyltransferase, LCAT)는 레시틴에서 HDL로 지방산을 전달하여 콜레스테롤을 에스테르화한다. 혈장의 모든 지질단백질은 그들의 표면에 있는 콜레스테롤의 일부를 에스테르화하기 위하여 HDL 에스테르형 콜레스테롤 전달 복합체와 일시적으로 결합한다. 이 복합체는 혈장에 있는 모든 에스테르형 콜레스테롤의 근원이다. HDL은 또한 몇 가지 아포지질단백질을 대사과정 중 다른 지질단백질에 전달하기도 한다.

2) 임상적으로 중요한 변형 지질단백질

(1) 부유 β-지질단백질

비정상적 부유 β-지질단백질(floating β-lipoprotein)은 III형 고지질단백질혈증이 있는 사람의 전기영동에서 β 분획에 넓은 띠로서 나타난다. 이 지질단백질은 아포지질단백질 E의 이성체인 EIII가 없는 사람에서 나타나는 IDL이다. 아포지질단백질 E의 활성 결핍은 VLDL과 킬로미크론 잔여물에 대한 간성 클리어런스(hepatic clearance)를 감소시켜서 고지질혈증(hyperlipidemia)을 초래한다. 잔여물 고지질혈증인 사람은 가끔 아포지질단백질 EII/EII 표현형을 가지고 있다.

(2) 지질단백질 소A항원, Lp(a)

지질단백질 소A항원[(lipoprotein little A antigen, Lp(a)]은 비정상적인 LDL 지질단백질, 또는 침몰 pre-β 지질단백질(sinking pre-β-lipoprotein)로도 알려져 있으며 위험성이 높은 아테롬성 동맥 경화증과 관련되어 있다. 그것은 아포지질단백질 B-100과 관련된 당단백질인 특이 아포지질단백질 Apo Lp(a)를 면역화학적 방법으로 측정하여 검출할 수 있다. Lp(a)는 플라스미노겐(plasminogen)과 경쟁하여 혈병의 용해를 방해함으로써 혈전증을 일으키고 동맥 경화성 심혈관 질환을 증가시킨다. Lp(a)의 농도에 따른 위험은 다음과 같다.

양호: < 14 mg/dL(< 35 nmol/L)
경계: 14~30 mg/dL(35~75 nmol/L)
고도 위험: 31~50 mg/dL(75~125 nmol/L)
극도의 고도 위험: > 50 mg/dL(> 125 nmol/L)

(3) 지질단백질 X(Lp-X)

Lp-X는 혈장 지질단백질을 아가로스 겔에서 전기영동할 때 음극으로 이동하는 유일한 지질단백질이다. 그러나 다른 지지체에서는 β-글로불린과 분획으로 이동한다. Lp-X는 아포지질단백질이 6.0%로 매우 적고, 인지질 및 유리형 콜레스테롤이 94%로 높은 것이 특징적이다. 또한 이 지질단백질은 담즙 정체(cholestasis)나 심한 담관폐쇄(biliary atresia)에서만 나타난다.

3) 아포지질단백질

아포지질단백질(apolipoprotein, Apo)은 지질단백질의 표면을 형성하는 단백질이다. 그들은 5개의 군으로 구성되며, 어떤 것은 몇 개의 아종을 가지고 있다(표 2-4). 많은 아포지질단백질은 특별한 형태의 지질단백질입자로 계속 존재하는 것은 아니다. 운반 과정에서 지질대사 진행시 다른 종류의 입자에 전달되는 등 많은 변화를 겪는다.

표 2-4 아포지질단백질 요약

아포지질단백질	관련 지질	분자량(Da)	기능/참고사항
Apo A-Ⅰ	킬로미크론, HDL	29,016	LCAT 보조 인자, LCAT 활성화
Apo A-Ⅱ	HDL	17,414	명확하지 않음
Apo A-Ⅳ	킬로미크론, HDL	44,465	LCAT 활성화
Apo B-100	VLDL, IDL, LDL	512,723	TG와 콜레스테롤 수송, LDL 수용체와 결합
Apo B-48	킬로미크론	240,800	장에서 TG 분비
Apo C-Ⅰ	킬로미크론, VLDL, HDL	6,630	LCAT 활성화
Apo C-Ⅱ	킬로미크론, VLDL, HDL	8,900	지질단백질 라이페이스(LPL) 보조 인자
Apo C-Ⅲ	킬로미크론, VLDL, HDL	8,800	LPL 활성 저해, apo C-Ⅱ 저해
Apo E	킬로미크론, VLDL, HDL	34,145	킬로미크론 잔여물과 IDL 섭취 촉진
Apo(a)	Lp(a)	187,000~662,000	명확하지 않음

어떤 아포지질단백질은 지질 이화 작용 초기에 어떤 효소의 보조 인자로서도 작용하고 다른 어떤 아포지질단백질은 그들의 구조적 역할 외에 특수조직에서는 세포 수용체에 결합하는 결합체로서도 작용한다.

아포지질단백질의 대부분은 간에서 합성된다. 반면에 킬로미크론은 일차적으로 장에서 생성된다.

(1) 아포지질단백질 A (Apo A)

Apo A는 일차적으로 HDL에서 발견된다. 혈장에서 Apo A의 농도는 HDL의 농도와 평행하다. Apo A는 HDL 단백질의 약 90%를 차지한다(표 2-4). 소량의 Apo A는 새롭게 형성되는 킬로미크론에도 나타난다. 그러나 나중에 이것은 HDL에 전달된다. Apo A군의 주요 성분인 Apo AI은 콜레스테롤을 에스테르화하는 효소인 LCAT를 활성화하는 필수 성분이다. Apo A-II는 명확하지 않지만 HDL의 구조 통합성에 기여하는 것으로 알려지고 있다.

반면에 Apo A-IV는 Apo A-I처럼 LCAT를 활성화할 수 있으며 또한 콜레스테롤의 역수송(콜레스테롤을 처리하기 위해 세포로부터 간으로의 콜레스테롤 이동)하는 작용도 있다. 킬로미크론이 점진적으로 탈지질화(가수 분해를 통한 트리글리세리드의 손실과 연속되는 지방산의 상실)하여 잔여물로 될 때 Apo A 및 Apo C는 HDL에 전달된다.

(2) 아포지질단백질 B (Apo B)

Apo B는 LDL의 주된 단백질 성분이다. 혈장 Apo B의 측정은 LDL 농도를 추정하는 가장 좋은 직접적인 방법이다. Apo B군은 전혀 다른 분자량을 가진 두 개의 아종으로 구성된다. 분자량이 큰 Apo B-100은 간에서 합성되며, 분자량이 작은 Apo B-48은 장에서 합성된다. 그림 2-10에서 보는 바와 같이 Apo B-100은 LDL에서 단백질의 95%를 차지하고, VLDL에서 25%를 차지한다. 킬로미크론은 아포지질단백질을 거의 포함하고 있지 않지만, Apo B48이 약 10%를 차지한다.

HDL에는 Apo B가 전혀 없다. LDL에서 Apo B-100은 Apo E와 합쳐져서 특수한 간외 조직 세포(extrahepatic tissue cell)의 수용체와 결합한다. 비록 VLDL에도 또한 Apo B-100을 포함하고 있지만 트리글리세리드의 함유량이 높아(55%) 결합 부위가 차단되기 때문에 VLDL은 간외 조직에 결합하지 못한다. 탈지질화가 일어난 후, VLDL 잔여물(IDL)은 간세포와 결합하여 세포내 반입 작용(endocytosis)에 의해 세포 속으로 들어간다.

(3) 아포지질단백질 C (Apo C)

Apo C군은 지질단백질에 의해 지질이 운반되는 동안 지질에 작용하는 효소와 상호작용을 한다. Apo CII는 킬로미크론 및 VLDL에 의해 운반된 트리글리세리드의 간외성 가수 분해를 위한 촉매제인 지질단백질 라이페이스(lipoprotein lipase, LPL)를 활성화한다.

Apo CI 및 Apo CIII의 기능은 명확하지 않다. Apo CI은 시험관에서 LCAT를 활성화하나, 그것의 체내 역할은 알려져 있지 않다. Apo CIII는 트리글리세리드가 풍부한 지질단백질 잔여물의 간 흡수를 조절하는 것으로 생각하고 있다.

(4) 아포지질단백질 D (Apo D)

Apo D의 기능에 대해서는 거의 알려져 있지 않지만, 그러나 HDL 에스테르형 콜레스테롤 전달 복합체(HDL cholesteryl ester transfer complex)로부터 VLDL, LDL 그리고 HDL에 에스테르형 콜레스테롤을 전달하는 데 있어서 어떤 역할을 하는 것으로 생각하고 있다.

(5) 아포지질단백질 E (Apo E)

Apo E에는 분자 전하가 다른 몇 가지 이성체가 존재한다. 전기영동으로 분리하면 그것을 확인할 수 있다. Apo E의 형성에는 HDL이 관련되어 있으며, 후에 운반과정 중 Apo E는 킬로미크론 및 VLDL에 전달된다.

Apo E는 세포내 반입 작용의 첫 단계에서 간세포를 인식하고, 결합하는 막 단백질이다. 잔여물 고지질혈증이 있는 사람에서는 Apo EII/EII 표현형(Apo E의 저활성형)이 가끔 나타나고 IDL 입자의 간성 클리어런스가 낮게 나타난다. Apo B-100과 결합한 Apo E(Apo B/E)는 간외조직으로 콜레스테롤을 운반하는데 필요한 LDL 결합체(LDL binder, 조직의 수용체와 결합하는 단백질)로서 작용한다.

4) 지질단백질대사

(1) 외인성 경로(그림 2-11)

음식물로 섭취된 식이 지질(주로 트리글리세리드)은 위장관에서 췌장에서 분비되는 라이페이스에 의해 가수 분해되며, 그 분해 산물은 장점막 세포에 의해 흡수된다. 이들 세포의 소포체에서 지방산, 모노글리세리드, 그리고 콜레스테롤의 일부는 새로운 지질 입자, 즉 킬로미크론을 만든다. 이 입자의 중심에는 트리글리세리드와 에스테르형 콜레스테롤이 위치하고, 표피에는 Apo B-48, Apo A-I, Apo A-II, 인지질, 그리고 콜레스테롤이 있다.

이후 킬로미크론은 림프액으로 분비되고, 림프관을 통해 운반되다가 흉관을 경유하여 혈액으로 유입된다. 림프액을 통과하는 동안 킬로미크론은 HDL로부터 Apo C 및 Apo E를 획득한다.

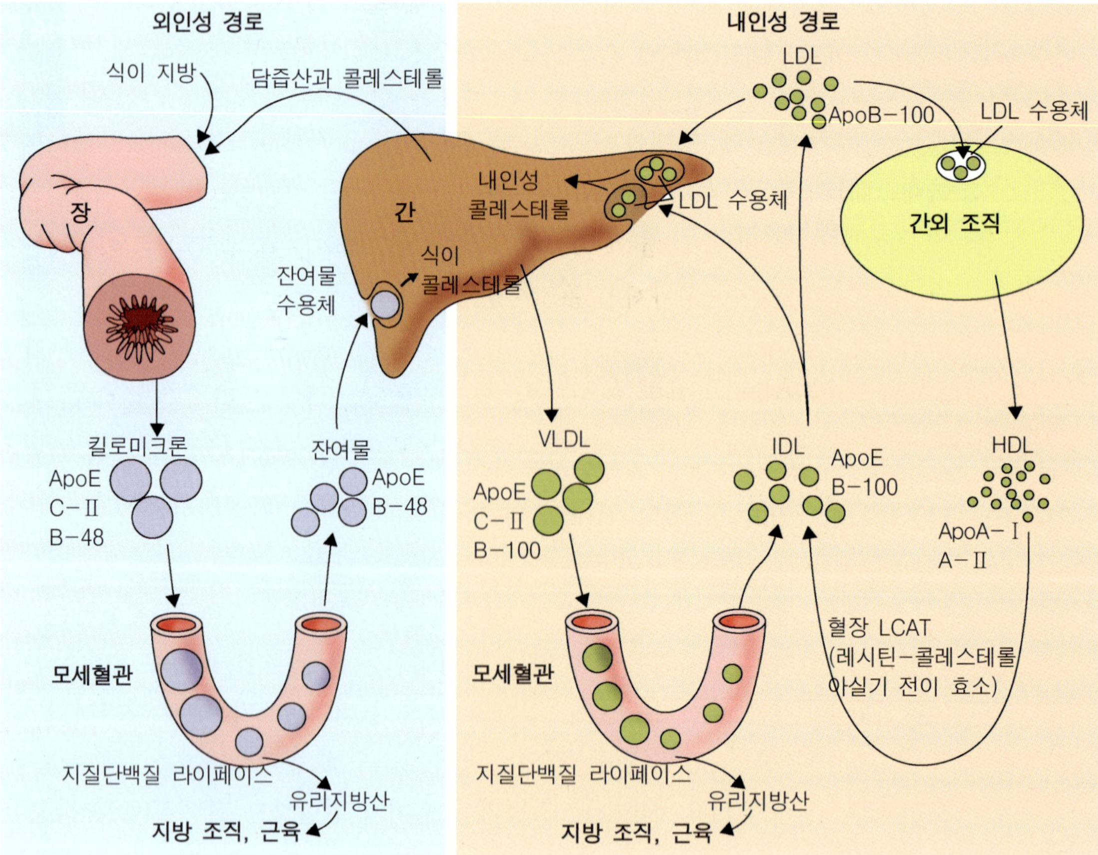

그림 2-11 외인성 및 내인성 경로에 의한 지질의 운반 및 대사

킬로미크론은 트리글리세리드를 장으로부터 지방조직 및 근육으로 운반한다. 운반 중 트리글리세리드는 지질단백질 라이페이스에 의해 가수 분해되고, 이로 인하여 생성된 지방산은 이들 세포로 이동한다. 비슷한 방법으로 간에서 합성된 트리글리세리드는 VLDL에 의해 지방 조직 및 근육으로 운반된다. VLDL도 혈관 내에서 지질단백질 라이페이스에 의해 트리글리세리드를 잃고 IDL로 변형된다. LDL의 주성분인 콜레스테롤은 체내세포로 전달된다. LDL 잔여물은 세포내 반입작용에 의해 간으로 들어가 최종적으로는 간세포에서 분해된다.

Chylo=chylomicron; Chol=cholesterol; VLDL=very low-density lipoprotein; LDL=low-density lipoprotein; HDL=high density lipoprotein; LCAT=lecithin:cholesterol acyltrans- ferase, LPL=lipoprotein lipase.

① 트리글리세리드 및 콜레스테롤의 운명

킬로미크론의 대부분은 근육과 지방조직에 분포한 모세혈관벽의 결합 부위에 붙는다. 이때 부근에 있던 지질단백지질 라이페이스(lipoprotein lipase, LPL)가 Apo CII에 의해 활성화되면서 탈지질화의 초기 반응이 시작된다. 즉 트리글리세리드는 유리지방산(FFA)과 모노글리세리드(MG)로 가수 분해되어 근처의 근육이나 지방 세포에 흡수된다. 그곳에서 지방산은 에너지 생성을 위해 산화되거나(근육) 혹은 지방 저장을 위해 트리글리세리드로 다시 전환된다(지방 세포).

킬로미크론이 HDL-에스테르형 콜레스테롤 복합체와 만나면 Apo A-I이 LCAT를 활성화하여 겉에 있던 콜레스테롤이 에스테르화된다. 따라서 에스테르형 콜레스테롤은 킬로미크론 중심부로 이동한다. 킬로미크론 잔여물(chylomicron remnant, 풍부한 에스테르형 콜레스테롤과 남아있는 소량의 트리글리세리드로 구성됨)은 그것의 Apo A를 HDL에 전달하고 Apo E를 받는다. 그것은 간에 도달할 때까지 순환을 계속한다. 킬로미크론 잔여물이 간에 도달하면 Apo E는 간세포를 인식하여 결합한다. 그 후 킬로미크론 잔여물은 세포내 반입 작용에 의해 빠르게 간세포 속으로 들어가서 리소좀으로 이동한다.

리소좀 효소들은 곧바로 킬로미크론 잔여물의 기본 구성 성분인 지질과 단백질을 가수 분해한다. 지방산, 아미노산, 그리고 콜레스테롤은 각각의 풀로 들어간다. 지방산은 보통 트리글리세리드로 전환되어 VLDL을 형성하고 간에서 처리된다. 콜레스테롤은 다양한 경로를 통해 간에서 처리된다. 고지방 식사 후 콜레스테롤은 약 10시간이 되어야 혈액으로부터 사라진다.

요약하면, 킬로미크론은 대부분의 식이성 트리글리세리드를 운반하며, 그 과정 중 킬로미크론 내의 트리글리세리드가 지질단백지질 라이페이스에 의해 분해되어 유리지방산이 생성된다. 생성된 유리지방산은 지방 조직 및 근육에 전달되어 에너지를 생산하든가 다시 트리글리세리드로서 저장된다. 식이성 콜레스테롤은 거의 완전히 간세포에 전달된다. 그것의 처리는 많은 항상성 인자들에 의존한다.

(2) 내인성 경로(그림 2-11)

간세포는 트리글리세리드, 탄수화물, 그리고 단백질의 이화 작용에 의해 생성된 아세틸-CoA로부터 계속 지방산을 합성한다. 또한 일부 콜레스테롤도 아세틸-CoA로부터 간에서 합성된다. 정상 상태에서는 제한된 양 이상의 트리글리세리드나 콜레스테롤을 저장할 수 없다.

간에서는 이들 지질을 신체의 모든 조직에 운반하기 위해 VLDL을 형성한다. 간세포에서 형성된 VLDL 입자는 장에서 형성된 킬로미크론과 구조가 유사하며 새로 합성된 트리글리세리드는 중심부에 있고, 콜레스테롤은 표면에 위치한다. VLDL 표면의 아포지질단백질은 Apo B-100, Apo C 및 Apo E로 구성된다. VLDL은 트리글리세리드의 주된 수송체이며, 그것에 포함된 콜레스테롤은 실질적으로 LDL에 의해 조직으로 운반된다.

VLDL은 앞에서 설명한 바와 같이 HDL-에스테르형 콜레스테롤 전달 복합체에 붙는다. 이 복합체는 VLDL 표면에 있는 콜레스테롤을 에스테르화한다. 에스테르화된 콜레스테롤은 그 다음 중심부로 이동한다. 그림 2-10에서 보는 것처럼 VLDL에는 트리글리세리드가 콜레스테롤보다 5배나 더 많이 포함되어 있다. HDL은 일부 Apo CII를 VLDL에 전달한다. 그 후 VLDL은 복합체로부터 떨어진다.

① IDL로의 전환

Apo CII가 풍부한 VLDL은 그것이 지방 세포에 결합될 때까지 혈액 내에서 순환을 계속한다. Apo CII는 지질단백지질 분해 효소(LPL)의 보조 인자로서 LPL을 활성화한다. 이 효소는 VLDL 입자에 있는 트리글리세리드의 약 1/2을 가수 분해한다. 그리고 분해 산물인 유리지방산은 지방 조직으로 들어가 트리글리세리드로서 저장된다. 이 VLDL 잔여물을 IDL이라고 한다. IDL은 거의 동량의 트리글리세리드와 콜레스테롤을 포함하고 있으며, 비중은 지질단백질 입자 중 중간에 위치하며, 그리고 대사과정으로 보면 일시적인 지질단백질이다.

② LDL로의 전환

IDL이 순환하고 있는 한, 그들은 LPL과 계속 반응하여, 트리글리세리드의 대부분을 지방 조직 및 근육에 전달한다. 그들은 Apo B-100과 소량의 Apo E를 제외한 나머지 대부분의 아포지질단백질을 HDL에 전달한다. 탈지질화에 이어서 일어나는 아포지질단백질의 전달로 인하여 IDL은 콜레스테롤이 풍부하고, 트리글리세리드가 적은 LDL 입자로 전환된다. 이 과정을 거치지 않은 소수의 IDL 입자는 결국 간세포와 결합하여 세포내 반입 작용에 의해 세포 안으로 들어간다. 세포 내에서 IDL의 지질과 아포지질단백질은 분해되어 간성 풀로 들어간다.

LDL은 콜레스테롤을 조직에 전달한다. Apo B/E 결합체는 LDL 콜레스테롤을 조직에 전달하기 위해 적당한 조직을 인식하여 결합한다. 결합한 LDL은 세포내 반입 작용에 의해 세포 안으로 들어가서 리소좀 효소들에 의해 분해된다.

이렇게 분해되어 생긴 콜레스테롤은 분열하는 세포의 막 성분으로 사용될 수 있고, 부신 또는 생식선 세포에 의해 스테로이드 호르몬으로 전환될 수 있으며, 또한 에스테르로서 세포 안에 저장될 수도 있다. 말초 세포에 결합하지 못한 LDL은 결국 간세포와 결합하여 세포 내부로 들어간 후 분해된다. 중심부에 있는 에스테르형 콜레스테롤은 가수 분해되며, 그 분해로 생긴 콜레스테롤은 간성 풀로 들어간다.

요약하면, VLDL은 이화 작용과 저장을 위해 내인성 트리글리세리드를 말초 조직으로 운반한다. 내인성 콜레스테롤은 VLDL 잔여물에 남아 있으면서 후에 계속해서 IDL로, 그 다음은 LDL로 변형된다. 콜레스테롤이 풍부한 LDL은 이들 에스테르형 콜레스테롤을 말초 조직에 전달한다. 나머지 모든 LDL은 결국 간에서 분해된다. 이렇게 생긴 콜레스테롤은 간성 풀로 들어간다.

이해도의 점검과 문제

1. 지질단백질의 종류와 그 조성의 특징 및 기능을 설명하라.
2. 아포지질단백질 AI, AII, B-100, CI, CII의 기능을 설명하라.
3. 지질단백질 대사를 설명하라.

3. 고지질단백질혈증 및 고지혈증

◆ 핵심용어

고지질단백질혈증, 원발성 및 속발성 고지혈증

◆ 학습요점

고지질단백질혈증의 WHO 분류

고지질단백질혈증(hyperlipoproteinemia)이란 혈장에 하나 또는 그 이상의 지질단백질 농도가 증가된 상태를 말한다. 지질단백질은 혈장 지질을 운반하기 때문에 또한 고지질혈증(hyperlipidemia)이라고도 부른다. 임상에서 중요한 두 가지의 주요 지질은 총 콜레스테롤과 트리글리세리드이다. 따라서 고지질단백질혈증은 또한 고콜레스테롤혈증(hypercholesterolemia), 고트리글리세리드혈증(hypertriglyceridemia) 혹은 혼합형(고지질혈증)일 수 있다.

이미 수십 년 전, Fredrickson과 Levy는 지질단백질의 전기영동 패턴, 콜레스테롤과 트리글리세리드의 혈장 농도, 혈장을 방치했을 때의 외관 상태(크림층의 유무, 투명, 혼탁 등)에 따라 선천성 지질단백질 질환을 분류하였다.

Fredrickson의 분류는 질환 상태에 따른 분류라기보다는 오히려 검사 결과에 의한 분류라고 보는 것이 타당하다. Fredrickson 고지질혈증 표현형은 특이한 질환이나 혹은 질환의 메커니즘을 나타내는 것은 아니다. 또한 표현형은 나중에 바뀔 수도 있다. 최근에 선천성 질환 및 병태생리학적인 메커니즘에 의해 고지질혈증 상태를 재분류한 것이 더 큰 주목을 받고 있으며, 또한 이것이 지질 및 지질단백질의 연구에도 크게 기여하고 있다.

환자의 혈청 콜레스테롤이나 혹은 트리글리세리드의 농도가 상승한 것을 알았을 때 보통 "이것이 원발성 고지질혈증(primary hyperlipoproteinemia)인가 아니면 속발성 고지질혈증(secondary hyperlipoproteinemia)인가?"와 "분석에 사용된 혈청 시료는 공복의 것이었나?"하는 두 가지 의문을 갖게 된다. 원발성 고지질단백질혈증이라는 용어는 한 개 혹은 그 이상의 유전자에 결함이 있는 가족성 상태를 가리킨다. 속발성 고지질혈증은 현재 갖고 있는 병, 식이 인자, 약물 및 이들 인자 사이의 조합의 결과로서 생기는 것을 말한다. 비만과 음주는 원발성과 속발성 고지질혈증을 둘 다 악화시킨다.

1) 원발성(1차) 고지질단백질혈증

(1) 가족성 고콜레스테롤혈증

이 질환을 가지고 있는 사람은 보통 조기에 아테롬성 동맥 경화증(atherosclerosis)으로 발전하며 일찍 관상동맥 질환으로 사망할 수 있다. 환자의 약 75%에서, 특히 노년층에서는 힘줄 황색종(tendinous xanthoma)을 나타낸다. 이러한 환자들의 혈장 콜레스테롤과 LDL 콜레스테롤 농도는 상당히 증가하지만, 트리글리세리드는 정상을 유지한다. 그리고 지질단백질 전기영동 패턴 IIa형이 이 질환의 동형접합체 및 이형접합체 양쪽에서 발견된다. 혈장 LDL 농도가 상승하는 것은 Apo E 수용체에 결함이 있어서 LDL을 효율적으로 결합할 수 없기 때문이다. 따라서 LDL은 간으로 흡수되지 못하고 혈액을 순환하게 된다.

(2) 다유전성 고콜레스테롤혈증

다유전성이라는 말이 암시하는 것처럼 이 질환은 콜레스테롤대사와 관련된 효소 및 단백질에 대한 많은 유전적 결함으로 혈장 콜레스테롤이 완만하게 상승하는 것이 특징적이다(그림 2-12의 지질단백질 전기영동 패턴 IIa형 또는 IIb형).

대부분의 임상에서 관찰된 콜레스테롤의 상승은 다유전성 감수성과 고지방 및 고콜레스테롤 식품을 오래 동안 섭취했을 때 일어나는 것으로 생각된다. 가족성 고콜레스테롤혈증과 달리 이 환자들은 힘줄 황색종을 거의 가지고 있지 않다.

(3) 가족성 복합 고콜레스테롤혈증

이 상태의 특징은 혈장 콜레스테롤과 트리글리세리드가 둘 다 상승하는 것이며, 일반적으로 30세 이상의 환자에게서 나타난다. 이러한 상태는 Apo B와 VLDL이나 LDL 입자의 과다한 생성(내인성 경로에 의한 생성)과 관련이 있다.

이 환자들의 지질단백질 전기영동 패턴은 2차적인 영향에 의해 다양하게 나타난다(그림 2-12의 IIa형, IIb형, IV형, 그리고 가끔 V형).

(4) 가족성 내인성 고트리글리세리드혈증

이 상태의 특징은 고혈당증(hyperglycemia) 및 고요산혈증(hyperuricemia)이 있는 비만 환자에서 콜레스테롤의 증가 없이 혈장 트리글리세리드가 적당히 증가하는 것이다. 이 질환의 발현은 가족들 사이에서도 다르지만 그러나 전체적으로는 혈장 VLDL이 너무 높게 나타난다(그림 2-12의 지질단백질 전기영동 패턴 Ⅳ형). 이 상태는 체중 증가, 에스트로겐, 알코올, 그리고 고탄수화물 식이에 의해 악화된다.

고지혈증 종류	혈장의 겉모양	전기영동 패턴	이상 지질단백질	이상 지질 성분
정상	투명	킬로미크론 (존재시), Pre-β (존재시), 원점, 이동 방향	없음	없음
Ⅰ형	투명 상층: 크림층		CM↑↑↑	C→N TG↑↑↑↑
Ⅱa형	투명		LDL↑↑↑	C↑↑ TG→N
Ⅱb형	투명 또는 약간 혼탁		LDL↑↑ VLDL↑	C↑↑ TG↑
Ⅲ형	혼탁		IDL↑ 이상 LDL↑	C↑↑ TG→N
Ⅳ형	우유 같은 혼탁		VLDL↑↑	C↑ or N TG↑↑
Ⅴ형	전체 혼탁 상층: 크림층		CM↑↑↑ VLDL↑↑↑	C↑ TG↑↑↑

그림 2-12 지질단백질 전기영동에 의한 고지혈증 표현형의 Fredrickson/WHO의 분류

* C : cholesterol, N : normal, ↑ : 증가, ↓ : 감소

(5) 지질단백질 라이페이스 및 아포지질단백질 CⅡ 결핍

직접적인 유전 질환이거나 아포지질단백질 CⅡ(지질단백질 라이페이스 반응 촉진제)의 활성 결핍에 의해 일어나는 지질단백질 라이페이스(LPL)의 활성 결핍은 VLDL의 존재 유무에 관계없이 킬로미크론의 증가로 인해 심한 지질 혈장(lipemic plasma)을 초래한다(Ⅰ형과 Ⅴ형의 지질단백질 전기영동 패턴). 이 질환의 좀 더 가벼운 상태에 2차적 인자들이 영향을 주면 피부 황색종, 간 비대, 급성 췌장염 등의 증상이 악화된다.

(6) 잔여물 고지혈증

이 질환은 VLDL 및 킬로미크론 잔여 입자가 간에 결합할 수 있도록 매개하는 아포지질단백질 E의 손실과 관련이 있다. 따라서 이들 입자의 분해가 급격히 감소된다. IDL의 증가로 인해 나타나는 전형적인 지질단백질 전기영동 패턴은 Ⅲ형이다.

(7) 가족성 고-α-지질단백질혈증

"HDL 콜레스테롤 값 90% 이상"으로 정의되는 희귀한 이 상태는 특별한 임상적 특징을 가지지 않는다. 이 상태에서는 특별한 장애가 나타나지 않으며 오히려 관상동맥 질환의 위험을 감소시키는 생화학적 이상으로 생각한다. 이 상태에서는 HDL과 HDL 콜레스테롤이 둘 다 상승한다. 반면 혈장 콜레스테롤 농도는 정상이거나 약간 상승할 수도 있다. 트리글리세리드 농도는 정상 범위 안에 있다.

"LDL 콜레스테롤 : HDL 콜레스테롤"비는 보통 "3 : 1" 이하이다. 따라서 이 상태에서는 관상동맥 질환의 위험성이 감소될 가능성이 있다.

2) 속발성(2차) 고지질단백질혈증

앞에서 언급한 바와 같이 많은 속발성 고지질단백질혈증은 가족성 고지질단백질혈증 패턴의 일부를 매우 닮았다(그림 2-12). 속발성 고지질단백질혈증에서는 아포지질단백질, 결합 부위, 그리고 효소 중 어떤 것에도 결함을 나타내지 않는다. 이러한 이상은 근본적인 원인(질환, 대사 과정, 과잉의 호르몬)이 정상으로 되돌아오면 곧 없어진다.

고지질혈증의 정도는 많은 인자들에 의해 영향을 받으며 또한 음식물에 함유된 콜레스테롤과 포화 지방산의 양을 줄이고, 생활습관(운동량 증강, 낮은 칼로리의 음식물 섭취, 알코올 섭취를 줄임)을 변화시키면 조절될 수 있다. 관상동맥 질환의 위험성은 고지질혈증에 의해 증가되기 때문에 고혈압과 같은 다른 관상동맥 질환의 위험 요인들을 치료함은 물론이고 적당한 식사와 약물 처방에 의해 콜레스테롤과 트리글리세리드를 둘 다 줄이고자 하는 노력이 절대적으로 요구된다.

속발성 고지질혈증의 지질단백질 전기영동 패턴은 질환이 더 심해지면 변화한다. 예를 들어 갑상선 저하증은 질환의 단계 및 심각성에 따라 Ⅱa형, Ⅱb형, 그리고 Ⅲ형을 닮은 전기영동 패턴을 나타낼 수도 있다. 그림 2-12는 고지질혈증의 2차 원인을 그룹별로 작성한 것이다.

4. 저지질단백질혈증

◆ **핵심용어**

저지질단백질혈증, 무-β-지질단백질혈증, 무-α-지질단백질혈증

◆ **학습요점**

저지질단백질혈증의 종류와 영향

1) 가족성 무-β-지질단백질혈증

가족성 무-β-지질단백질혈증(familial a-β-lipoproteinemia: 여기서 a는 absence를 가리킴)은 최초로 발견된 가족성 저지질단백질혈증이다. 이 상태는 매우 희귀하지만 심각한 질환이다. 킬로미크론, VLDL, 그리고 LDL이 Apo B의 합성 실패로 인해 생성되지 않는다. 이러한 결함을 가지고 있는 사람은 성장이 지연되고 중추신경계에 진행성 변성이 나타난다.

이러한 사람들은 대개 식이 지방, 지용성 비타민(vitamin A, D, E, K), 그리고 필수 지방산의 흡수가 부족하다. 인체는 아세틸 CoA로부터 한 개 이상의 이중 결합을 갖는 지방산을 합성할 수가 없다. 따라서 다불포화 지방산은 다불포화 지방인 씨앗 기름이나 한랭어류(예: 연어)의 기름으로부터 얻어진다.

신경 조직은 그것의 구조상 다불포화 지방산을 필요로 하며, 프로스타글란딘은 다불포화 지방산인 아라키돈산으로부터 합성된다. 이 가족성 지질단백질 질환이 심하면 지질의 흡수 장애에 의해 야기되는 필수 영양분의 부족을 초래하기 때문에 주의를 요한다.

2) 가족성 저-β-지질단백질혈증

가족성 저-β-지질단백질혈증(familial hypo-β-lipoproteinemia)은 LDL과 LDL-C가 저치임을 물론이고 혈장 총 콜레스테롤까지 저치인 것이 특징이다.

이 질환의 경우 다른 성분들은 정상이며, 오히려 LDL-C 농도가 낮아서 이득을 얻는다. 그들은 LDL-C값이 훨씬 높은 사람들 보다 관상동맥 질환의 위험성이 덜한 것으로 나타났다.

3) 가족성 무-α-지질단백질혈증

초기에 탄저병(Tangier disease)으로 불렸던 가족성 무-α-지질단백질혈증(familial an α-lipoproteinemia)은 HDL이 사실상 거의 없는 희귀 질환이다. 이 질환이 있는 사람은 Apo A-Ⅰ이나 혹은 Apo A-Ⅱ를 합성할 수 없다. 에스테르형 콜레스테롤이 세망내피계의 모든 조직에 축적되므로 편도가 커지고 주황색을 띤다. 혈장 콜레스테롤 농도는 보통 HDL-C가 없기 때문에 감소되는 반면, 트리글리세리드 농도는 정상이거나 약간 상승하는 경향이 있다. 이 질환에서는 HDL(HDL-C)의 결핍으로 인해 관상동맥 질환이 증가했다는 보고는 아직까지 없다.

5. 지질단백질 및 지질 측정

1) 콜레스테롤 측정

콜레스테롤 측정법은 크게 화학적 비색정량법과 효소법으로 분류할 수 있다. 유기용매로 추출하고 발색시켜서 측정하는 화학적 측정법은 이미 오랜 전부터 사용하지 않았으며, 현재는 콜레스테롤 산화 효소(cholesterol oxidase, COD)를 이용한 효소법으로 측정하고 있다.

(1) COD-POD(cholesterol oxidase-peroxidase)법

이 방법은 미생물인 Nocardia로부터 정제된 COD(EC 1.1.3.6)를 사용하여 콜레스테롤과의 작용에 의해 생성된 H_2O_2에 과산화 효소(peroxidase, POD)를 공역시키고 발색시약 4-아미노안티피린(4-aminoantipyrine)으로 발색시키는 방법이다. 현재 콜레스테롤은 이 방법으로 측정하고 있다.

가수분해 : 에스테르형 콜레스테롤 $\xrightarrow{CE}$ 콜레스테롤 + 지방산

산　　화 : 콜레스테롤 + O_2 $\xrightarrow{COD}$ Choest-4-en-3-one + H_2O_2

발색측정 : H_2O_2 + 4-아미노안티피린 + 페놀 $\xrightarrow{POD}$ 적색 퀴논(500 nm) + $2H_2O$

여기서 콜레스테롤 에스테르 분해 효소(cholesterol esterase, CE) (E.C 1.1.13)

를 이용하는 것은 총 콜레스테롤 값을 얻기 위해서이다. 이 방법은 600~700 mg/dL까지 직선성을 나타낸다.

(2) CDH(cholesterol dehydrogenase)법

최근에는 미생물 유래의 콜레스테롤 탈수소 효소(CDH)를 이용하는 방법이 개발되었다. 이 방법에서는 조효소 NAD^+가 사용되며 340 nm에서 NADH에 의한 흡광도 증가율을 초속도법으로 측정한다.

(3) 측정 시 주의사항

채혈 후 검체를 실온에 방치하면 유리형 콜레스테롤이 에스테르화하기 때문에 에스테르형 콜레스테롤 값이 높아진다. 그러나 냉장보관하면 수 일, 냉동보관하면 장기간 안정하다. 식사에 의한 총 콜레스테롤 값의 변화는 없다. 측정법에 따라 값이 다르며, 부신피질 호르몬, 경구 피임약, 알코올은 콜레스테롤의 값을 상승시킨다. 콜레스테롤 값에 영향을 미치는 여러 가지 요인을 표 2-5에 요약하였다. 효소법은 아스코르브산 등의 환원성 물질에 의해 부오차를 일으킨다.

표 2-5 콜레스테롤 결과에 영향을 주는 분석 전 요인

요인	영향	해설
연령	연령과 함께 증가	신생아: < 100 mg/dL. 20세까지 안정. 20세 이후 꾸준히 상승.
성	남성과 여성 사이에 차이를 나타냄	30~35세까지 차이 없음. 이후 남성이 여성보다 더 빠르게 상승. 남성 55세 이후 저하. 여성 60대까지 계속 상승, 이후 여성>남성.
월경	10~25%의 변동	월경직전 상승. 배란기 최고치. 이후 저하.
공복	거의 변동 없음(무시)	식사 후 3% 미만 상승.
스트레스	증가	극도의 스트레스를 받으면 몇 시간 동안 상승한 채로 남음.
검체 시간	변동	10%의 일내 변동. 일차 변동 5~200 mg/dL. 12월과 1월 평균 35 mg/dL 높음.
용혈	무시 또는 저하	적혈구는 혈청보다 10~30% 낮음. 육안적 용혈 시에 희석 효과가 나타날 수 있음.

(4) 기준범위

혈청 콜레스테롤 값은 보통 출생 시나 신생아에서 낮고(70 mg/dL 전후), 그 후 상승하여 1년 정도가 되면 100~150 mg/dL로 되며, 그 다음 서서히 성인 수준에 이른다. 콜레스테롤은 나이 증가와 함께 상승하며, 약 50세를 기준으로 그 이전에는 남성이 더 높지만 그 이후에는 여성이 더 높다(그림 2-13).

다른 연구의 결과도 비슷하지만, 10년에 걸친 Framingham의 연구(미국 National Cholesterol Education Program, NCEP, 1998)를 토대로 관상동맥 질환(coronary artery disease, CAD)의 위험을 평가하는 데 사용되는 지침(가이드라인)이 마련되었다(표 2-6).

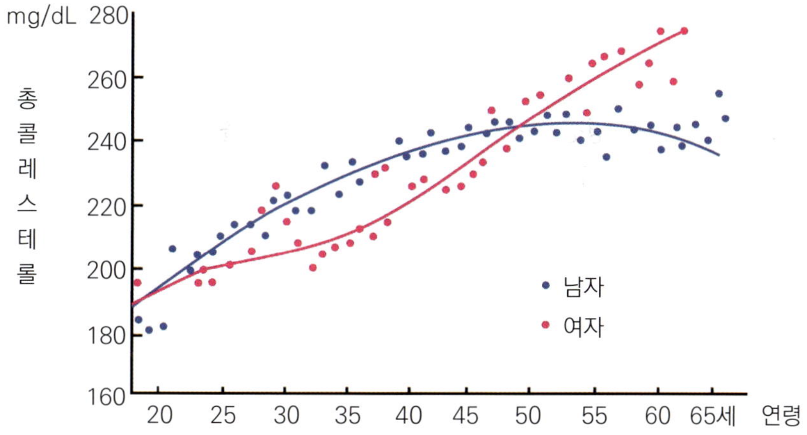

그림 2-13 연령 및 성별에 따른 혈청 콜레스테롤의 변동

표 2-6 관상동맥 질환(coronary artery disease, CAD)의 위험 평가 검사 기준

검사	양호	경계	위험
총 콜레스테롤	< 200 mg/dL	200~239 mg/dL	≥ 240 mg/dL
HDL-콜레스테롤	≥ 60 mg/dL	35~59 mg/dL	< 35 mg/dL
LDL-콜레스테롤	< 130 mg/dL	130~159 mg/dL	≥ 160 mg/dL
트리글리세리드	< 200 mg/dL	200~400 mg/dL	> 400 mg/dL

CAD 위험 지수: 평균은 4.97이며, 9.95는 CAD 위험성이 평균보다 2배, 24.39는 3배나 높다.

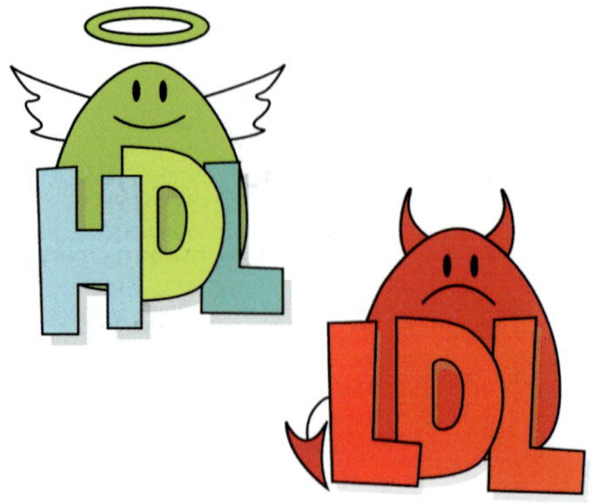

2) HDL-콜레스테롤 측정

혈장 HDL에 포함되어있는 콜레스테롤을 HDL-콜레스테롤(HDL-C)이라고 한다. 혈청 콜레스테롤의 상승은 관상동맥 심장 질환의 위험 인자로서 일찍이 주목을 받아 왔으며, 또한 HDL-C의 증감도 그 위험 예방과 밀접한 관계가 있어 현재 큰 주목을 받고 있다.

(1) 생리적 의의

LDL이나 VLDL로 수송되어 혈관벽 등 말초조직에 축적된 유리형 콜레스테롤을 HDL이 특이적으로 빼앗아 HDL-C로 되고, 이는 다시 LCAT의 작용에 의해 에스테르형 콜레스테롤로 전환된다. 그후 HDL-C는 간으로 운반된다. HDL은 LDL과 경쟁적으로 LDL 수용체에 결합함으로써 LDL이 세포 내로 들어가는 것을 막으며, 콜레스테롤의 침착이나 축적을 억제하고, 항동맥경화 작용을 발휘하는 동맥경화 억제인자이다.

(2) 임상적 의의

관상동맥성 심장 질환의 위험인자로는 고지질혈증, 고혈압, 비만, 당뇨병, 만성 신장기능 상실, 심전도 이상, 안저소견 이상, 흡연, 알코올 등이 알려져 있으며, 혈청 HDL-C의 감소도 같은 의미를 지닌다. 많은 조사 연구로부터 혈청 HDL-C 치의 감소는 관상동맥 심장 질환의 발생률에 있어서 다른 지질보다 더 높은 상관 관계가 있음이 밝혀졌다.

(3) 측정법

HDL-C을 측정하기 위해서는 우선 HDL을 다른 지질단백질 분획과 분리할 필요가 있다. 지금까지 개발된 측정법은 많으나, 이중 침강법이 가장 많이 보급되어 있으며, 일부에서는 전기영동법도 사용하고 있다.

① 침강법

다가 음이온(polyvalent anion)은 Apo B를 포함하는 지질단백질과 복합체를 형성하여 침전한다. 따라서 VLDL과 LDL은 헤파린-$MnCl_2$(미국, 일본 표준법), 황산덱스트란-$MgCl_2$, 또는 인텅스텐산-$MgCl_2$를 포함하는 시약을 첨가하면 침전한다. 원심분리를 하면 상층액(상청)에는 HDL만 남는다. 이 상층액 중의 콜레스테롤을 앞에서 기술한 효소법으로 측정한다.

HDL의 아포지질단백질(Apo A-Ⅰ 및 Apo A-Ⅱ)과 LDL의 아포지질단백질 B는 효소면역측정법(enzyme linked immunoassay, ELISA)이나 면역혼탁계측기를 이용한 면역산란광법(immunonephelometry, INA)으로 직접 측정할 수 있다.

② 직접 측정법

항체 또는 사이클로덱스트린 같은 착화제를 사용하여 non-HDL 분획을 차폐하고 효소법으로 HDL-C를 측정하는 방법이다. 현재는 계면활성제를 사용한 HDL-C 직접 측정법이 자동분석기에 적용되어 대부분이 이 방법으로 측정하고 있다.

(4) 측정 시 주의사항

채혈 후 될 수 있으면 신속하게 측정한다. 고농도의 TG를 함유한 혈청은 침강법의 경우 침강이 불충분하기 때문에 HDL-C치가 높아진다.

상청액의 HDL-C의 측정은 효소법이 적당하지만, 침전물 중의 콜레스테롤 측정은 화학적 방법만이 가능하다.

(5) 기준범위

표 2-6에 HDL-콜레스테롤의 기준범위를 제시하였다.

3) LDL-콜레스테롤 측정

LDL-콜레스테롤(LDL-C)을 직접 측정하기는 어렵다. 그러나 총 콜레스테롤, HDL-C, 그리고 트리글리세리드를 측정하여 다음과 같이 계산할 수 있다.

1. LDL-콜레스테롤 = 총 콜레스테롤 - (HDL-콜레스테롤 + VLDL-콜레스테롤)
2. TG의 농도가 400 mg/dL 미만일 때, VLDL-콜레스테롤 : TG = 1 : 5이다.
   따라서 VLDL-콜레스테롤 = TG/5
3. 식 1의 치환에 의해, LDL-콜레스테롤 = 총 콜레스테롤 - (HDL-콜레스테롤 + TG/5)

이 식을 프리데발트(Friedewald)식 이라고 한다.

관상동맥 질환의 위험성은 혈장 LDL-콜레스테롤의 증가할 경우에 높아지지만, 반면에 HDL-콜레스테롤이 증가하면 반대로 감소한다. 이 질환의 위험성 정도를 추정하는 데 LDL-콜레스테롤 : HDL-콜레스테롤의 비율이 이용되는데, 그 비율이 3 : 1 미만일 경우에 양호한 것으로 보고 있다.

(1) 기준범위

LDL-콜레스테롤의 기준범위를 표 2-6에 나타냈다.

(2) 농도 증가

LDL-콜레스테롤은 원발성 고지질단백질혈증 IIa형 및 IIb형과 많은 속발성 고콜레스테롤혈증에서 상승한다. HDL-콜레스테롤은 가족성 고-α-지질단백질혈증에서 상승한다. 생활 습관이 이들 양 성분의 농도에 영향을 미친다.

(3) 농도 감소

LDL-콜레스테롤은, 무-β-지질단백질혈증과 저-β-지질단백질혈증에서 없거나 낮다. 가족성 무-α-지질단백질혈증에서는 HDL의 합성 실패로 인하여 HDL-콜레스테롤이 존재하지 않는다.

4) 트리글리세리드 측정

현재 트리글리세리드(TG)는 효소법으로 측정하고 있다.

(1) 효소법

방법 A. 반응 2에서 형성된 ADP를 반응 3과 4의 계속된 공역 반응으로 측정한다. 반응 4에서 측정하는 성분은 NADH로 340 nm에서 흡광도가 감소한다.

반응 1. TG + $3H_2O \xrightarrow{LPS}$ 글리세롤 + 3 지방산

반응 2. 글리세롤 + ATP $\xrightarrow{GK}$ 글리세롤-3-인산 + ADP

반응 3. ADP + 인산엔올피루브산 $\xrightarrow{PK}$ ATP + 피루브산

반응 4. 피루브산 + $NADH+H^+ \xrightarrow{LD}$ 젖산 + NAD^+

* LPS: lipase, GK: glycerol kinase, PK: pyruvate kinase, LD: lactate dehydrogenase

방법 B. 이 방법도 반응 1과 2를 이용한다. 반응 2에서 생성된 글리세롤-3-인산을 L-α-글리세롤인산 산화 효소(L-α-glycerol phosphate oxidase, GPO)로 공역시켜 H_2O_2를 생성한다(반응 5). 계속해서 H_2O_2를 과산화 효소(peroxidase), 4-아미노안티피린 및 페놀과 반응시켜 생성된 적색 퀴논을 500 nm에서 비색 측정한다.

반응 5. 글리세롤-3-인산 + $O_2 \xrightarrow{GPO}$ 다이하이드록시아세톤인산 + H_2O_2

반응 6. H_2O_2 + 페놀 + 4-아미노안티피린 $\xrightarrow{POD}$ 적색 퀴논 + $2H_2O$

(2) 측정 시 주의사항

① 검체 취급

측정 대상은 내인성 TG이기 때문에 공복 상태에서 채혈하는 것이 절대적이다. 그러나 공복이 지속되면 내인성 TG도 증가하기 때문에 일정한 시간에 채혈해야 한다. 혈청 TG가 400~800 mg/dL 이상으로 되면 혈청이 혼탁하게 되어 TG를 비롯한 많은 측정치가 부정확하게 된다.

② 측정시 문제점

냉장고 보존에서는 수일, 냉동(-20℃)보존에서는 비교적 장시간 변하지 않지만 채혈 후 신속히 측정하는 것이 바람직하다. 고지질혈증에서는 상층에 킬로미크론이 부유되어 있는 경우가 있으므로 이때는 잘 혼합하여 측정한다.

③ 측정법의 평가

화학적 측정법은 복잡하여 현재는 별로 이용되고 있지 않지만 기본적인 측정법으로서 평가받고 있다. 효소법은 간편하기는 하나 아스코르브산과 같은 환원성 물질이나 어떤 종류의 약제(ACTH, 스테로이드 호르몬, 알코올 등)에 의해 간섭을 받는 경우가 있다.

5) 인지질 측정

레시틴을 기질로 사용하고 인산라이페이스(phospholipase, PL) C나 D를 첨가하여 생성된 물질을 측정한다.

(1) 인산라이페이스 C(PL-C)

레시틴 + $H_2O \xrightarrow{PL-C}$ 디글리세리드(DG) + 인산콜린(phosphocholine)

인산콜린 $\xrightarrow{ALP}$ 콜린 + 인산

콜린 + $2O_2$ + $H_2O \xrightarrow{COD}$ 베타민 + $2H_2O_2$

$2H_2O_2$ + 페놀 + 4-아미노안티피린 $\xrightarrow{POD}$ 적색 퀴논(505 nm)

* PL-C: phospholipase-C, ALP: alkaline phosphatase, COD: choline oxidase, POD: peroxidase

(2) 인산라이페이스-D(PL-D)

레시틴 + $H_2O \xrightarrow{PL-D}$ 포스파티드산 + 콜린

콜린 + $2O_2$ + $H_2O \xrightarrow{COD}$ 베타민 + $2H_2O_2$

$2H_2O_2$ + 페놀 + 4-아미노안티피린 $\xrightarrow{POD}$ 적색 퀴논(505 nm)

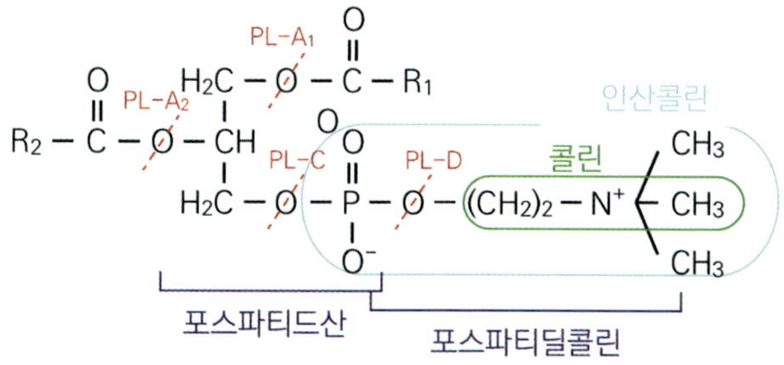

그림 2-14 인산라이페이스에 의한 레시틴 분해

(3) 채혈 조건

다른 지질과 다르게 식사의 영향을 거의 받지 않아서 채혈 시간은 정해진 바 없다. 전혈을 실온에 장시간 방치하면 유기인에서 인산이 분해되어 상승한다. 식후에는 인산염이 인슐린 작용에 의해 혈장에서 적혈구 안으로 들어가 감소한다.

6) 기준범위

TG는 나이와 함께 상승하는 경향을 보인다. 소아도 성인에 가까운 값을 나타낸다.

TG	60~150 mg/dL
총 콜레스테롤	140~200 mg/dL
HDL-콜레스테롤	40~75 mg/dL
LDL-콜레스테롤	50~130 mg/dL
인지질	160~230 mg/dL

1) 총 콜레스테롤 측정

[매뉴얼 측정, 효소법 키트(kit) 시약]

(1) 원리

에스테르형 콜레스테롤 + H_2O $\xrightarrow{\text{cholesterol esterase}}$ 유리형 콜레스테롤 + 지방산

유리형 콜레스테롤 + O_2 $\xrightarrow{\text{cholesterol oxidase}}$ 콜레스테논 + H_2O_2

H_2O_2 + 발색 시약(4-aminoantipyrine) $\xrightarrow{\text{peroxidase}}$ 적색 퀴논

* 발색 시약은 회사마다 다를 수 있다.

(2) 시약 조제

발색 시약: 발색제 1병을 완충액 1병으로 용해하여 사용한다.

(3) 장치와 기구

- 시험관
- 피펫(시료 채취용, 시약 분주용)
- 항온수조(37℃)
- 분광광도계

(4) 측정법

① 조작

표준 용액(콜레스테롤 농도 200 mg/dL)을 증류수 또는 탈이온수로 희석하고, 검량선 작성용으로 100 mg/dL 농도의 시료를 만든다.

No.	표준 용액	증류수/이온교환액	시료 채취량	농도
1	1.0 mL	1.0 mL	0.02 mL	100 mg/dL
2	원액	-	0.02 mL	200 mg/dL
3	원액	-	0.04 mL	397.4 mg/dL
4	운액	-	0.06 mL	592.2 mg/dL

시험관에 혈청 0.02 mL 또는 검량선용 표준 용액 0.02~0.06 mL를 넣고, 발색 시약 3.0 mL를 가한 후 잘 혼합한다. 시약 맹검은 발색 시약만 시험관에 넣는다.

	검체(S)	표준(Std)	시약 맹검(Blank)
시료	혈청 0.02 mL	표준 용액 No.1~4 0.02~0.06 mL	-
발색시약	3.0 mL	3.0 mL	3.0 mL

준비한 시험관을, 37℃ 항온수조에서 5분 동안 가온한다. 시약 맹검(blank)을 대조로 하여 검체(U)의 흡광도 Au 및 표준(S)의 흡광도 As를 분광광도계를 사용하여 500 nm에서 측정한다.

② 검량선 작성과 농도 계산

흡광도를 종축에, 농도를 횡축에 놓고, 농도를 알고 있는 4개의 시료로 검량선을 만든다. 검량선을 이용하여 검체의 흡광도로부터 콜레스테롤 농도를 구한다. 한 가지 농도의 표준 용액만을 사용하여 측정할 경우에는 다음 계산식으로 콜레스테롤 농도를 구한다.

총 콜레스테롤 농도(mg/dL) = Au/As × 200

2) HDL-콜레스테롤 측정
[매뉴얼 측정, 덱스트란 황산마그네슘 침전법]

(1) 원리

혈장 지질단백질에는 다가음이온 및 2가 양이온과 결합하여 불용성의 복합체를 형성하면서 침전하는 것들이 있어서 원심분리를 하면 침전하는 것과 침전하지 않는 지질단백질이 분리된다. 침전제는 헤파린, 덱스트란황산과 2가 양이온의 조합을 사용하는데 일반적으로 헤파린-$MnCl_2$, 헤파린-$MgCl_2$, 덱스트란황산-$MgCl_2$이 사용된다. 이들은 Apo B를 포함하고 있는 킬로미크론, VLDL, LDL과 복합체를 형성하여 침전시킨다. 이렇게 해서 원심분리를 하면 상청에는 HDL만 남는다. 이 상청을 사용하여 콜레스테롤을 측정한 것이 HDL-콜레스테롤 값이다.

검체는 12시간 금식한 공복 검체를 사용한다.

(2) 시약 조제

① 침전 시약: 덱스트란황산(dextran sulfate) 2.0 g을 물 100 mL에 용해하여 덱스트란황산 원액으로 한다. 다음에 염화마그네슘 6수화물($MgCl_2 \cdot 6H_2O$) 14.22 g에 물 100 mL를 넣어 용해하고, 이를 염화마그네슘 원액으로 한다. 각각의 원액을 1:1로 혼합한다.

② 콜레스테롤 측정 시약: 총 콜레스테롤 측정 시약과 동일하다.

(3) 장치와 기구

- 전자저울
- 100 mL 용량 플라스크
- 항온수조(37℃)
- 시험관
- 피펫(시료 채취용, 시약 분주용)
- 분광광도계

(4) 측정법

혈청 1.0 mL에 침전 시약 용액 0.1 mL를 첨가하고 잘 혼합하여 25℃에서 15분 동안 방치한다. 그 후, 1,500 g, 30분, 4℃의 원심조건으로 냉각원심하여 상청을 얻는다. 상청 중의 콜레스테롤을 총 콜레스테롤 측정 시약으로 측정하고, 측정치에 희석 배수 1.10을 곱하면 HDL-C값이 된다.

3) HDL-콜레스테롤 측정
[매뉴얼 측정, 13% 폴리에틸렌 글리콜(PEG)법]

(1) 원리

혈청과 PEG를 혼합하면 PEG에 의해 지질단백질 표면의 수분이 이탈되고, PEG와 지질단백질이 결합한다. 이때 물 분자와 상호 작용이 낮은 LDL, VLDL 및 킬로미크론이 선택적으로 응집되어 침전하고 상청에는 HDL만 남는다. 상청의 콜레스테롤을 측정하면 이것이 HDL-콜레스테롤이다.

(2) 시약 조제

① 침전 시약: 분자량 6,000의 13% PEG 수용액을 만든다.
② 콜레스테롤 측정 시약: 「총 콜레스테롤 측정」참조

(3) 장치와 기구

「HDL-콜레스테롤 측정」 참조

(4) 측정법

검체와 침전 용액을 1:1로 혼합하고, 실온(20~25℃)에 10분 동안 방치한다. 3,000 rpm에서 10분간 원심분리하여 상청을 얻는다. 상청의 콜레스테롤 농도를 총 콜레스테롤 측정 시약으로 정량하고, 얻어진 측정치에 희석 배수 2를 곱하면 HDL-C값이 된다.

4) 트리글리세리드(TG) 측정

[매뉴얼 측정, 효소법 키트(kit) 시약]

(1) 측정 원리

$$TG + 3H_2O \xrightarrow{\text{lipoprotein lipase(LPL)}} \text{글리세롤} + 3\text{지방산}$$

$$\text{글리세롤} + ATP \xrightarrow{\text{glycerol kinase(GK)}} \text{글리세롤-3-인산(G-3-P)} + ADP$$

$$G\text{-}3\text{-}P + O_2 \xrightarrow{\text{G-3-P oxidase(GPO)}} \text{다이하이드록시아세톤인산} + H_2O_2$$

$$H_2O_2 + 4\text{-아미노안티피린} + N,N'\text{-DMA} \xrightarrow{\text{peroxidase(POD)}} \text{적색퀴논}$$

(2) 시약 조제

① 효소 시약: 글리세롤-3-인산 산화 효소(GPO) 2.3 U/mL, 4-아미노안티피린 0.15 mg/mL를 함유한 동결건조 시약

② 효소 용해액: N,N′-dimethyl-m-anisidine 0.4 μL/mL를 함유한 용액

③ 표준 용액

④ 조제 효소 시약: 효소 시약 1병을 용해액 50 mL로 용해한다. 용해한 것은 2~8℃에서 10일 동안 안정하다.

(3) 장치와 기구

- 시험관
- 항온수조(37℃)
- 피펫(시료 채취용, 시약 분주용)
- 분광광도계

(4) 측정법

① 검체, 표준, 맹검 시험관에 각각 혈청, 표준 용액, 정제수를 20 μL씩 넣는다.

② 조제한 효소액을 각각의 시험관에 3 mL씩 넣고, 잘 혼합한다.

③ 37℃ 항온수조에서 10분 동안 반응시킨다.

④ 60분 이내에 시약 맹검을 대조로 검체와 표준 용액의 흡광도를 500 nm에서 측정한다.

(5) 검량선 작성과 농도계산

검량선은 매뉴얼에 따라 만든다.
TG 농도(mg/dL) = Au/As × 200

(6) 검체

TG는 식사에 의해 상승하므로 검체는 10~14시간 동안 금식한 공복 상태의 것이어야 한다. 혈청 TG 농도가 400~800 mg/dL가 되면 혈청이 혼탁해진다. 혼탁한 지질 혈청은 37℃에서 가온을 필요로 할 수도 있다.

5) 지질단백질 전기영동

[매뉴얼 측정, 아가로스 전기영동법, TITAN GEL(Helena 연구소)]

(1) 시약 조제

① 아가로스 겔 필름: 0.6% 아가로스(agarose), 15.2 mM 바비탈(barbital), 37.3 mM 바비탈나트륨, 68.1 트리스(tris), 10.2 mM 트리신(tricine), 1.8 mM EDTA, 0.5 g/L 소혈청 알부민(BSA)을 함유한 겔이 폴리스틸렌제의 지지판에 제조되고 있다.

② 영동용 완충 용액: 12 g/L 바비탈나트륨, 1.35 g/L tricine(pH 8.6~9.0)

③ 염색 용액: Fat Red 7B 시약 1봉지를 500 mL 메탄올로 용해하고, 5~6시간 각반한 후, 여과하여 사용한다. 제조 후 Fat Red 7B의 농도는 0.5 g/L이다.

④ 탈색 용액: 70% 에탄올

(2) 장치와 기구

- 피펫(시료 도포용)
- 전기영동 상자
- 건조기(70℃ 전후)
- 농도측정계(densitometer)

(3) 측정법

① 영동용 완충 용액을 겔 영동 상자의 내측 통에 30 mL씩 넣는다.

② 아가로스 겔 필름을 템플레이트(template)에 세팅하고, 각 슬롯(slot)에 혈청 2 μL를 도포한다.

③ 시료가 겔에 흡수된 후, 템플레이트를 떼어내고, 필름의 아가로스 면을 아래로 향하게 하여 전기영동 상자에 세팅한다.

④ 90 V에서 25분 동안 영동한 후, 필름을 건조기에서 완전히 건조시킨다.

⑤ 염색 용액 5 mL에 정제수 1 mL를 천천히 각반하면서 넣고, 이 용액을 건조시킨 아가로스 겔 면에 부어 염색한다.

⑥ 탈색 용액에서 약 30초씩 2회 탈색하고, 50~60℃에서 건조시킨다.

⑦ 덴시토미터로 지질단백질 분획을 정량한다.

Chapter 03

단백질

Proteins

CHAPTER 03
단백질(Proteins)

1. 아미노산

◆ **핵심용어**

아미노산, 쯔비터이온, 양성 물질, pI, 필수 아미노산

◆ **학습요점**

아미노산 구조와 분류

1) 구조

아미노산(amino acid)은 α 탄소에 카복실기(-COOH), 아미노기(-NH_2), 그리고 측쇄인 잔기(-R)로 구성된 생체 분자이다.

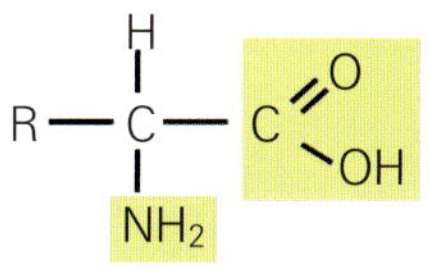

자연계의 단백질을 구성하는 아미노산은 20종류로서 모든 아미노산은 공통적으로 카복실기와 아미노기를 갖고 있으며 R기의 구조가 다르다. 하나의 아미노산에 다른 아미노산들이 연속적으로 결합하면 큰 분자인 폴리펩타이드(polypeptide) 및 단백질(protein)을 구성한다.

성인의 체내에서는 20종류의 아미노산 중 12종류의 아미노산만을 합성할 수 있고, 나머지 9종류는 체내에서 합성이 안되거나 필요한 양 만큼 만들 수 없어서 이들은 음식물을 통해 공급되어야 한다. 이러한 아미노산을 필수 아미노산(essential amino acid)이라고 하며, 히스티딘(histidine), 아이소류신(isoleucine), 류신(leucine), 라이신(lysine), 메싸이오닌(methionine), 페닐알라닌(phenylalanine),

트레오닌(threonine), 트립토판(tryptophan), 발린(valine)이 이에 해당한다. 히스티딘은 유아에서만 필수 아미노산이다.

인체의 아미노산은 주로 식물(곡물, 콩, 밀 등)과 동물(육류, 생선, 가축, 유가공식품, 계란 등)의 식이 단백질(dietary protein)을 통해 공급된다.

2) 성질 및 분류

아미노산은 양성자-수용기(proton-accepting group)인 아미노기($-NH_2$)와 프로톤-공여기(proton-donating group)인 카복실기(-COOH)를 둘 다 포함하고 있어서, 혈장에서 아미노산은 NH_3^+와 COO^-를 띤다.

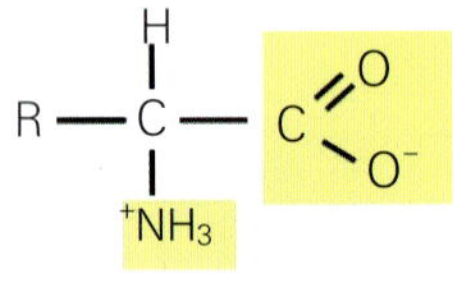

이렇게 한 분자 내에 양이온과 음이온을 같이 나타내는 물질을 양성 물질(ampholyte)이라고 하며 쯔비터이온(zwitterion)이라고도 부른다. 아미노산은 R기 성질에 따라 각각의 아미노산 성질이 결정된다. 글루탐산(glutamic acid)과 아스파트산(aspartic acid)은 R기에 카복실기를 가지고 있어 총 2개의 카복실기를 갖는다. 따라서 이들을 포함하는 펩타이드는 산성이며, R기의 카복실기에 의해 음전하를 띤다. 이들은 산성 아미노산(acidic amino acid)로 분류된다.

반면에 라이신(lysine), 아르지닌(arginine), 히스티딘(histidine)은 R기에 아미노기(라이신, 아르지닌) 및 이미노기(imino group, 히스티딘)를 가지고 있어서 이들을 포함하고 있는 펩타이드는 양전하를 띤다. 따라서 이들은 염기성 아미노산(basic amino acid)으로 분류된다. 시스테인(cysteine)의 R기는 말단에 황화수소(sulfhydryl group, -SH)기를 가지고 있으면서 다른 하나의 -SH기와 반응하여 이황화 결합(disulfide bond, -S-S-)을 형성한다. 많은 R기들은 소수성이며, 반면에 하이드록시(-OH)기를 가지고 있는 모든 것은 친수성 아미노산으로 분류된다. 이러한 성질에 따라 아미노산을 표 3-1과 같이 분류할 수 있다.

아미노산은 산성 작용기와 염기성 작용기를 둘 다 가지고 있으며, 이들의 pK를 각각 pK_1과 pK_2라고 한다. 그리고 pK_1과 pK_2의 합을 2로 나눈 값이 그 아미노산의 등전점(isoelectric point, pI)이다. 등전점의 pH에서 해당 아미노산의 총전하는 0이 된다.

아미노산은 α-탄소에 아미노기, 카복실기, 수소, R기 이렇게 4개의 서로 다른 기가 결합하고 있어서 α-탄소는 비대칭탄소가 되고 거울상체(enantiomer)를 형성한다. 보통 아미노산 구조식에서 아미노기가 α-탄소의 오른쪽에 있을 때를 D(dextro-, 오른쪽을 뜻함)형이라 하고, 왼쪽에 있을 때를 L(levo-, 왼쪽을 뜻함)형이라 한다. 인체의 단백질을 구성하고 있는 아미노산은 전부 L형이다.

표 3-1 아미노산의 종류

분류			아미노산	부분	기호	평균±SD μmol/L(혈청)
중성 아미노산	지방족 아미노산		글라이신(Glycine)	H-	Gly	224±41
			알라닌(Alanine)	CH_3-	Ala	366±110
		가지사슬 아미노산	발린(Valine)*	$(CH_3)_2>CH-$	Val	235±73
			류신(Leucine)*	$(CH_3)_2>CH-CH_2-$	Leu	141±31
			아이소류신(Isoleucine)*	$CH_3, CH_3-CH_2>CH-$	Ile	82±21
		하이드록시 아미노산	세린(Serine)	$HO-CH_2-$	Ser	121±24
			트레오닌(Threonine)*	$CH_3-CH(OH)-$	Thr	134±21
		황 아미노산	시스테인(Cysteine)	$HS-CH_2-$	Cys	51±7
			메싸이오닌(Methionine)*	$CH_3-S-CH_2-CH_2-$	Met	30±6
	방향족 아미노산		페닐알라닌(Phenylalanine)*	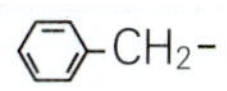	Phe	60±10
			타이로신(Tyrosine)	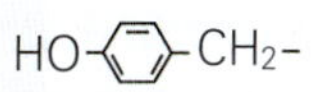	Tyr	68±14
			트립토판(Tryptophan)*	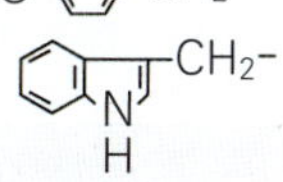	Try	74±10
산성 아미노산			아스파르트산 (Aspartic acid)	$HOOC-CH_2-$	Asp	3±1
			글루탐산(Glutamic acid)	$HOOC-CH_2-CH_2-$	Glu	36±18
아마이드 아미노산			아스파라진(Asparagine)	$H_2NOC-CH_2-$	Asn	51±7
			글루타민(Glutamine)	$H_2NOC-CH_2-CH_2-$	Gln	523±109
염기성 아미노산			라이신(Lysine)*	$NH_2-(CH_2)_4-$	Lys	200±43
			아르지닌(Arginine)	$NH_2, NH{=}>C-NH-(CH_2)_3-$	Arg	105±21
			히스티딘(Histidine)	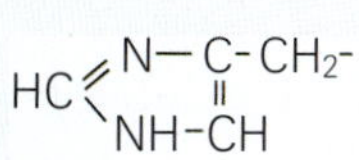	His	110±28
이미노산			프롤린(Proline)	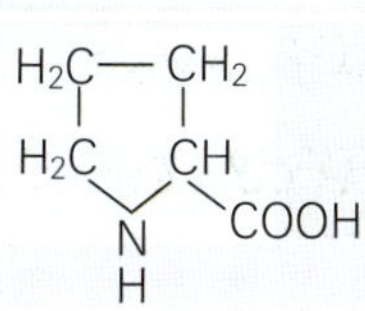	Pro	139±51

*: 필수 아미노산

2. 단백질

◆ **핵심용어**

아미노산, 펩타이드 결합, 단백질, 단백질의 구조, 아포단백질, 단백질 변성

◆ **학습요점**

단백질의 구조와 분류

단백질은 하나의 아미노산의 카복실기와 다른 하나의 아미노산의 아미노기가 연속적으로 펩타이드 결합(peptide bond)을 하여 형성된 복잡하고 거대한 중합체이다(그림 3-1). 단백질은 핵 속의 유전자인 DNA에 저장된 유전정보가 전령 RNA(mRNA)에 전사되고, 이것이 세포질의 리보솜에서 해독되어 합성된다.

일반적으로 단백질이라 함은 50개 이상의 아미노산으로 구성된 폴리펩타이드 사슬을 가리킨다.

1) 구조

단백질은 구조의 복잡성에 따라 1차구조(primary structure), 2차구조(secondary structure), 3차구조(tertiary structure), 4차구조(quaternary structure)로 분류한다.

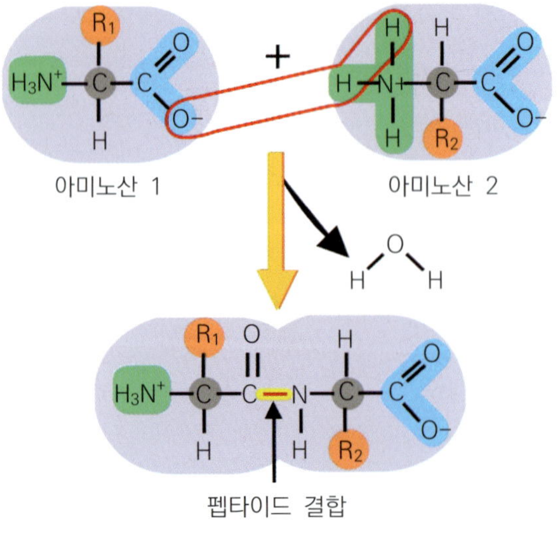

그림 3-1 펩타이드 결합

단백질의 1차구조는 아미노산들이 펩타이드 결합에 의해서만 단순하게 구성된 사슬이다. 아미노산의 배열(sequence)은 생물학적 특성상 매우 중요하며, 만일 한 개의 아미노산만 치환되더라도 생물학적 활성이 변할 수 있다.

단백질의 2차구조는 아미노산 사슬의 국소적 공간 구조로서 정의된다. 폴리펩타이드 사슬 내에서 아미노산과 인접한 아미노산 사이에 수소 결합을 통하여 α-나선(α-helix)이나 β-병풍(β-pleated sheet)의 부분적인 기하학적 구조를 갖는다.

단백질의 3차구조는 2차구조를 포함하며, 더욱이 아미노산 잔기 사이에 정전기적 상호 작용(electrostatic interaction), 이황화 결합(disulfide bond), 소수성 상호 작용(hydrophobic interaction), 수소 결합(hydrogen bond) 그리고 친수성 아미노산과 물 분자 간의 상호 작용을 통하여 복잡한 3차원적 구조를 형성한다. 보통 생물학적 기능을 갖는 단백질의 기본 구조는 3차구조 단백질이다.

단백질의 4차구조는 3차구조 단백질이 소단위체(subunit)가 되고, 이 소단위체 2개 혹은 4개가 비공유적으로 결합하여 기능을 갖는 단백질이다. 4차구조 단백질에서 소단위체 2개로 형성된 것을 이량체(dimer), 4개로 형성된 것을 4량체(tetramer)라고 한다. 예를 들어 헤모글로빈은 α-폴리펩타이드 사슬 2개와 β-폴리펩타이드 사슬 2개로 구성된 4량체 단백질이다.

만일 2차, 3차 및 4차구조 단백질이 열, 강산, 강염기, 유기 용매 및 농축 염 용액에 노출되면 고유의 접힌 형태가 풀어지면서 생물학적 활성을 상실한다. 이것을 단백질의 변성(denaturation) 혹은 불활성(inactivation)이라고 한다.

2) 형태

단백질은 형태에 따라 구상 단백질(globular protein)과 섬유상 단백질(fibrous protein)로 분류한다. 구상 단백질은 둥글고 치밀하게 접혀있으며 사슬을 갖는다. 타원형의 구조도 있다. 구상 단백질은 길이/넓이의 비율은 10 미만이고, 섬유상 단백질은 10 이상이다.

대부분의 구상 단백질의 길이/넓이의 비율은 2~3이다. 혈청 단백질의 대부분은 구상 단백질이다. 모발, 콜라겐, 피브린(파이브린) 등은 대표적인 섬유상 단백질이다.

3) 용해성

섬유상 단백질은 수용액에 용해되지 않는다. 그러나 구상 단백질은 물 또는 약염 용액(weak salt solution)에 잘 용해된다. 단백질 간의 용해성의 차이에 기초하여 알부민과 글로불린을 분리할 수 있다. 알부민은 물과 약염 용액 또는 대부분의 강염 용액에 용해된다. 반면 글로불린은 물과 강염 용액에는 용해되지 않고 약염 용액에만 용해된다.

포화황산암모늄으로 혈청중의 단백질을 침전시키는 방법이 있는데 이를 단백질의 염석(salting out)이라고 한다. 만일 황산암모늄의 포화도를 50% 줄이면 알부민은 용해된 상태로 있지만 글로불린은 침전한다.

4) 조성

아미노산만으로 구성된 단백질을 단순 단백질(simple protein)이라고 하며, 아미노산 사슬에 아미노산 이외의 분자가 결합해 있는 단백질을 복합 단백질(conjugated protein)이라고 한다. 복합 단백질에서 아미노산 부분만을 아포단백질(apoprotein)이라고 하며, 비아미노산 부분을 보결분자단(prosthetic group)이라고 한다.

복합 단백질의 이름은 보통 보결분자단으로부터 결정된다. 단백질이 보결분자단으로 지질을 포함하고 있으면 지질단백질(lipoprotein), 4% 이하의 탄수화물을 포함하고 있으면 당단백질(glycoprotein), 4% 이상의 탄수화물을 포함하고 있으면 뮤코단백질(mucoprotein), 금속을 포함하고 있으면 금속단백질(metalloprotein), DNA나 RNA 같은 핵산을 포함하고 있으면 핵단백질(nucleoprotein), 인산을 포함하고 있으면 인산단백질(phosphoprotein)이라고 한다(표 3-2).

표 3-2 복합 단백질의 분류

분류	보결분자단	예
지질단백질	지질	고밀도지질단백질(HDL)
당단백질	탄수화물(분자의 〈 4%)	면역글로불린 G(IgG)
뮤코단백질	탄수화물(분자의 〉 4%)	헤모펙신(hemopexin)
금속단백질	금속	헤모글로빈: 철
		세룰로플라스민: 구리
		알코올 탈수소 효소: 아연
인산단백질	인산	유즙의 카세인(casein)

5) 기능

단백질은 기능에 따라 다음과 같이 분류한다.

1. 촉매 단백질 : 효소
2. 조절 단백질 : 수용체, 호르몬, 저해제
3. 수송 단백질 : 알부민, 트랜스페린(transferrin), 합토글로빈(haptoglobin)
4. 구조 단백질 : 마이오신, 액틴, 섬유소, 케라틴
5. 방어 단백질 : 면역글로불린, 보체
6. 종양 태아성(oncofetal) 및 태반 단백질 : α_1-태아단백질(fetoprotein)
7. 기능이 알려지지 않은 단백질

3. 혈장 및 혈청 단백질

◆ **핵심용어**

알부민, 글로불린, 교질 삼투압, 반감기

◆ **학습요점**

혈청 단백질의 기능, 생성, 붕괴

단백질은 인체의 모든 체액에 존재한다. 그러나 정상인에서는 혈장, 림프액 및 일부 삼출액에만 고농도(> 3 g/dL)이고, 나머지 체액에는 소량으로 존재한다. 정상인의 뇌척수액 단백질 농도는 < 45 mg/dL 이며, 소변에는 미량이 포함되어 있다.

혈청의 총 단백질 농도는 보통 6.4~8.3 g/dL이며, 혈장은 피브리노겐(fibrinogen; 파이브리노젠)으로 인하여 혈청보다 약 0.2~0.4 g/dL가 더 높다. 혈청에는 분자량이 다른 많은 단백질들이 섞여있기 때문에 혈청 단백질 농도를 mmol/L로 표현하는 것은 불가능하다.

혈청 단백질의 분자량은 40,000~50,000 달톤(dalton)의 글로불린부터 1백만 달톤의 고분자글로불린(macroglobulin)까지 매우 다양하며, 지질단백질처럼 1천만~2천만 달톤에 달하는 거대분자도 있다. 이러한 단백질들은 분자량이 커서 보통 혈관을 구성하는 막을 통과할 수 없다. 그러나 물, 소분자, 그리고 대부분의 이온들은 모세혈관을 통하여 양방향으로 확산할 수 있기 때문에, 혈관에 단백질이 존재하면 삼투압의 증가로 인하여 물 분자가 혈관 안으로 들어간다. 이렇게 혈장 단백질에 의해 생기는 삼투압을 **교질 삼투압(oncotic pressure)**이라고 한다.

1) 기능

혈장 단백질은 많은 기능을 지니고 있으며, 이를 정리하면 다음과 같다.

(1) 혈장 단백질은 교질 삼투압을 생성하기 때문에 이에 의해 세포외액의 분포에 영향을 미친다. 이러한 성질은 모든 단백질에 공통적이지만, 그 중에서도 교질 삼투압에 가장 많은 영향을 끼치는 것은 비교적 분자량이 약 66,438 달톤(Da)으로 작고, 전체 혈장 단백질의 약 60%를 차지하는 알부민(albumin)이다.

(2) 혈장 단백질은 여러 가지 양이온과 물에 비교적 불용성인 빌리루빈, 지방산,

스테로이드 호르몬 및 지질의 수송체로서도 작용한다.

(3) 면역글로불린과 같은 단백질은 이종 단백질, 바이러스 및 박테리아에 대항하여 인체를 방어하는 항체로서 작용한다.

(4) 어떤 단백질이나 폴리펩타이드는 호르몬의 성분이 되어 인체의 항상성을 조절한다.

(5) 어떤 단백질은 복잡한 혈액 응고계를 형성하여 혈관의 손상을 보호한다.

(6) 혈장 단백질은 에너지 생성이나 구조 목적으로 조직에 공급된다. 단백질은 에너지 생성을 위해 분해될 수 있으며, 구조적 목적으로 다시 사용될 수도 있다. 또한 아미노산 풀을 통하여 다른 목적으로도 다시 사용될 수 있다.

(7) 어떤 단백질은 효소로서 작용한다. 대부분의 혈장 효소는 세포 내에서 합성된 것으로 세포의 일반적인 붕괴나 치환이 있는 동안 혈장에 나타난다. 이러한 현상은 조직의 괴사에서 특히 증가하므로 혈장 효소 패턴을 조사하면 특별한 장기의 병적 상태를 알 수 있다.

2) 생성과 붕괴

체중 70 kg의 성인 남성에서는 하루에 20~25 g의 혈장 단백질이 생성과 붕괴를 반복한다. 알부민, α_1-글로불린, α_2-글로불린, β-글로불린은 간에서 생성하고, γ-글로불린은 면역계의 형질 세포에서 생성된다. 혈장 단백질의 반감기는 평균 10일이며, 성분별로는 알부민이 15~19일, IgG가 약 24일, IgA가 6일, IgM이 5일, 그리고 프리알부민(트랜스티레틴, transthyretin)은 48시간이다.

붕괴 장소는 명확하지 않지만 알부민의 약 13%, IgG의 약 30%가 간에서 처리되고, 총 단백질의 약 1/10 정도가 매일 대사회전(turnover)하는 것으로 밝혀졌다.

4. 혈청 총 단백질

◆ **핵심용어**

뷰렛법, 고단백질혈증, 저단백질혈증

◆ **학습요점**

혈청 총 단백질의 측정법과 임상적 의의

1) 생리적 의의

혈청 총 단백질(total protein) 자체의 생리적 의의는 복잡하다. 그러나 변동을 나타내는 주요 단백질은 고농도인 알부민과 면역글로불린이다. 이들 단백질의 생리적 의의는 해당 항에서 설명될 것이다.

2) 임상적 의의

혈청 총 단백질은 그 이름이 의미하는 바와 같이 수많은 단백질들의 총합을 가리킨다. 총 단백질은 전기영동에서 얻은 각 단백질의 분획 %로부터 분획별 농도를 구하고자 할 때 측정한다. 이 외에도 총 단백질 측정은 쇼크, 탈수, 과수화, 그리고 출혈과 같이 혈장이나 체액의 양에 변화를 일으키는 상태에 대해 유용한 정보를 제공한다. 그러나 그 밖의 상태에 대한 정보는 매우 제한적이다. 혈액의 농축 상태를 알기 위해 총 단백질을 측정하기도 한다. 혈액이 농축되면 총 단백질의 농도가 증가한 것으로 나타난다.

또한 혈청 총 단백질의 측정은 칼슘 농도를 결정하는 데도 유용하다. 특히 단백질과 결합하지 않은 유리형 칼슘을 보다 정확하게 추정하기 위해서는 총 단백질의 측정이 필요하다. 일반적으로 혈청 총 단백질 농도가 8.3 g/dL 이상이면 고단백질혈증(hyperproteinemia), 6.4 g/dL 이하이면 저단백질혈증(hypoproteinemia)이라고 한다. 표 3-3에 총 단백질 농도가 변동하는 병태를 정리하였다.

혈청 총 단백질은 보통 탈수, 단클론성 질환(다발성 골수종, 고분자글로불린혈증, 한랭글로불린혈증) 및 만성 다클론성 질환(간경화증, 유육종증, 전신 홍반성 낭창, 만성 감염)에서 증가한다. 그러나 과수화 상태나 신증후군, 심한 화상, 또는 장 질환과 같이 단백질이 소실되는 경우, 그리고 기아, 영양 장애, 바이러스 이외의 다른 원인에 의한 간세포 손상으로 인해 단백질 합성이 장애를 받는 경우에는 혈청 단백질이 감소한다.

표 3-3 혈청 총 단백질 농도의 변동과 병태

단백질 농도(g/dL)	병태
고단백질혈증	
10.0 <	다발성 골수종, 고분자글로불린혈증
9.0~10.0	다발성 골수종, 고분자글로불린혈증, 만성 간 장애, 교원병
8.1~9.0	각종 염증성 질환, 탈수증, 점액수종
저단백질혈증	
4.5 >	네프로제증후군, 단백질 누출증, 고도의 영양 장애
4.5~5.5	네프로제증후군, 악성 종양, 소화관 장애
5.5~6.5	악성 종양 등에서의 영양 섭취 장애, 갑상선 항진증, 간세포 장애

영양 장애나 소변으로 대량의 단백질을 배출하는 신증후군 등에서는 혈청 총 단백질이 상당히 저하한다. 만일 5 g/dL 이하로 감소하면 혈액의 삼투압 저하를 초래하여 세포 내외의 수분 분포에 변화를 가져오며 결국 부종을 일으킨다.

이외에 체액이 소실되거나 간 장애로 인하여 단백질 합성능력이 저하한 경우에도 저단백질혈증을 초래한다. 이와는 반대로 골수종이나 탈수 등에서는 혈청 총 단백질의 농도가 고치를 나타내며, 특히 10~12 g/dL의 고단백질혈증은 다발성 골수종을 강하게 의심할 수 있다.

혈청 총 단백질 값의 변동은 많은 병태나 생리 상태를 반영하기 때문에 진단에 중요한 정보를 제공하기는 하지만, 그것만으로 병을 진단하는 것은 곤란하다. 따라서 단백질분획 등의 변동이나 다른 성적과 조합하여 판정하는 게 바람직하다.

3) 측정법

(1) 뷰렛법

총 단백질 측정에 가장 많이 사용되고 있는 방법은 뷰렛(biuret)법이다. 뷰렛법은 그림 3-2에서 보듯이 단백질의 펩타이드 결합과 청색 알칼리 용액 중의 Cu^{2+}이 반응하여 형성된 자색(뷰렛 반응)의 킬레이트 복합체(chelate complex)를 540 nm에서 비색 측정하는 방법이다. 생성된 색깔의 강도는 단백질의 농도에 비례한다. 이 반응은 적어도 한 개 이상의 펩타이드 결합(-CO-NH-)을 포함하고 있어야 일어난다. 따라서 아미노산과는 반응하지 않는다. 알칼리성 구리시약은 펩타이드 결합과 반응하는데, 이것은 뷰렛(NH_2-CO-NH-CO-NH_2) 물질하고 반응할 때와 유사한 복합체를 형성한다. 그래서 이 반응의 이름을 “뷰렛”이라고 부르게 되었다.

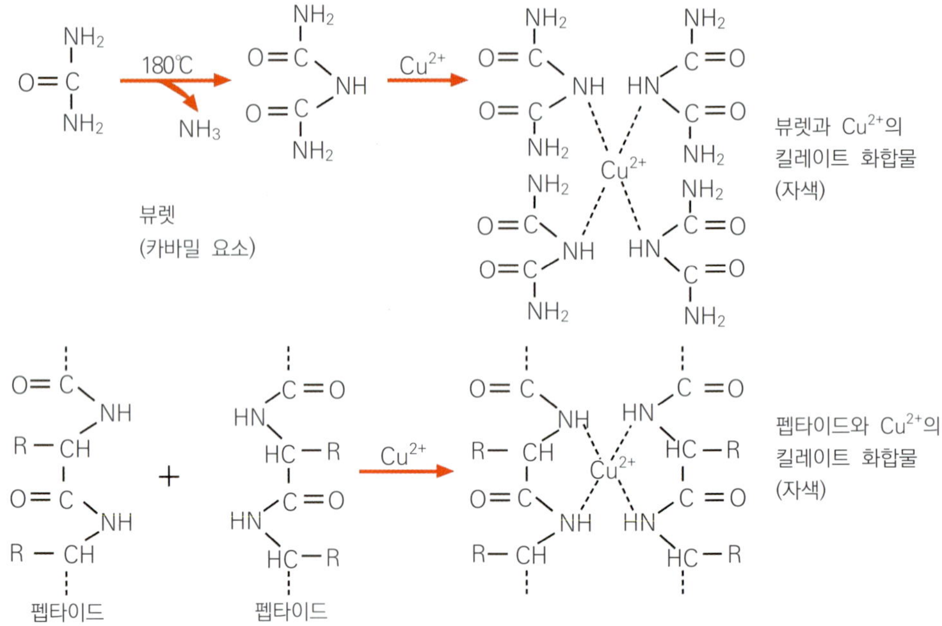

그림 3-2 뷰렛법의 원리

뷰렛법은 조작이 간편하고 단백질의 종류에 따른 반응 색깔의 차이가 없으며, 자동분석장치에도 적용이 용이하여 가장 널리 보급되어 있다. 뷰렛 시약은 황산구리($CuSO_4 \cdot 5H_2O$), 타르타르산칼륨나트륨(potassium sodium tartrate), 아이오딘화칼륨(KI) 및 수산화나트륨(NaOH)으로 구성된다.

(2) 굴절 지수법

수용액의 굴절 지수는 용질의 농도와 직접 비례하여 증가한다. 혈청 단백질의 질량 농도는 혈청의 다른 성분들보다 훨씬 높기 때문에 굴절 지수는 거의 단백질에 의해 좌우된다. 따라서 혈청 한 두 방울을 단백계가 있는 굴절계(refractometer)에 떨어뜨려 신속하게 대략적인 단백질 농도를 측정할 수 있다.

굴절계에는 보통 비중을 측정할 수 있는 비중계와 단백질 농도를 계측하는 단백계가 함께 있다. 굴절계를 이용하는 굴절 지수법은 과거에는 총 단백질 측정법의 간이법으로 많이 이용하기도 했지만 현재는 정확하지 않아서 거의 이용하지 않고 있다.

(3) 켈달법

모든 단백질의 질소 함유량은 약 16%이기 때문에 시료 중의 질소량을 측정하고, 이것에 6.25(100/16)를 곱하여 단백질량을 구하는 방법이 켈달법(Kjeldahl method)이다. 과거에는 이 방법이 단백질 정량의 표준법이었다.

촉매제(산화촉매, 수은염)의 존재 하에 단백질을 농황산으로 강하게 가열하여 산화(습성 회화)하면 질소 화합물은 황산암모늄$(NH_4)_2SO_4$이 된다. 이것을 증류하여 적정하거나 네슬러(Nessler) 용액으로 반응시켜 나타나는 황갈색을 비색 측정(415 nm)한다. 이 측정법은 조작이 복잡하고 검사 시간이 많이 소요되어 임상에서는 이용하지 않고 있다.

$$\text{혈청 단백질 농도} = \text{단백질 질소량} \times 6.25$$

(4) 색소 결합법

단백질 분자 중의 아미노기($-NH_2$)와 색소(Bromphenol blue, Amidoblack 10B 등)의 결합 반응을 이용한 단백질 측정법으로 미량단백질의 검출과 정량에 이용된다. 예를 들어, 셀룰로스 아세테이트 플레이트에 직접 염색하든가 전기영동 후 색소를 결합시켜 단백질 분획을 검출하거나 정량한다.

(5) 자외선법

이 방법은 단백질을 구성하는 방향족 아미노산인 트립토판, 페닐알라닌, 그리고 타이로신이 280 nm의 빛을 흡수하는 성질을 이용한 측정법이다. 이 경우 280 nm에서의 흡광도 1.00은 단백질 1 g/L에 해당한다. 이 측정법은 특별한 시약을 필요로 하지 않고, 측정 후 시료를 회수할 수 있는 간편한 방법이긴 하지만, 단백질에 따라 방향족 아미노산의 함량이 다르면 그 영향을 받는 결점이 있다. 현재는 시료를 대상으로 측정하는 경우보다는 정제된 단백질 용액을 측정할 때 많이 이용하고 있다.

(6) 비탁법

단백질은 자신의 등전점보다 낮은 산성 용액에 있으면 양이온을 띤다. 여기에 음이온을 생성하는 술포살리실산(sulfosalicylic acid)을 가하면 두 이온이 결합하여 불용성의 염을 형성하여 침전한다. 이 혼탁을 660 nm에서 측정한다.

(7) 비중법

단백질 용액의 비중은 함유하는 단백질 농도와 비례하는 것에 측정 원리를 두고 있다.

$$혈청\ 단백질\ 농도 = 366 \times (혈청\ 비중 - 1.007)$$

(8) 로우리법

로우리(Lowry)법은 저분자단백질 측정법으로, 단백질 농도가 낮은 희석 혈청이나 뇌척수액의 단백질을 측정하는 방법으로, 시료를 알칼리성으로 하고, 페놀 시약(텅스텐산나트륨/몰리브덴산나트륨/인산/염산 함유)을 작용시키면, 단백질 중의 페놀(타이로신 등)이 청색을 띤다. 이것에 뷰렛 반응을 동시에 시행하여 단백질 농도를 구한다.

로우리법의 감도는 뷰렛법보다 약 100배가 높아서 5~100 μg의 미량 단백질을 측정할 수 있다. 그러나 임상에서는 거의 사용되지 않는다.

(9) 골드버그법

골드버그(Goldberg)법은 펩타이드와 Cu^{2+}의 킬레이트 화합물을 세파덱스(Sephadex)로 분리하고, 페놀 시약과 클로라민 T(chloramine T)로 구리를 비색 측정하는 방법이다. 이 방법은 로우리법의 개량법으로 0.01~0.02 μg의 단백질을 측정할 수 있는 고감도의 초미량법이다.

4) 측정 시 주의사항

혈장은 피브리노겐을 포함하기 때문에 혈청보다 0.2~0.4 g/dL가 더 높다. 또한 채혈하는 체위에 따라 약간의 차이가 있는데, 서있는 자세가(입위)가 누워있는 자세(와위)보다 높은 값을 나타낸다. 보통 입위가 와위보다 0.4~0.8 g/dL 정도 더 높다(5장 참조).

단시간 내에 격렬한 운동을 하면 땀을 통한 수분의 손실이 혈액의 농축을 가져와 총 단백질 농도가 6~12% 증가한다. 식사의 영향은 없다.

검체는 실온에서 1주일, 냉소에서 1개월, 동결에서는 수개월 동안 안정하다.

5) 기준범위

기준범위: 6.4~8.3 g/dL
남녀 간의 성차는 없다.

3~4개월 된 유아의 혈청 농도는 성인보다 약 1.0 g/dL가 더 낮다. 이것은 간에서의 단백질 합성 능력이 성인보다 떨어지기 때문이다.

5. 혈청 알부민

◆ **핵심용어**

알부민, 글로불린

◆ **학습요점**

알부민이 감소하는 질환, A/G비가 감소하는 질환

전기영동으로 혈청 단백질을 분석하면서부터 A/G(albumin/globulin)비는 단백질 분획의 정보에 의해 가치를 잃었다. 그러나 자동분석장치로 알부민과 함께 총 단백질을 동시에 분석하여 간단히 A/G비를 구할 수 있다. 병태에 따라서는 처음에 혈청 단백질 분획의 정보를 얻고, A/G비로 추적하는 것도 가능하다.

1) 생리적 의의

A/G비는 알부민의 감소와 글로불린의 증가를 반영하게 된다. 생리적 의의보다도 병태에 따른 임상적 의의 쪽이 중요하다.

2) 임상적 의의

기본적으로는 다음 항에서 설명할 단백질 분획의 평가에 준한다. 그 중에서도 알부민의 저하와 글로불린의 증가를 반영하는 병태가 대상이 된다.

(1) 염증성 병변: 급성 및 만성 염증에 의한 알부민의 감소, α 분획의 증가, 더욱이 만성 염증에서는 여기에 γ분획의 증가가 추가된다.

(2) 간세포 장애: 더욱 특징적인 것은 간세포 장애에 의한 알부민의 감소와 현저한 γ분획의 증가를 반영한 A/G비의 저하이다. 또한 신증(nephrosis) 등의 단백질 누출에서는 글로불린 분획의 누출도 있기 때문에 전형적인 소견을 나타내지는 않는다.

3) 측정법

혈청 알부민 측정은 총 단백질 측정과 함께 간 기능 검사 항목 중의 하나로서 일상적으로 측정되고 있다. 오래전에는 염석법으로 글로불린과 알부민을 분리하여 각각의 단백질을 정량하였지만 현재는 알부민만을 측정하고 총 단백질과의 차이에 의해 글로불린 값을 구한다.

(1) 색소 결합법

알부민이 각종 색소와 결합하는 성질을 이용한 측정법이다. 색소로는 일반적으로 pH 지시약이 이용되며, 용액의 pH가 변하지 않아도 단백질에 의해 색조가 변하는 성질, 즉 단백질 오차(protein error)를 이용한다. 알부민 측정에 이용되는 색소에는 BCG[3.8(녹색)~5.4(청색)], BCP[5.4(황색)~7.0(청색)], 메틸오렌지, 2-[4′-hydro xyazobenzene] benzoic acid(HABA), 브롬페놀블루(BPB)등이 있다.

① 브롬크레졸그린(BCG)법

산성의 석신산 완충 용액(pH 4.2)으로 BCG[3.8(녹색)~5.4(청색)] 시약을 조제한 후, 비이온성 계면활성제 Brij 35를 넣으면 BCG 시약은 청색에서 황색으로 변한다. 알부민의 평균 등전점(pI)은 4.9이므로 pH 4.2에서 알부민은 양이온을 띠어 음이온의 BCG 색소와 강하게 결합하는데, 이때 청녹색을 형성한다. 이것을 628 nm에서 비색 측정한다. BCG는 알부민 외에 급성상 반응 물질(acute phase reactant)과도 반응한다. 그러나 급성상 반응 물질의 반응 속도는 알부민보다 훨씬 늦어 30분이 경과되어야 반응이 완료되므로 알부민만을 측정하고자 할 때는 1분 이내에 측정하는 것이 바람직하다. 여기서 Brij-35를 첨가하는 것은 시약 맹검의 흡광도를 저하시키고, 반응 용액의 혼탁을 억제하여 검량선이 직선성이 되도록 하기 위함이다.

② 브롬크레졸퍼플(BCP)법

황색의 BCP[5.4(황색)~7.0(청색)] 색소(pH 5.2의 아세트산 완충 용액으로 조제, Brij-35 첨가)는 알부민과 결합하여 청색을 형성한다. 이것을 603 nm에서 비색 측정한다. BCP는 알부민에 특이적이어서 최근에는 이것의 사용이 증가하고 있다. 단 동물의 종류에 따라 색소 결합 능력이 다른 것이 단점으로 지적되고 있다.

(2) 알부민/글로불린(A/G)비

이미 앞에서 설명한 바와 같이 성인의 혈청 단백질의 약 60%는 알부민(3.5~5.2 g/dL)이고, 나머지는 글로불린(각종 글로불린의 집합)이다. 알부민/글로불린(A/G)비는 1.5~2.0(색소법) 정도이다. 각종 이상 상태에서 알부민은 변화하지 않거나 감소하는 경향이 있는 반면에 글로불린은 증가하는 경향이 있다. 따라서 많은 질환에서 A/G비는 저하하며(< 1.0), 이는 진단에 중요한 보조 정보로서 널리 이용되고 있다.

만일 알부민과 글로불린이 둘 다 동등하게 증가하면 A/G비는 정상으로 나오기 때문에 주의해야 한다.

4) 측정 시 주의사항

(1) 알부민 측정에 이용되는 색소

- 아조색소계: 메틸오렌지, 2-[4′-hydroxyazobenzene] benzoic acid(HABA)
- 프탈레인색소계: 브롬크레졸그린(BCG), 브롬크레졸퍼플(BCP), 브롬페놀블루(BPB)

(2) BCG는 알부민 외에도 급성 염증 질환 등에서 출현하는 급성상 반응 물질(α_1-산성 당단백질, 합토글로빈, 세룰로플라스민 등)과도 반응한다. 그렇지만 알부민이 즉시 반응하는 반면 급성상 반응 물질은 서서히 반응하여 30분 후에 반응이 완료되기 때문에 알부민만 측정하려면 1분 이내로 측정하는 것이 좋다.

(3) BCP는 알부민하고만 특이적으로 결합한다. 그러나 동물 종에 따라 색소 결합능이 다른 것이 결점이다.

(4) 알부민은 냉소에서 1개월, 동결에서는 반년 이상 안정하다.

5) 기준범위

기준범위(BCG법) 3.5~5.2 g/dL(20~60세)

이해도의 점검과 문제

1. 알부민 측정의 원리를 설명하라.
2. 알부민이 감소하는 병태에는 어떤 것이 있는가?

6. 혈청 단백질 분획

◆ 핵심용어

단백질 분획, 전기영동 분석, 알부민, α_1-글로불린, α_2-글로불린, β-글로불린, γ-글로불린

◆ 학습요점

단백질 분획으로 평가할 수 있는 혈청 단백질, 알부민 분획의 이상,
급성상 반응 단백질과 α_1-, α_2-글로불린, 면역 부전과 γ 분획의 저하

1) 전기영동에 의한 혈청 단백질 분획

정상 혈청 단백질을 셀룰로오스 아세테이트 플레이트(막)로 전기영동하면 전형적으로 5개의 분획이 나타난다. 즉 양극으로 가장 빨리(멀리) 이동한 순서대로 보면 알부민, α_1-글로불린, α_2-글로불린, β-글로불린 그리고 γ-글로불린으로 분획된다(그림 3-3). 알부민만 단일 성분이고 나머지 분획은 여러 종류의 단백질들이 섞여 있다.

전기삼투 작용으로 인하여 γ-글로불린은 도포 지점으로부터 약간 음극으로 이동할 수도 있다. β-분획의 끝 부분이(만일 혈장을 사용하면 피브리노겐 분획) 보통 도포 지점과 일치한다.

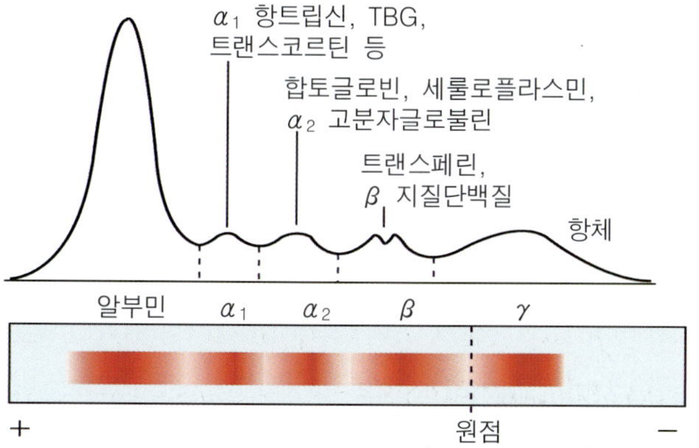

그림 3-3 혈청 단백질 전기영동 분획

(1) 알부민

혈청 알부민(MW 66,438)은 한 종류의 단백질이며, 전기영동에서는 양극으로 가장 빨리 이동하며, 피크가 가장 높은 분획이다. 알부민의 등전점(pI)은 약 4~5.8(평균 4.9)이기 때문에 pH 7.4에서는 음이온을 띤다. 알부민은 혈청 총 단백질의 약 60%를 차지하며, 혈청 단백질 중 농도가 가장 높다.

알부민은 간에서 합성되며, 혈액 교질삼투압의 조절자로서, 많은 양이온 및 비수용성 물질(칼슘, 빌리루빈, 지방산, 우로빌리노겐, 포르피린, 치료 약물 등)의 수송체로서, 그리고 에너지 생성이나 합성 목적을 위한 아미노산 풀(amino acid pool)로서도 작용한다.

혈장에서 알부민의 반감기는 15~19일이다. 이것은 알부민의 합성이 완전히 정지되었다고 가정할 때 하루에 약 3%의 알부민이 감소되는 것을 의미한다. 간세포에 어떤 손상이 있으면 보통 혈청 알부민이 감소하지만 그 변화는 비교적 느리게 진행된다.

혈청 알부민의 농도는 다음과 같은 경우에 감소한다.

① 합성 감소: 간세포의 손상, 단백질의 섭취 결핍(영양실조, 기아), 단백질 소화 및 흡수 장애

② 대량의 단백질 상실: 신증후군, 광범위한 화상, 심한 피부질환, 장 질환

③ 복수로의 전이: 이러한 현상은 간경화증과 같은 만성 질환에서 나타나며, 주된 증상은 복수증(복강에의 액체 축적)이며, 문정맥의 고혈압, 혈장 교질 삼투압(알부민 농도 저하)의 저하, 간정맥 순환의 장애와 같은 여러 가지 요인들의 복합적인 조합에 의해 일어난다.

(2) α_1-글로불린

전기영동에서 양극으로 두 번째로 빠르게 이동한 띠(알부민에 인접해 있지만, 알부민보다 음극 쪽에 더 가까이 있음)가 α_1-글로불린이다. 이것은 많은 단백질의 혼합물로서 이중 일부는 이미 종류와 특성이 밝혀졌다. 이 분획에는 탄수화물과 결합한 당단백질(glycoprotein)이 많으며, 그밖에도 지질과 결합해 있는 것이 있는데 이를 α_1-지질단백질이라고 부른다. α_1-분획에 속한 중요한 단백질로는 α_1-항트립신(α_1-antitrypsin), α_1-산성 당단백질(α_1-acid glycoprotein), 그리고 티록신-결합 글로불린(thyroxine-binding globulin, TBG)이 있다.

일반적으로 α_1-글로불린은 간에서 합성되며 감염, 신생물, 그리고 외상 등에 의해 일어나는 염증 상태에서 비특이적으로 증가한다. 따라서 이들을 급성기 반응물질(acute-phase reactant)이라고 한다.

(3) α_2-글로불린

전기영동에서 양극으로부터 세 번째 단백질 띠는 α_2-글로불린이다. 이 분획에 속하는 단백질은 합토글로빈(haptoglobin), α_2-고분자글로불린(α_2-macroglobulin), 그리고 세룰로플라스민(ceruloplasmin, 산화 효소 활성을 지닌 구리 결합 단백질)이 있다. α_2-분획에 속한 점액단백질(mucoprotein)은 염증 상태에서 증가한다.

(4) β-글로불린

전기영동에서 양극으로부터 네 번째 띠는 β-글로불린 분획이며, pre-β-지질단백질, β-지질단백질, 철 수송 단백질인 트랜스페린(transferrin), 피브리노겐(fibrinogen), 플라스미노겐(plasminogen), 헤모펙신(hemopexin) 등이 이 분획에 포함된다. 고도의 해상력을 지닌 아가로스 겔로 전기영동하면 다른 성분들로부터 β-지질단백질을 분리할 수 있다. β-지질단백질은 이 분획에서 우세하므로 β-지질단백질이 증가하는 어떤 상태에서는 이 띠가 더욱 뚜렷하게 나타난다.

(5) γ-글로불린

전기영동에서 양극으로 가장 느리게 이동하는 띠가 γ-글로불린 분획이며, 여기에는 이종 단백질에 대항하여 방어하는 데 필수적인 모든 면역글로불린, 즉 항체가 포함되어 있다. 이들 단백질은 세망내피계(reticuloendothelial system) 세포인 형질 세포(plasma cell)와 림프구(lymphocyte)에 의해 합성된다.

2) 단백질 분획의 임상적 의의

혈청 중에는 약 80종의 단백질이 있으며, 각종 병적 상태에서 증감한다. 전기영동으로 단백질을 분획하면, 5개의 분획으로 분리되는데, 그 분획에 많이 포함된 단백질의 종류를 알아야 단백질의 변동으로부터 병태를 알 수 있다.

(1) 단백질 분획에 의해 얻을 수 있는 정보

① 농도가 1 g/dL 이상인 단백질

가. 알부민, 글로불린

- 감소증, 결손증: 저감마글로불린혈증(hypogammaglobulinemia), 저알부민혈증(hypoalbuminemia)

- 증가증: 다클론성 감마글로불린병증(polyclonal gammapathy)
- 유전성 변이: 이중 알부민혈증(double albuminemia)

② 비교적 농도가 높은(150 mg/dL) 단백질

나. α_1-항트립신, 합토글로빈, α_2-고분자글로불린

- 감소증, 결손증: 합토글로빈의 혈관 내 소비
- 증가증: 급성기 반응 단백질의 증가
- 유전성 변이: α_1-항트립신 결손

단백질 농도가 낮은 것은 단백질 분획의 평가 대상에서 제외한다.

표 3-4에 단백질 분획과 그것에 속한 혈장 단백질의 종류와 분자량, 반감기, 그리고 기능을 정리하였다. 농도가 150 mg/dL 이상인 단백질을 평가 대상으로 한다.

표 3-4 주요 혈장 단백질의 특성

전기영동위치	단백질	반감기	등전점(pI)	분자량(달톤)	기능
프리알부민	레티놀 결합 단백질(RBP)	12 hr		21,000	레티놀(비타민 A) 수송
	트랜스티레틴 (transthyretin, TTR)	48 hr	4.7	54,980	갑상선 호르몬 수송, RBP 결합
알부민	알부민	15~19일	4~5.8	66,438	지방산, 빌리루빈, 기타 유기분자 수송, 교질 삼투압 유지
α_1-글로불린	α_1-지질단백질(HDL)			200,000	지질 수송
	α_1-항트립신(AAT)	4 일	4.8	51,000	세린 단백질 분해 효소 저해
	α_1-산성 당단백질(AAG)	5일	2.7~4	40,000	양이온 약물 및 호르몬 결합
	α_1-태아 단백질(AFP)		2.7	69,000	간세포암에서 증가
α_2-글로불린	합토글로빈(Hp)	2일	4.1	85,000~840,000	헤모글로빈 수송, 용혈 감소
	α_2-고분자글로불린(AMG)	5일	5.4	720,000	단백질 분해 효소 억제
	세룰로플라스민(Cp)	4.5일	4.4	132,000	산화 효소 활성, 구리 함유, 급성기 반응 물질
β-글로불린	트랜스페린(Tf)	7일	5.7	79,600	철 수송
	피브리노겐		5.8	341,000	피브린 혈병 형성
	보체4(C_4)			206,000	면역 반응(보체 인자)
	보체3(C_3)	2~3일		180,000	면역 반응(보체 인자)
	β_2-마이크로글로불린			11,800	사람백혈구항원(HLA)의 성분
	헤모펙신			57,000~80,000	헴 결합
	β-지질단백질(LDL)			3,000,000	지질 수송
	pre β-지질단백질(VLDL)			250,000	지질 수송
γ-글로불린	IgG	24일	6~7.3	144,000~150,000	2차 반응에 의해 생성된 항체
	IgA	6일		160,000	주요 분비물 항체
	IgM	5일		900,000	1차 반응에 의해 생성된 항체
	IgD			170,000	항체
	IgE			190,000	항체(알러지)
	C-반응성 단백질(CRP)	7 hr	6.2	115,000	비특이적 방어, 인지질 결합

(2) 단백질 분획의 평가와 단백질 이상의 검색

① 단백질 분획의 평가 포인트

가. 분획비(%)로 평가해서는 안 된다.

나. 상대적인 증감이 있기 때문에 반드시 분획비에 총 단백질을 곱하여[TP × %] 평가한다. 특히 저알부민혈증을 동반하는 경우에는 이점이 매우 중요하다.

② 패턴의 변화 평가

가. 특히 γ분획의 피크 형태를 보면 다클론성의 증가인지 아니면 단클론성의 증가인지를 식별할 수 있다.

나. β-γ 가교(linking 또는 bridge)를 평가한다. 이 경우 반드시 분획 패턴을 첨부하여 보고한다.

3) 각 분획의 평가

(1) 알부민 분획의 변동

성인의 혈청 알부민의 기준범위는 3.5~5.2 g/dL이다. 생후 4개월 동안 대부분 유아의 혈청 알부민 농도는 성인보다 약 10~12%가 더 낮다.

① 고알부민혈증(Hyperalbuminemia)

- 합성 항진: 과영양 상태(일반적으로 고지혈증을 동반함)

② 저알부민혈증(Hypoalbuminemia)

- 합성 장애: 중증 간 장애(다클론성 단백질의 증가로 인해 γ분획 증가)
- 저영양 상태: 악성 종양 등(급성상 반응 단백질은 증가)
- 단백질 누출: 신증후군(γ분획 저하, α_2 분획 상승)

③ 무알부민혈증(Analbuminemia)

(2) 급성기 반응 단백질의 증가 또는 감소(α_1, α_2 분획의 변동)

① $\alpha_1 + \alpha_2$ 분획의 증가

대사회전의 지연, 급성기 반응 단백질의 증가: α_1-항트립신, α_2-고분자글로불린, 합토글로빈 등의 증가. 급성 및 만성 염증에서의 지속적인 조직 파괴(악성종양

등에 의한 조직 파괴)

② $\alpha_1 + \alpha_2$ 비의 저하

합토글로빈 소비, 혈관 내 용혈, 중증 간 장애(합성 장애)

③ $\alpha_1 + \alpha_2$ 비의 증가

고분자 당단백질의 증가, 합토글로빈, α_2-고분자글로불린의 증가

(3) β 분획의 변동

① β 분획의 증가

임신, 철 결핍성 빈혈, 드물지만 이 분획과 일치하는 IgA형 골수종

② β 분획의 저하

신증후군(저알부민, 저 γ 분획), 중증 간 장애(다클론성 γ 분획의 증가, β-γ 가교를 동반하는 경우가 많다)

(4) γ 분획의 변동

단클론성 질환(monoclonal disease)의 파라단백질(paraprotein)은 비정상 γ-글로불린이다. 각각의 파라단백질은 특이하고 정상 면역글로불린과는 다른 아미노산 조성을 갖고 있다. 따라서 만일 파라단백질 분자와 더 큰 음성 전하를 가진 아미노산이 치환되면 일반적인 경우 보다 양극으로 더 멀리 이동할 수도 있다. 대부분의 파라단백질은 γ-분획으로 이동하며, 어떤 것은 slow γ와 fast γ로 이동한다. 파라단백질의 일부는 β-분획으로 이동할 수도 있다. 그러나 파라단백질이 α_2-분획에서 발견되는 일은 거의 드물다. 다발성 골수종과 같은 단클론성 질환에서, IgG 또는 IgA를 생성하는 비정상 클론은 정상 면역글로불린의 합성을 억제한다. 단클론성 질환은 전기영동 패턴에서 예리한 파형을 나타낸다.

면역글로불린은 여러 가지 다클론성 질환에서 집단으로 상승할 수도 있으며, 셀룰로오스 아세테이트 플레이트나 아가로스 겔에서는 염색 후에 넓고, 진한 띠로서 나타난다. 그리고 농도계로 측정하면 넓은 피크로 나타난다. 이 패턴은 바이러스성 간염, 유육종증, 류머티스 관절염, 만성 감염 및 일부의 백혈병과 림프종에서 볼 수 있다.

혈청 γ-글로불린 농도의 저하(저감마글로불린혈증)는 림프구에 의한 이들 단백질의 합성이 손상될 때 나타난다. 이러한 상태는 선천성이거나 후천성일 수 있다.

후천성은 환자에 민감한 약품에 의해 유발될 수도 있다.

인체의 방어 메커니즘은 심한 저감마글로불린혈증에서 손상된다. 그러나 이 경우 γ-글로불린을 주기적으로 근육주사하면 부분적으로 회복될 수 있다. γ-글로불린 농도는 림프절을 포함하는 악성 종양인 Hodgkin씨 병의 말기에 감소될 수 있다. 그러나 초기에는 γ-글로불린 농도가 적당히 상승하는 수도 있다.

① γ 분획의 저하

- 단백질 누출: 신증후군
- 합성 장애: 면역 억제, 면역 기능 상실

② γ 분획의 증가

- 다클론성 면역글로불린의 증가: 만성 염증, 간경화증(β-γ 가교)

③ γ 분획의 질적 변동

- 단클론성 단백질(M 단백질)의 출현
- 양성 M 단백질혈증: 다른 면역글로불린의 억제를 동반하지 않음
- 악성 M 단백질혈증: 다른 면역글로불린의 억제를 동반함

표 3-5에 단클론성 단백질혈증의 분류를 나타냈다.

표 3-5 M 단백질혈증의 분류

M 단백질혈증의 분류
원발성 악성 M 단백질혈증(원발성 형질 세포종)
다발성 골수종(IgG, IgA, IgM, IgD, IgE, B-J형)
중쇄병(heavy chain disease)
고분자글로불린혈증
B 세포 림프종
속발성 양성 M 단백질혈증
악성 종양에서 나타나는 것
일과성으로 출현하는 것
만성 염증성 질환에서 나타나는 것
양성 M 단백질혈증

병태에 따른 전기영동 패턴의 변화를 표 3-6에 종합적으로 정리하였으며, 그림 3-4에는 대표적인 병태의 전형적인 전기영동 패턴을 나타냈다.

표 3-6 혈청 단백질 분획의 이상을 나타내는 질환

I. 각 분획의 양적 변동을 초래하는 경우

1. 단백질 부족형 분획상(Alb ↓↓, β↓)
   영양실조, 장 흡수불량증후군, 단백질 누출 위장병, 신장 기능 상실(말기), 본태성 지질단백질혈증, 흉수와 복수의 저류, 림프액 누출
2. 신증형 분획상(Alb ↓↓, α_2↑↑)
   신증후군
3. 범발성 간 장애형 분획상(Alb ↓↓, α_1↓, α_2↓, γ↑)
   아급성 간염, 약물성 간염, 만성 간염 등
4. 급성 염증형 분획상(Alb ↓, α_1↑, α_2↑, γ↑)
   감염증, 외상, 심근경색, 혈전증, 심부전, 자가중독증상(요독증, 쇼크 등)
5. 만성 염증형 분획상(Alb ↓, α_1↑, α_2↑, γ↑)
   만성 감염증, 결합조직병, 자가면역병, 악성 종양
6. γ 분획 광역 증가형 분획상(다클론성 고감마글로불린증)
   아쥬반트(adjuvant)병, 악성 종양, 결합조직병, 자가면역병, 본태성 고감마글로불린혈증
7. 임신형 분획상(Alb ↓, β↑)
   임신
8. 단백질 결핍증(주로 선천성)
   무알부민혈증(Alb ↓↓), α_1-항트립신 결핍증(α_1↓↓), 무트랜스페린혈증(β↓↓), 무감마글로불린혈증(γ↓↓↓), 저감마글로불린혈증(γ↓↓)

II. 분획의 질적 이상을 초래하는 경우

1. 알부민의 2봉성(2 peak), 동종 알부민혈증
2. α-태아성 단백질 같은 이상 분획의 출현(Alb와 α_1의 중간): 원발성 간암, 태아(태아 5개월 전후)
3. β-γ 가교(bridging): 간경화증, 자가면역증
4. M(단클론성; monoclonal) 단백질의 출현: 다발성 골수종, 고분자글로불린혈증, 본태성 M 단백질혈증

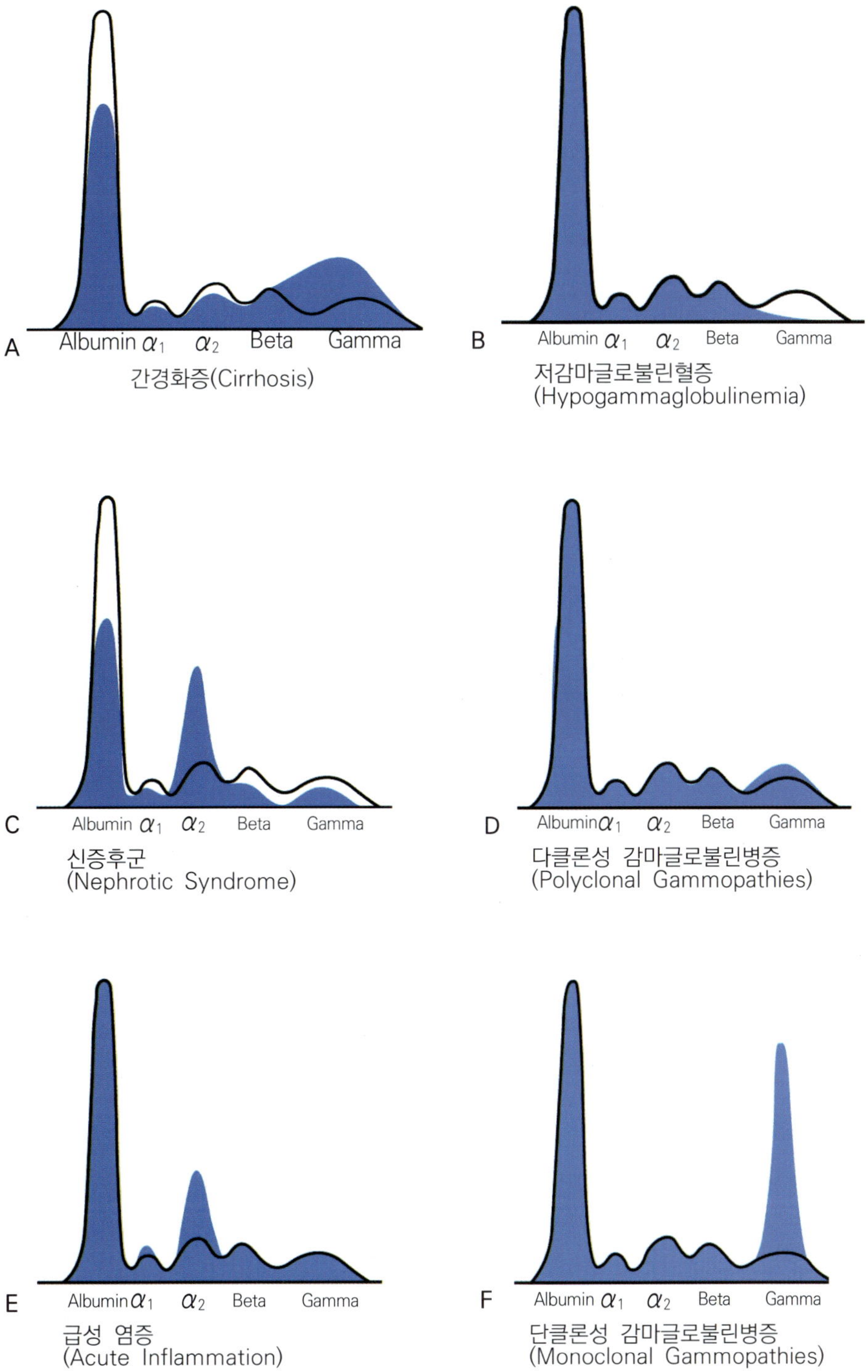

그림 3-4 정상(실선) 및 각종 질환(파란색)에서 나타나는 전형적인 전기영동 패턴

4) 측정법

가장 기본적인 전기영동법은 셀룰로스 아세테이트 플레이트 전기영동으로, 이것으로부터 얻은 각 분획의 %로부터 단백질 농도(g/dL)를 구하기 위해서는 먼저 총 단백질 농도를 측정해야 한다. 각 분획의 단백질 농도는 다음과 같이 구한다.

$$\text{단백질 분획(g/dL)} = \frac{\text{특정 단백질 띠의 흡광도}}{\text{전체 띠의 흡광도}} \times \text{총 단백질(g/dL)}$$

5) 기준범위

전기영동에 의한 혈청 단백질 분획의 정상치는 농도(g/dL)와 총 단백질에 대한 분획비(%)로 표시하며, 그 값은 보고서마다 약간씩 다르다. 그러나 일반적인 분획 정상치는 표 3-7과 같다.

전기영동에 의한 혈청 단백질 분획의 결과는 %보다 농도로 보고하는 것이 특정 단백질의 과잉과 결핍에 대한 정보를 제공할 수 있어 임상적으로 더 중요하다.

표 3-7 전기영동에 의한 혈청 단백질 분획의 농도 및 분획비

분획	농도(g/dL)	분획비(%)
알부민	3.5~ 5.2	50~65
α_1-글로불린	0.1~0.4	2~6
α_2-글로불린	0.5~1.0	6~13
β-글로불린	0.6~1.2	8~15
γ-글로불린	0.7~1.6	10~20

이해도의 점검과 문제

1. 단백질 분획의 변동을 정리하라.
2. $\beta-\gamma$ 가교는 어떤 병에서 나타나는가?
3. 단클론성 단백질(M 단백질)이란 무엇인가?
4. 급성기 반응 단백질의 변동에 대하여 설명하라.

7. 면역글로불린

◆ **핵심용어**

면역글로불린 G(IgG), 면역글로불린 A(IgA), 면역글로불린 M(IgM),
면역글로불린 D(IgD), 면역글로불린 E(IgE)

◆ **학습요점**

면역글로불린의 측정법과 기준범위

1) 생리적 · 임상적 의의

지금까지 알려진 5종류의 면역글로불린(immunoglobulin, Ig)은 IgG, IgA, IgM, IgD, IgE이다. 그리고 면역글로불린의 이름은 중쇄의 종류에서 유래되었다. 즉 G는 gamma, A는 alpha, M은 mu, D는 delta, E는 epsilon을 뜻한다. IgM과 분비형 IgA(secretory IgA)를 제외한 나머지 면역글로불린은 구조적으로 볼 때, 2개의 작은 폴리펩타이드 사슬(경쇄 light chain)과 2개의 큰 폴리펩타이드 사슬(중쇄 heavy chain)이 이황화 결합에 의해 연결되어 구성된 일량체이다(그림 3-5).

IgM은 5개의 일량체로 구성된 오량체(pentamer)이며, 분비형 IgA는 2개의 일량체로 구성된 이량체이다. 2개의 경쇄를 구성하는 소단위체의 종류에는 카파(κ) 사슬과 람다(λ) 사슬이 있으며, 이들은 5종류의 모든 면역글로불린에 공동으로 존재한다. 그러나 중쇄를 이루는 성분은 각 면역글로불린 마다 특이적이다. 어떤 특수 분자에서는 두 경쇄가 동일하다. 그러나 각 종류의 면역글로불린은 κ와 λ경쇄의 혼합물을 포함하고 있다.

각각의 일량체는 경쇄와 중쇄가 마주보는 폴리펩타이드 사슬의 각 말단(N 말단)에 한 개씩, 총 2개의 항원 결합 부위(antigen-binding site)를 가지고 있다(그림 3-6). 경쇄는 약 200개, 중쇄는 약 400개의 아미노산으로 구성되며, 양 사슬의 N 말단의 약 110개의 아미노산들은 면역글로불린의 종류에 따라 아미노산의 배열이 전혀 다르나 그 나머지는 모든 면역글로불린에서 거의 일정한 배열을 가진다. 따라서 전자를 가변 부위(variable region), 후자를 불변 부위(constant region)라고 한다.

(1) IgG

IgG(그림 3-6)는 5종류의 혈청 면역글로불린 중 농도가 가장 높으며 γ-글로불린 분획의 약 75~80%를 차지한다. 혈액 항체의 대부분이 바로 IgG이다.

IgG는 아미노산 구성이 약간 다른 4종류의 아종, 즉 IgG_1(70%), IgG_2(20%), IgG_3(6%), 그리고 IgG_4(4%)로 나뉜다. 이들 중 IgG_1의 농도가 가장 높으며, 또한 신생아에서 가장 높은 농도로 존재하는 모성 면역글로불린이다.

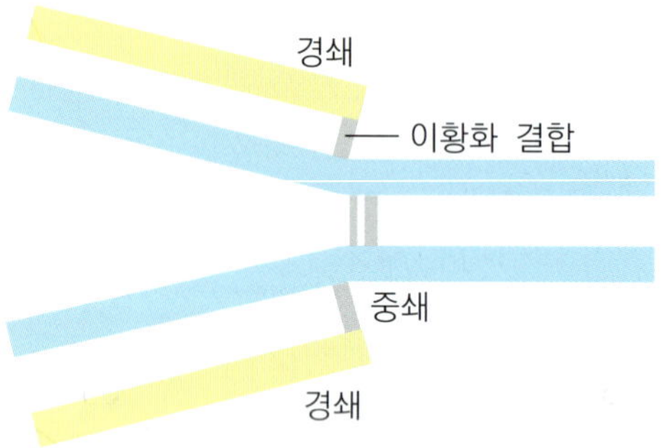

그림 3-5 면역글로불린의 기본모형

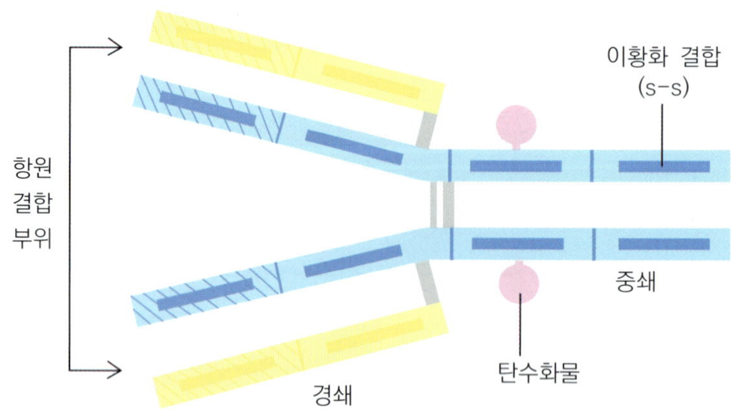

그림 3-6 IgG 분자의 구조

모든 IgG의 생성은 세균이나 혹은 바이러스의 침입에 의해 자극된다. 항체는 세균성 독소를 코팅하는데 특히 효과적이다. IgG_1과 IgG_3는 보체에 가장 활발히 결합하여 보체(세포막을 붕괴시켜 세균 및 세포를 파괴하는 용해성 단백질 가수분해 효소 및 에스테르레이스)를 활성화시킨다. IgG 분자가 단순히 세균 표면에 결합하는 것이 침입자를 죽이는 것은 아니다.

IgG 분자는 포식 세포가 부착할 수 있도록 장소를 마련해 주어 포식 세포가 침입자를 죽이게 하거나 혹은 보체가 결합하고 활성화되도록 장소를 제공한다. 보체의 효소 작용은 파괴를 용이하게 한다. 활성화된 보체는 주화성 작용에 의해 대식세포의 포식 작용을 유도한다.

IgG는 또한 모든 혈관 밖에 나타나는 체액성 항체의 성분이다. IgG는 태반을 통과하여 태아에게 수동 면역을 부여해 준다. 신생아가 적당량의 IgG 항체를 충분히 만들려면 4~6개월은 경과해야 한다. 각 면역글로불린의 성질, 조성, 그리고 혈청 농도를 표 3-8에 나타냈다. 모든 면역글로불린은 탄수화물을 3~12% 포함하고 있는 당단백질이다.

표 3-8 면역글로불린의 생화학적 성상

종류 및 아형	IgG				IgM	IgA		IgD	IgE
	IgG_1	IgG_2	IgG_3	IgG_4		IgA_1	IgA_2		
분자량	150,000	150,000	150,000	150,000	970,000	160,000	160,000	184,000	188,000
L사슬	κorλ	κorλ	κorλ	κorλ	κorλ	κorλ	κorλ	κorλ	κorλ
H사슬	γ_1	γ_2	γ_3	γ_4	μ	α_1	α_1	δ	ε
H사슬의 분자량	51,000	51,000	51,000	51,000	70,000	55,000	55,000	70,000	73,000
반감기(일)	22	22	7	22	5	6	6	2~3	2~4
보체 결합성	++	+	++	−	−	−	−	−	−
단핵구와 결합	+	−	+	−	−	−	−	−	?
당질함량(%)	4	4	4	4	15	10	10	18	18

(2) IgA

IgA(그림 3-7)는 점막 표면을 세균 및 바이러스의 공격으로부터 보호한다. IgA는 점막층 아래에 있는 형질 세포에서 합성된다. 체액성 IgA의 대부분은 IgG와 마찬가지로 1량체이다. 그러나 IgA의 약 20%는 2량체로서 여러 가지 체액 및 분비물(초유, 젖, 타액, 눈물 및 땀)에 나타난다.

두 개의 일량체는 글리코펩타이드(glycopeptide)라 불리는 J쇄에 의해 연결된다. 분비형 IgA는 점막 표면을 유지하는 데 도움이 되며, 젖을 먹는 유아에서는 어떤 수동 면역을 부여한다. IgA는 혈장 면역글로불린의 약 10~15%를 차지한다.

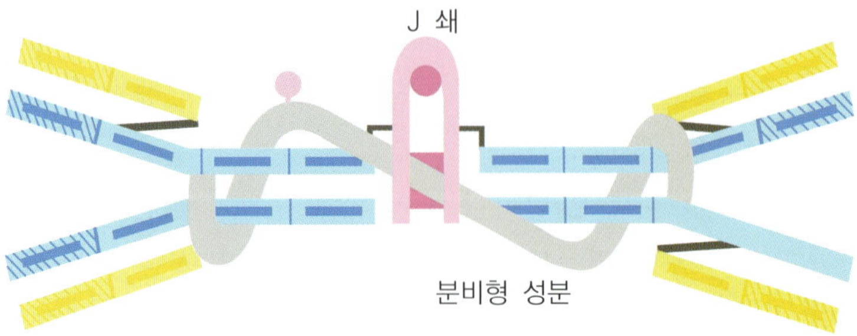

그림 3-7 분비형 IgA 분자의 구조

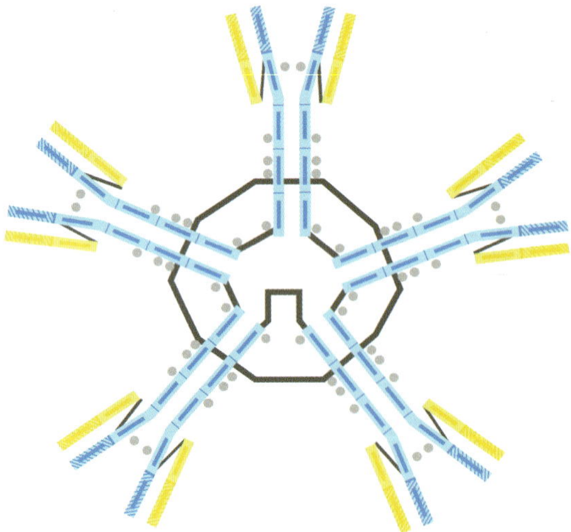

그림 3-8 IgM 분자의 5각형 구조

(3) IgM

IgM(그림 3-8)은 중앙의 J사슬에 의해 5개의 1량체가 연결되어 구성된 5량체이기 때문에 면역글로불린 중 분자량이 가장 크다. IgM을 구성하는 일량체는 두 개의 경쇄(κ 혹은 λ)와 여기에만 존재하는 두 개의 중쇄(μ)로 구성된다. IgM은 비록 태아의 후반기에 최초로 합성되는 면역글로불린이다. 이것은 생후 6개월은 되어야 성인 수준에 도달한다. 성인에서 IgM은 순환하는 면역글로불린의 5~10%를 차지하며 세균과 이종 물질이 침입하여 자극하면 증가한다.

표 3-9 연령에 따른 혈청 면역글로불린의 기준치(㎎/dL)

연령	IgG 범위	IgA 범위	IgM 범위
제대 혈청	775~1,665	0.05~9	4~25
0.5~3개월	305~835	3.5~6.3	16~125
3~6개월	145~970	5~86	19~114
6~12개월	425~1,120	15~90	45~215
1~2년	360~1,185	14~113	38~232
2~3년	500~1,245	24~131	51~197
3~6년	575~1,355	36~199	53~207
6~9년	670~1,505	30~271	52~220
9~12년	645~1,570	63~282	67~268
12~16년	695~1,520	85~242	47~247

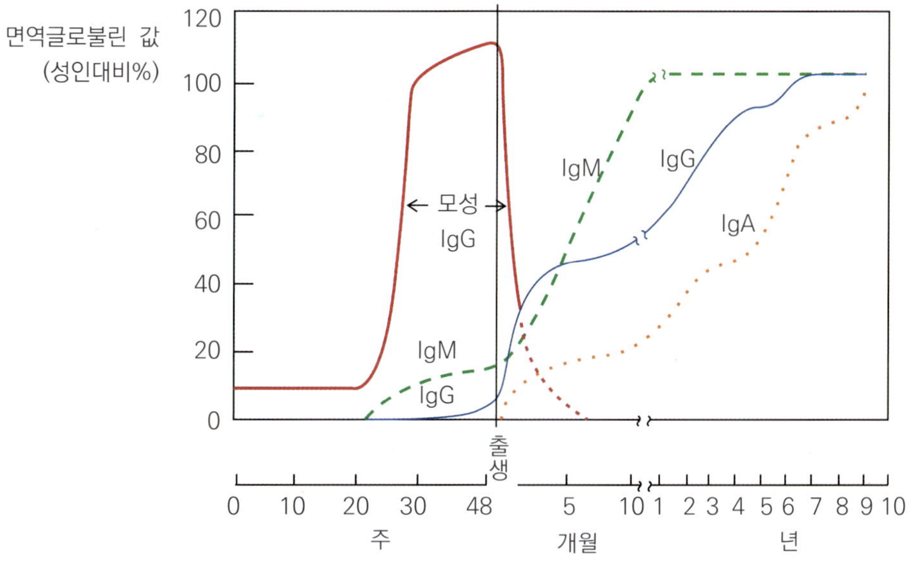

그림 3-9 연령에 따른 면역글로불린의 변화

IgG와 같이 IgM은 보체를 결합하고 활성화할 수 있다. 연령에 따른 IgM의 농도 변화를 표 3-9 및 그림 3-9에 나타냈다.

(4) IgD 및 IgE

IgG, IgA 그리고 IgM은 정상 혈청에 어느 정도는 존재하기 때문에 검사실에서 일상적으로 측정되고 있다. 정상인에서 IgD와 IgE는 소량이기 때문에 면역측정법과 같은 감도가 높은 방법으로만 측정할 수 있다.

IgE는 비만 세포(mast cell)에 선택적으로 강하게 결합해 있으며, 혈장에는 거의 존재하지 않는다. 이러한 성질로 인하여 IgE는 즉시성 알러지에서 히스타민의 분비를 일으킨다. IgE는 면역글로불린 중 혈청 농도가 가장 적으며, 반감기도 약 2~3일(IgG 23일, IgA5.8일, IgM 5.1일, IgD 2.9일)로 가장 짧다.

IgE는 기도나 소화관 벽의 국소에서 합성되며, 기생충 등의 제거에도 관여하고 있다. IgD와 IgE는 한 종류의 면역글로불린이 매우 상승하는 질환, 즉 다발성 골수종 환자의 혈청에서 우선적으로 발견된다. IgD도 다발성 골수종 환자의 혈청에서 발견된 경우가 있으나 그 생물학적 의의는 아직 확실하지 않다.

각 면역글로불린의 병태에 따른 변동을 표 3-10에 나타냈다.

표 3-10 각 면역글로불린의 병적 상태에 따른 변동

면역글로불린	증가하는 병태	감소하는 병태
IgG	IgG형 다발성 골수종 양성 M 단백질혈증 만성 염증성 질환(SLE, 만성 관절 류머티스 등) 간경화증	B-J형 다발성 골수종 악성 림프종 등 혈액 악성 종양 원발성 면역부전증
IgA	IgA형 다발성 골수종 간경화증 만성 염증성 질환	원발성 면역부전증 IgA 단독 결손증 혈액 악성종양의 일부(만성 림프성 백혈병 등)
IgM	원발성 고분자글로불린혈증 감염증 초기(A형 간염, 바이러스 감염증) 원발성 담즙성 간경화증	원발성 면역부전증 만성 림프성 백혈병
IgD	IgD형 다발성 골수종	
IgE	I형 알러지(기관지 천식, 아토피성 피부염, 알러지성 비염, 화분증 등)	

(5) 단클론성과 다클론성 질환

γ-글로불린의 혈장 농도는 보통 만성 질환에서 상승하며, 이는 IgG, IgA, 그리고 IgM의 증가에 기인한다. 어떤 질환들에서는 한 종류의 면역글로불린만 증가하기도 한다. 이렇게 한 종류의 면역글로불린이 형질 세포의 증식에 의해 과잉으로 합성되는 질환을 단클론성 질환(monoclonal disease)이라고 한다. 동일한 면역

글로불린이 대량 생산되는 것은 단일 클론(single clone)으로부터 세포 증식이 일어나 세포 집단을 이루기 때문이다. 이러한 비정상(단클론성) 면역글로불린을 파라단백질(paraprotein)이라고 한다(그림 3-5, 10).

단클론성 질환의 가장 일반적인 것은 다발성 골수종으로, 이 질환에서는 형질세포의 악성 증식이 일어나 결국 비정상적으로 혈청 면역글로불린(보통 IgG 혹은 IgA)의 증가를 초래한다. 다발성 골수종에서 단클론성 면역글로불린인 파라단백질의 발생 빈도는 IgG가 50%로 가장 높고, 그다음은 IgA 25%, 유리 경쇄 20%, IgD 2%, IgM 1%, IgE 0.1%이다. 드문 질환이지만 발덴슈트램 고분자글로불린혈증(Waldenstrom's macroglobulinemia)도 단클론성 악성 질환의 하나로 혈청 IgM이 고농도로 증가하는 게 특징적이다. 한랭글로불린혈증(cryoglobulinemia)도 또한 단클론성 질환으로, 이 질환에서는 혈장 및 혈청 단백질(IgM)이 특이적으로 체온 이하의 온도에서 침전한다.

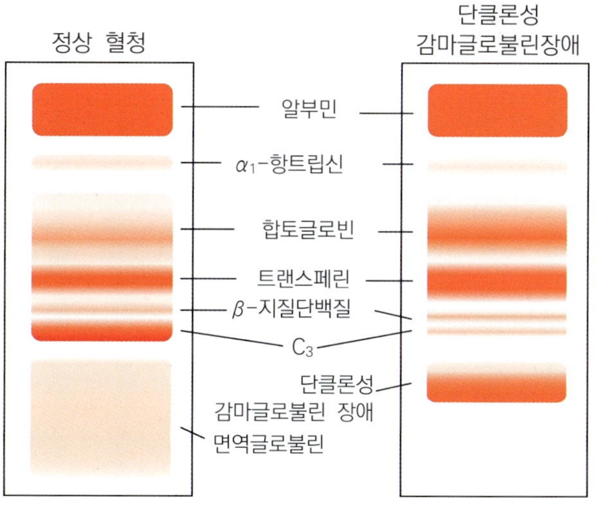

그림 3-10 정상 혈청과 단클론성 감마글로불린 장애를 가진 환자의 혈청으로부터 얻은 단백질의 겔 전기영동

두 종류 이상의 면역글로불린이 증가하는 질환을 다클론성 질환(polyclonal disease)이라고 한다. 다클론성 감마글로불린장애(polyclonal gammopathy)은 가끔 바이러스성 간염, 유육종증(sarcoidosis), 류머티스 관절염(rheumatoid arthritis), 만성 간염, 그리고 이외의 다른 질환에서도 나타난다.

(6) 경쇄(경사슬) 질환

면역글로불린이 형질 세포에서 합성될 때 중쇄 폴리펩타이드는 경쇄가 합성되는 리보솜과 다른 리보솜에서 합성된다. 경쇄와 중쇄의 합성은 동시에 일어나며, 두 개의 경쇄가 두 개의 중쇄에 결합하면 면역글로불린의 형성이 완성된다. 다발성 골수종에서는 중쇄보다 더 많은 양의 경쇄가 합성되어 혈중으로 들어간다. 경쇄는 분자량이 비교적 작아 사구체 막을 용이하게 통과하기 때문에 소변에 나타난다. 저분자의 이들 단백질 사슬은 특이한 용해성을 가지고 있으며, 이를 처음 보고한 Dr. Henry Bence Jonse의 이름을 기념하여 이 단백질을 벤스-존스 단백질(Bence-Jones protein, B-J 단백질)로 부르고 있다. 벤스-존스 단백질은 소변을 45℃에서 60℃로 가열하면, 온도가 상승함에 따라 침전하다가 80℃를 넘으면 다시 용해된다. 그러나 이 검사는 단백질 농도가 낮을 때는 위음성을 나타내는 일이 많아 신뢰할 만한 검사가 못된다. 벤스-존스 단백질이 소변에 나타나는 골수종증(myelomatosis)을 경쇄 질환이라고 한다. 이 사슬은 κ사슬이거나 λ사슬이다. 이들 κ와 λ 경쇄는 시험지와의 반응이 예민하지 못하기 때문에 일상적인 소변 검사에서는 발견되지 않고 지나치기가 쉽다.

다발성 골수종에서 소변에 경쇄가 나타나는 것은 가끔 신장에 아밀로이드 단백질의 축적에 의해 야기되는 사구체 손상의 첫 번째 지표가 된다. 사구체 손상은 경쇄 자체에 의해서 반드시 일어나는 것은 아니다.

벤스-존스 단백질을 더욱 정교하게 검사하는 방법으로는 κ나 혹은 λ사슬의 항체를 포함한 아가로스 겔로 하는 이중 확산법(double diffusion)이 있다. 만일 소변 시료 중에 벤스-존스 단백질이 존재하고, 반응에 충분한 양이 겔의 구멍으로부터 확산하면 벤스-존스 단백질은 특이 항체와 반응하여 겔 내에 침강선을 형성한다. 이 실험은 벤스-존스 단백질에 특이적일 뿐만 아니라 사슬의 형태 동정에도 유용하다. 소변 중의 경쇄를 동정하기 위해 면역전기영동(immunoelectrophoresis)이나 면역고정법(immunofixation)의 사용이 증가하고 있다. 면역산란광법(immunonephelometric method)도 또한 신속한 정량에 이용되고 있다.

만일 소변을 농축하여 단백질 농도가 2~6 g/dL로 되면 소변 중의 파라프로테인은 단백질 전기영동에 의해서도 측정할 수 있다. 전기영동에 의한 측정 과정은 혈청 단백질의 전기영동 과정과 동일하다. 만일 벤스-존스 단백질이 존재하면 막 위에 특이한 밴드가 나타나며, 농도계로 측정하면 글로불린 부위 어딘가에 예리한 파형이 나타난다.

(7) 중쇄(사슬) 질환

경쇄보다 더 많은 양의 중쇄가 생산될 수는 있다. 그러나 이러한 반대 현상은 경쇄의 경우에 비해 매우 드물다. 중쇄는 분자량이 커서 사구체를 통과하지 못한다. 따라서 소변에 중쇄가 나타나려면 중쇄의 과다한 생산이 있거나 신장에 심각한 병변이 있어야 한다.

2) 측정법

(1) 비탁법 · 네펠로법(네펠로메트리)

특이 항체를 이용하여 면역화학적으로 측정한다. 항원항체 복합물 생성량은 항원의 양과 비례하여 증가하며 이와 함께 탁도도 증가한다. 이를 비탁법이나 네펠로법으로 측정한다. 혈청의 IgG, IgA, IgM을 측정한다.

(2) 면역확산법

면역확산법에는 방사면역확산법(radial immunodiffusion, RID), 이중면역확산법(double immunodiffusion 혹은 Ouchterlony), 전기면역확산법(electroimmunodiffusion 또는 rocket immunoelectrophoresis) 3가지 방법이 있다.

① 방사면역확산법(RID)

RID는 항체를 포함한 겔 내의 구멍에 항원이 포함된 시료를 넣으면 이것이 겔 내를 확산하면서 항체와 반응하여 침강환을 형성시키는 방법이다. 침강환의 직경은 시료중에 포함된 항원량과 비례한다. RID는 반응이 평형 상태에 도달하는데 걸리는 시간은, 만시니(Mancini)법이 24~48시간, 파헤이(Fahey)법이 18시간이며, 이렇게 긴 시간이 소요되는 게 단점이다.

이 방법은 주로 합토글로빈, 세룰로플라스민, α_1-항트립신, 트랜스페린, IgG, IgA, IgM, IgD, IgE 등의 측정에 이용되고 있다. 상품화된 RID 도구가 많이 있다.

(3) 면역측정법

방사면역측정법(radioimmunoassay, RIA) 또는 효소면역측정법(enzyme immunoassay, EIA)으로 측정하며, 주로 샌드위치법이 이용된다. IgE 및 IgD의 측정에 이용된다. IgE의 경우는 특이항원을 이용하여 IgE를 흡수하거나 특이적인 항원에만 반응하는 시스템으로 알러지 반응의 원인이 되는 항원을 동정할 수도 있다.

3) 분석 시 주의사항

다발성 골수종의 단클론성 단백질 정량은 면역항체를 이용한 면역화학적 반응으로는 측정이 불가능하다.

4) 평가 상의 유의점

다발성 골수종 단백질의 정량은 면역화학적인 방법으로는 측정이 불가능하기 때문에 일단 계측치를 구했더라도 참값은 아니다. 동일 환자에 대한 치료의 추이를 판단하는 데 이용되지만, Lot번호(시약의 제조번호)가 다르면 다른 값을 나타내는 일이 있으므로 변동의 해석에 주의해야 한다. 단백질 분획에서 M 단백질의 추이를 관찰하는 게 오히려 정량치를 반영한다고 생각된다. 소변 중의 B-J 단백질 정량은 면역화학적 방법을 이용할 필요는 없다. 소변 중 단백질의 전기영동 분획에서 B-J 단백질과 알부민의 비율 및 소변 단백질을 측정해도 B-J 단백질의 변화를 알 수 있다.

5) 기준범위

면역글로불린의 기준범위는 항원 자극의 정도가 다르기 때문에 세계적으로 기준범위가 다 다르다. 그렇지만 IgA는 비교적 환경적 요인의 영향을 받지 않는다.

표 3-11 면역글로불린의 기준범위

체액	IgG, mg/dL	IgA, mg/dL	IgM, mg/dL	IgD, mg/dL	IgE, mg/dL
혈청					
신생아(4일)	700~1480	0~2.2	5~30		
20~60세	700~1600	70~400	40~230	0~8	0~380
> 60세	600~1560	90~410	30~360		
뇌척수액	0~5.5	0~0.6	0~1.3		
침	약 11				

신생아에서는 태반 통과성인 IgG만이 성인의 약 70%에 달한다. 그 후에는 점차적으로 감소하여 6개월에 가장 저치를 나타낸다. 이후에는 스스로 면역글로불린을 생성하기 시작하여 3~4세가 되면 성인 수준에 이르게 된다(표 3-11).

이해도의 점검과 문제

1. 면역글로불린의 종류와 각각의 기능을 기술하라.
2. 면역글로불린의 기본 구조를 설명하라.
3. 각각의 면역글로불린이 변동하는 병적 상태를 정리하라.
4. 경쇄 질환과 중쇄 질환을 설명하라.

8. 당단백질 및 급성기 반응 단백질

◆ **핵심용어**

α_1-산성 당단백질, α_1-항트립신, α_2-고분자글로불린, 합토글로빈, C 반응성 단백질

◆ **학습요점**

주요 혈장 당단백질
급성기 반응 단백질의 종류와 생리적 활성
염증과 급성기 반응 단백질의 관계

1) 생리적 의의

생체 내에 존재하는 단백질은 대부분이 당 사슬을 가지고 있다. 이들 단백질의 당 사슬은 각각의 단백질에 특유한 성질을 부여할 뿐만 아니라, 각종 세포와 단백질을 식별하는 데 중요한 역할을 한다. 이들 당 사슬은 단백질의 아스파르트산과 세린 잔기에 결합해 있으며, 그 중에서 아스파르트산 N 결합 당 사슬은 당단백질의 표적 세포와의 접착, 수송 신호, 대사회전의 조절 등에 관여하고 있는 것이 명백해졌다.

혈청 당질은 대부분이 단백질과 결합하고 있다. 셀룰로스 아세테이트 플레이트 전기영동에 의한 단백질 분획 중의 당단백질은 표 3-12에서 보는 바와 같이 모든 분획에 다 포함되어 있다. 당단백질을 구성하는 당질은 주로 6탄당, 헥소사민(hexosamine), 그리고 시알산(sialic acid)이다.

많은 당단백질은 간에서 합성되고 있으며, γ-글로불린 분획은 형질 세포에서 만들어진다. 염증 반응에서 혈청에 증가하는 급성기 반응 양성 단백질과 감소하는 음성 단백질은 표 3-13과 같다.

표 3-12 혈청 당단백질의 분획과 백분율

단백질 분획 위치	백분율	당단백질 분획
알부민 분획 당단백질	14.7%	프리알부민, 알부민
α_1-글로불린 분획 당단백질	19.8%	오로소뮤코이드, α_1-당단백질
α_2-글로불린 분획 당단백질	28.1%	α_2-당단백질, 합토글로빈, α_2-고분자글로불린, 세룰로플라스민, 프로트롬빈
β-글로불린 분획 당단백질	22.9%	트랜스페린
γ-글로불린 분획 당단백질	14.5%	IgA, IgM, IgG

표 3-13 급성기 반응 단백질

양성	음성
α_1-항트립신	알부민
α_1-산성 당단백질	프리알부민
합토글로빈	트랜스페린
세룰로플라스민	
피브리노겐	
C 반응성 단백질	

(1) α_1-산성 당단백질

α_1-산성 당단백질은 반감기 4일, 분자량 40,000 달톤, 등전점 2.7~4의 급성상 반응 단백질이다. 이 단백질은 당질을 41%나 함유한 전형적인 당단백질이며, 시알산(sialic acid)이 12.1%, 퓨코스(fucose)가 0.7% 함유되어 있어 오로소뮤코이드(orosomucoid)라고 부른다. 생물학적 특징으로서는 프로게스테론의 불활성화, 불활성 인플루엔자 바이러스에 의한 면역 반응을 제어하는 작용이 있다.

α_1-산성 당단백질은 악성 종양, 염증, 스트레스 그리고 혈액 질환에서 증가하며, 그 양상은 α_1-항트립신과 평행하게 변한다. 한편 신증후군, 영양 불량 그리고 간 실질 장애 등에서는 저하한다.

(2) α_1-항트립신

정상인의 혈청에 210~500 mg/dL이 함유되어있으며 아가로스 겔 전기영동에서는 두 개의 분획으로 분리된다. 이 단백질은 트립신이나 카이모트립신의 활성을 억제하는 작용이 있으며 최근에는 플라스민 기능억제에 의한 항-혈병 용해(anti-clot lysis)작용, 췌장 엘라스테이스(elastase), 피부 콜라겐 분해 효소(collagenase), 백혈구 내에서의 단백질 분해 효소 작용 등이 있는 것으로 알려지고 있다. α_1-항트립신은 pH 6.0 이하의 산성이나 고온에서 항트립신 작용을 상실한다. α_1-항트립신은 α_1-산성 당단백질과 평행하게 변하는 급성기 반응 물질로 폐기종, 신증후군 및 영양 불량 등에서 저하한다.

(3) 합토글로빈(Hp)

당 함유량 21%, 분자량 85,000~840,000 달톤, 침강 정수 4.1S의 당단백질로,

전기영동에서는 α_2-글로불린 분획에 속한다. 이 단백질은 생체 내 및 시험관에서 헤모글로빈과 잘 결합하며, 안정된 화합물을 만드는 특징이 있다.

합토글로빈과 저분자량의 헤모글로빈이 결합하여 거대분자의 합토글로빈-헤모글로빈 복합체를 형성하면 신사구체를 통한 헤모글로빈의 배설이 감소한다. 이것은 용혈이 있을 때 헤모글로빈이나 철의 손실을 막아주는 주된 작용으로 생각된다. 또한 간의 성상 세포(Kupffer cell)에 의해 쉽게 포식되어 철이 재이용된다.

전기영동의 이동도와 분자량이 다른 합토글로빈이 3종류, 즉 1-1형, 2-1형, 그리고 3-1형이 있는 것으로 밝혀졌다. 혈청의 합토글로빈은 전염성 단핵구증, 간실질 세포 장애, 혈관 내 용혈 시에 저하하며, 조직의 붕괴, 염증 및 조직의 증식, 즉 급성상 반응에서는 더욱 증가한다.

(4) C 반응성 단백질

CRP란 이름은 이 단백질이 폐렴 쌍구균의 세포벽 성분인 C-다당류와 반응하기 때문에 붙여졌다. 전기영동에서는 β-와 γ-글로불린 분획에 위치하며, β-지질단백질을 함유한 복합 단백질로서 정상치는 68~8,200 ng/mL이다. 전기영동에서는 β-분획과 γ-분획에 영동하는 β-형과 γ-형의 2종류가 있으며, 전자는 뮤코다당류와 결합한 복합 CRP이고, 후자는 단순 CRP이다.

CRP는 급성상 반응 물질의 대표적인 단백질이며, 세균 감염, 염증성 혹은 조직 붕괴 질환에서 진행 정도에 따라 신속히 증가한다. CRP는 염증에서 수백 배까지 증가할 수 있는 가장 민감한 단백질이며, 염증의 진단에 임상적으로 유용한 단백질이다. 감염의 확정 진단이나 염증 진행의 경과를 알아보는 데, CRP 측정은 열 측정, 백혈구 계산, 적혈구 침강율과 더불어 매우 중요하게 이용된다. CRP가 상당량 증가했음에도 불구하고 전기영동에서는 그것에 상당하는 변화를 볼 수 없는 경우도 있다(CRP는 β-혹은 γ-글로불린 위치로 이동한다). CRP는 주로 면역산란광법(immunonephelometry), 효소면역측정법(EIA) 및 방사면역확산법(RID)으로 측정한다.

(5) α_2-고분자글로불린

α_2-고분자글로불린(macroglobulin)은 분자량 720,000 달톤의 거대 분자로 정상치는 220~380 mg/dL이며, α_2-글로불린 분획의 약 80%를 차지한다. α_2-고분자글로불린은 플라스민, 트립신에 대한 경쟁적 작용과 성장 인자에 대한 활성화 작용이 있다. 아울러 이 단백질은 인슐린이나 저분자단백질과도 결합한다. 소아에

서 고치를 나타내고, 신증후군이나 간 장애에서 상승하는 것으로 알려져 있는 급성상 반응 물질이지만, 그 기능은 현재까지도 명확하지 않다.

2) 임상적 의의

암에서는 α_2-글로불린이 상승하며, 소화기 질환, 임신, 류머티스 및 폐결핵에서도 α_1-과 α_2-분획의 당단백질이 상승한다. 이것은 종양이나 염증에 의해 세포간의 접착력이 떨어지고, 세포막의 투과성이 높아지며, 더욱이 세포 파괴 등이 원인이 되어 α_1- 혹은 α_2-분획의 당단백질이 혈액에 증가하였기 때문이다.

급성 신장염 및 당뇨병에서는 α_1-, α_2-분획 외에 β-분획의 당단백질도 증가한다. 신증후군에서는 α_2-분획만 증가하며, 만성 간염에서는 α_1-과 β-분획의 당단백질이 감소하고, 간경화증에서는 γ-분획의 당단백질이 상승한다.

3) 측정법

각 단백질분획 중에 존재하는 당단백질은 전기영동, 크로마토그래피, 침전 등으로 각 단백질을 분리하여 측정할 필요가 있다. 현재 당단백질 자체의 화학 구조가 불명확한 점이 많으며, 이전부터 여러 가지의 측정법이 개발되기는 했지만 어느 것이라도 만족할 만한 것은 없다.

(1) 직접 가수 분해법

당단백질을 가수분해하고, 그 전후의 당질량의 차이로부터 구한다.

(2) 단백질 침전법

단백질을 침전시키고, 그 침전물을 가수 분해하여 당질을 구하는 방법으로 당질의 총량을 구할 수 있다.

(3) 크로마토그래피 분별 측정법

각 단백질분획을 크로마토그래피로 분리하여 측정하는 방법으로 복잡하다.

(4) 전기영동법

셀룰로스 아세테이트 플레이트 등을 이용하여 각 단백질 분획을 분리하고, 분획을 Schiff 반응을 이용한 염색으로 검출한다. 이러한 당단백질 분획은 농도계로 정량할 수 있다. 또한 분리된 각 분획을 추출하여 당 측정법으로 당단백질을 정량하는 것도 가능하다.

4) 측정 시 주의사항

합토글로빈 측정에서는 용혈에 주의해야 한다. CRP 측정에서는 측정법의 선택이 중요하며, 동시에 측정법에서의 검출 범위 또는 항원 과잉에 주의해야 한다. 또한 CRP는 병적 상태에 따라서 증가의 정도가 현저히 다르며 건강 사람의 100배에 달하는 경우도 있다.

5) 기준범위

IFCC/WHO 기준치는 다음과 같다.

C 반응성 단백질(CRP)	
성 인	0.50~1.20 mg/L
신생아	0.10~0.80 mg/L
α_1-항트립신	142~244 mg/dL
α_1-산성 당단백질	37.7~94.3 mg/dL
합토글로빈	24.1~252 mg/dL
α_2-고분자글로불린	110~260 mg/dL
세룰로플라스민	19.4~36.3 mg/dL

이해도의 점검과 문제

1. 급성기 반응 단백질의 종류와 기준범위를 설명하라.
2. α_1, α_2 분획에 포함된 주요 당단백질과 그것의 생리적 의의에 대해 설명하라.
3. CRP의 임상적 의의에 대해, 또한 급성기 반응 단백질의 특성을 설명하라.

9. 금속 수송 및 금속 함유 단백질

◆ **핵심용어**

트랜스페린, 세룰로플라스민

◆ **학습요점**

트랜스페린의 기능, 세룰로플라스민의 기능

1) 생리적 및 임상적 의의

혈청에는 생리적 활성이 높은 금속을 수송하는 단백질과 미량금속과 결합하여 생리적 활성을 나타내는 단백질이 다수 알려져 있다. 그 중에서 트랜스페린은 장관에서 흡수한 철을 간으로 수송하는 단백질이다. 세룰로플라스민은 구리를 함유하고 있으면서 산화 효소 활성을 나타낸다. 또한 알부민도 Zn, Cu 등의 수송에 관여한다.

(1) 트랜스페린(Tf)

트랜스페린은 분자량 79,600 달톤, 등전점 5.9의 당단백질이며, 전기영동에서는 β-글로불린 분획에 위치한다. 트랜스페린 1분자는 Fe^{3+} 2분자와 결합한다. 혈청 철의 99%는 “Fe-트랜스페린”의 형태로 존재하고 있으며, 이것은 철 수송체로서 중요하다.

혈청에서 트랜스페린의 철 포화율은 약 30%이다. 철과 결합한 Tf은 간세포막의 수용체를 매개로 하여 간세포 안으로 들어간다. 건강인의 혈청에는 200~320 mg/dL이 함유되어 있으며, 선천성 무트랜스페린혈증(atransferrinemia), 신증후군, 그리고 각종 저단백혈증에서 저치를 나타내고, 임신, 철 결핍성 빈혈, 급성 간염의 초기에는 증가한다.

Tf 1 mg은 1.3 μg의 철과 결합할 수 있으므로 Tf의 값에 1.3을 곱하면 총 철결합능(total iron binding capacity, TIBC) 값이 된다.

(2) 세룰로플라스민(Cp)

세룰로플라스민(ceruloplasmin, Cp)은 산화 효소 활성을 나타내며, 분자량은 132,000 달톤이고, 1분자당 구리 6~8분자를 함유하는 청색 단백질로서 혈청 구리(약 100 μg/dL)의 90% 이상이 이것에 존재한다. 따라서 세룰로플라스민은 구리 대사에 중요한 역할을 한다.

장에서 흡수된 구리는 혈액에서 알부민과 결합하여 간으로 수송되며, 간에서 아포세룰로플라스민(apoceruloplasmin)이 합성될 때 이것과 결합하여 세룰로플라스민이 된 후 혈액을 순환한다. 세룰로플라스민의 선천적 결핍증으로서는 윌슨병(Wilson's disease)이 잘 알려져 있으며, 최근에는 조혈 촉진 작용이 있는 것이 확인되어 재생불량성 빈혈의 치료에도 이용되고 있다. 이 외에 단백질 누출 위장증, 출혈성 질환, 간 실질 장애 등에서도 감소한다. 선천성 대사 이상에서 Cp가 현저히 저하하는 증례는 윌슨병이며, 이것은 간, 뇌 및 신장에 구리가 축적되는 질환이다. 전기영동에서는 α_2-분획에 위치한다.

2) 측정법

이들 단백질은 혈청 중의 농도를 고려할 때, 면역비탁법이나 네펠로법으로 충분히 측정할 수 있다.

3) 기준범위

트랜스페린	200~300 mg/dL
세룰로플라스민	19~37 mg/dL

이해도의 점검과 문제

1. 트랜스페린이 변동하는 병적 상태를 설명하라.
2. 세룰로플라스민과 관련된 질환을 설명하라.

10. 기타 주요 단백질

1) 프리알부민

프리알부민(prealbumin, MW 54,980)은 티록신-결합 프리알부민 또는 트랜스티레틴(transthyretin)으로서 알려져 있으며 간에서 합성된다. 전기영동에서는 알부민보다 양극으로 약간 더 빨리 이동한다. 프리알부민의 주된 기능은 티록신과 비타민 A를 수송하는 것이다. 혈청 프리알부민의 농도는 약 10~40 mg/dL으로 혈청 알부민의 농도에 비해 훨씬 낮다. 따라서 프리알부민은 혈청 단백질의 전기영동에서는 볼 수 없다. 프리알부민은 분자량의 작아 뇌혈관 관문을 통과할 수 있어서 뇌척수액(CSF)의 농도는 비교적 높다. 뇌척수액 단백질을 아가로스 겔로 전기영동하면 명확하게 프리알부민 밴드를 볼 수 있다.

프리알부민의 반감기는 약 2일로 비교적 짧다. 이러한 성질로 인하여 프리알부민은 그것의 합성이나 분해에 영향을 주는 인자(단백질 영양실조, 간 질환 및 급성 염증)에 대하여 민감한 지표가 된다. 프리알부민 측정의 주된 임상 응용은 영양 평가에 있다. 프리알부민의 분석법으로는 방사면역확산법(RID), 면역확산법, 그리고 네펠로법(nephelometry)이 있다.

프리알부민 분획에는 반감기가 12시간이고 분자량이 21,000 달톤인 레티놀 결합 단백질(retinol binding protein, RBP)도 있다. 반감기가 짧은 RBP와 트랜스티레틴은 단기의 영양지표로서 이용되고 있다.

2) 피브리노겐

피브리노겐(fibrinogen)은 분자량이 341,000 달톤으로서 가늘고 긴 섬유상의 혈장 단백질이며 간에서 합성되고, 그 자신이 중합하여 불용성의 피브린이 됨으로써 혈액을 응고시킨다. 혈장에는 200~400 mg/dL이 있다. 전기영동에서는 β 분획과 γ 분획 사이에 위치하며, φ 분획이라고도 한다. 피브리노겐은 열에 불안정하며, 56℃에서 30분이면 완전히 변성된다. 또한 pH 9.5 이상에서는 활성(응고성)을 상실한다. 피브리노겐의 pI는 6.5이다.

피브리노겐의 상승은 뇌혈관 장애, 심근경색, 신증후군, 다발성 골수종 등에서 볼 수 있고, 저하는 백혈병, 악성 빈혈, 폐 기능 부전, 선천성 무피브리노겐혈증, 만성 간염, 간경화증 등에서 볼 수 있다.

3) 종양 마커

(1) α_1-태아성 단백질(AFP)

태아기의 간에서 생산된다. 신생아와 영아에서는 혈중에서 고치를 나타내지만, 약 10개월이 되면 성인치로 저하한다. 간세포암에서는 이 단백질이 생산되기 때문에 간세포암의 혈청학적 진단에 있어서 종양 마커로 이용된다.

AFP는 간에서 합성되며, 분자량은 69,000 달톤이고, 전기영동에서는 α_1-글로불린 분획에 위치한다. 초기에는 원발성 간암에 특이적인 검사로서 주목받았지만, 측정법의 발달로 만성 간염, 간 전이성 암, 간경화증, 기타 질환, 그리고 임신의 경우에도 상승을 확인할 수 있어서 그 진단적 의의가 새롭게 평가받고 있다. 최근에는 당쇄의 암 특이성을 검출하여 진단하는 방법도 개발되고 있다. 기준범위는 측정법의 정도에 따라 다르지만 대략 20 μg/mL 이하이다.

(2) 암배아성 항원(CEA)

대장암에 특이적이며, 태아 소화관에서 발견되는 항원(당단백질)으로서 보고되었으며, 주로 소화기계의 암 검출에 이용되고 있다. 정상 조직에서도 발현하는 것으로 알려져 있지만, 혈액으로의 이행이 어려워 종양에서 증가하는 것에 대한 임상적 소견에는 영향을 미치지 못해, 광범위한 소화기계의 악성 종양 검출에 이용되고 있다.

(3) 기타 종양 마커

AFP, CEA 외에 다수의 당사슬 항원이 종양 마커로서 이용되고 있다. 단클론성 항체로 당쇄의 이상을 검출할 수 있게 되어서 많은 당사슬 항원이 보고되었다. 그러나 동일 항체를 이용하더라도 측정계에 따라 측정치가 다르기 때문에 기준범위나 한계치를 설정할 때는 주의를 기울여야 한다.

4) 수송단백질

(1) 티록신 결합 글로불린(TBG)

갑상선 호르몬인 티록신(thyroxine)의 수송 단백질로서 분자량은 54,980 달톤이고, 혈액 농도는 약 1~2 mg/dL이다. 임신 시에 증가한다. 또한 유전적인 감소증과 증가증이 존재한다. 갑상선 호르몬의 측정에서 유리형이 측정되기 이전에는, 이 단백질의 증감이 혈중 티록신 농도에 강한 영향을 미쳤다.

(2) 트랜스코르틴

부신 피질 호르몬인 코르티졸을 수송하는 단백질이다. 분자량은 약 52,000 달톤이며, 혈중 농도는 약 2.5~7.0 mg/dL이다.

(3) 헤모펙신

헤모펙신(hemopexin)은 β_1-글로불린으로, 헤모펙신 한 분자는 15~20 분자의 헴을 결합하는 기능을 가지고 있다. 다량의 헤모글로빈이 혈장으로 유출되면 "헤모펙신-헴" 복합체로 되며, 간으로 수송되어 거기서 헴은 빌리루빈으로 전환되고 철은 다시 이용된다.

(4) 트랜스코발라민

트랜스코발라민(transcobalamin)은 비타민 B_{12}를 결합하고 당을 30~40% 함유하는 당단백질이다. 과립구에서 생성되며 B_{12}를 간으로 수송한다.

5) 한랭글로불린과 발열글로불린

혈청을 한랭에서 혹은 56℃ 전후까지 가온하면 침강하거나 겔화되는 특수한 성상의 단백질을 볼 수 있는 경우가 있다. 이러한 단백질을 열단백질(thermoprotein)이라고 하며, 전기영동에서는 γ-글로불린 분획에 위치한다.

한랭글로불린(cryoglobulin)은 분자량이 160,000~1,080,000 달톤이며, 한 번 겔화한 것을 37℃에서 가온하면 다시 액화하는 특징을 보인다. 한편 발열글로불린(pyroglobulin)은 56℃에서 가온하면 불가역적으로 겔화되며, 온도를 낮추어도 다시 용해되지 않는다. 이들 단백질은 M 단백질혈증 등에서 자주 볼 수 있다.

한랭글로불린의 상승은 M 단백질혈증(다발성 골수종이나 고분자글로불린혈증) 및 백혈병 등에서 현저하며, 전신성 홍반성 낭창(SLE) 등의 교원병, 아급성 심막염, 전염성 단핵구증 등과 같은 만성 감염증, 사구체신염, 그리고 용혈성 빈혈 등에서 상승한다. 그러나 그 정도는 낮으며 일과성이다.

6) 마이오글로빈과 트로포닌 I, T

마이오글로빈은 분자량 78,000 달톤(헤모글로빈의 약 1/4)의 헴 함유 일량체 단백질로서 뼈대근육과 심근 내에 존재하면서 혈액 중의 산소를 근육으로 수송하는 역할을 맡고 있다. 골격근이나 심근 질환에서 혈청에 상승하는데, 특히 심근경색에서는 마이오글로빈이 CK, CK-MB, AST, LD, 트로포닌 I 및 트로포닌 T보다 초기에 상승했다가(2시간 이내) 초기에 사라진다. 따라서 최근에는 마이오글로빈이 심근경색의 조기 검출을 위한 선별 검사로서 이용되고 있다. 혈청의 기준범위는 0~85 ng/mL이다.

트로포닌(troponin)은 근원섬유(myofibril)를 구성하는 가는 필라멘트(thin filament)를 구성하면서 근육 수축 시 Ca과 결합하는 근육 수축 단백질이다. 트로포닌은 3종류의 소단위체 단백질, 즉 트로포닌 I(troponin I, TnI), 트로포닌 C(troponin C, TnC), 트로포닌 T(트로포닌 T, TnT)로 구성된 복합체이다. 그 중 Ca과 결합하는 단백질은 TnC이다. TnT는 트로포마이오신과 결합한다.

심근 트로포닌은 cTnI(여기서 c = cardiac)처럼 표시한다. cTnI와 cTnT는 협심증과 심근경색을 진단하는데 민감하고 특이적인 지표가 된다. 특히 심근경색에서는 흉통 시작 후 8시간 이내에 상승하며 2일 이내에 정상 상한치의 20~50배까지 상승한다.

1) 총 단백질 측정

[매뉴얼 측정, 뷰렛(biuret)법]

(1) 측정 원리

단백질 용액에 강알칼리인 수산화나트륨과 황산구리를 넣으면 단백질이 변성을 일으켜 펩타이드 결합이 노출되고, 4개의 결합이 구리 이온(II)(Cu^{2+})과 반응하여 자홍색 내지는 자청색의 킬레이트 화합물(착화합물)을 형성한다. 이것을 뷰렛 반응이라고 하며 540 nm에서 측정한다. 뷰렛 반응은 아미노산이나 디펩타이드(dipeptide)와는 일어나지 않고, 트리펩타이드(tripeptide) 이상에서만 일어난다.

(2) 시약 및 기구

① 시료(혈청)

② 표준 용액[알부민 표준원액(7 g/dL)]: 소 또는 사람 혈청 알부민 0.7 g을 저울로 달아 용량플라스크에 넣고, 5 mg의 아지화나트륨(sodium azide)을 가하고, 정제수를 넣어 10 mL가 되게 한다. 냉장고에 보존한다.

③ 뷰렛 시약[6.0 mmol/L 황산구리, 21.3 mmol/L 타르타르산칼륨나트륨(sodium potassium tartrate), 0.75 mol/L 수산화나트륨, 6.0 mmol/L 아이오딘화칼륨]: 황산구리 1.5 g을 500 mL의 정제수로 완전히 용해하고, 그다음에 타르타르산칼륨나트륨 6.0 g을 넣는다. 수산화나트륨 30 g을 혼합해가면서 조금씩 첨가하고, 아이오딘화칼륨 1.0 g을 넣고 용해시키고, 정제수를 넣어 1,000 mL가 되게 한다. 갈색병에 보존하며, 실온에서 3개월 이상 안정하다.

(3) 조작

① 시험관에 정제수, 표준 용액, 시료(혈청)을 각각 20 μL씩 넣고, 이것에 뷰렛 시약 4.0 mL를 넣은 후 잘 혼합한다.

② 실온에서 30분 동안 반응시킨다.

③ 정제수를 대조로 540 nm에서 흡광도를 측정하여 표준곡선에서 시료 농도를 구한다.

(4) 주의

① 수산화구리(II)의 침전을 막기 위하여 타르타르산칼륨나트륨을, Cu^{2+}가 Cu^{+}로 환원되는 것을 막기 위하여 아이오딘화칼륨(KI)을 넣고 있다.
② 시료와 뷰렛 시약의 혼합은 소용돌이 혼합기(vortex mixer)를 사용하는 것이 좋다.
③ 정색 반응은 30분 이후에는 거의 안정하며, 3시간까지도 안정하다.

2) 알부민 측정

[매뉴얼 측정, Bromcresol green(BCG)법]

(1) 측정 원리

BCG는 pH 지시약이지만, pH 4.2의 완충 용액에서 (+)이온으로 하전한 알부민의 아미노산 측쇄가 해리한 BCG의 (-)이온과 결합하여 황색으로부터 청록색으로 변화한다. 이것을 pH 지시약의 단백질 오차(protein error)라고 하며, 측정 원리가 된다.

(2) 시약 및 기구

① 시료(혈청)
② 표준 용액[알부민 표준원액(5.0 g/dL)]: 사람 혈청 알부민 500 mg을 저울로 정확히 달고, 생리식염수로 용해하여 10 mL가 되게 한 다음 냉장고에 보존한다. 또한 시판하는 사람 결정 알부민은 수%의 수분을 함유하고 있기 때문에 수분량을 보정할 필요가 있다. 그 때문에 시판하는 알부민 표준 용액이나 표준 혈청을 사용하는 것이 좋다. 또한 제조한 이 표준 용액을 생리식염수로 정확히 2배로 희석하여 5.0 g/dL와 2.5 g/dL의 표준 용액으로 한다.
③ 시트르산-시트르산나트륨 완충 용액(200 mmol/L, pH 4.2): 시트르산나트륨 용액 500 mL와 시트르산 용액 600 mL를 혼합한 다음 pH를 4.2로 조정한다.

- 시트르산나트륨 용액(200 mmol/L): 시트르산나트륨 58.8 g을 정제수로 용해하여 1,000 mL가 되게 한다.

- 시트르산 용액(200 mmol/L): 시트르산 42 g을 정제수로 용해하여 1,000 mL가 되게 한다.

④ BCG 원액: BCG 0.7 g을 0.1 mol/L 수산화나트륨(NaOH) 용액 10~20 mL로 용해하고, 정제수를 넣어 100 mL가 되게 한다. 하루 동안 보존한 후 여과하여 갈색병에 보존한다.

⑤ Brij 35 수용액(10%): 비이온계면활성제 Brij 35 10 g을 저울로 달아, 정제수를 가하고, 60℃ 전후의 뜨거운 물에서 가온 용해하고, 식힌 후 100 mL가 되게 한다.

⑥ 발색시약: 시약 ③을 1,000 mL, 시약 ④를 30 mL, 시약 ⑤를 24 mL를 넣고 정제수로 2,000 mL가 되게 한다. 갈색병에 넣어서 냉장보존하면 1개월 안정하다.

(3) 조작

① 시험관에 정제수, 표준 용액, 시료(혈청)을 각각 20 μL씩 넣고, 이것에 발색시약 6.0 mL를 넣고 잘 혼합한다.

② 실온에서 15분 동안 반응시킨다.

③ 시약 맹검(정제수)을 대조로 630 nm에서 흡광도를 측정하고, 표준곡선(검량선)으로부터 시료 농도를 구한다.

Chapter 04

효소

Enzymes

CHAPTER 04
효소(Enzymes)

1. 일반 및 진단 효소학 개론

1) 효소의 성질 및 분류

(1) 효소는 화학 반응을 촉진시키는 촉매제이다.

인체에서는 수 천 가지의 화학 반응이 일어나고 있는데, 만일 촉매제(catalysts)가 없으면 이들 반응의 대부분은 원활하게 진행되지 못한다. 따라서 촉매제는 생물체에서 어떤 반응이 일어나고 또한 얼마나 빨리 일어나는 지를 결정해 주는 매우 중요한 요소이다.

이러한 생물학적 촉매제를 효소(enzyme)라고 부른다. 효소를 간단히 정의하면 "효소는 촉매 작용(catalysis)을 통해 화학 반응을 빠르게 촉진시키는 단백질 분자이다"라고 할 수 있다. 효소는 생물의 세포에서 합성되며, 생물체 내에서의 에너지 공급, 생체분자의 합성, 분해, 배설 및 음식물의 소화와 흡수 등과 같은 물질의 전환이나 흐름을 조절한다. 일반적으로 효소가 개입하는 촉매 반응은 효소가 없는 비촉매 반응보다 적게는 수백 배에서 많게는 수천 배가 빠르다. 촉매제는 화학 반응 속도를 높여주며 또한 반응하는 동안 소실되거나 비가역적으로 변화하지 않는다. 반응에 필요한 효소의 양은 매우 적으며, 화학 반응이 평형 상태에 도달할 때까지는 반응 속도를 촉진시키지만 그 이상이 되면 반응 속도가 더 이상 높아지지 않는다.

(2) 효소는 단백질이다.

효소가 단백질인 것을 밝혀낸 사람은 Sumner이다. 1926년 그는 요소 가수 분해 효소(urease)를 분리하고 정제하여 효소가 단백질 분자임을 알아냈다. 촉매 작용은 효소 단백질 외에 극소수의 리보핵산(ribonucleic acid, RNA)도 하는 것으로 1989년 T.R. Cech에 의해 밝혀졌다. 그러나 RNA 촉매제는 리보자임(ribozyme)이란 용어를 별도로 사용하고 있어서, 일반적으로 효소라 하면 단백질 촉매제를 가리킨다. 효소는 1, 2, 3, 4차 구조의 단백질로 다양하게 구성된다.

복합 단백질(conjugated protein)로 구성된 효소는 아미노산 외에 보조 인자(cofactor)를 포함하고 있다. 보조 인자에는 금속 이온과 같은 무기 화합물과 비타민 유도체인 유기 화합물이 있다. 보조 인자로서 작용하는 무기 금속 이온에는 Zn^{2+}, Fe^{2+}, Cu^{2+}, Mn^{2+} 및 Mg^{2+} 등이 있다. 그리고 보조 인자가 유기 화합물이면 일반적으로 조효소(coenzyme)라고 하며, 이들은 전형적으로 비타민 유도체들이다. 이러한 조효소에는 니코틴아마이드 아데닌 다이뉴클레오타이드(nicotinamide adenine dinucleotide, NAD), 산화형 니코틴아마이드 아데닌 다이뉴클레오타이드 인산(nicotinamide adenine dinucleotide phosphate, NADP), 그리고 비타민 B_6인 피리독살(pyridoxal) 등이 있다.

금속 이온은 전형적으로 효소의 활성 인자(activator)로서 작용하며, 효소의 구성 성분으로 존재하거나 효소와 약하게 비공유적으로 결합해 있다. 이와 비슷하게 조효소도 효소 분자에 영구 또는 일시적으로 결합할 수 있다. 효소 단백질에 강하게 결합해 있는 조효소를 일반적으로 보결분자단(prosthetic group)이라고 한다. 효소에서 열에 불안정하고 비투석성인 단백질 부분을 주효소 또는 아포효소(apoenzyme)라고 하며, 주효소와 보조인자가 결합하여 촉매성의 활성 단위(active unit)를 형성할 때 이를 전효소(holoenzyme)라고 한다.

주효소 + 보조인자 = 전효소

효소(enzyme, E)와 반응하는 물질을 기질(substrate, S)이라고 한다. 효소는 한 개 또는 그 이상의 기질을 생성물(product, P)로 전환시킨다. 효소는 기질이 생성물로 전환되는데 필요한 활성화 에너지(activation energy)를 낮추어준다(그림 4-1). 효소에 의해 활성화 에너지가 낮아지면 화학 반응 속도가 빨라진다.

$$\text{기질(S)} \xrightarrow{\text{효소}} \text{생성물(P)}$$

촉매 작용이 일어나면 효소는 구조적인 변화 없이 또다시 반응을 자유롭게 촉매한다. 일반적인 효소 반응은 다음과 같다.

$$E + S \rightarrow ES \rightarrow E + P$$

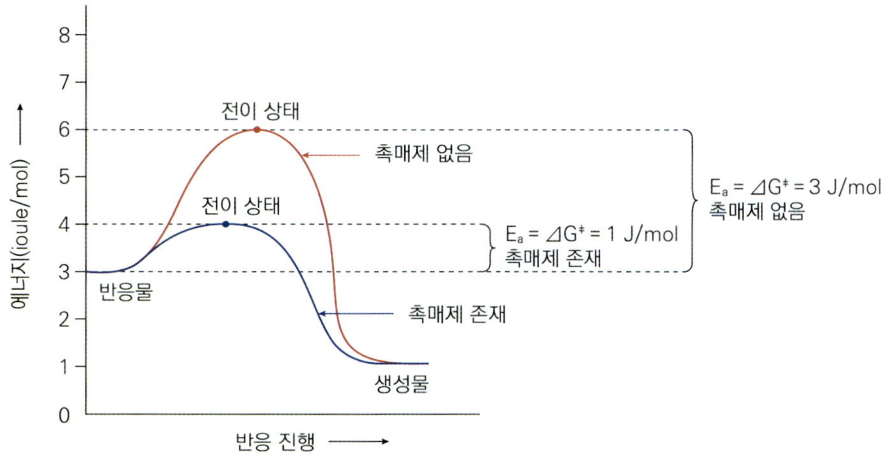

그림 4-1 효소 반응의 진행

촉매제(효소)가 관여하는 반응은 촉매제가 없을 때에 비해 생성물을 형성하기까지 필요로 하는 활성화 에너지의 양이 작다. 다시 말하면 촉매제는 활성화 에너지를 낮춤으로써 반응 속도를 증가시킨다.

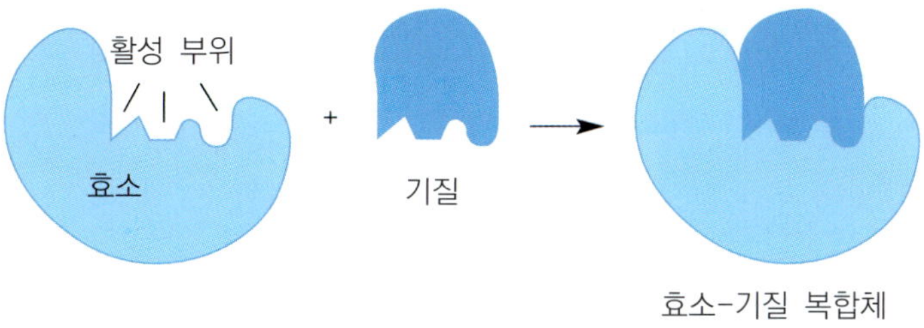

그림 4-2 효소와 기질의 결합 방식

효소와 기질은 정밀한 열쇠와 자물쇠처럼 결합한다.
결합의 특이성은 효소 분자의 활성 부위에 의존한다.

효소는 분자 내부에 한 개 혹은 그 이상의 활성 부위(active site: 기질과 반응하는 장소)를 가지며 이를 통하여 기질과 결합한다(그림 4-2). 효소와 기질의 반응을 열쇠와 자물쇠로 비유한다면, 효소는 자물쇠이며, 기질은 열쇠, 그리고 열쇠가 들어가는 자물쇠의 구멍은 효소의 활성 부위에 해당된다. 이를 자물쇠와 열쇠 이론(lock-and-key theory)이라고 한다.

(3) 효소는 특이성을 지닌다.

효소의 활성 부위는 특정한 아미노산들로 구성되며, 그 표면은 주머니나 홈과 같은 형태를 가진다. 이러한 효소의 형태적 특성으로 인해 효소는 기질과의 반응에서 몇 가지 특이성(specificity)을 나타낸다. 대부분의 효소는 한 종류의 특수한 기질하고만 반응한다. 이러한 형태를 기질에 대한 효소의 절대 특이성(absolute specificity)이라고 한다.

이외에도 일부 효소들은 같은 작용기를 가지고 있는 여러 종류의 기질과 반응을 나타내기도 하는데, 이를 작용기 특이성(group specificity)이라고 하며, 특정한 결합에만 작용할 때는 결합 특이성(linkage specificity)이라고 하며, 동일한 분자라도 특정한 이성체에만 작용할 때는 입체 특이성(stereospecificity)이라고 한다.

(4) 효소는 반응 양식에 따라 체계적으로 분류한다.

효소는 기질과의 양식에 기초하여 다음과 같이 크게 6가지로 분류된다. 특히 국제생화학연합의 효소위원회(Enzyme Commission, EC)에서는 번호(EC code)로 모든 효소를 체계적으로 분류하였다. 과거에는 효소 이름을 생성물의 이름에서 따오기도 하고 기질 이름에서 따오기도 하고 기질이나 생성물과 상관이 없는 이름을 사용하는 등 명명이 통일이 되지 않았으나 현재는 국제적으로 기질 이름에 접미어 "-ase"를 붙여 효소 이름을 부르고 있다. 효소는 반응 양식에 따라 다음과 같이 분류한다.

(1) **산화 환원 효소**(oxidoreductase, EC : 1): 산화, 산소 첨가, 탈수소, 수소 첨가 등 산화 환원 반응을 촉매하는 효소이다. 계통명은 공여체: 수용체 산화 환원 효소로 표현한다.
상용명으로는 탈수소 효소(dehydrogenase), 환원 효소(reductase)를 사용하며, 산소가 수용체일 경우에는 산화 효소(oxidase), 분자상 산소에서는 산소화 효소(oxygenase)를 사용한다.

(2) **전이 효소**(transferase, EC : 2): 아미노기, 메틸기, 인산기, 카복실기 등, 원자단의 전이 반응을 촉매하는 효소로 계통명은 공여체 : 수용체 전이 효소로 나타낸다.

(3) **가수 분해 효소**(hydrolase, EC : 3): C-O, C-N, C-C 등의 가수 분해 반응을 촉매하는 효소로 계통명은 기질: -기 가수 분해 효소로 표현한다. 에스터레이스(esterase), 글리코시데이스(glycosidase), 펩티데이스(peptidase), 뉴클레오사이드 가수 분해 효소(nucleosidase), 포스파테이스(phosphatase) 등 많은 효소가 생체에 존재한다.

(4) **분해 부가 효소**(lyase, EC : 4): 가수 분해 반응에 의하지 않고 기질로부터 특정 원자단을 제거하거나 기질에 작용기를 붙이는 반응을 촉매하는 효소로 계통명은 기질: -기 제거 효소로 표현한다. 알돌레이스(aldolase), 탈수 효소(dehydratase), 탈카복실 효소(decarboxylase) 등이 이에 속한다. 분해 부가 효소는 제거 부가 효소라고도 한다.

(5) **이성질화 효소**(isomerase, EC : 5): 여러 가지 형태의 이성질화 반응을 촉매하는 효소로 상용명으로는 이성질화 효소 외에 전위 효소(mutase), 에피머레이스(epimerase) 등이 사용되고 있다.

(6) **연결 효소**(ligase촉매제(효소)가 관여하는 반응은 촉매제가 없을 때에 비해 생성물을 형성하기까지 필요로 하는 활성화 에너지의 양이 작다. 다시 말하면 촉매제는 활성화 에너지를 낮춤으로써 반응 속도를 증가시킨다., EC : 6): ATP 등의 고에너지 인산 화합물과 공역하여 2개의 분자를 연결시키는 효소로 계통명은 X : Y 합성 효소로 부르고, 상용명은 합성 효소(synthetase)를 사용한다.

2) 효소 활성에 영향을 미치는 요소

효소는 혈장에 소량이 존재하기 때문에 효소 자체의 농도보다는 오히려 효소 활성(enzyme activity: 효소의 능력)을 측정하는 것이 일반적이다. 효소의 활성 단위는 국제 단위(International Unit, U 또는 U/L)로 나타내며, "일정한 온도(30℃ 또는 37℃)에서 1분 동안 생성물 1 μmol을 생성물로 변화시키는 효소의 양"을 1 U(U/L)로 규정하고 있다. 효소의 반응 속도는 반응물의 농도, pH, 온도, 이온 강도, 특수 이온의 존재(활성제) 및 저해제를 포함한 일반적이고 특수한 여러 가지 요인에 의해 영향을 받는다.

효소의 형태를 변화시키는 물질 중 어떤 것은 효소 활성에 영향을 미친다. 효소 활성은 기질 농도, pH, 완충액의 종류, 조효소, 활성제, 온도 및 항온 시간이 가장 적합한 조건에서 측정해야 한다. 이들 조건이 다르면 효소의 활성이 다르게 나타나므로 항상 이들 조건을 잘 준수해야 한다.

(1) 효소 농도

효소 반응이 일어나는 동안 기질의 농도가 높고 본질적으로 기질이 변화하지 않고 일정할 때, 반응 속도는 효소 농도(enzyme concentration)와 직접 비례한다. 즉 효소 농도가 증가할수록 더 많은 효소 분자들이 기질과 빠르게 반응한다.

(2) 기질 농도

효소의 촉매 반응은 효소의 기질 특이성과 밀접한 상관을 가지고 있다. 효소 농도를 일정하게 고정하고 기질 농도를 점진적으로 변화시키면서 그 반응 속도를 측정하면 그림 4-3과 같은 곡선을 얻는다. 기질의 농도가 낮으면 효소의 반응 속도가 낮아지고 기질 농도가 높으면 반응 속도가 높아진다. 기질 농도가 낮을 때 반응 속도(reaction rate)가 직선으로 비례하여 상승하는 것을 1차 반응(first order reaction)이라고 한다.

기질 농도가 너무 높으면 효소의 결합 부위가 모두 포화되어 반응 속도는 기질 농도의 변화와 관계없이 일정하게 유지된다. 이러한 상태를 최대 반응 속도(maximum velocity, V_{max})라고 한다. 이러한 포화 현상은 거의 모든 효소에서 찾아볼 수 있다. 최대 반응 속도에서는 효소 반응 속도의 증가가 기질 농도의 증가와 비례하여 변화하지 않으므로 이를 0차 반응(zero order reaction)이라고 한다.

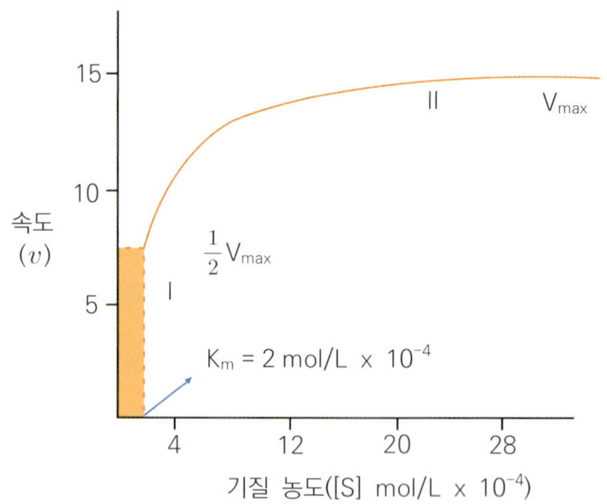

그림 4-3 미카엘리스-멘텐 곡선

기질 농도에 대한 효소 촉매 반응 속도, 1차(I) 및 0차(II) 반응 동역학

1913년 미카엘리스-멘텐(Michaelis-Menten)은 효소의 반응 속도와 기질 농도의 관계가 그림 4-3과 같은 곡선으로 나타나는 것을 증명하기 위해 효소와 기질이 가역적 복합체를 형성하고, 이 복합체로부터 최종 생성물이 만들어지는 것과 동시에 효소가 유리된다는 것을 가정하였다. 그리고 효소의 반응 속도는 효소-기질 복합체의 형성과 농도에 따라 결정된다는 가정 하에 미카엘리스-멘텐식이

라는 효소 반응식을 유도하였다.

$$\nu = \frac{V_{max}[S]}{K_m + [S]}$$

υ: 효소 반응 속도　　　　V_{max}: 최대 반응 속도
[S]: 기질 농도　　　　K_m: 미카엘리스-멘텐 상수

효소 반응은 분석하는 동안 0차 반응이 계속 일어나므로 반응에 적당한 기질 농도를 유지하는 것이 필요하다. 미카엘리스-멘텐 상수(K_m)는 반응 속도가 제한되지 않는 적당한 [S]를 결정하는 데 유용하다. K_m은 초기 속도가 최대 속도(V_{max})의 1/2일 때, 이에 해당하는 기질 농도(mol/L)를 가리킨다. K_m은 효소의 기질에 대한 친화성(affinity)을 나타내는 지표로 K_m이 작을수록 기질과의 친화성이 높음을 의미한다. K_m값은 그림 4-3의 미카엘리스-멘텐 곡선에서 구할 수 있다. 만일 미카엘리스-멘텐 식의 양변에 역수를 취하면 다음과 같은 직선의 1차 방정식을 얻을 수 있다. 이를 라인위버-버크(Lineweaver-Burk) 식이라고 한다(그림 4-4).

$$\frac{1}{v} = \frac{K_m}{V_{max}}\left(\frac{1}{[S]}\right) + \frac{1}{V_{max}}$$

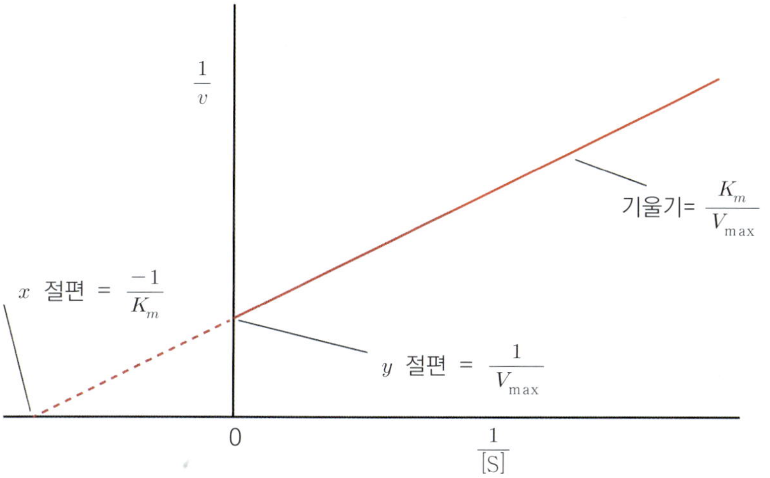

그림 4-4 라인위버-버크 도표

효소의 촉매 활성이 미케엘리스-멘텐 동역학을 따를 경우, 반응 속도와 기질 농도를 역수로 나타내면 직선이 된다. 기울기는 K_m/V_{max}이고 Y축과 만나는 절편은 $1/V_{max}$가 된다. X축과 만나는 절편은 $-1/K_m$이다.

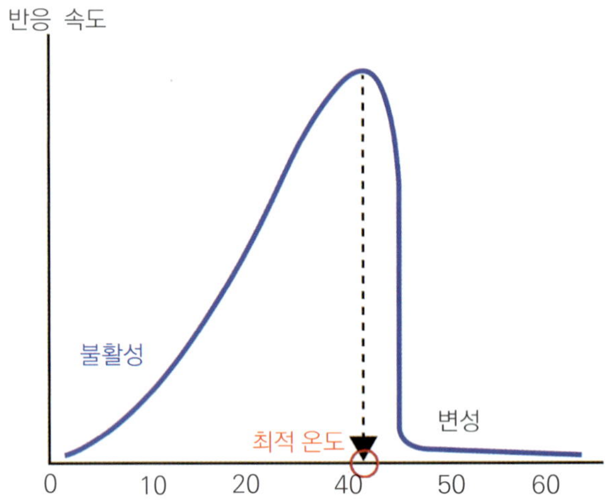

그림 4-5 효소 활성에 미치는 온도의 영향

적당한 온도는 효소와 기질 사이의 충돌수를 증가시키기 때문에 효소 촉매 반응을 증가시킨다. 그러나 높은 온도에서는 효소가 변성되어 촉매 작용을 상실한다.

(3) 온도

대부분의 화학 반응 속도는 온도의 상승에 비례하여 증가하는 경향이 있다. 그러나 생물체에서 일어나는 효소 반응의 경우, 효소는 단백질이기 때문에 제한된 범위 내에서만 작용할 수 있고, 일반적으로 60℃ 이상에서는 단백질 변성이 일어나 효소는 활성을 상실하게 된다. 따라서 생체에서 대부분의 효소는 37~38℃의 정도에서 최고의 활성을 나타내고, 만일 온도가 42~45℃ 이상으로 상승하면 효소는 점차적으로 활성을 상실하기 시작한다. 효소가 최고의 활성을 나타내는 온도를 최적 온도(optimum temperature)라고 한다(그림 4-5).

만일 효소의 구조가 완전히 변성되면 효소는 고유의 촉매 작용을 곧 상실한다. 저온에서도 효소 활성은 감소하며 0℃나 그 이하의 온도에서는 완전히 활성을 잃는다. 저온에서의 불활성은 가역적이어서 많은 효소들은 -20~-70℃에 저장하면 수개월 동안 보존이 가능하다. 여러 온도에서 효소를 측정하는 것은 불편하므로 보통 25~37℃에서 효소 활성을 측정하는 것이 바람직하다. 특히 온도 변화의 범위가 ± 0.1℃를 벗어나지 않도록 해야 한다.

국제적으로 정확한 측정 온도에 대한 동의가 아직 마련되어 있지 않다. 따라서 검사실에 따라 효소 활성의 측정 온도가 다를 수 있으므로 결과에는 측정 온도를 표시해야 한다. 일반적으로 효소 활성은 10℃ 이상에서 최적 온도까지 매 10℃ 상승마다 두 배씩 증가한다.

(4) pH

효소 분자는 전하를 띠고 있어서 pH 변화에 민감하게 반응한다. 효소와 기질의 결합은 반응 용액의 pH에 의해 상당한 영향을 받는다. 일반적으로 효소 활성이 가장 높을 때의 pH를 최적 pH(optimum pH)라고 한다. 최적 pH는 범위가 비교적 좁아서 이보다 낮거나 높으면 활성이 급격하게 저하한다.

(5) 활성제

활성제(activator)로서 알려진 물질들은 효소의 반응 속도를 상승시킨다. 활성제는 보통 소분자이거나 금속 이온과 같은 이온을 띠는 물질들이다. 일반적인 효소 활성제는 Zn^{2+}, Mg^{2+}, Fe^{2+} 및 Mn^{2+}과 같은 이온이다. 활성제의 작용 메커니즘 중 한 가지는 기질의 작용기가 음성 전하를 띠는 경우, 기질의 작용기가 효소의 활성 부위에 결합할 수 있도록 그 활성 부위를 전기적으로 양성 전하로 만드는 것이다.

이외에 어떤 활성제는 구성 성분으로 작용하고 또한 효소의 3차 및 4차 구조의 안정화에 도움을 준다.

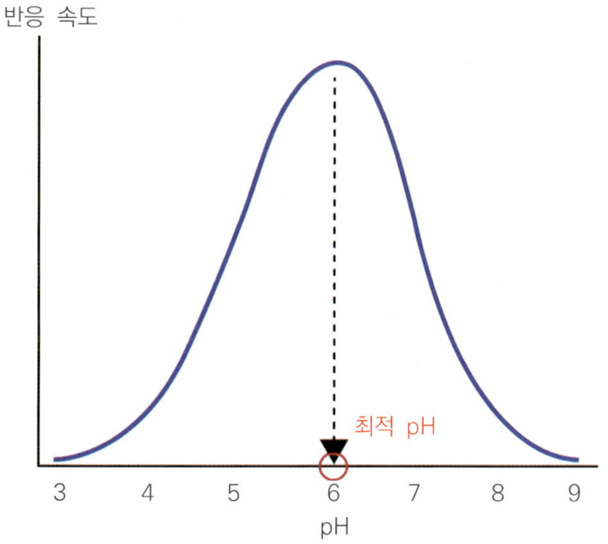

그림 4-6 효소 활성에 미치는 pH의 영향
각 효소는 어떤 특정 pH에서 가장 활성이 높다.
pH의 변화는 활성 부위 내 이온화기를 변화시키거나 효소의 구조를 변화시킨다.

작용 메커니즘과 상관없이 이러한 활성제가 존재해야 효소 활성이 최적 상태로 된다. 어떤 효소들은 충분한 효소 활성을 위해 조효소라는 유기 분자들을 필요로 한다. 이점에서 조효소도 활성제와 유사하다.

NAD^+나 $NADP^+$와 같은 조효소는 탈수소 효소 반응에서 전자 수용체나 공여체로서 작용한다. 기질 농도와 마찬가지로 조효소 농도도 반응 속도가 제한되는 경우를 극복하려면 양이 충분히 있어야 한다.

(6) 저해제

효소는 여러 가지 화학 및 물리적 인자 등에 의해 그 활성이 부분적으로 또는 완전히 억제된다. 화학적 인자에는 강산, 강알칼리, 기질 유사 물질, 항생제, 살충제, 잡초제거제, 독극물, 중금속 및 약품 등이 있고, 물리적 억제 인자에는 고온, 고압, 자외선 및 방사선 등이 있다.

이러한 인자들은 효소의 구조 자체에 변성을 일으키거나 효소의 활성 부위에 영향을 주어 작용을 억제한다. 따라서 이러한 물질들을 저해제(inhibitor)라고 한다.

이러한 저해제를 이용하여 효소의 기질 특이성, 활성 부위의 작용기 특성, 촉매 활성의 기전에 대한 정보를 얻을 수 있다. 저해제들은 대사 회로를 규명하는 데 유용하며 또한 의학적으로 암과 같은 질병을 치료하는 데 있어서 어떤 효소를 억제함으로써 그 약효를 발휘한다.

저해제에 의한 효소 활성이 저해되는 형태에는 비가역적 저해(irreversible inhibition)와 가역적 저해(reversible inhibition)가 있다. 비가역적 저해제는 효소의 활성 부위에 공유 또는 비공유적으로 강하게 결합되어 있기 때문에 쉽게 분리되지 않는다. 비가역적 저해 작용에서 효소 활성은 저해제의 증가에 반비례하면서 감소한다.

효소의 가역적 저해 작용에는 경쟁적 저해(competitive inhibition)와 비경쟁적 저해(noncompetitive inhibition), 무경쟁적 저해(uncompetitive inhibition) 및 혼합형 저해(mixed inhibition)가 있다.

① 경쟁적 저해

어떤 물질들은 기질 분자와 유사한 구조를 가지고 있어서 기질과 경쟁적으로 효소의 활성부위에 결합하여 효소 활성을 저해한다. 이러한 저해제를 경쟁적 저해제라고 한다. 예를 들어 말론산(malonic acid)과 석신산(succinic acid)은 구조적으로 유사하여 말론산은 석신산 탈수소 효소(succinate dehydrogenase)의 경쟁적 저해제가 된다.

말론산은 2개의 카복실기를 갖고 있는 점에서 석신산과 유사하나 말론산은 3탄소 물질이고 숙신산은 4탄소 물질이다. 말론산은 석신산이 효소의 활성 부위에 결합하는 것을 억제하나 석신산의 농도가 증가하면 말론산의 저해 작용은 감소한다. 경쟁적 저해에서는 그림 4-7에서 보는 바와 같이 K_m은 커지나 V_{max}는 변하지 않는다. 저해제는 유리형 효소와 결합하고 효소·기질 복합체에는 결합하지 않는다.

② 비경쟁적 저해

기질 농도를 증가시켜도 저해제의 효과가 감소하지 않을 때 이를 비경쟁적 저해라고 한다. 비경쟁적 저해제는 유리형 효소나 효소-기질 복합체에 결합한다. 저해제가 효소의 1차 활성 부위(first active site)가 아닌 2차 활성 부위(second active site)에 결합하면 1차 활성 부위에는 기질이 결합할 수 없거나 혹은 생성물을 형성하지 못한다. 이 경우 기질의 농도를 높여도 저해제는 치환되지 않는다. 비경쟁적 저해에서는 그림 4-8에서 보는 바와 같이 K_m은 변하지 않으나 V_{max}는 작아진다.

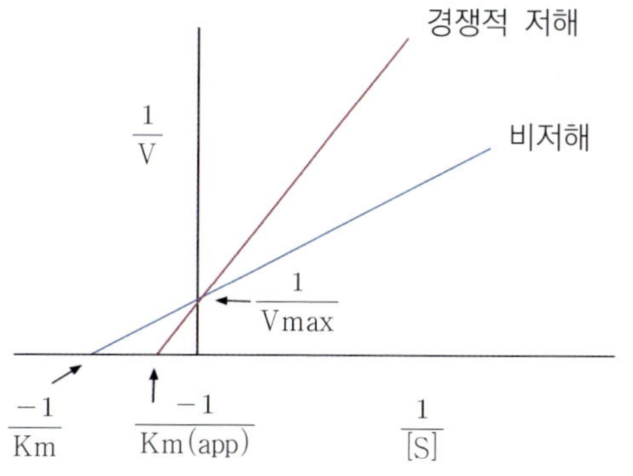

그림 4-7 경쟁적 저해

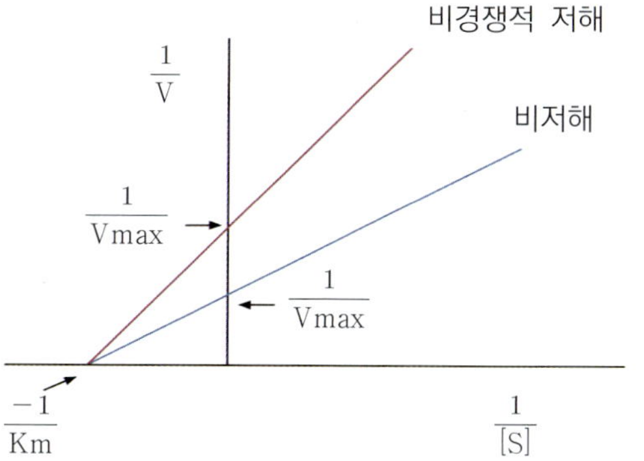

그림 4-8 비경쟁적 저해

③ 무경쟁적 저해

무경쟁적 저해에서 저해제는 유리 효소와는 결합하지 않고 효소-기질 복합체(ES complex)와만 결합하는 것이 특징이다. 무경쟁적 저해도 비경쟁적 저해 때와 마찬가지로 기질 농도가 증가하여도 저해 작용은 감소하지 않는다. 무경쟁적 저해에서는 그림 4-9에서 보는 바와 같이 K_m과 V_{max}가 둘 다 작아진다. 저해제가 ES 복합체를 제거하여 효소와 기질은 더 빠르게 ES 복합체를 만든다.

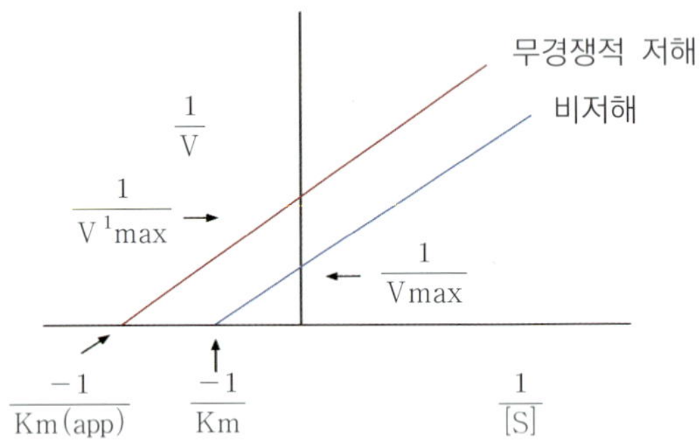

그림 4-9 무경쟁적 저해

3) 동종 효소

(1) 동종 효소의 정의

1959년 Marker와 Müller는 "같은 기질 특이성을 가지면서 다른 분자 구조를 지닌 효소 단백질"을 아이소자임(isozyme)이라 부를 것을 제안하였다. 1971년 생화학 용어명명위원회에서는 "동일한 효소 활성을 가지고, 단일 개체로부터 얻어지는 효소 군을 총칭하여 isoenzyme이라 한다"고 정의하였다. 여기서는 isoenzyme을 광의로 해석하여 단일 개체로부터 얻어지고, 동일한 효소 활성을 나타내는 효소 군 중에서 물리화학적 또는 면역화학적 수단으로 분별이 가능한 것으로 하여 취급하기로 한다. 현재 isoenzyme은 "동위 효소, 동질 효소, 동종 효소"로 불리고 있으나 본서에서는 동종 효소로 통일하였다.

(2) 동종 효소의 분획법 및 명명법

단백질 분자의 1차 구조나 3차 구조가 다르면 당연히 물리화학적 성상이나 면역화학적 특성도 다르다. 또한 생체 내의 효소에는 당이나 지질 성분을 함유한 당단백질 혹은 지질단백질로 구성된 것도 있어서 단백질 이외의 성분 차이를 근거로 하여 여러 가지 수단으로 분리할 수 있다.

① 전기영동

각각의 효소 분자의 전기영동에 대한 성상(분자의 전하 상태, 분자량 등)이 다르면, 효소 분자를 전기영동으로 분리할 수 있다. 실제로 젖산 탈수소 효소(lactate dehydrogenase, LD), 크레아틴 카이네이스(Creatine kinase, CK), 아밀레이스(amylase, AMS) 및 알칼리성 포스파테이스(Alkaline phosphatase, ALP)를 포함한 많은 효소를 전기영동으로 분리하고 있다(그림 4-10).

지지체로는 셀룰로스 아세테이트 플레이트, 아가로스 겔, 녹말 겔, 아크릴아마이드 겔 등이 사용되고 있다. 전기영동법의 장점은 염색 등의 처리에 의해 동종 효소 분획을 판정할 수 있으며, 보존이 가능하다는 것이다.

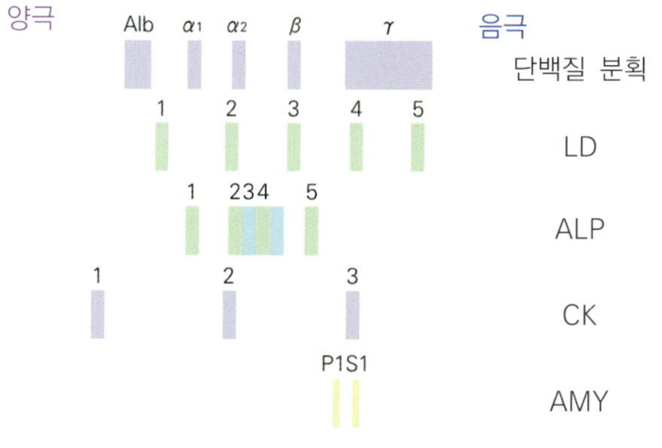

그림 4-10 혈청 효소의 전기영동에 의한 동종 효소 패턴(단백질 분획과의 비교)

② 크로마토그래피

여러 가지 지지체를 이용하여 동종 효소를 분획하는 방법이다. 흡착, 이온 교환, 겔 여과 크로마토그래피 외에 친화성 크로마토그래피도 이용되고 있다. 또한 분석을 단순화한 미니칼럼도 자주 사용되고 있다.

③ 면역화학적 방법

각각의 동종 효소가 면역학적인 특이성을 가진다면, 그 성질을 이용하여 동종 효소를 분리하는 것이 가능하다. 면역학적인 특성은 항원 항체 반응으로서, 항원이 효소 단백질의 구조적 차이에 기초하여 형성되었기 때문에 그 차이가 현저하지 않을 경우에는 각 동종 효소 간에 교차 반응이 일어날 수도 있다.

④ 효소화학적 방법

각각의 동종 효소는 특정 기질에 대한 친화성의 차이, 특정 저해제에 대한 반응의 차이 그리고 열에 대한 안정성(내열성 및 이열성)의 차이에 근거하여 분리할 수 있다.

⑤ 동종 효소의 명명법

전기영동으로 동종 효소를 분리하여 몇 개의 패턴을 얻었을 때 명명을 어떻게 할 것인가에 대해서는 아직 명확하게 결정된 것이 없지만 현재 일반적으로 이용하고 있는 방법은 다음과 같은 것들이 있다.

(1) 동종 효소의 수가 많을 때는 숫자로 표시하고, 전기영동에서 양극으로 빨리 이동한 것부터 순서대로 효소 이름 뒤에 1, 2, 3, …을 붙인다(예: 젖산 탈수소 효소, 알칼리성 포스파테이스).
(2) 동종 효소의 수가 2개 또는 3개인 경우에는 번호를 붙이거나, 유래하는 장기 이름 또는 소단위체의 이름으로 표시해도 된다(예: 크레아틴 카이네이스, 아밀레이스).
(3) 통상 출현하지 않는 부위에 띠가 나타나는 경우에 대해서는 정해진 바가 없다.

4) 임상 효소학

혈장 효소는 크게 두 종류의 효소 집단, 즉 혈장-특이 효소(plasma-specific enzyme)와 비혈장-특이 효소(nonplasma-specific enzyme)로 나눌 수 있다. 혈장 특이 효소는 플라스민(plasmin), 트롬빈(thrombin), 가성 콜린에스터레이스(pseudocholinesterase), 지질단백질 라이페이스(lipoprotein lipase), 페록시데이스(ferroxidase)와 같이 혈장에서 고유의 기능을 갖는 효소이며, 비혈장-특이 효소는 혈장에서 생산된 것이 아니고 모두가 인체의 조직 세포에서 생성된 다음 어떤 메커니즘에 의해 혈액으로 유출된 것들이다. 이 효소들은 혈장에서 특별한 작용이 없다. 진단 또는 임상 효소는 비혈장-특이 효소를 가리킨다.

혈장 효소를 임상 진단에 최초로 적용한 사람은 독일의 Wohlgemuth이다.

1910년 그는 급성 췌장염(이자염) 환자의 혈청에 α-아밀레이스(α-amylase)가 상승한다는 것을 알고서, 효소 활성을 측정하면 췌장염의 진단에 중요한 정보가 될 것이라고 주장하였다. 그 다음 1929년에는 Kay가 알칼리성 포스파테이스(alkaline phosphatase, ALP)를 뼈와 관절 질환의 진단에 이용하였으며, 1933년 Bodansky와 Roberts는 폐쇄성 황달에서 ALP가 상승한다는 것을 발견하였다. 1936년에는 Gutman이 전립선암에서 산성 포스파테이스(acid phosphatase, ACP)의 상승을, 1938년에는 Antpol이 간 질환에서 콜린에스터레이스(cholinesterase)의 저하를 보고하였으며, 1953년에는 La Due와 Wroblewski가 아미노기 전이 효소(transaminase)의 활성이 심근경색과 급성 간염에서 상승한다는 것을 발견하여 오늘날 임상 효소학(clinical enzymology)이 발전하는 데 그 기초를 확립하였다. 현재 임상 진단을 위해 측정되는 중요한 효소들을 표 4-1에 요약하였다.

(1) 혈청 효소의 종류와 그 유래

혈장과 혈청의 차이는 응고와 관련된 모든 성분의 포함 여부에 달려 있지만, 효소 활성 측정에서는 항응고제의 영향을 피하기 위해 시료로서 혈장보다는 혈청을 더 많이 사용하고 있다. 혈청의 효소 활성은 장기의 조직 세포에서 다음과 같은 메커니즘에 의해 나타난다.

(1) 손상 장기로부터의 유출(일탈)
(2) 생성 장기로부터의 분비
(3) 역류에 의한 유출
(4) 악성 종양 등에 의한 다른 장소에서의 생성

표 4-1 임상적으로 중요한 혈청 효소

일반명(약어)	계통명	EC code	진단 목적
Acid phosphatase (ACP)	Orthophosphoric monoester phosphohydrolase	3.1.3.2	전이성 전립선암
Alanine aminotransferase (ALT)	L-alanine : 2-oxoglutarate aminotransferase	2.6.1.2	간 질환
Aldolase(ALD)	Fructose-1,6-diphosphate : D-glyceraldehyde-3-phosphate lyase	4.1.2.13	근육 질환
Alkaline phosphatase(ALP)	Orthophosphoric monoester phosphohydrolase	3.1.3.1	간담도 및 뼈 질환
Amylase(AMS)	1,4-α-D-Glucan glucanohydrolase	3.2.1.1	급성 췌장염
Aspartate aminotransferase (AST)	L-aspartate : 2-oxoglutarate aminotransferase	2.6.1.1	심근경색, 간 질환, 근육 질환
Creatine kinase(CK)	ATP : creatine N-phosphotransferase	2.7.3.2	심근경색, 근육 질환
γ-glutamyl transferase (GGT)	(5-Glutamyl)-peptide:amino acid 5-glutamyl transferase	2.3.2.2	간 질환
Lactate dehydrogenase (LD)	L-lactate : NAD^+ oxidoreductase	1.1.1.27	심근경색, 간 질환, 악성 종양
Lipase(LPS)	Triacylgycerol acylhydrolase	3.1.1.3	급성 췌장염
5′-Nucleotidase(NT)	5′-Ribonucleotide phosphohydrolase	3.1.3.5	간 질환
Pseudocholinesterase(SChE)	Acylcholine acylhydrolase	3.1.1.8	유기인 살충제에의 노출

1) EC : enzyme commision(효소위원회)
2) AST의 구명 : Glutamic oxaloacetic transaminase(GOT)
3) ALT의 구명 : Glutamic pyruvic transaminase(GPT)

① 유출(일탈) 효소

손상 장기의 세포에서 효소가 혈중으로 유출(일탈)되어 혈액에 효소 활성이 상승한다. 간염 등과 같은 간세포 손상에서 세포 내의 아스파르트산 아미노기 전이 효소(aspartate aminotransferase, AST), 알라닌 아미노기 전이 효소(alanine aminotransferase, ALT), 젖산 탈수소 효소(lactate dehydrogenase, LD)가 혈청에 상승하는 것과 심근경색에서 LD, 크레아틴 카이네이스(creatine kinase, CK)가 상승하는 것이 좋은 예이다. 효소가 세포 내에서 존재하는 위치에 따라 유출되는 메커니즘이 다소 다르며, 임상적 의의도 다르다. LD, 가용성 분획 AST(supernatant AST: sAST) 등은 세포 내의 가용성 분획에 존재하는 효소로서 세포의 손상에 비례하여 유출된다. 그러나 미토콘드리아에 존재하는 미토콘드리아 분획 AST(mitochondrial AST: $_{m}$AST)는 세포 손상이 심하든가 조직에 산소가 부족한 상태에서 조직으로부터 혈청으로 유출된다. 막에 존재하는 효소는 세포가 손상을 받아 가용화되어 유출되거나 막과 결합한 채로 고분자의 효소로서 혈청에서 검출된다. 이것의 대표적인 예가 담도 폐쇄 시에 막 결합 고분자 효소가 역류되어 혈중에 나타나는 것이다.

요약하면, 저산소증, 화학약품 및 약물, 물리적 인자(외상, 열, 방사선, 전기 에너지, 독성 화학물질 등), 미생물학적 인자(세균, 바이러스, 진균, 원충, 연충 등), 면역 질환, 유전적 결함, 영양학적 질환에 의해 세포가 손상되거나 사멸하면 효소가 세포에서 방출되어 혈액으로 들어간다.

② 장기에서의 효소 생성 반영

장기에서 생성되어 혈중으로 방출(분비)된 효소로는 가성 콜린에스터레이스(pseudocholinesterase) 및 혈액응고 관련 효소(트롬빈 등)가 있다. 이들 효소는 모두 간에서 생산된다. 혈중에서 생물학적 의의를 가지는 이러한 효소들은 간경화증 등과 같이 간세포의 기능이 저하하는 경우에는 혈청에서의 효소 활성이 저하한다. 또한 이 효소 활성의 저하가 임상적 진단에 응용된다.

③ 역류 효소

담도 폐쇄에서 ALP 상승과 급성 췌장염에서 아밀레이스 상승은 역류 효소의 좋은 예이다. 담도 폐쇄의 경우에는 담관 상피세포의 막에 존재하는 효소가 막의 단편과 함께 혈청으로 역류하여 고분자 효소로서 검출된다. 또한 췌장염의 경우에는 아밀레이스가 상승하는데, 이는 췌관 등이 협착 또는 폐쇄되어 췌장관을 통하여 분비되는 모든 췌장 효소가 혈액으로 역류하기 때문이다. 급성 이하선염에서 타액선형 아밀레이스(salivary amylase, S형 AMS)가 상승하는 것도 같은 원리이다.

④ 종양 생성 효소

이러한 예는 드물며, 난소암에서의 종양 생성 아밀레이스, 폐암에서의 ALP 등이 대표적이다. 이것은 일반적으로 그 조직에서 생성되지 않는 효소 활성이 나타나는 경우이다. 일반적으로 악성 종양에서 혈청 효소 활성이 상승하는 것은 조직 내에서의 효소 생성량이 많은 것에 기인한다.

(2) 혈청 효소의 활성 변동 메커니즘

혈청 효소의 활성은 여러 가지 이유로 변동한다. 임상적 평가의 대상이 되는 것은 주로 장기로부터의 유출(일탈)에 의한 변동이다. 그러나 혈청의 효소 활성을 결정하는 것은 손상된 장기에의 효소 함유량, 장기의 손상된 정도, 그리고 혈청에서의 효소 반감기이다.

① 생리적 변동

CK는 뼈대근육에 많이 함유되어 있어서 운동에 의해 상승한다. 병적인 변동이 아니기 때문에 주의를 요한다. 야구 투수의 경우 시합 다음 날 CK의 활성치가 2,000 U/L를 초과하기도 한다.

② 장기별 효소의 종류와 함유량

장기 조직 중에 다량의 효소 활성을 함유하고 있으면, 장기의 손상에 정도에 비례하여 혈중 효소 활성이 상승한다. 또한 혈청 효소의 활성 상승을 측정하는 목적이 손상 장기의 추정에 있다면, 상승한 몇 가지 효소 활성 간의 관계를 살펴보는 것도 손상된 장기의 추정에 중요하다.

따라서 장기의 효소 내용과 혈청에 상승한 효소의 내용을 비교하는 것은 손상 장기를 추정하는 데 있어서 매우 중요하다.

③ 손상된 장기의 양

혈청에 효소 활성의 상승은 손상된 장기의 양과 비례한다. 심근경색의 경우 상승한 크레아틴 카이네이스의 값으로부터 손상을 받은 심장근육의 양을 추정하고 있다. 이것은 심전도로 손상 부위를 추정하고, 효소 활성으로부터 그 범위를 추정하면 예후의 추정이 확실해진다. 이와 같이 임상검사의 수치는 보다 정량적으로 취급되어 임상의학에 이용되고 있다.

표 4-2 주요 효소의 혈중 반감기

효소	반감기
LD_1	70~80시간
LD_2	60~70시간
LD_3	40~50시간
LD_4	10~20시간
LD_5	5~10시간
CK-MM	15시간
CK-MB	12시간
CK-BB	**3시간**
AST(cAST)	20~30시간
AST($_m$AST)	5~10시간
ALT	**45~55시간**
ALP 간형	6~7일
ALP 골형	1.7일
ALP 태반형	4~5일
ALP 소장형	매우 짧음
GGT	7~10일
AMS	3~6시간
LPS	3~6시간
ChE	10일

④ 효소의 혈청 반감기

혈청으로 일탈된 효소는 여러 가지 메커니즘에 의해 불활성화 된다. 그러나 효소 활성이 반감하는 시간을 측정하는 것이 가능하여, 혈청의 효소 활성은 시간당의 유출량과 불활성화되는 속도와의 관계로부터 결정된다. 일반적으로 심근경색과 같이 장기 손상이 일과성인 경우에는 반감기가 짧은 효소 활성의 경우에는 일탈 시작과 함께 초기에 최대치에 도달하고 조기에 정상으로 회복되지만, 반감기가 긴 효소는 최대치에 느리게 도달하고 또한 정상으로의 회복도 느리다. 심근경색에서 CK는 전자에 해당하고, LD는 후자에 해당한다.

표 4-2에 이용 빈도가 높은 효소들의 대략적인 혈청 반감기를 나타냈다. LD 등은 동종 효소에 따라 반감기가 다르며, 심근에 풍부한 1, 2형은 3, 4, 5형보다 반감기가 길다.

(3) 혈청 효소의 활성 측정에 의한 장기 추정

① 효소 내용을 이용한 방법

각각의 장기마다 포함된 효소나 함량이 다르다. 이러한 차이를 이용한 것이 효소 프로필을 이용하는 방법이다. 두 가지 효소를 조합하여 비교해 보는 방법이 보급되어있다. 이것에는 CK/LD, LD/AST 등이 있다.

② 동종 효소를 이용하는 방법

전술한 바와 같이, 동종 효소의 패턴은, 특정 장기에 특이적인 경우가 많다. 따라서 손상 장기의 추정에 동종 효소 분획을 이용하는 것이 가능하다. 동종 효소 분획을 많이 이용하는 효소로는 LD, ALP, AMS, CK 등이 있다.

(4) 기타 체액 효소

① 림프액

정상인의 림프액 중의 효소 농도는 혈청의 50~80% 정도이다. 일탈되는 기전은 혈청의 경우와 거의 동일하다.

② 뇌척수액

뇌척수액에서도 효소의 활성은 인정되지만 혈청 효소와의 사이에 반드시 상관관계가 있는 것은 아니다.

③ 소변

소변의 효소는 신장의 사구체를 통과한 효소와 요관, 방광, 전립선, 요도 등 신후성 조직으로부터 분비 또는 배설된 효소로 나누어 생각할 수 있다. 분자량이 작은 효소, 예를 들면 아밀레이스 등은 정상인에서도 매일 일정량이 배설된다. 신장 기능이 정상이라도 혈액의 농도가 상승하면 소변으로 아밀레이스의 배설이 증가한다. 신장 기능에 장애가 있으면 분자량이 큰 성분도 배설되기 때문에 각종 효소들의 활성이 상승한다.

한편 소변의 신후성 효소로는 ALP, β-글루코시데이스(glucosidase) 등이 정상인에서 미량으로 존재하며, 감염증이나 종양 등에서는 이들의 상승 외에도 라이소자임(lysozyme), LD 등도 자주 측정된다. LD는 조직에서 유래하는 것 외에 감염되었을 때 세균의 균체로부터 유래하는 것도 많기 때문에 주의해야 한다.

5) 효소 활성 측정

(1) 효소 활성과 단위

인체는 수 백 종류의 효소를 포함하고 있으며, 이들의 대부분은 일차적으로 세포막 표면이나 세포질 또는 소기관에 위치하며 또한 그곳에서 각각의 기능을 나타낸다. 세포 내에서 효소들은 세포막, 핵 및 미토콘드리아, 리보솜, 소포체 같은 소기관에 붙어 있거나 세포질 내에 유리 상태로 존재한다.

효소는 혈장, 수액, 소변, 삼출액과 같은 체액에 저농도로 존재한다. 이들은 1차적으로 정상적인 세포 교체가 있을 때 세포의 붕괴로부터 나타난다. 그러나 조직 세포의 손상이나 사멸 후 어떤 효소들은 체액에 고농도로 나타난다. 손상된 세포나 괴사 세포로부터 생긴 세포 내 효소(intracellular enzyme) 중 어떤 것들은 혈장 속으로 확산하거나 림프를 경유하여 혈액으로 들어온다. 세포질 효소(cytoplasmic enzyme)들은 미토콘드리아나 다른 소기관에 구조적으로 결합하여 있는 결합 효소(bound enzyme)들보다 더 빠르게 확산한다. 조직의 괴사가 일어나면 세포질 효소와 결합 효소가 함께 혈청에서 발견된다. 아울러 염증에서와 같이 세포막의 투과성 변화가 일어나면 세포로부터 체액 속으로 세포질 효소들의 확산이 일어난다. 그러므로 진단 목적을 위한 효소 측정은 보통 혈청을 이용하며, 상황에 따라서는 다른 체액이 이용되기도 한다.

효소량은 보통 질량이나 몰 농도보다는 오히려 촉매 활성(catalytic activity)으로 나타낸다. 면역 측정법의 도입과 함께 몇 가지 동종 효소(예: 전립선 유래)는 혈청 L당 동종 효소 μg(μg/L)으로 나타내기도 한다. 전립선성 동종 효소는 촉매 활성보다는 오히려 질량으로 측정되는 대표적 예이다. 또한 심장 환자의 평가에 사용되는 CK-MB 동종 효소도 질량 단위로 나타내기도 한다.

일반적인 효소 활성의 분석은 시간에 따른 기질 농도의 감소, 반응물의 증가, 혹은 NADH와 같은 보조 인자의 증감을 측정한다. 만일 기질이 효소를 포화하기에 충분할 정도로 고농도이면 반응물의 농도는 효소의 농도와 반응 시간(0차 반응)에 직접 비례한다. 효소 활성은 효소의 절대량을 나타내는 것이 아니고 효소 반응 속도라고 하는 "효소의 능력"을 나타내는 것이기 때문에 개개의 활성치를 비교하기 위해서는 단위가 필요하다. 그러나 능력은 조건에 따라 커지기도 하고 작아지기도 한다. 따라서 측정 방법을 정하고, 정해진 조건에 따라 측정하여 얻은 활성치를 단위로서 이용할 필요가 있다. 현재 사용하고 있는 단위에는 관용 단위와 국제 단위가 있다.

관용 단위는 포스파테이스(phosphatase)의 활성 측정에 이용되는 KingArmstrong 단위, 아미노기 전이 효소의 Karmen 단위, LD의 Wroblewski 단위와 같이 대부분이 측정법을 개발한 사람의 이름을 따서 사용하고 있다. 아무튼 관용 단위는 같은 효소라도 매우 다양하여 상호 데이터를 비교할 때 혼란을 일으키므로 단위를 국제적으로 통일하려는 시도가 있었다. 1964년 국제생화학연합(International Union of Biochemistry, IUB)에서는 "효소 활성은 초속도로 측정하고, 기질 농도, pH, 조효소 등의 농도를 최적 조건으로 하며, 온도를 30℃로 했을 때, 효소 1단위는 기질 1 μmol을 1분 동안에 생성물로 변화시킬 수 있는 효소의 양"으로 정하였다. 그 이전의 1961년 권고안에서는 온도를 25℃로 규정했었다. 그러나 현재는 반응 온도를 37℃로 하고 있다. 효소 활성은 온도가 1℃ 상승함에 따라 10~20%가 증가한다. 따라서 효소 활성의 측정에서는 온도 차이에 따른 값의 차이를 보정해주어야 한다.

임상검사에서는 시료량을 단백질량으로 표현할 수 없기 때문에 시료 1 mL 또는 1 L로 표현하고 있다. 국제 단위를 U(unit)로 표현하면,

$$1\ \mathrm{U/mL} = \frac{1\ \mu\mathrm{mol}\text{의 기질 변화}}{1\text{분} \times 1\ \mathrm{mL}} = \frac{[\mu\mathrm{mol}] \times \mathrm{V}}{\mathrm{t} \times \mathrm{v}}$$

V: 전체 반응액량(mL), v: 시료량(mL), t: 반응 시간(분)

따라서

$$1\ \mathrm{mU/mL} = 1\ \mathrm{U/L} = \frac{[\mu\mathrm{mol}] \times \mathrm{V}}{\mathrm{t} \times \mathrm{v}} \times 1{,}000 = \frac{\Delta \mathrm{E}}{\epsilon} \times \frac{\mathrm{V} \times 1{,}000}{\mathrm{t} \times \mathrm{v}}$$

ε: 분자 흡광 계수, ΔE: 1분당 흡광도 변화량

참고로 다음 효소들의 관용 단위를 비교해 보자

① AST · ALT

카르멘 단위(KU)

1 단위 = NADH(340 nm)의 흡광도 0.001/3 mL/분(25℃)

국제 단위

1 U/L = KU × 0.48

1972년 IUB는 "효소의 단위는 1초간에 1몰의 기질을 변화시키는 활성의 양이다"로 하자는 안을 내놓고, 그 단위는 Katal(약자 kat)로 하도록 제안하였다.

Unit와 kat의 관계는 다음과 같다.

$$1\ \text{kat} = 1\ \text{mol/초} = 6 \times 10^{7}\ \mu\text{mol/분}$$
$$1\ \text{Unit} = 1\ \mu\text{mol/분} \fallingdotseq 16.67\ \text{nkat}$$

그러나 현재 임상화학에서는 kat를 거의 사용하지 않고 있다.

(2) 효소 활성 측정

효소 활성 측정법에는 고정 시간 측정법(fixed-time assay)과 다점 연속 측정법(multipoint continuous monitoring assay)이 있다.

① 고정 시간 측정법의 원리

고정 시간 측정법은 2점 측정법(two-point assay) 또는 종말점 측정법(end-point assay)이라고도 한다. 검사실에서 처음 사용했던 효소 측정(아밀레이스, 라이페이스, 알칼리성 및 산성 포스파테이스)은 일정한 시간 동안 반응시키는 고정 시간 측정법이었으며, 효소 활성은 특정 조건에서 일정량의 혈청에 의해 변형된 기질의 양으로 나타냈다. 그러나 대부분의 경우에 고정 시간 측정법은 반응 시간(incubation time)이 길어 약 30~60분을 필요로 한다.

따라서 일정 시간 후에는 효소의 불활성화(부분적인 변성), 생성물에 의한 저해 작용 그리고 기질 농도의 부적합 등이 나타난다. 최근에는 분광광도계의 안정성이나 감도가 많이 향상되어 반응 시간의 단축이 가능해졌으며 이에 따라 이 측정법도 많이 개선되었다.

효소 활성을 정확히 측정하려면 반응 시간을 짧게 하고 반응 속도가 효소의 농도와 시간에 비례하도록 하는 것이 필수적이다. 이때 시간 변화에 따른 반응 속도는 직선의 비례식을 나타낸다. 첨가된 기질 속에 불순물이 포함되어 있거나 효소가 혈청 속의 어떤 대사물질과 결합하여 반응이 지연되는 경우가 있는데 이를 유도기(lag phase)라고 한다.

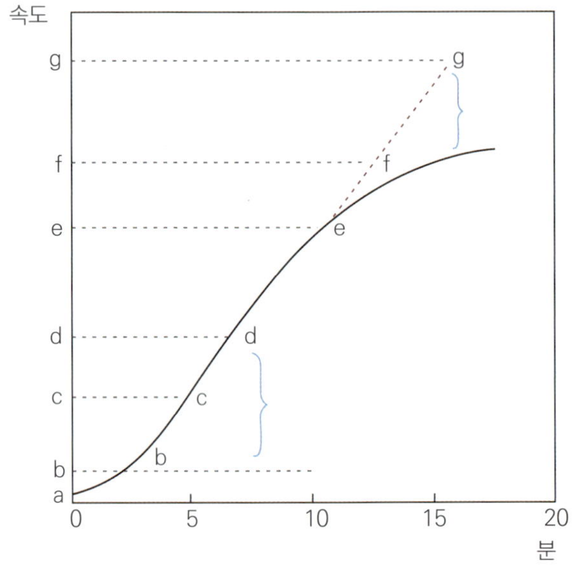

그림 4-11 고정 시간 측정

유도기(그림 4-11의 분절 a-b)는 일시적인 경쟁적 저해에 의해 일어나는 것으로 기질을 첨가하기 전에 잠깐 예비 가온을 하면 없어진다. 실제로 정확한 효소 활성도는 그림 4-11에서 보듯이 2~7분 사이(그림 4-11의 분절 b-d), 즉 5분간의 효소 활성도를 측정한다. 0~5분 사이(그림 4-11의 분절 a-c)에 측정한 효소 활성도는 유도기로 인하여 실제보다 낮게 나타난다. 또한 11분 후에는 기질이 더 이상 효소를 포화하지 못하기 때문에 분절 b-e 다음에는 0차 반응이 일어난다. 유도기 이후 15분에 효소 활성을 측정하면 분절 f-g가 가리키는 것처럼 실제보다 낮게 나타난다.

② 다점 연속 측정법 (Multipoint Continuous Monitoring, Kinetic Assay)

다점 연속 측정법은 초속도 측정법(kinetic assay) 또는 반응 속도 측정법(rate assay)이라고도 한다. 시간 함수로서 효소의 반응 속도는 일정한 반응 조건하에서 혈청을 가온하고, 기질, 보조인자 혹은 생성물의 농도 변화율을 측정함으로써 구한다. 보통 반응 시간이 짧기 때문에(수초~수분) 효소가 불활성화 될 가능성은 없다. 더욱이 연속 측정으로 인해 반응 속도를 결정하는 데 필요한 수치를 여러 개 얻을 수 있다. 만일 효소 활성이 높은데 기질 농도가 최적 상태보다 낮아지면 반응 속도가 떨어져 경고가 나타난다. 그와 같은 경고가 없다면 고정 시간 반응이 얻어진다.

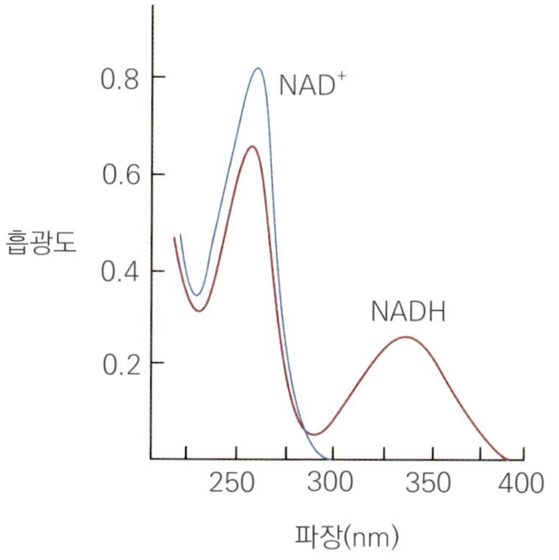

그림 4-12 NAD$^+$와 NADH의 흡광도 곡선

연속 측정법은 NADH나 NADPH의 변화를 측정하는 효소의 대부분에 일반적으로 응용된다. 그러나 만일 착색 산물이 무색 기질로부터 생성된다면 다른 효소의 활성도(예: 알칼리성 포스파테이스)를 구하는 데도 사용될 수 있다. 많은 경우 효소와 기질의 1차 반응으로만 효소 활성을 구하는 경우는 드물고, 대개는 정제된 효소와 조효소를 이용하는 공역 반응을 통하여 효소 활성을 구한다. 공역 반응에 의한 효소 활성의 측정 원리는 효소 작용과 함께 NADH의 생산과 소실을 340 nm에서의 흡수도 증가와 감소로 측정하는 것을 기초로 한다(그림 4-12).

공역 반응에 첨가되는 효소, 즉 부속 효소(accessory enzyme)는 양이 충분해야 한다. 혈청 관련 효소의 측정을 시작하기 전에 미리 항온 시간을 가져 가외 반응에 의해 일어나는 NADH의 사용 혹은 생성을 완전히 해결해야 하는 것이 필수적이다.

또한 어떤 효소들은 2점 측정법에서 기술한 바와 같이 유도기를 가지기 때문에 반응 속도를 측정하기 전에 반드시 유도기 시간을 가져야 한다. 아무튼 연속 측정법에 관한 사전 지식을 충분히 숙지하여 일어날 수 있는 오차를 없애야 한다. 또한 흡광도의 변화를 기록한 결과지를 관찰하여 효소 활성의 직선성을 검사해야 하고, 높은 효소 활성도를 가진 혈청 시료에 대하여 기질이 충분한 지의 여부를 알아야 한다.

③ 효소 활성 측정의 실제

초속도법에 의한 효소 활성 측정을 그림 4-13에 나타냈다. 효소 반응의 시작은 기질을 첨가하는 방법과 효소를 첨가하는 방법이 있는데, 다음과 같은 이유로 인하여 기질 첨가 방법이 좋다. 그림 4-13a는 반응액과 효소 시료가 둘 다 전혀 문제가 없는 이상적인 상태에서 측정한 것으로 시간-변화량의 관계가 직선을 나타낸다. 이 경우는 기질 농도가 충분하게 높은 것으로 생각된다. 단위 시간당 변화량을 측정하여 변화율 $\Delta E/\Delta t$를 구하고, 이를 효소 활성치로 환산한다.

그림 4-13b는 기질 농도가 충분하지 않은 상태로서 반응의 진행과 함께 반응 속도가 저하하기 때문에 될 수 있는 한 반응 시간이 0에 가까운 상태에서 측정해야 한다.

그림 4-13c는 유도기를 나타내는 예이다. 유도기란 전술한 바와 같이 일종의 잠복기와 같은 것으로 반응 시작 후 잠시 완만한 반응 속도로 진행한 후 직선기로 들어간다. 이것은 공역 반응에서 최후의 검출 반응 효소(부속 효소)·기질 복합체의 형성이 늦어지기 때문에 일어나는 경우가 대부분이지만(아미노기 전이 효소, 크레아틴 카이네이스), 저해제의 혼입이나 비활성형 효소가 활성화되기까지의 시간 경과 등에 의한 것도 있다. 효소를 첨가하고 사전 항온(preincubation)을 행한 다음 기질을 첨가하고 반응을 시작하면 유도 시간이 단축되기도 한다. 아무튼 활성 측정은 유도기가 지난 후에 해야 한다. 크레아틴 카이네이스는 반드시 유도기가 존재한다.

그림 4-13d는 폭발 반응(burst reaction)이라고 한다. 시료 첨가 직후에 급격한 변화가 일어난 다음 직선기로 들어간다. 이는 시료 중에 공존하는 성분에 의해 일어나는 일시적인 기질 소비 반응이며, 반응액 중의 공존 효소가 시료 중의 공존 물질에 작용하여 부 반응을 일으켜 발생하는 경우도 있다. 이 경우에도 효소(혈청)를 사전 항온을 한 다음 기질을 첨가하여 방해 성분을 제거하면 효과가 있기도 하다. 초속도 측정은 당연히 폭발 부분을 피하여 한다. 폭발 반응은 혈액 응고 인자의 측정계나 NADH-탈수소 효소 공역 반응계에서 볼 수 있다. 이상으로 효소 활성을 측정하는 방법에는 1점 측정, 2점 측정, 다점 측정, 결과지에서 균배를 작성하는 방법 등이 있다.

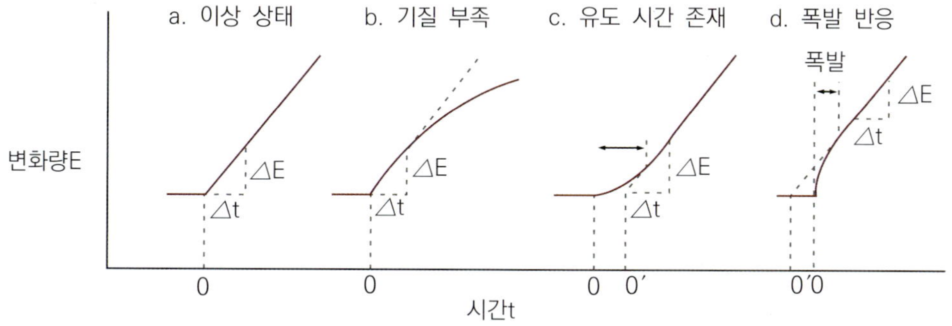

그림 4-13 초속도 측정

(3) 공역 반응

많은 효소 반응은 NAD^+-NADH 조효소계를 필요로 하지 않는다. 그러나 효소 활성을 측정하기 위한 수단으로 이 조효소를 반응계에 포함시킨다. 일차 효소의 활성을 측정하기 위해 연속적으로 반응을 진행시키는데 이를 공역 반응이라고 한다. 예를 들어, 크레아틴 카이네이스의 활성을 측정하기 위한 방법으로 3단계의 연속 반응을 거치는 방법이 있다. 첫 번째 반응을 주 반응(primary reaction)이라고 하며, 그 다음 반응을 부 반응(auxiliary reaction), 그리고 측정 대상이 되는 마지막 단계를 지시 반응(indicator reaction)이라고 한다.

$$\text{크레아틴} + \text{ATP} \xrightarrow{\text{CK}} \text{크레아틴인산} + \text{ADP}$$

$$\text{ADP} + \text{PEP} \xrightarrow{\text{P.K}} \text{피루브산} + \text{ATP}$$

$$\text{피루브산} + \text{NADH} + \text{H}^+ \xrightarrow{\text{LD}} \text{젖산} + \text{NAD}^+$$

여기서, ATP = adenosine triphosphate
ADP = adenosine diphosphate
PK = pruvate kinase
CK = creatine kinase
PEP = phosphoenolpyruvate
LD = lactate dehydrogenase

2. 근육 효소

1) 크레아틴 카이네이스(Creatine kinase, CK)

계통명 : ATP:creatine-*N*-phosphotransferase
EC 2.7.3.2
상용명 : Creatine kinase(CK)
별 명 : Lohmann's enzyme
반 응 :

$$\text{크레아틴} + \text{ATP} \underset{\text{pH 6.7}}{\overset{\text{CK, Mg}^{2+}\text{, pH 9.0}}{\rightleftharpoons}} \text{크레아틴인산} + \text{ADP}$$

◆ 핵심용어

CK, Lohman 반응, CK_1, CK_2, CK_3, 심근경색

◆ 학습요점

심근경색에서 CK 및 CK 동종 효소의 변동
CK 및 CK 동종 효소 측정법의 비교

(1) 생화학 및 생리적 의의

크레아틴 카이네이스(CK)는 아데노신삼인산(adenosine triphosphate, ATP)의 인산기를 크레아틴에 가역적으로 전이하는 반응(정반응)과 크레아틴인산의 인산기를 ADP에 전이하는 반응(역반응)을 촉매한다. CK는 TCA 회로나 혐기적 해당계에서 생성된 ATP의 인산을 보다 안정된 크레아틴인산 형태로 저장하거나(정반응), 에너지를 필요로 할 때 ADP를 재인산화하여 ATP를 생성하는(역반응) 반응에 관여한다.

1934년 Lohmann은 근육에 크레아틴인산을 분해하는 효소가 존재한다는 것을 보고하였고, 그 후 Bangar는 반응 메커니즘과 함께 본 효소를 정제하였다. 장기 분포를 보면, 골격근, 심근, 뇌에 풍부하게 함유되어 있으며, 그 외의 장기에는 거의 함유되어 있지 않다. 따라서 본 효소의 활성 측정은 근육이나 뇌 질환의 진단 지표로서 이용되고 있다. CK의 성질을 표 4-3에 나타냈다. 세포 내에서의 분포를 보면 주로 세포질의 가용성 분획에 포함되어 있지만, 미토콘드리아나 그 외의 과립 중에도 존재한다. CK의 분자량은 약 8만 달톤으로, 분자량 4만 달

톤의 성질이 다른 2개의 소단위체(서브유닛)로 구성된 2량체(dimer) 효소이다. CK를 구성하는 소단위체의 종류에는 뇌형(brain type, B형)과 근육형(muscle type, M형)이 있으며, 이들의 조합에 의해 BB형(CK_1), MB형(CK_2) MM형(CK_3) 3종류의 전형적인 동종 효소가 존재한다. 이들을 전기영동으로 분획하면, 그림 4-14에서 보는 바와 같이 BB가 음전하를 가장 강하게 띄고 있어서 양극으로 가장 빨리 이동하며(프리알부민 분획), MB는 BB와 MM의 중간(β-글로불린 분획)에 위치한다. MM은 음전하가 가장 약하며, 약간 음극으로 이동한다. MM의 이동은 γ-글로불린과 비슷하다. CK 동종 효소에 붙인 번호 1, 2, 3은 전기영동에서 양극 쪽으로 가장 빨리 이동한 순서이다. 다시 말하면, 양극 쪽으로 가장 빨리 이동한 것이 CK_1이다. CK의 최적 pH는 정반응이 8~9, 역반응이 6~7이다. 반응의 평형은 역반응 쪽으로 기울어 있다.

표 4-3 CK의 성질

장기 분포	골격근, 심근, 평활근, 뇌
세포 내 분포	세포질, 미토콘드리아
분자량	약 8만
소단위체(서브유닛)	B형, M형
동종 효소	BB(CK_1), MB(CK_2), MM(CK_3)
최적 pH	8~9(정반응), 6~7(역반응)
K_m(mol/L)	5×10^{-3}(크레아틴), 5×10^{-3}(크레아틴인산) 4×10^{-6}($ATP-Mg^{2+}$), 5×10^{-5}($ADP-Mg^{2+}$)
활성제	Mg^{2+}, Ca^{2+}, Mn^{2+}
저해제	킬레이트제, Cl^-, 인산

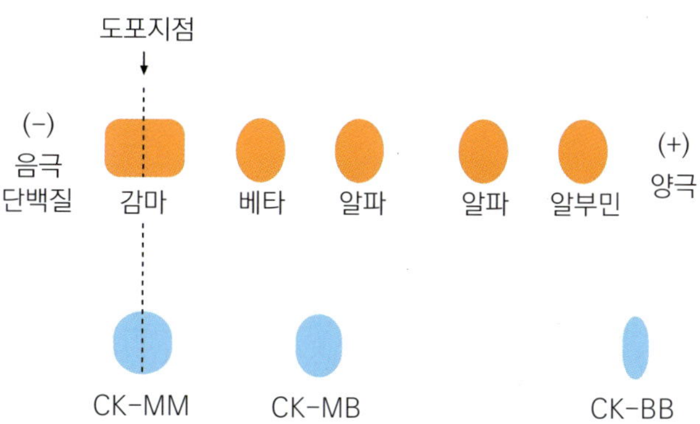

그림 4-14 CK 동종 효소의 전기영동 패턴

(2) 임상적 의의

1959년 Ebashi 등은 진행성 근육 퇴행위축(dystrophy) 환자의 혈청 중에 CK가 상승한다는 것을 최초로 발견하였으며, 1960년에는 Dreifus가 심근경색(myocardial infarction, MI)에서 혈청 CK가 상승한다는 것을 발견하였다. 1963년 Heise는 혈청 CK 활성이 혈청 AST나 LD보다도 심장근육이나 뼈대근육의 손상을 더 민감하게 반영한다고 보고하였다.

혈청의 CK가 현저하게 상승하는 질환은 신경근육 질환에 한정되며, 특히 뒤시엔느(Duchenne)형, 지대형, 선천형 등의 근육 퇴행위축에서 현저하게 상승한다. 뒤시엔느형의 경우 보인자(질환을 앓고 있는 아이의 엄마)에서도 3~6배가 더 높기 때문에 우생학적으로도 이용하고 있다. 또한 다발성 근육염이나 근육 외상, 근육 주사, 수술에서도 상승한다. 특히 외상 등의 근육 손상(압상으로 인한 심하게 근육이 파괴되는 급성 횡문근 용해에서는 혈청 CK가 상한치의 200배까지 상승할 수 있다), 일산화탄소 중독, 악성 고열증 등에서는 매우 높은 값을 나타내고, 동시에 마이오글로빈도 유출되고, 급성 신장 기능 상실을 일으키기 때문에 주의를 요한다. 심근경색(MI)에서 CK 측정은, CK-MB가 심근에 특이적으로 존재하기 때문에 중요하다. 심근경색에서 나타나는 CK를 비롯한 다른 관련 효소의 활성도 변화를 표 4-4에 나타냈다. 급성심근경색 진단을 위한 효소 및 생물표지자(biomarker)에 대해 〈부록〉에 자세히 설명하였다.

표 4-4 심근경색(MI)에서 나타나는 MI 진단 효소의 변화

효소		효소 활성			
효소명	약자	성인의 정상 상한치(ULN)(U/L)	증가 (×ULN)	최대 증가시간 (시간)	정상 회복시간 (일)
크레아틴 카이네이스	CK	100	5~8	24	2~3
동종 효소 MB	CK-MB	6	5~15	12~24	2~3
아스파르트산 아미노기 전이 효소	AST	25	3~5	24~48	4~6
젖산탈수소효소	LD	290	2~4	48~72	7~12
동종 효소 1(H_4)	LD_1	100	2~4	48~72	6~12
동종 효소 2(H_3M)	LD_2	115	1.1~3	48~72	6~10

* 시간은 흉통이 명백하게 시작된 후를 가리킨다.
* CK는 흉통 시작 후 6~15시간에 증가하기 시작한다.
* LD_1/LD_2의 비율이 1 이상으로 된다(flipped ratio).
* CK-MB는 흉통 후 3~15시간에 증가하기 시작한다.

중증근무력증, 다발성 경화, 회색질척수염, 파킨슨병과 같은 신경원성 근육질환에서는 혈청 CK가 상승하지 않는다.

장거리 육상 선수(마라톤 선수)처럼 지속적으로 훈련하는 사람은 골격근의 CK-MB 함량이 증가하고 혈청에도 증가한다.

급성 심근경색의 진단은 CK와 CK-MB 측정보다 cTnI(심근 트로포닌 I)와 cTnT(심근 트로포닌 T)가 더 유용하다. 그러나 급성 심근경색에서는 이들보다 마이오글로빈이 더 빨리(2시간 이내) 상승했다가 사라진다.

(3) 측정법

혈청 CK의 측정법은 그림 4-14에 나타낸 바와 같이 여러 가지 방법이 있으며, 현재 일상검사에서 이용되는 방법은 역반응으로 생성된 ATP를 공역 효소를 이용하여 정량하는 방법이다. 역반응(CrP→Cr)이 정반응(Cr→CrP)보다 6배 더 빠르게 진행된다.

$$\text{크레아틴인산} + \text{ADP} \xrightarrow[\text{pH 6.7}]{\text{CK}} \text{크레아틴} + \text{ATP}$$

$$\text{ATP} + \text{글루코스} \xrightarrow{\text{HK}} \text{글루코스-6-인산(G-6-P)} + \text{ADP}$$

$$\text{G-6-P} + \text{NADP}^+ \xrightarrow{\text{G6PD}} \text{6-인산글루콘산} + \text{NADPH} + \text{H}^+$$

현재 이 방법이 국제임상화학연합(IFCC)을 비롯한 대부분의 나라에서 사용하고 있는 기준법으로 감도와 정도에 있어서 가장 신뢰할 수 있는 방법이다. 그러나 이 측정법에서도 유도기(lag time)가 존재하며, 시료나 시약 중에 아데닐산카이네이스(adenylate kinase, AK)가 섞이면, 2ADP → ATP + AMP의 반응이 일어나, 생성된 ATP에 의해 정오차를 일으키는 등의 문제점을 가지고 있지만, AK 저해제를 사용하면 영향을 받지 않는다.

CK의 활성제는 Mg^{2+}인데, 이것은 ATP 및 ADP와 복합체를 형성한다. Mg^{2+}의 최적 농도는 범위가 매우 좁다. 과다한 Mg^{2+}은 오히려 CK 활성을 저해한다.

CK는 혈청에서 비교적 불안정하기 때문에 효소의 활성 부위에 있는 티올(-SH) 작용기가 산화되면 활성을 잃는다. 이때 *N*-아세틸시스테인(acetylcysteine), 디티오트레이톨(dithiothreitol), 글루타티온(glutathione) 등과 같은 황화수소(-SH) 화합물 즉, 티올제를 첨가하면 활성이 부활된다. 이중 가장 좋은 부활제는 *N*-아세틸시스테인이다.

(4) 측정 시 주의사항

① 시료

CK는 티올(-SH) 효소이기 때문에 산화에 의해 불활성화되기 쉽다. 냉소에 보존하더라도 하룻밤 사이에 활성이 저하하므로 동결 보존을 원칙으로 한다. CK는 실온에서 8시간, 4℃에서 48시간, -20℃에서 1개월까지 안정하다.

적혈구에는 CK가 없어서 약간의 용혈은 괜찮지만, 심한 용혈 혈청은 적혈구 중의 아데닐산 카이네이스, ATP, 글루코스-6-인산이 유리되어 지연기(lag phase)에 영향을 미치고 정오차를 일으킨다. EDTA, 구연산 등의 항응고제는 본 효소의 활성인자인 Mg^{2+}의 효과를 방해하기 때문에 사용해서는 안 된다.

② 시약

CK는 시스테인, 글루타티온, 아세틸시스테인 등의 티올기(-SH) 보호제에 의해 안정화됨과 동시에 활성화된다. 티올 보호제를 첨가하면 유도기가 단축되지만 완전히 없어지는 것은 아니다. 유도기는 혈청 중에 존재하는 미지의 저해제에 의해 일어나는 것으로 생각하고 있다.

③ 정도관리

시약의 안정화와 장치의 발달에 의해 분석 재현성이 많이 향상되었다. 관리혈청을 이용할 경우에는 용해 후에 CK의 안정성에 주의해야 한다.

④ 높은 값의 관리

반드시 LD 및 AST의 활성치와 비교해 본다. 또한 이들의 효소 활성은 용혈 시료에서 높기 때문에, 용혈 시료는 피해야 한다.

(5) 기준범위

IFCC 권고법, 37℃에서의 기준범위는 다음과 같다..

CK 남 여	p46~171 U/L 34~145 U/L
CK-MB	≤ 총 CK의 4~6%

남녀 간의 성차가 있으며, 여성은 남성보다 약 20% 낮다. 격렬한 운동 후나 한랭 자극 후에 활성이 상승하는 경우도 있다. 월요일에 활성을 측정할 경우에는 일요일에 운동한 것의 영향을 받으므로 주의해야 한다.

(6) 크레아틴 카이네이스 동종 효소

① 동종 효소의 종류

가. 동종 효소

앞에서 설명하였듯이 CK는 2개의 소단위체로 구성된 2량체이며, 뇌형(B형)과 근육형(M형)의 조합에 의해 BB형(CK_1), MB형(CK_2), MM형(CK_3) 3종류의 동종 효소가 존재한다. 동종 효소에 붙인 번호는 전기영동에서 양극 쪽으로 가장 빨리 이동한 순서이다.

장기 분포는 표 4-5 및 그림 4-15에 나타낸 바와 같이 MB형이 비교적 심근에 특이적이고, 이 때문에 심근 손상(심근경색)의 진단에 이용된다. 그러나 심근의 MB형 함량은 40%를 넘지 않는다. 따라서 심근경색에서의 전기영동 분석(그림 4-16)을 보면 MM형의 상승이 가장 크다. 그리고 MB형은 정상인의 혈청에서는 발견되지 않으나 심근경색에서 확실한 증가를 나타낸다는 점에서 진단의 특이성이 있다. CK 동종 효소의 성질을 표 4-6에 정리하였다.

표 4-5 CK 동종 효소의 장기 분포

장 기	동종 효소 분포
뼈대근육(Ⅰ형, 느린 연축, 적색 근육)	BB < 1%, MB 3%, MM 97%
뼈대근육(Ⅱ형, 빠른 연축, 백색 근육)	BB < 1%, MB 1%, MM 99%
변성 뼈대근육	MM이 대부분을 차지하며, 약간의 MB를 포함한다. 근육 퇴행위축
심장근육(심근)	BB < 1%, MB 22%, MM 78%
자궁근육	MM, MB 외에 BB분획을 포함한다
위장관(평활근)	BB 96%,MB 1%, MM 3%
방광	
뇌	BB 100%

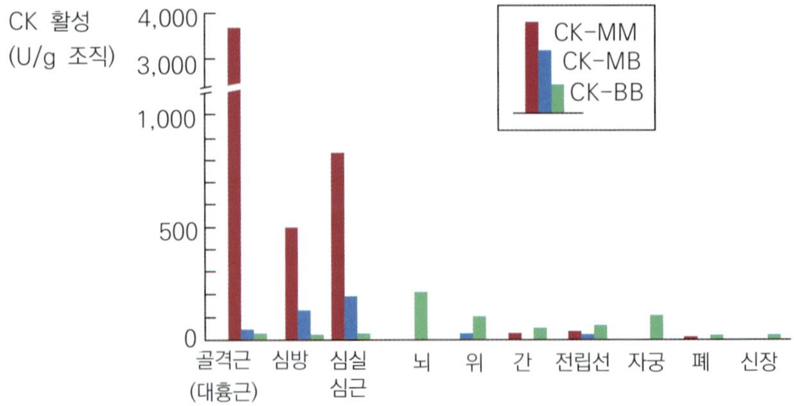

그림 4-15 CK 동종 효소의 장기 분포

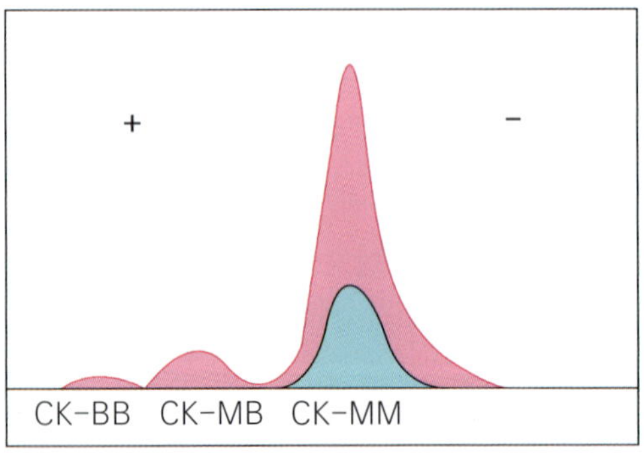

그림 4-16 전기영동에 의한 CK 동종 효소의 분류

청색: 정상, 적색: 심근경색

표 4-6 동종 효소의 성질

전기영동	+ (양극)			- (음극)
아가로스 겔	CK_1(BB)	CK_2(MB)	Macro-CK	CK_3(MM)
영동 위치	pre-알부민	α_2	α_2-γ	γ
소단위체 구성	BB	MB	CK-Ig	MM
유래 장기	뇌, 위, 장	심근	-	골격근, 심근
항원성	B	M, B	-	M
질환	악성 종양 (전립선, 위, 장) 뇌 손상	심근경색 심근염 심장 수술	-	총 CK가 상승 하는 모든 질환

나. 아이소폼(isoform)

M 소단위체가 혈청에서 펩티데이스의 작용을 받아 M′소단위체로 변화한다. 그 때문에 MM 동종 효소는 MM, MM′, M′M′ 3분획으로 분류되며, MB 분획은 MB, M′B로 분류된다. M′의 생산은 세포로부터 유출된 후에 시간에 비례하므로, M′의 양을 측정하면, 세포로부터 유출된 시간의 추정이 가능하여 심근경색의 발작 후 어느 정도 시간이 경과했는지를 추정할 수 있다.

* 아이소폼(isoform): mRNA가 번역 후 변조된 효소 분자

② 동종 효소의 임상적 의의

CK가 혈청에 증가하는 경우에 그 증가를 초래한 장기를 추정하는 것이 중요하다. 표 4-19에 나타낸 바와 같이 동종 효소 분획의 유래 장기가 밝혀져 있는데, 심근경색에서는 CK-MB의 출현과 그 농도가 중요하다. 단, 심근경색에서 순환부전이 고도로 진행되면, 골격근 유래의 CK가 유출되어 총 CK 활성이 증가하는데, 이것만으로는 심근경색의 평가가 곤란하기 때문에 CK-MB를 정량하는 것이 필요하다.

CK-BB는 신생아에서 신생아 가사(假死)와 뇌 장애의 추정에 이용되며, 또한 장 순환 부전 등에서도 마찬가지로 BB의 값이 중요하다. CK에도 면역글로불린 결합한 것이 있는데, 이것을 Macro-CK라고 한다. Macro-CK가 나타나는 경우는 적으나 지속성 고CK혈증을 검색하는 데 있어서 중요하다. 이 현상은 전기영동분석으로는 용이하게 확인할 수 있지만, 다른 방법으로는 어렵다. 미토콘드리아 유래의 CK(CK-Mt)가 혈중에 출현하는 경우가 있다. 악성 종양에서 많으며, 그 출현 메커니즘은 명확하지 않다.

③ 측정법

가. 전기영동

지지체로는 아가로스 겔, 폴리아크릴아마이드 겔, 셀룰로스 아세테이트 플레이트가 이용되며, 일상 분석에서는 셀룰로오스 막이 자주 이용된다. 검출 반응은 크레아틴인산과 ADP를 기질로 하여 생성된 NADH를 340 nm에서 흡광도를 측정하든가 니트로블루 테트라졸륨(NBT) 색소 형성 반응을 공역시켜 염색하는 방법을 이용한다. 전자의 경우는 정성적으로 UV 램프로 관측할 수 있지만, 정량을 위해서는 형광광도계가 필요하다. 측정 조작의 간편성 등의 이유로 인해 UV법이 자주 이용되고 있다. 후자의 경우는 테트라졸륨 염색으로 BB, MB 부근에 비특이적인 패턴을 형성하기 쉽다. 이것은 시약으로서 이용되는 탈수소 효소의 순도나 SH기 함유 물질 등에 의해 비특이적으로 생성된 것이다.

나. 이온교환 칼럼

DEAE(diethylaminoethyl)-세파덱스(sephadex) 같은 이온교환 물질을 충전시킨 미니 칼럼에 시료를 첨가하고 CK 동종 효소를 분획하여 용출한다. 이온 강도를 높이면 MM, MB, BB 순서로 용출된다. 이온 강도를 적절하게 하지 않으면 분리가 불량하게 되던가 아니면 회수율의 저하를 초래하기 쉽다. MB, BB의 효소 활성은 낮기 때문에 실활에 특히 주의해야 한다.

다. 면역저해법

면역저해법은 Neumeier 등에 의해 1976년에 개발된 방법으로, 사람 MM형에 대한 항혈청은 M 소단위체에 특이적이기 때문에, 이것을 CK 동종 효소와 반응시키면 MM형의 2개의 소단위체는 항체와 결합하여 효소 활성을 완전히 잃지만, BB형은 항체와 반응하지 않기 때문에 효소 활성은 아무런 영향을 받지 않는다. 하이브리드인 MB형의 경우에는 2개의 소단위체 중 1개가 소단위체와 결합하고, 1개는 그대로 있기 때문에 효소 활성은 1/2로 된다. 이러한 방법으로 B 소단위체의 양도 구할 수 있다. 이와 같은 방법을 면역저해법이라고 한다. 혈청 BB 활성이 극히 적다는 전제 하에, 이 방법에서 얻은 활성을 MB 활성으로 보고 심근경색의 진단에 이용하고 있다(그림 4-17).

혈청 CK는 불안정하기 때문에 안정화하기 위하여 SH기 보호제를 사용한다. MB, BB는 MM보다 불안정한 것으로 알려져 있다.

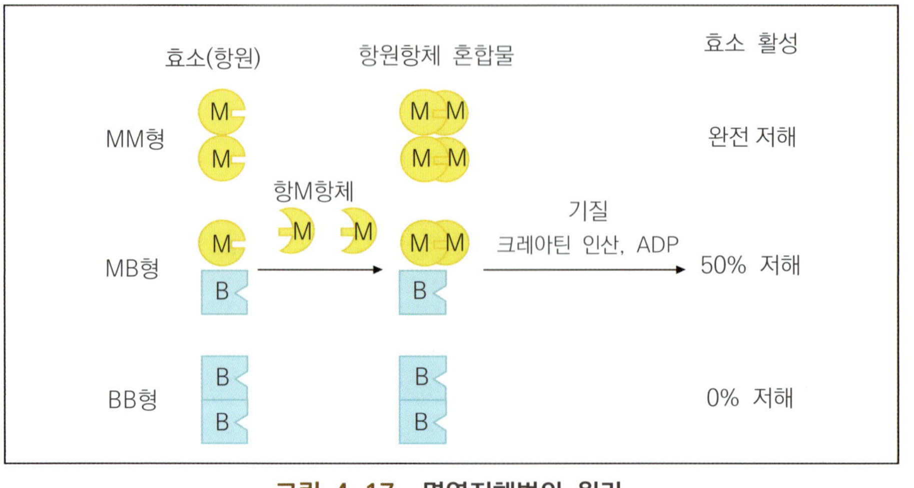

그림 4-17 면역저해법의 원리

④ 기준범위

CK 참조.

이해도의 점검과 문제

1. CK 측정법 중에서, 최근에 가장 많이 이용되고 있는 방법에 대한 원리를 설명하라.
2. CK 측정에서 분석 전에 주의해야 할 점은 무엇인가?
3. CK 동종 효소에 대하여 설명하라.
4. 심근경색에서 CK 동종 효소가 측정되는 이유를 설명하라.
5. CK 아이소폼이란 무엇이며, 그 임상적 의의는 무엇인가?

2) 알돌레이스(Aldolase, ALD)

계통명 : Fructose-1,6-bisphosphate, D-glyceraldehyde-3-phosphatelyase
EC 4.1.2.13

상용명 : Aldolase(ALD)

반 응 :

알돌레이스는 분해 부가 효소(lyase)로서 프룩토스-1,6-이인산(fructose-1,6-bisphosphate)의 C_3와 C_4 사이의 결합을 분해하여 C_1-C_3 부분인 다이하이드록시아세톤인산(dihydroxyacetone phosphate)과 C_4-C_6 부분인 글리세르알데하이드-3-인산(glyceraldehyde-3-phosphate)을 생성한다.

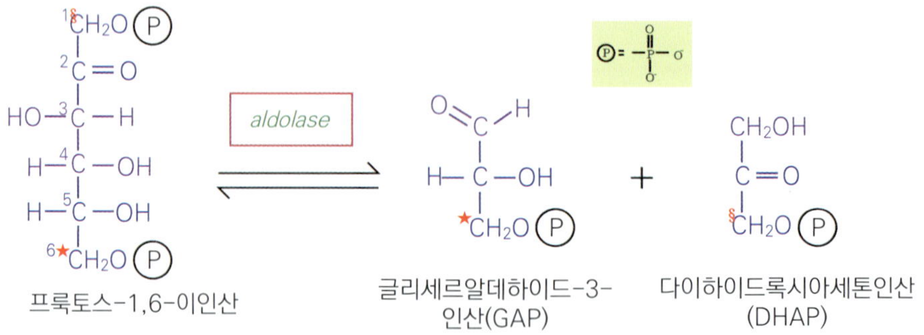

◆ **핵심용어**

ALD, 뼈대근육 장애, 악성 종양, 하이브리드 분자

◆ **학습요점**

알돌레이스의 임상적 의의, 알돌레이스 동종 효소의 소단위체와 임상적 의의

(1) 생화학 및 생리적 의의

알돌레이스는 프룩토스-1,6-이인산(fructose-1,6-bisphosphate, F-1,6-P)을 가수분해하여 다이하이드록시아세톤인산(dihydroxyacetone phosphate, DAP)과 글리세르알데하이드-3-인산(glyceraldehyde-3-phosphate, GAP)으로 분해하는 무산소(혐기성) 해당계의 중요한 효소이다. ALD는 1934년 마이에르호프

(Meyerhof)에 의해 발견되었다. 알돌레이스는 상기의 반응 외에도 다음과 같은 반응을 촉매한다.

프룩토스-1-인산 ⇄ 다이하이드록시아세톤 + D-글리세르알데하이드

즉, 알돌레이스는 F-1,6-P 뿐만 아니라 프룩토스-1-인산(F-1-P)에도 작용한다. 사람에서 알돌레이스는 근육, 간, 뇌에서 유래하는 3종류의 동종 효소가 잘 알려져 있다. 이들은 기질에 대한 친화성이나 최대 속도가 다르며, 이것을 각 장기의 기능과 관련하여 생각하면 매우 흥미롭다(표 4-7).

표 4-7 알돌레이스의 조직 유래와 그 성질

	유래 장기		
	뼈대근육	간	뇌
동종 효소	A	B	C
분자량(× 1,000)	150~160	150	150
K_mFDP	6×10^{-5}	1×10^{-6}	2×10^{-6}
K_mF1P	1×10^{-2}	9×10^{-4}	1×10^{-2}
FDP/F1P	50	1.0	10

(2) 임상적 의의

알돌레이스는 근육, 간에서 상대적으로 활성이 높기 때문에 근육 질환과 간 질환의 진단에 이용된다. 알돌레이스는 가용성 효소이므로 유출 효소로 생각하여 평가한다. 따라서 혈청 알돌레이스 활성은 진행성 근육 퇴행위축(dystrophy), 다발성 근염, 심근경색, 급성 간염에서 증가한다. 또한 악성 종양에서도 상대적으로 활성이 높은데, 특히 백혈병 등의 악성 종양에서 증가한다.

악성 종양과 관련하여 1943년 Warburg와 Christian이 악성 종양 환자의 혈청에서 알돌레이스 활성이 증가한다는 것을 보고한 이래, 종양과 해당 효소의 관계가 흥미롭게 연구되어 왔다. 그러나 알돌레이스는 종양 진단과 관련하여 특이성에 문제가 있고, 다른 종양 마커들도 많이 생겨나서 현재는 백혈병의 진단에만 이용되고 있다.

(3) 측정법

① 글리세롤-3-인산 탈수소 효소를 이용한 자외선법

$$\text{프룩토스-1,6-이인산} \xrightarrow{\text{ALD}} \text{DAP} + \text{GAP}$$

$$\text{GAP} \xrightarrow{\text{TPI}} \text{DAP}$$

$$2\ \text{DAP} + 2\text{NADH} + \text{H}^+ \xrightarrow{\text{GPDH}} 2\ \text{글리세롤-1-인산} + 2\ \text{NAD}^+$$

ALD: Aldolase
DAP: Dihydroxyacetone phosphate
GAP: Glceraldehyde-3-phosphate
TPI: Triose phophate isomerase
GPDH: Glycerol phosphate dehydrogenase

NADH의 감소를 340 nm에서 측정한다. 현재 이 방법이 가장 일반적으로 이용되고 있다.

(4) 측정 시 주의사항

알돌레이스는 비교적 불안정한 효소로서 냉장고에 보존할 경우 2~3일 후면 활성이 30~40%로 떨어진다.

(5) 기준범위

신생아의 혈청 ALD 활성은 성인의 4배에 이르며, 소아는 2배에 이른다. 사춘기 이후에 성인 수준으로 낮아진다. 남성이 여성보다 더 높은 값을 나타내는 제한적인 성차를 나타내기도 한다.

소아 10~24개월	10~40 U/L
25개월~16세	5~20 U/L
성인	2.5~10 U/L(37℃)

(6) ALD 동종 효소

① 생리적 의의

분자량 약 4만의 동일한 소단위체 4개로 형성된 4량체이다. 즉 A형 알돌레이스는 α라고 하는 소단위체로 구성되며 α_4로 표현하고, B형은 β_4, C형은 γ_4로 표현한다. 단 뇌 세포에서는 A형과 C형 유전자가 모두 발현하여 이들의 조합에 의해 α_4, $\alpha_3\gamma_1$, $\alpha_2\gamma_2$, $\alpha_1\gamma_3$, γ_4 5종류의 알돌레이스가 만들어진다. 이중 $\alpha_3\gamma_2$, $\alpha_2\gamma_2$, $\alpha_1\gamma_3$를 하이브리드 분자(hybrid molecule)라고 한다.

표 4-8 사람 조직의 FDP/F1P비

조직	FDP/F1P
간	1.0
신장	1.7
폐	5.3
뇌	7.5
심근	9.0
뼈대근육	54.0
간세포암	약 7~8
위 점막	10.0
위 근육	45.0
사람 혈청(건강인)	약 2~3
위암 환자 혈청	약 15

② 임상적 의의

전기영동 분석에서는 양극 측으로부터 C형, 하이브리드형, A형 및 B형으로 분획된다. 일반적으로 근육(A)형과 간(B)형이 검출된다. 근육 질환에서는 A형이 상승한다. 또한 백혈병 등과 같은 악성 종양에서도 A형이 상승하며, 간세포암에서도 B형은 없고 A형이 상승한다. 현재는 CK, LD 등의 동종 효소로 인해 손상 장기의 추정이 용이해졌기 때문에 별로 이용되고 있지 않지만, 악성 종양에서 발현형의 변화는 중요하다. 또한 A형, B형에서 FDP/F1P의 비율이 현저히 다르기 때문에, 이 비율도 손상 장기의 추정에 이용되고 있다. 표 4-8은 사람 조직 중의 FDP/F1P의 비율을 정리한 것이다.

③ 측정법

전기영동분석이 중요하지만 FDP/F1P비를 구하는 것도 동종 효소 및 손상 장기의 추정에 중요하다.

④ 측정 시 주의사항

알돌레이스에 준한다.

이해도의 점검과 문제

1. 알돌레이스 및 동종 효소의 측정 의의를 기술하라.

3) 젖산 탈수소 효소(Lactate dehydrogenase, LD)

계통명 : L-lactate:NAD^+ oxidoreductase
EC 1.1.1.27

상용명 : Lactate dehydrogenase(LD)

반 응 :

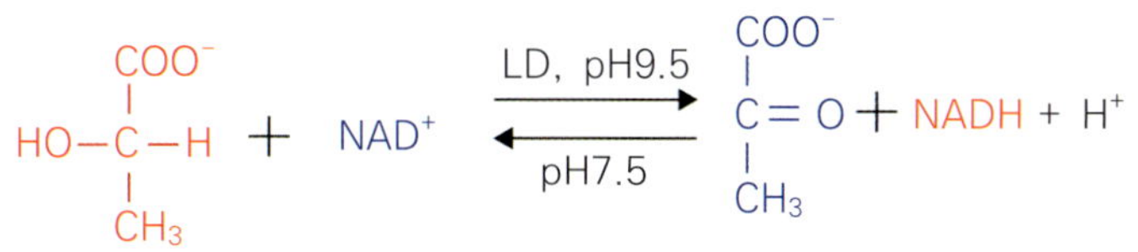

젖산 피루브산

(1) 생화학 및 생리적 의의

젖산 탈수소 효소(LD 또는 LDH)는 해당의 최종 단계에서 NAD^+ 또는 NADH의 존재 하에 젖산과 피루브산의 가역 반응을 촉매하는 산화 환원 효소이다.

무산소 해당 조건에서는 피루브산이 젖산으로 우세하게 전환되지만, 호기적인 조건에 있는 심근 등에서는 젖산이 피루브산으로 전환되어 TCA 회로에서 이용할 수 있다. LD는 동물의 모든 조직에 존재하지만 특히 심장, 간, 근육, 신장, 폐, 비장, 혈구 등에 다량으로 존재한다. LD는 서로 다른 2종류의 소단위체, 즉 H(heart)형과 M(muscle)형 4개가 결합하여 구성되는 4량체(tetramer) 효소이며, 분자량은 13.4만 달톤이다. 따라서 전형적으로 5종류의 동종 효소, 즉 HHHH(H_4; LD_1), HHHM(H_3M; LD_2), HHMM(H_2M_2; LD_3), HMMMM(HM_3; LD_4), MMMM(M_4; LD_5)가 존재한다. LD에 붙인 번호는 전기영동에서 양극 쪽으로 빨리 이동한 순서이다.

6번째 동종 효소인 LD-X(LDc)는 4개의 X 또는 c 소단위체(서브유닛)로 구성된다. 이것은 사춘기 이후 사람의 고환에 존재하는 것으로 밝혀졌다. 7번째 LD 동종 효소는 LD-6로 심하게 아픈 환자의 혈청에서 검출되었다.

LD는 모든 세포의 세포질에 있으며, 조직의 LD 농도는 혈청의 약 500배에 이른다.

(2) 임상적 의의

LD는 인체의 여러 조직에 광범위하게 분포하고 있다. 또한 이 효소는 가용성 분획에 존재하므로, LD 활성이 혈청에 증가하는 것은 어딘가의 조직이 손상되어 LD가 유출되었음을 의미한다. 이 효소는 각 조직에 따라 동종 효소의 패턴이 특징적이기 때문에 동종 효소 분획이 진단적 의의가 크다.

(3) 측정법

조효소 NADH가 자외선인 340 nm의 빛을 흡수하기 때문에, 공역 효소를 이용하지 않고도 연속 측정이 가능하다. 피루브산을 기질로 하는 "P(피루브산)→L(젖산)" 반응은 NADH의 흡광도 감소를, 젖산을 기질로 하는 "L→P" 반응은 NADH의 흡광도 증가를 연속적으로 측정하는 것이 가능하다.

표 4-9에 측정법을 정리하였다. 가시영역에서 비색반응으로 측정하는 것도 가능하지만, 분광기가 발달한 오늘날에는 거의 이용하지 않는다.

① 피루브산을 기질로하는 방법(GSCC, SSCC, IFCC 권고법)

NADH의 340 nm 흡수 감소를 연속적으로 계측하는 측정법이며, 최적 pH는 중성 부근이다. GSCC, SSCC, IFCC 권고법은 원칙적으로 이 반응을 이용하고 있다(그림 4-18). 그렇지만 GSCC 및 IFCC의 새로운 권고법은 L→P 반응을 이용한 방법이다. 피루브산에 의한 기질저해가 강하면, 동종 효소에 따라 최적 pH가 각각 달라지는 등, 몇 가지 기본적인 문제점을 갖고 있다.

표 4-9 LD 측정법(각국의 권고법을 중심으로)

	P→L			L→P
조건	GSCC	SSCC	IFCC	IFCC
완충액	인산	트리스-EDTA	인산	에틸아미노에탄올
농도(mmol/L)	100	50(트리스) 5(EDTA)	100	300
pH	7.4	7.5	7.5	8.80(30)
피루브산(mmol/L)	0.6	1.2	0.6	
젖산(mmol/L)				60
NADH(mmol/L)	0.18	0.17	0.18	
NAD(mmol/L)				6
측정 온도(℃)	25	37	37	30

GSCC: 독일임상화학회, SSCC: 스칸디나비아임상화학회, IFCC: 국제임상화학연합

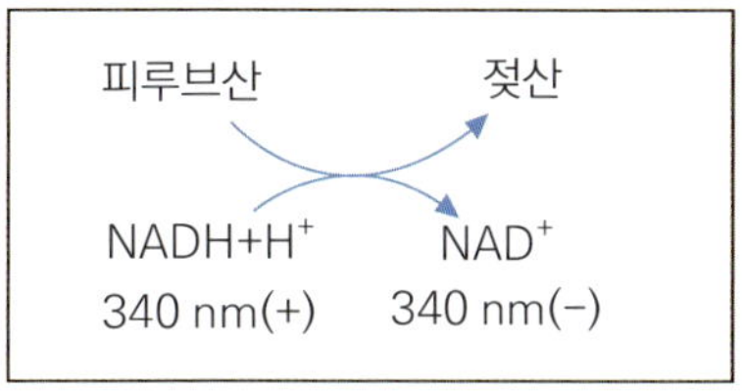

그림 4-18 P → L 반응

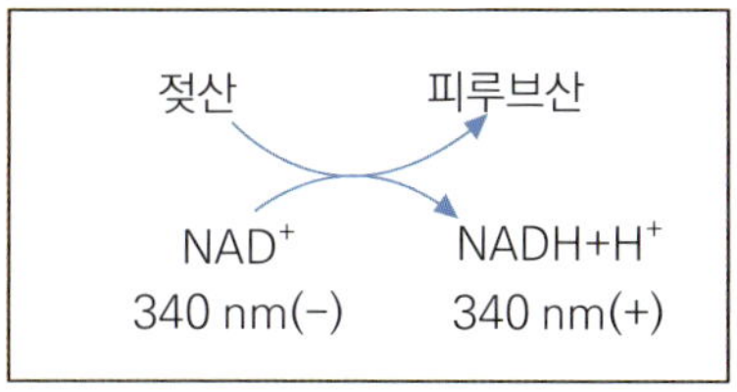

그림 4-19 L → P 반응

② 젖산을 기질로 하는 방법

젖산을 기질로 하여 생성된 NADH를 340 nm에서 측정한다(그림 4-19). 최적 pH가 알칼리 쪽으로 기울며, 동종 효소에 따른 최적 pH의 차이가 적다. 또한 기질 농도를 충분히 취할 수 있다는 것과 자외선(340 nm)의 증가를 측정하는 등 유리한 점이 많다. IFCC에서는 이 방법을 기준 방법으로 사용하고 있다.

③ 테트라졸륨에 의한 정색 반응

LD에 의해 젖산으로부터 유리된 H+와 산화형 지시약이 결합하면, 지시약이 환원되어 변색을 일으키는 데, 이것을 이용하여 LD 활성을 구한다.

이 방법에서는 제1지시약으로 PMS(phenazine methosulfate)를 사용해 왔었지만, PMS가 매우 불안정하여 빛에 쉽게 분해되기 때문에 최근에는 다이아포레이스(diaphorase)와 청색의 산화형 니트로블루 테트라졸륨(nitroblue tetrazolium, NBT)을 공역시켜, 환원된 NBT(황색)를 비색 정량하는 방법이 이용되고 있다(그림 4-20).

이 방법은 감도가 높고, NADH의 축적에 의한 생성물 저해도 어느 정도 방지할 수 있다. 그러나 색소가 잘 녹지 않기 때문에 시험관 등에 붙기 쉬우며 또한 빛에 의해 분해되는 것도 충분히 유의해야 한다. 이 방법은 LD 동종 효소의 측정에 주로 활용하고 있다.

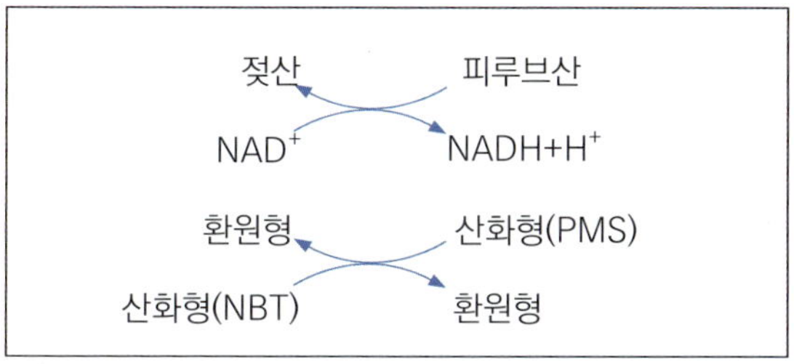

그림 4-20 테트라졸륨에 의한 정색 반응

PMS: phenazine methosulfate NBT: nitroblue tetrazolium
첫 반응은 LD가, 두 번째 반응은 다이아포라아제(diaphorase)가 촉매한다.

(4) 측정 시 주의사항

① 시료

동종 효소에 따라 안정성이 다르며, 불안정한 것은 뼈대근육형, 즉 M형 효소이다. 따라서 LD_4와 LD_5는 -20℃의 동결보다는 4℃에 보존하는 것이 오히려 안정하다. 동결할 경우에는 -45℃ 이하에 보존해야 안정하다. 뼈대근육형이 상승하는 질환은 간염, 악성 종양 등이며, 이들 질환에 대한 시료를 보존할 경우에는 주의를 요한다. 적혈구에는 혈청보다 LD 활성이 약 160배 이상 높으므로 용혈이 일어난 혈청으로 분석하면 안 된다.

② 시약

NADH는 빛에 약하고 수분을 흡수하면 갈색을 띠며 쉽게 분해되는 불안정한 시약이다. 또한 분해 물질로부터 LD 활성을 저해하는 성분이 생성된다. 일반적으로 산성 용액에서는 불안정하며, 알칼리성 용액에서는 비교적 안정하다. 한편 NAD^+는 반대로 알칼리 용액에서 불안정하다. "젖산 → 피루브산"계에서는 NAD^+가 알칼리 조건(pH 8.8~9.8)에서 작용하기 때문에 주의해야 한다.

③ 분석정도

자동분석기에서 동시 재현성은 기준범위 상한치의 3% 이하로 분석이 가능하다. 일차 재현성도 5%는 보장된다.

④ 직선성의 감시

이용하는 측정계의 직선 범위를 숙지하고, 직선 범위를 감시하는 게 중요하다. 시약의 분해 등이 있으면 기대했던 직선 범위를 얻을 수 없는 경우가 있으므로, 현저한 고치를 나타낼 가능성이 있는 백혈병, 용혈성 빈혈, 악성 종양, 근육 퇴행 위축 등의 증례에서는 상한치를 잘 감시해야 한다.

(5) 기준범위

① 고치에서의 직선 범위 감시

전항에서 설명하였듯이 이상 고치에서는 직선 범위의 감시가 중요하며, 직선 범위의 상한을 넘은 경우에는 희석하여 재검사해야 한다.

② 지속적인 고LD혈증

기본적으로 LD 동종 효소의 분석이 필요하다.

③ 기준범위

IFCC의 "L → P" 반응으로 37℃에서 측정한 성인의 기준범위는 125~220 U/L이며 소아는 180~360 U/L로 소아가 성인보다 10~15%가 더 높다. 성인 남성은 성인 여성보다 약간 더 높다.

④ 전기영동

전기영동에 의한 LD 동질 효소를 측정할 때 가장 주의해야 할 점은 효소의 활성 상실이다. 4~20℃에 보존할 경우 혈청 LD 중 LD_4가 가장 불안정하고, 그 다음으로 LD_5가 불안정하다. LD는 저온(-10~+5℃)에서 활성을 잃기 때문에 안정하게 보존하기 위해서는 -40℃ 이하에 보존하든가 아니면 25℃ 부근의 실온에서 세균 증식을 억제하면서 보존하는 방법이 권장되고 있다. 전기영동에서는 막의 온도 상승이 활성 상실의 큰 원인이 되기 때문에 냉각을 해야 한다.

(6) LD 동종 효소

① LD 동종 효소의 종류

젖산 탈수소 효소(LD)는 M(근육형 또는 뼈대근육형)와 H(심장형 또는 심근형), 2종류의 소단위체에 의해 구성된 4량체의 효소이다. 따라서 이 소단위체의 조합에 의해 $LD_1(H_4)$, $LD_2(H_3M_1)$, $LD_3(H_2M_2)$, $LD_4(H_1M_3)$, $LD_5(M_4)$, 이상 5종류의 동종 효소가 존재한다. 소단위체의 분자량은 H형이 약 35,000, M형이 약 37,000이다. 전기영동 분석에 의해 양극으로 가장 빨리 이동한 게 1형이고, 그 다음이 2형, 3형, 4형, 5형이다(그림 4-21).

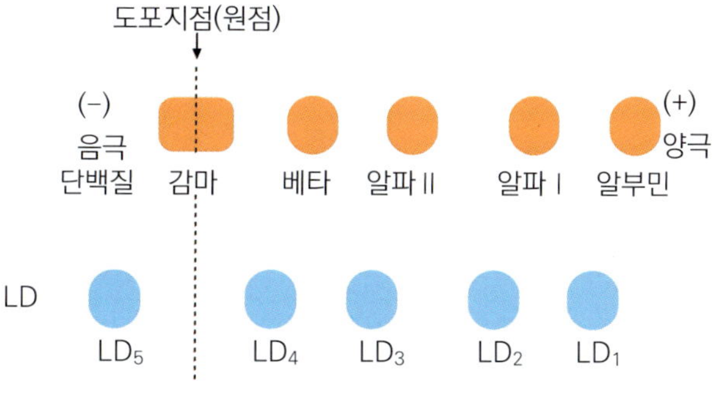

그림 4-21 LD 동종 효소의 전기영동 패턴

M_4(M 소단위체)는 간, 뼈대근육, 장관, 자궁, 피부에 풍부하다. 근의 무산소 해당에서 이 효소는 해당계의 최종 효소로서 피루브산을 젖산으로 전환시킨다. 이 효소는 해당계의 글리세르알데하이드-3-인산 탈수소 효소 단계에서 생성된 NADH를 NAD로 재산화하는 역할을 한다. 또한 호기성 조건에서 H_4는 젖산을 피루브산으로 전환시킨다. 피루브산은 TCA 회로로 들어가 ATP를 생성한다.

호기성 환경에 있는 심근, 신장, 적혈구 등에는 LD_1이 많고, 무산소 환경에 있는 간이나 뼈대근육에는 LD_5가 많다(표 그림 4-22). 또한 폐나 비장에는 특히 LD_3가 우세하다. 호기적 조건에서는 저농도의 피루브산에 의해 LD가 억제되기 때문에 피루브산은 TCA 회로로 들어가 에너지를 생성하는 데 사용된다. 그러나 혐기성 조건에서는 TCA 회로가 기능하지 않기 때문에 피루브산은 LD에 의해 젖산으로 전환된다. 현재 피루브산에 의한 기질 저해는 피루브산이 LD, NADH와 강한 복합체를 형성하기 때문인 것으로 알려지고 있다.

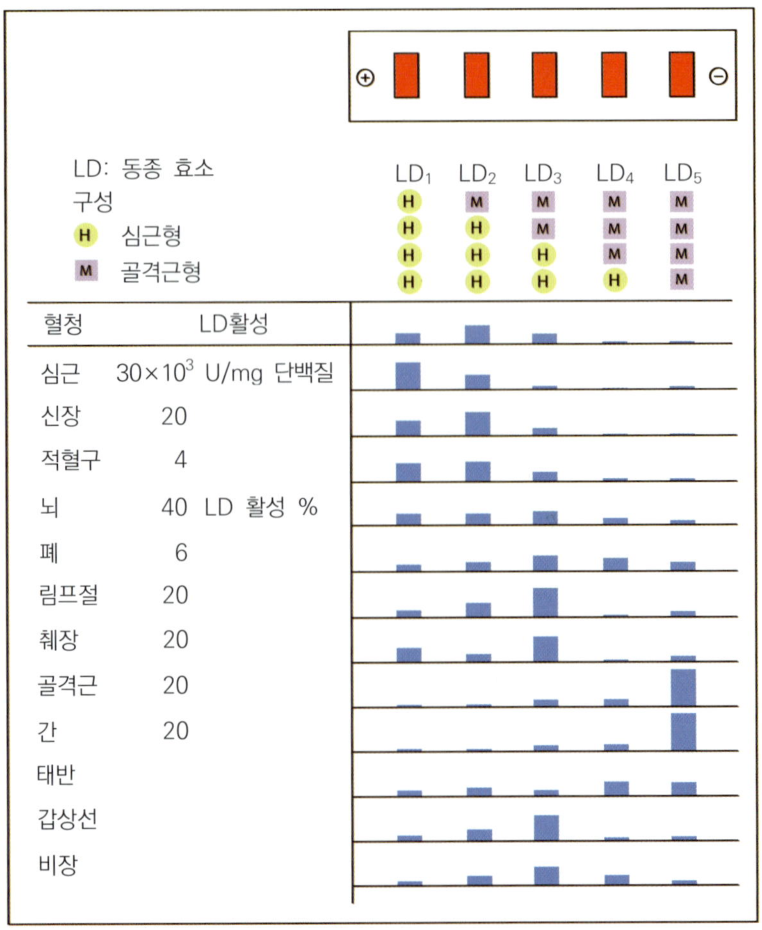

그림 4-22 전기영동에 의한 LD 동종 효소의 장기 분포

② 동종 효소의 임상적 의의

혈청 LD의 상승은 생체 내 어느 곳인가의 조직이나 장기의 손상을 의미하며, 특히 심근경색, 악성 종양, 폐 질환, 용혈성 질환, 근육 퇴행위축에서 활성이 현저히 상승한다. 동종 효소 분획은 심근경색에서 LD_1, LD_2, 간 질환에서 LD_4, LD_5가 높은 값을 나타낸다(그림 4-23). 정상인 혈청의 LD_1/LD_2비가 1 미만이지만, 심근경색에서는 발작 후 24`48시간 이내에 LD_1이 상승하여 LD_1/LD_2비가 1을 넘는다.

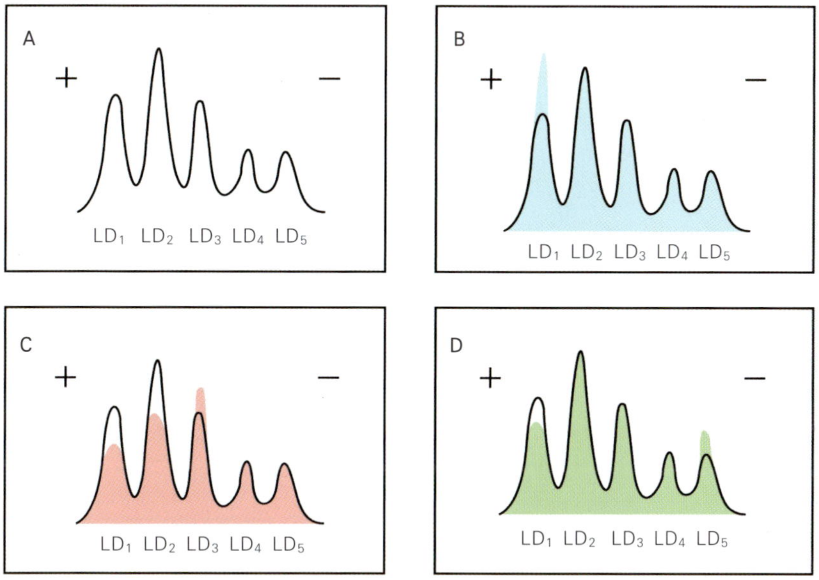

A. 정상, B. 심근경색, C. 폐색전증, D. 간 질환(실선: 정상, 착색 부분: 이상)

그림 4-23 혈청 LD 동종 효소(아이소엔자임)의 정상 및 이상 패턴

LD의 총 활성 상승은 어느 장기에선가 효소 유출이 있음을 시사한다. 이러한 점에서 LD 총 활성의 측정은 선별 검사로 이용되고 있다. 동종 효소는 장기에 따라 특징적인 패턴을 나타내기 때문에 장기 진단에 중요하다. 표 4-10에 상승하는 분획과 LD/AST비를 정리하였다. LD/AST비와 조합시키면 장기 추정하는 것이 용이하다.

표 4-10 LD 동종 효소 분획의 임상적 응용

유래장기	병태	혈청 LD 동종 효소	LD/AST
간	급성 간염	4 < 5 ; 5/4 > 4	4 >
	만성 간염	5 상승 ; 5/4 < 4	4 >
심장	심근경색	1, 2 상승 ; 2 > 3	10~25
골격근	근육 퇴행위축	2, 3 상승 ; 2 > 3	10~20
	근염	2~5 상승	10~20
적혈구	악성 빈혈	1, 2 상승 ; 1 > 2	> 50
	용혈성 빈혈		
신장	신장 경색	1, 2 상승 ; 1 > 2	10~20
악성 종양			
백혈병 세포	백혈병	2, 3 상승 ; 2 > 3	> 30
	악성 림프종	2, 3 상승 ; 2 > 3	> 20
	정상피종	1, 2 상승	> 50
소화관	위암 등	2~5 상승	
		2, 3 상승	> 20

(주) LD/AST비에서 LD는 P→L 반응의 값이다. L→P 반응을 이용하면 이 값은 약 1/2로 된다.

③ 측정법

LD 동종 효소는 주로 전기영동으로 측정한다. 지지체로는 주로 아가로스 겔이나 셀룰로스 아세테이트 플레이트를 사용한다. 효소 활성의 염색은 앞에서 기술한 바와 같이 젖산과 NAD^+를 기질로 하고, 생성된 NADH를 PMS와 다이아포레이스(diaphorase) 및 산화형 NBT로 공역시켜 발색시키는 방법이 일반적이다.

④ 측정 시 주의사항

뼈대근육형(M형)이 불안정하다. 혈장을 사용할 경우에는 헤파린으로 처리된 것을 사용해야 한다. 옥살산염은 LD 활성을 억제하기 때문에 사용하지 말아야 한다. LD_4와 LD_5는 냉장온도에서 쉽게 활성을 잃는다. 따라서 LD 동종 효소를 바로 분석할 예정이라면, 실온에 보관하는 것이 좋다. 실온에서 2~3일간은 활성을 거의 잃지 않는다. 그러나 혈청을 더 오래 보관하려면 4℃의 냉장고에 보존하는 것이 오히려 좋다. 만일 혈청을 60℃에 30분간 노출시키면 LD_1은 영향을 받지 않지만, LD_5는 완전히 파괴된다.

⑤ 기준범위

LD_1	14~26%
LD_2	29~39%
LD_3	20~26%
LD_4	8~16%
LD_5	6~16%

정상인에서 LD_1/LD_2비는 1 이하지만, 심근경색에서는 LD_1이 발작 후 24~48시간 이내에 상승하여 1 이상(frip-flop 패턴)으로 된다(표 10-24 참조).

이해도의 점검과 문제

1. LD 측정법에서 P→L 반응과 L→P 반응을 설명하라.
2. LD 총 활성 측정의 임상적 의의를 설명하라.
3. LD 총 활성 상승이 평가 대상으로 되는 주요 장기 및 병태는 무엇인가?
4. LD 동종 효소 분석의 필요성을 설명하라.
5. LD 동종 효소 패턴과 LD/AST 비를 조합시키는 이유는 무엇인가?

[참고]

표 4-11 질환에서 LD와 LD 동종 효소의 변화

상태	상대적 또는 절대적 변화
심근경색	정상의 10배까지 상승, 통증 시작 후 8~12시간에 상승 시작, 18~24시간에 최고지, 5~6일 정도에 정상 회복
선천성 심부전, 심막염, 쇼크	정상의 5배까지 상승
거대적아구성 빈혈	정상의 5배 이상으로 상승, LD_1과 LD_2의 상승($LD_1 > LD_2$)
바이러스성 간염	정상의 5배까지 상승, LD_5 우세하게 상승
간경화증, 폐쇄성 황달	정상의 2배, LD_5 우세하게 상승
전이성 암	10배 이상 상승(간세포암, 전립선암: $LD_5 > LD_4$)
운동이나 사고에 의한 근육손상	다양한 상승, 특히 LD_5 상승
근 디스트로피	정상의 10배까지 상승, 특히 LD_5 상승

3. 간 효소

1) 아미노기 전이 효소(Aminotransferase)

① 계통명 : L–aspartate : 2–oxo(keto)glutarate aminotransferase EC 2.6.1.1
상용명 : Aspartate aminotransferase(AST)
구 명 : Glutamate oxaloacetate transaminase(GOT)
반 응 :

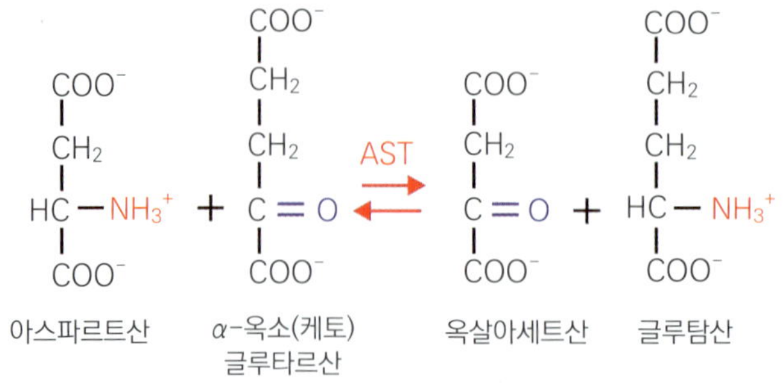

② 계통명 : L–alanine : 2–oxoglutarate aminotransferase EC 2.6.1.2
상용명 : Alanine aminotransferase(ALT)
Glutamate pyruvate transaminase(GPT)
반 응 :

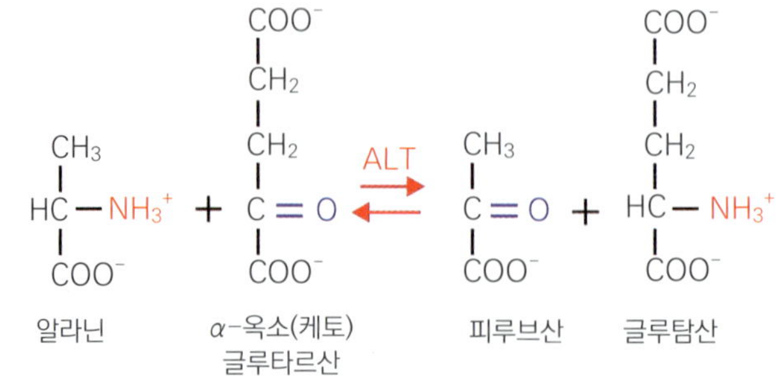

아미노기 전이 효소는 아미노산의 α탄소에 있는 아미노기(-NH_2)와 2-케토산의 카보닐기(C=O)를 교환하는 반응을 촉매하는 효소로서, 자연계에 널리 분포하며 임상적으로 중요한 것은 아스파르트산 아미노기 전이 효소(AST)와 알라닌 아미노기 전이 효소(ALT)이다.

◆ **핵심용어**

미토콘드리아 유래 AST($_{m}$AST), 가용성 분획 AST($_{s}$AST), ALT

◆ **학습요점**

급성 · 만성 간염, 간경화증, 원발성 간암, 심근경색에서 AST 및 ALT의 변동

(1) 생화학 및 생리적 의의

AST와 ALT는 인체의 거의 모든 조직에 분포하면서 아미노산에 있는 아미노기(-NH_2)를 케토산에 전달하는 반응을 촉매한다. 대표적인 장기 분포를 표 4-11에 나타냈다. AST는 특히 심근, 간, 골격근에 많고, ALT는 간, 신장에 많다. 생체 내에서의 역할은 TCA 회로의 대사산물과 아미노산 사이에 아미노기 전이를 조절하는 것이다. 반응의 평형은 글루탐산(glutamic acid) 생성 쪽으로 치우쳐 있다.

AST와 ALT는 둘 다 조효소로서 비타민 B_6의 유도체인 피리독살인산(pyridoxal-5′-phosphate, P-5′-P 또는 PALP)을 필요로 한다. 피리독살인산은 아포 효소(apoenzyme)에 보결분자단으로서 결합하여 전효소(holoenzyme)를 형성한다. 따라서 혈청에 P-5′-P를 첨가하면 전이 효소 활성이 증가한다. 이들 효소는 세포 내에서 세포질의 가용성 분획에 존재하지만, AST는 미토콘드리아에도 존재하면서 임상적 평가의 대상이 된다. AST의 분자량은 10만으로 분자량 5만의 동일한 소단위체 2개가 결합해 있는 2량체 분자이다. 가용성 분획에 존재하는 AST를 $_{s}$AST, 미토콘드리아에 존재하는 AST를 $_{m}$AST라고 한다. 이들은 전기영동으로 분리할 수 있다.

세포 내에서 $_{s}$AST와 $_{m}$AST의 비율은 약 거의 1:1이다. 아스파르트산에 대한 K_m은 $_{m}$AST가 $_{s}$AST보다 낮다. 또한 혈청에서는 $_{m}$AST가 불안정하고 활성을 쉽게 잃는다.

ALT의 분자량은 약 116,000으로 AST보다 크며, AST와 마찬가지로 2개의 소단위체로 구성되어있다. 임상적으로는 가용성 분획에 존재하는 ALT가 평가 대상이 된다.

표 4-12 사람 조직 중의 AST와 ALT 상대적 활성치(IU/1g)

조직	AST	ALT
심장	7,800	450
간	7,100	2,850
뼈대근육	5,000	300
신장(콩팥)	4,500	1,200
췌장(이자)	1,400	130
비장(지라)	700	80
폐	500	45
적혈구	15	7
혈청	1	1

(2) 임상적 의의

AST와 ALT는 손상 장기를 추정하는 데 중요한 의미를 지닌 효소이다. AST는 여러 장기에 널리 분포하지만, 심근, 골격근 및 간 손상을 평가하기 위해 측정한다. 한편, ALT는 간에 풍부하여 급성 간염과 같은 간세포 손상 표지자로서 이용되고 있다. AST와 ALT는 단독적으로 평가하기보다는 다른 검사와 함께 측정해서 결과를 조합해보는 것이 손상 장기를 추정하는 데 도움이 된다. 또한 AST는 LD와 마찬가지로 여러 장기에 널리 분포하기 때문에, LD/AST 비율을 임상평가에 이용하고 있다.

간 질환은 혈청에서 아미노기 전이 효소가 증가하는 가장 중요한 원인이다. 알코올성 간염, 간경화증, 간 종양을 제외한 대부분의 간 질환에서 ALT 활성이 AST보다 더 높다. 바이러스성 간염과 급성 간 괴사와 관련된 간 질환에서는 황달 같은 임상 징후와 증상이 나타나기 전에 AST와 ALT가 상승한다. 이 효소들은 둘 다 10~40배 정도 증가하는 것이 일반적이지만 100배까지 증가할 수 있다. 전이 효소의 최고 활성은 7~12일 사이에 나타나고, 그 다음에 서서히 감소하여 3~5주에 특별한 일이 없는 한 정상으로 회복된다. 활성이 최고치로 되는 것이 예후와 관련이 있는 것은 아니다. 환자의 상태가 악화되는 경우에도 활성이 떨어질 수 있다.

급성 간염 초기에는 AST와 ALT가 모두 급격하게 상승하지만, 병세가 최고조에 달하면 AST가 ALT보다 더 높다. 이는 $_{m}$AST의 출현에 기인한다. 고치를 나타낸 AST가 ALT에 비해 빠르게 활성이 저하하는 것은 $_{m}$AST의 반감기가 짧기 때문이다.

급성 간염에 걸린 후 ALT의 상승이 6개월 이상 지속되면 만성 간염으로 전환되었다는 것을 가리킨다. 만성 간염의 대부분에서 ALT 최고치는 기준범위 상한치의 7배 미만이다. 만성 C형 간염의 15~50%는 정상을 나타낼 수 있다. 급성 C형 간염에 걸린 사람은 정상으로 회복되었는지 알기 위해 1~2년 동안 주기적으로 측정해야 한다.

진통해열제인 아세트아미노펜(acetaminophen)에 의해 간 손상이 일어난 경우 전이 효소의 최고치는 증례의 90%에서 기준범위 상한치의 85배 이상으로 증가하는 것으로 나타났다. 이 경우 AST와 ALT는 모두 전형적으로 초기에 최고치를 나타내고 빠르게 떨어진다.

바이러스성 및 알코올성 간염 외에 비알코올성 지방 간염(steatohepatitis)에서도 아미노기 전이 효소가 증가한다. 또한 담즙울체증에서도 아미노기 전이 효소가 증가한다. 간경화증에서는 병의 진행 상태에 따라 다르지만 기준범위 상한치의 4~5배에 달하고, AST/ALT비가 1을 넘는다. 일반적으로 AST/ALT비가 1.5 이상이면 간경화증으로 보고 있다. 이 비율이 증가하면 섬유화가 더 진행된다는 것을 의미한다. 이것은 손상된 간에서 ALT 생성이 감소했기 때문이다.

원발성이나 전이성 간암에서는 AST와 ALT가 둘 다 2~5배 정도 증가한다. 이 경우에 보통은 AST가 ALT보다 더 높다. 그러나 악성 침윤 초기에는 자주 정상을 나타낸다.

AST와 ALT는 간세포의 통합성에 영향을 미치는 질환에서 둘 다 증가하지만, ALT가 간에 더 특이적인 효소이다. ALT는 실질성 간 질환 외에서는 거의 증가하지 않는다.

AST와 ALT는 (1) 비스테로이드성 항염증약, (2) 항생제, (3) 항간질약(항경련제), (4) 아편제제 등의 처방 후에도 중등도로 상승할 수 있다.

심근경색 등의 심근 장애나 골격근 장애에서는 일반적으로 AST 활성이 ALT 활성보다 높게 나타난다. 또한 LD/AST비는 약 10을 나타낸다.

(3) 측정법

① IFCC 권고법(37℃)

가. AST

원리

아스파르트산 + α-케토글루타르산 $\xrightarrow[P-5'-P]{AST}$ 옥살아세트산 + 글루탐산

옥살아세트산 + NADH + H^+ $\xrightarrow{MD}$ 말산 + NAD^+(340 nm에서 흡광도 감소)

MD: malate dehydrogenase

나. ALT

원리

알라닌 + α-케토글루타르산 $\xrightarrow[P-5'-P]{AST}$ 피루브산 + 글루탐산

피루브산 + NADH + H^+ $\xrightarrow{LD}$ 젖산 + NAD^+(340 nm에서 흡광도 감소)

LD: lactate dehydrogenase

② Reitman-Frankel법

* 현재 병원 검사실에서는 거의 사용하지 않으며 kit 시약으로 공급되고 있는 매뉴얼 측정법이다.

가. AST

아스파르트산과 α-케토글루타르산을 기질로 하고, 반응에 의해 생성된 옥살아세트산에 2,4-다이니트로페닐하이드라진(2,4-dinitrophenylhydrazine)을 산성 하에서 작용시켜, 하이드라존(hydrazone)으로 유도한 다음, 이것을 알칼리성으로 하면 퀴노이드형의 하이드라존(적갈색)으로 전환된다. 이것을 피루브산 표준액의 정색과 비교하여 효소 활성을 나타내는 방법이다.

원리

아스파르트산 + α-케토글루타르산 $\xrightarrow{AST}$ 옥살아세트산 + 글루탐산

옥살아세트산 + 2,4-디니트로페닐하이드라진 → 옥살로-다이니트로페닐하이드라존(벤조이드형, 황색) $\xrightarrow{OH^-}$ 퀴노이드형(적갈색, 505 nm)

과정

AST 기질 용액	1.0 mL
37℃ 항온수조에서 2~3분 동안 가온한다.	
혈청	0.2 mL
37℃ 항온수조에서 60분 동안 반응시킨다. 실온에 20분 동안 방치한다. 발색 시약 1.0 mL를 가한 후 실온에 20분 동안 방치한다.	
정색 시약	1.0 mL
실온에서 20분 동안 방치한다.	
0.4 N NaOH	10.0 mL
혼합 후 실온에 10분 동안 방치한 다음 505 nm에서 증류수 맹검(blank)으로 흡광도를 측정한다.	

나. ALT

원리

알라닌 + α-케토글루타르산 $\xrightarrow{\text{ALT}}$ 피루브산 + 글루탐산

피루브산 + 2,4-디니트로페닐하이드라진 → 피루브산-디니트로페닐하이드라존(벤조이드형, 황색) $\xrightarrow{\text{OH}^-}$ 퀴노이드형(적갈색, 505 nm)

과정

ALT 기질 용액	1.0 mL
37℃ 항온수조에서 2~3분 동안 가온한다.	
혈청	0.2 mL
37℃ 항온수조에서 30분 동안 반응시킨다.	
정색 시약	1.0 mL
실온에서 20분 동안 방치한다.	
0.4 N NaOH	10.0 mL
혼합 후 실온에 10분 동안 방치한 다음 505 nm에서 증류수 맹검(blank)으로 흡광도를 측정한다.	

(4) 측정 시 주의사항

① 시료

혈청 AST는 4℃에서 48시간까지 안정하며, -70℃에서는 6개월 동안 안정하다. 그러나 ALT는 불안정하여 실온과 -20℃에서 활성을 잃기 때문에 -70℃에 보존하는 것이 좋다. $_m$AST은 불안정하기 때문에 -70℃에서 보존해야 한다. 동결이라는 표현으로 -20℃가 자주 이용되는데, -20℃는 시료가 완전히 동결하는 조건이 아니라 오히려 불안정한 조건이므로, 동결이라고 할 경우에는 될 수 있는 한 -70℃를 생각하고 있어야 한다. 용혈 혈청에서는 적혈구 중의 AST가 유출되기 때문에 정오차를 일으킨다.

IFCC 권고법 이외에는 측정계에 피리독살인산(P-5′-P)이 포함되어 있지 않다. 피리독살인산은 AST, ALT의 조효소로서 아포효소를 활성화시킨다. 인공투석 환자의 경우에는 투석 후 시료에 P-5′-P가 포함되어 있을 수 있으므로 주의해야 한다.

$_m$AST을 포함하는 시료, 즉 독성 간염 및 알코올성 간 장애의 시료는 $_m$AST가 불안정하기 때문에 시료의 보존에 주의를 기울여야 한다.

② 이용하는 반응계

기본적으로는 권고법에 준한 측정법을 선택한다. 드라이케미스트리(dry chemistry)에도 이 방법에 준한 측정계가 제공되고 있다.

③ 관리혈청

AST는 안정하지만, ALT는 보존 조건이 나쁘면, 동결건조제품 일지라도 시간이 흐르면 활성을 잃는다. 동결건조한 관리시료도 4℃에 보존해야 한다.

(5) 기준범위

① AST/ALT비의 관리

이 비율이 현저하게 높아지는 경우에는 AST 결합성 면역글로불린이 존재하는지 잘 살펴보아야 한다. 임상적으로 이 비율은 간 질환을 감별하는 데 이용되고 있다. AST, ALT 단독의 변동보다도 이 비율 등으로 검사 결과를 관리하는 것이 바람직하다.

② 단위와 기준범위

라이트만-프란켈법은 카르멘 단위를 사용하고 있는데, 이것을 국제 단위로 전환시켜 사용하는 것이 바람직하다. IFCC 권고법의 기준범위는 표 4-13와 같다.

$$국제\ 단위(U/L) = 카르멘\ 단위(KU) \times 0.48$$

표 4-13 AST와 ALT의 기준범위(성인)

측정법과 단위	AST	ALT
IFCC 권고법(37℃, U/L)	31(여성) 35(남성)	34(여성) 45(남성)

(6) AST 동종 효소

AST의 동종 효소에는 $_{m}$AST와 $_{s}$AST가 있다(표 4-14). 미토콘드리아 유래의 $_{m}$AST는 동종 효소로 생각하고 있다. 미토콘드리아 유래의 효소가 혈중에 출현하는 메커니즘에 대해서는 명확하게 설명된 것은 없다. 단, 독성 간염 등에서는 세포의 파괴가 현저하기 때문에 $_{m}$AST의 출현은 심각한 세포 장애로 이해되고 있다. 알코올성 간 장애에서도 $_{m}$AST가 출현하지만, 그 기전은 명확하지 않다.

$_{m}$AST는 간 및 담도 질환과 심근경색 등 세포 파괴와 괴사를 동반하는 질환에 대한 위독성과 예후를 판정하는 데 유용하다. 간염에서 $_{m}$AST와 $_{m}$AST/총AST의 상승은 중증 간염에서 자주 볼 수 있다. 이 경우에는 예후가 나쁘다.

전기영동분석, 억제제를 이용하는 방법과 단백질 분해 효소(protease)를 이용하는 방법으로 동종 효소를 분획할 수 있다.

표 4-14 동종 효소

	Cytosol AST	Mitochondrial AST
세포 내 위치	세포질 가용성 분획	미토콘드리아
구조	동일 서브유닛의 2량체	동일 서브유닛의 2량체
유전자 좌위	*GOT1* 10번 염색체 장완	*GOT2* 16번 염색체 장완
분자량	93,000	89,000
등전점	5.7	9.5
열 안정성	75℃	68℃
Km: 아스파르트산	2.0 mM	0.5 mM
Km: α-케토글루타르산	0.1 mM	1.0 mM

이해도의 점검과 문제

1. AST, ALT 측정법 중 국제임상화학연합(IFCC)의 권고법을 설명하라.
2. AST, ALT가 상승하는 질환을 설명하라.
3. 독성 간염 등의 질병 초기에 AST>ALT로 되는 이유를 설명하라.
4. AST의 동종 효소에 대하여 기술하라. 또한 $_m$AST가 상승하는 병태를 기술하라.

2) 알칼리성 포스파테이스 (Alkaline phosphatase, ALP)

계통명 : Orthophosphoric-monoester phosphohydrolase(alkaline optimum)
EC 3.1.3.1

상용명 : Alkaline phosphatase(ALP)

반 응 :

ALP는 pH 9.0-10.5에서 최적 활성을 나타내는 효소군의 상용명이다. 이들 효소는 여러 종류의 인산모노에스테르(phosphomonoester)의 가수 분해를 촉매한다. 특히 ALP는 유기인으로부터 무기인을 유리시키고 알코올을 생성한다. ALP의 일반적인 효소 반응은 다음과 같다.

$$\text{인산모노에스테르} + H_2O \xrightarrow[\text{pH} > 9.0,\ Mg^{2+}]{\text{ALP}} \text{알코올} + \text{인산}$$

또한 ALP는 가수분해와 동시에 인산모노에스테르로부터 알코올에 인산기를 전이하여 새로운 알코올과 새로운 인산모노에스테르를 생성하는 작용도 있다.

$$\underset{\text{인산모노에스테르}}{R_1\text{-O-}PO_3H_2} + \underset{\text{알코올}}{R_2\text{-OH}} \rightarrow \underset{\text{새로운 알코올}}{R_1\text{-OH}} + \underset{\text{새로운 인산모노에스테르}}{R_2\text{-O-}PO_3H_2}$$

◆ 핵심용어

인산 전이 반응(transphosphorylation), 간/뼈 · 일반형 ALP, 소장형 ALP, 태반형 ALP

◆ 학습요점

국제임상화학연합 권고안법
ALP가 상승하는 질환과 상승하는 동종 효소

인산 화합물을 가수 분해하는 효소를 일반적으로 포스파테이스(phosphatase)라고 하며, 이것은 더 나아가 기질인 인산 화합물의 성상에 따라 인산모노에스터레이스(phosphomonoesterase), 인산디에스터레이스(phosphodiesterase), 인산아미데이스(phosphoamidase), 파이로포스파테이스(pyrophosphatase) 등으로 분류된다. 이들 중 인산모노에스터를 가수 분해하는 효소를 인산모노에스터레이스(EC 3.1.3.x)라고 한다. 이중에서 알칼리성 포스파테이스(ALP)는 pH 9~10.5의 최적 pH를 가진 비특이적인 인산모노에스터레이스이다.

본 효소에 대해 최초의 기록을 남긴 사람은 Tamman(1885)이지만 포유류의 조직에서 처음으로 이 효소의 존재를 증명한 사람은 Grosser와 Hussler(1912)이다. 1924년 Robinson은 성장기에 있는 소아의 뼈 조직에서 본 효소를 발견하였고, 1924년에는 Kay가 뼈 질환에서 혈청 ALP의 활성이 상승한다는 것을 발표하여 뼈 질환의 진단에 이용했으며, 1930년에는 Robert가 간 질환에서의 상승을 보고하였다.

임상 효소로서는 아밀레이스 다음으로 본 효소가 본격적으로 연구되었는데 그 시기는 1950년 이후이다. Fraser(1957)는 저포스파테이스혈증(hypophosphatasemia)을 발견하였다. 이 환자에서는 각 장기의 ALP 활성이 선천적으로 낮거나 결핍되어 있었고, 전신성으로 뼈 형성 장애가 증명되었으며, 또한 소변으로 피로인산(pyrophosphate)의 배설이 관찰되었다. 본 효소는 피로포스파테이스 활성도 나타내기 때문에 가용성인 파이로인산-Ca^{2+}으로부터 하이드록시아파타이트(hydroxyapatite, 골염, 무기인산-Ca^{2+})를 형성한다. 즉 ALP는 뼈 형성(ossification)에 관여한다. 그러나 본 효소가 간 질환이나 암 등에서도 활성이 상승하기 때문에 뼈에 대한 직접적인 관련 외에 다른 어떤 생체 물질을 기질로 하고 있지 않은가에 대하여 산성 포스파테이스(acid phosphatase)와 함께 기질에 대한 연구가 계속되고 있다. 아무튼 ALP의 명확한 기능은 알려진 게 없지만, 지질 수송과 뼈에서 골화 과정과 관련이 있는 것으로 알려지고 있다.

동물 장기의 ALP 활성은 신장, 소장, 태반, 뼈에 많고 그 다음으로는 간과 폐에 많다. 적혈구에는 가족성 적혈구증을 제외하고는 거의 포함되어 있지 않다. 또한 백혈구에는 T 및 B 세포보다 Null 세포에 더 많은 것으로 알려져 있다. 본 효소는 세포막, 소포체, 담세관, 미토콘드리아 외막, 핵막에서 발견되고 있지만 그 국재성은 장기에 따라 다르다.

ALP 활성이 조직 및 소기관에서만 유래하는 것이 아니고, 세포주기(cell cycle)에 따라서도 함량이 다른데, M기에 가장 많고, G, S, G_2기에는 적다는 보고도 있다.

(1) 생화학 및 생리적 의의

ALP는 광범위하게 자연계에 존재한다. 동물에서는 거의 모든 조직에 존재하며, 특히 신장, 소장, 뼈, 태반, 간, 폐 등에서 활성이 높다. 세포 내에서는 특히 소기관이나 막에 특히 많고, 장기에 따라 분포도 다르다. ALP는 장기에 따라 그 성질도 조금씩 달라서 전기영동에 의한 동종 효소의 분획도 장기 유래를 기준으로 분류하고 있다.

ALP는 생성되는 장소에 따라 간형/골형(일반형), 소장형, 태반형 3종으로 분류하고 있으며, 당 사슬의 차이 등에 따라 간형, 뼈형, 막성분을 결합하고 있는 고분자형 등으로도 분리할 수 있다. 모든 ALP 동종 효소의 공통점은 활성 중심에 아연(Zn)을 포함하고 있는 금속 효소라는 점과, 동시에 그 성분이 당단백질이라는 것이다.

최적 pH는 장기 유래와 관계없이 대체로 pH 10.5이다. ALP는 인산모노에스터에 대한 기질 특이성이 약하여 어떤 것이라도 가수분해할 수 있으나 기질 친화성은 장기에 따라 다른 경우도 있다.

ALP는 인산디에스테르(phosphodiester)에는 작용하지 않지만 파이로인산에는 작용한다. 일반적으로 Mg^{2+}, Mn^{2+}, Co^{2+} 같은 2가 이온은 ALP를 활성화한다. 고농도의 인산은 ALP의 활성을 억제한다. 기타 저해제로는 각종 중금속, 티올(-SH) 물질 등이 있다.

글라이신 완충 용액은 활성을 저하시키는데, 이는 아마도 Mg^{2+}과의 경쟁 작용 때문인 것으로 생각된다. 페닐알라닌, 시스테인, 트립토판에 의한 저해는 장기 유래에 따라 다르다(표 4-15).

표 4-15 혈청 ALP의 특성

	간형	뼈형	소장형	태반형	
				Regan형	Nagao형
분자량(×10⁴)	18	16	17	13	13
면역 반응성					
항간형	3+	3+	−	−	−
항태반형	−	−	+	3+	3+
항소장형	−	−	3+	+	?
내열성(잔존률, %)					
56℃,	40	20	30	100	100
65℃, 10분	0	0	0	100	80~100
저해제(저해율, %)					
5 mmol/L L-페닐알라닌	10	10	80	70	90
0.4 mmol/L L-류신	0	0	10	5	50
5 mmol/L L-호모아르지닌	60	60	20	15	?
뉴라미니데이스에 의한 전기영동 속도의 영향	+	+	−	+	+

* 뼈형이 열에 가장 약하고, 태반형이 열에 가장 강하다.

ALP가 가수 분해 작용과 동시에 인산모노에스터와 알코올의 전이 작용을 촉매한다는 것은 앞에서 설명하였지만 생체 내에서의 실제 역할은 아직 명확하지 않은 점이 많다. 그러나 본 효소는 세포 내에서 막과 결합해 있으면서 막을 통과하는 물질의 이동, 즉 당과 지질의 흡수, 인산이나 Ca^{2+}의 흡수와 수송, 핵산 합성의 조절, 뼈 파괴와 골화 등에 관여한다.

(2) 임상적 의의

ALP와 뼈 질환 및 간·담도 질환과의 관계는 이미 1920년대부터 연구되어 왔다. 장기 분포를 보면 신장이나 소장에도 다량 존재하지만, 혈청 ALP의 활성이 이상적으로 높은 값을 나타내는 것은 뼈 질환과 간담도 질환일 때가 대부분이다.

ALP의 활성은 뼈 성장이 왕성한 부위에서 강하다는 것이 조직화학적으로 증명되고 있다. 소아의 정상치가 성인에 비해 높은 것과 골절 후에 혈청의 활성이 증가하는 것은 바로 이 때문이라고 생각된다. 그리고 구루병, 골연화증, 골육종, 전이성 뼈암, 파제트(Paget)병, 갑상선항진증, 부갑상선항진증, 만성 신장 기능 상실, 당뇨병 등에서도 뼈 유래 효소가 상승한다. 뼈 유래 효소의 상승에서는 악성 질환인지 아니면 양성 질환인지를 판별하는 것이 중요하다. 표 4-16에 ALP가 상승하는 질환을 정리하였다.

ALP는 폐쇄성 황달에서도 현저히 증가하는데, 이는 막결합 고분자 효소이다. 간 실질성 황달에서도 상승한다. 각종 악성 종양에서 상승하는 경우도 있는데, 뼈 전이의 예를 보면, 뼈 유래 효소의 상승 외에도 종양 생성 ALP의 상승도 생각할 수 있다.

혈청 ALP의 생리적 변동을 보면 뼈 발육이 왕성한 소아기에 높으며, 특히 키가 왕성하게 자라는 10~16세 사이에 최고 활성을 나타낸다. 이때는 성인 상한치의 약 3배를 나타낸다(그림 4-24). 또한 임신 후기에는 태반성 ALP가 정상의 2~3배까지 상승한다.

표 4-16 ALP가 높은 값을 나타내는 질환

ALP의 유래	영동	병태 및 질환
간 유래 고분자	α_1	간 점거성 병변: 전이성 및 원발성 간암, 담도 폐쇄 및 염증성 병변
간 유래 저분자	α_1	약물 유도, 알코올성 간 장애
뼈 유래	$\alpha_2-\beta$	뼈 질환(골연화증, 골절, 뼈 종양, 파제트병), 소아 발육기(생리적 변동), 악성 종양의 뼈 전이(골파괴성, 골조성성), 갑상선항진증, 부갑상선항진증, 만성 신장 기능 상실, 당뇨병
소장 유래	β	지방 식사 후(혈액형 B, O형 분비형), 간경화증, 문맥압항진증
태반 유래	$\alpha_2-\beta$	임신
종양 생성	$\alpha_2-\beta$	내열성이며, 폐암, 난소암이 많음
면역글로불린 결합형	-	비교적 넓어 위치를 정할 수 없음, 간·뼈 등의 밴드는 저하함
일과성	특이적	간형을 끼운 2개의 선명한 밴드가 특징적으로 나타나며, 소아에서 설사 뒤에 많이 나타남

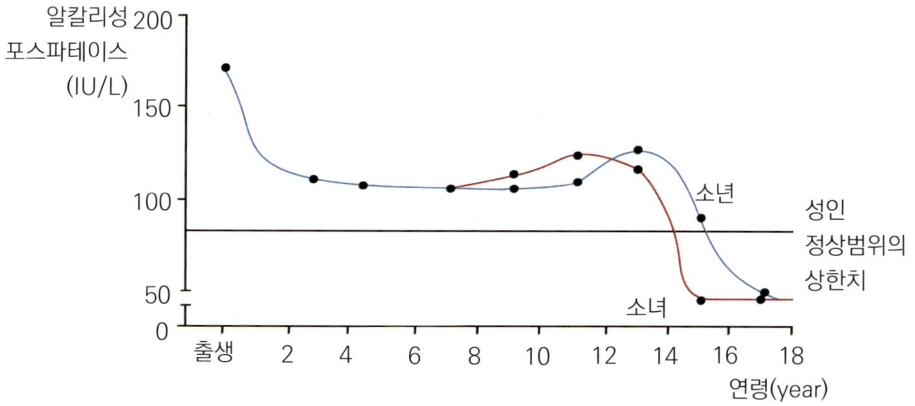

그림 4-24 연령에 따른 ALP의 활성 변동

혈액형이 O, B형으로 분비형인 사람이 지방 부하 식사를 하면 대체로 정상의 1.5배까지 상승한다. 이것은 소장형 ALP가 상승하기 때문이다. 이와 같이 ALP는 질환 상태가 아니더라도 생리적 상승을 나타낸다. 드물지만, 일과성 고ALP혈증에서 이상적으로 ALP가 상승한다. 동종 효소 분획에서 특징적인 패턴을 나타낸다. 일과성이므로 1개월 정도면 정상으로 회복된다. 이것은 주로 소아에서 많지만 성인에서도 보고되고 있다. 또한 고분자의 면역글로불린 결합형 ALP가 존재하면 지속적인 고ALP혈증을 나타낸다. 갑상선저하증, 악성 빈혈 등에서는 저하한다.

이상에서 설명한 질환 상태에 따른 ALP 활성의 변화를 표 4-17에 정리하였다.

표 4-17 질환 상태에 따른 ALP 활성의 변동

갑상선항진증	칼슘이 부족한 상태에서만 유의한 상승을 나타내고, 그 외에는 변동성을 보임
파제트 질환	유의한 상승
뼈육종	중등도 상승
뼈연화증 및 구루병	정상의 1~3배 상승
흡수 부전	경도 상승
간외성 폐쇄성 황달	정상의 5배까지 상승
간내 담즙울체증	정상의 2~3배 상승
간암	정상의 5~10배 상승
알코올성 간경화증	정상의 1.5~3배 상승

(3) 측정법

과거에는 혈청 ALP의 측정법이 많이 개발되어 사용했었지만, 현재는 p-니트로페닐인산을 기질로 사용하는 방법만 이용하고 있다.

① *p*-니트로페닐인산(*p*-NPP)을 기질로 하는 방법

ALP를 위한 생리적 기질이 알려져 있지 않기 때문에 대부분의 ALP 측정에서는 *p*-니트로페닐인산(*p*-nitrophenylphosphate, *p*-NPP 또는 4-NPP)을 사용한다. *p*-NPP를 사용하는 많은 방법들은 2점 측정법(two-point assay)으로 한다. *p*-NPP를 기질로 하고 효소 반응에 의해 생성된 *p*-니트로페놀을 405 nm에서 분자흡광 계수를 이용한 초속도법으로 측정할 수도 있고(Bowers-McComb법), *p*-니트로페놀(*p*-NP, 무색)을 알칼리에서 황색을 띠게 하여 비색 정량할 수도 있다(Bessey-Lowry-Brock법, 그림 4-25). 이들 방법은 주로 자동분석기에서 많이 사용되고 있다. Bowers- McComb법은 현재 가장 널리 사용되고 있는 방법으로 방법의 단순성과 감도 때문에 기준법으로 채택하고 있다.

$$p\text{-NPP} \xrightarrow{\text{ALP}} \text{인산} + p\text{-NP}(405\ \text{nm})$$

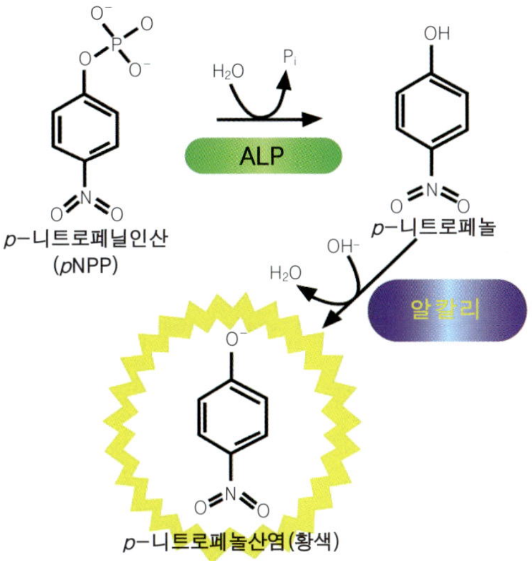

그림 4-25 *p*-니트로페닐인산을 기질로 사용한 ALP 측정법

(4) 측정 시 주의사항

① 시료

항응고제인 EDTA, 시트르산염, 옥살산염 등은 Mg^{2+}을 결합을 하여 효소 활성을 저하시킨다. 헤파린 용액에 방부제로서 페놀류가 함유된 경우에는 정오차를 일으킨다. 용혈, 황달, 유미혈청인 경우 페닐인산을 기질로 사용할 때는 검체 맹검을 사용할 필요가 있지만, *p*-NPP를 기질로 하는 연속계측법에서는 문제가 되지 않는다.

검체를 실온이나 냉장고에 보존할 경우 혈청중의 CO_2가 방출되어 혈청의 pH가 알칼리성으로 되기 때문에 완충력이 약한 측정법에서는 오차를 일으키는 일이 있다. 또한 검체를 방치하거나 동결 건조한 관리 혈청을 용해하면 시간의 경과에 따라 고분자형 ALP 등 과립 결합성의 ALP가 유리되어 서서히 활성이 상승하는 일도 있다.

② 측정법

일상 검사에서는 연속계측이 가능한 *p*-NPP를 기질로 하는 방법이 널리 보급되어있다. 측정상의 개별적인 문제점은 앞에서 설명하였지만, 모든 동종 효소를 같은 조건에서 동등하게 권고법으로 측정하는 것이 중요하다.

③ 측정기기

일상 분석에서는 대부분이 자동분석기를 이용하고 있다. 이 경우에는 분석장치의 상수를 정확하게 구하여 설정하는 일과 온도의 관리가 중요하다.

④ 정도관리

자동분석기를 이용하면, 기준범위의 상한은 일내 변동에서 2% 이내, 일차 변동에서도 3% 이내로 관리할 수 있다. 관리 혈청으로 동결 건조 시약을 이용한 경우에는 전날 용해한 것을 사용해서는 안 되는데, 그 이유는 용해 후 효소 활성이 수 시간 사이에 변동하기 때문이다.

⑤ 동적 범위의 관리

분석 조건에서 직선 영역이 어디까지인가를 점검하고 관리하는 일은 다른 효소에서도 마찬가지로 중요하다. 또한 황달이 강한 시료는 405 nm의 빛을 흡수하므로, 직선 영역이 감소하는 일이 있기 때문에 주의해야 한다.

(5) 측정 후 주의사항과 기준범위

① 이상 고치의 관리와 다른 효소와의 관련성

표 4-18에 ALP, 류신 아미노펩티데이스(leucine aminopeptidase: LAP), γ-글루타밀기 전이 효소(gamma-glutamyltranspeptidase: GGT)의 효소 활성 관련성과, ALP 유래 장기의 추정을 나타냈다. ALP의 단독 상승이 관찰되는 것은, 뼈 유래 효소의 상승, 소장 유래 효소의 상승, 일과성 고ALP혈증, ALP 결합 면역글로불린의 존재, 이상 4가지 사례이다. 소장 유래와 뼈 유래는 빈도가 높고, 한편 성인에서의 뼈 유래는, 악성 종양의 뼈 전이가 있는 경우에도 존재하기 때문에, 동종 효소를 분석하여 확인하는 것이 반드시 필요하다.

표 4-18 효소 활성의 조합에 의한 ALP의 유래 추정

유래장기	ALP	LAP	GGT
뼈 유래	↑	-	-
소장 유래	↑	-	-
간 유래	↑	↑	↑
태반 유래	↑	↑	-

2) 기준범위

IFCC 기준법(37℃)으로 측정했을 때의 기준범위는 표 4-19과 같다.

표 4-19 IFCC 기준법에 의한 ALP 기준범위(37℃)

성	연령	기준범위(U/L)
남성/여성	4~15	54~369
남성	4~50	53~128
	≥ 60	56~119
여성	4~50	42~98
	≥ 60	53~141

그림 4-13에서와 같이 소아기의 경우를 보면 출생 시에 높고, 그 이후에는 급격히 떨어진다. 이 감소 추세가 3세까지 계속되다가 4~6세에는 일정한 값을 유지한다. 그러다 사춘기에 접어들면서 다시 상승한다. 여성의 경우 최고치를 나타내는 시기는 11~12세, 남성의 경우는 13~14세이다. 그러나 뼈의 성장은 개체간에 큰 차가 있기 때문에 상승하는 기간과 폭이 다양하지만 대체로 소아에서는 성인의 약 3~4배까지 상승하는 것이 일반적이다.

(6) ALP 동종 효소

① 생리적 의의

협의로 정의된 동종 효소는 간형/뼈형·일반형, 소장형, 태반형 3종류이다. 그러나 전기영동으로 분석하면 고분자막 결합 ALP, 간형 ALP, 뼈형 ALP, 소장형, 소장아형, 태반형 등으로 분리할 수 있다. 이렇게 분리된 ALP가 임상적 의의가 있기 때문에, 임상적으로는 이것을 광의로 동종 효소로서 인정하고 있다. ALP 동종 효소는 동일하게 4량체로 구성되며, 분자 내에는 4분자(태반성에서는 2개)의 아연을 함유하고 있으며, ALP는 안정화를 위하여 Mg^{2+}을 필요로 한다.

② 임상적 의의

표 4-20에 나타낸 바와 같이 동종 효소는 전기영동 분석으로 분리한다. 일상검사에서는 일반적으로 지지체로서 아가로스 겔을 이용하고 있다. 간형과 뼈형, 소장아형과 뼈형의 분리가 충분하지 않기 때문에 시료에 뉴라미니데이스(neuraminidase)를 첨가하면, 간형과 뼈형의 분리가 좋아지고, 더욱이 소장아형이 분획

에 포함되는 것을 막을 수 있다. 혈청을 37℃에서 15분 동안 뉴라미니데이스로 처리하면 뼈 ALP의 시알산(sialic acid) 잔기(음이온을 띰)가 간 ALP의 시알산 잔기보다 더 쉽게 공격을 받아 뼈형 ALP 동종 효소의 이동도가 간형 ALP 동종 효소보다 감소한다. 뉴라미니데이스로 혈청을 밤새 인큐베이션하면 장형 ALP 동종 효소를 제외한 모든 ALP의 이동도가 감소한다. 이는 장형 ALP는 말단에 시알산이 없기 때문이다.

표 4-20 ALP 동종 효소의 전기이동 분획

동종 효소	생성 장소	아가로스	PAG
간 유래 고분자	G	α_1	원점
간 유래 저분자	G	α_2	α_2
골 유래	G	α_2-β	α_2-β
소장 유래	I	β	β
소장 유래 아형	I	α_2-β	?
태반 유래	P	α_2-β(sharp)	α_2-β(sharp)
면역글로불린 결합형	G, I, P	-	-

G: 간형/뼈형·일반형 장소, I: 소장형 장소, P: 태반형 장소,
PAG: polyacrylamide gel

가. 간 유래 고분자 막결합 효소(ALP$_1$)

그 출현은 간내 점거성 병변, 담도의 폐쇄성 병변을 생각할 수 있다. 담도막의 ALP가 막과 결합한 상태 그대로 혈중으로 역류한 것으로 생각하고 있다.

나. 간 유래 저분자 효소(ALP$_2$)

간·담도계의 막에 존재하는 효소가 용해되어 혈액에 나타난 것이다. 간에서 ALP의 생성이 항진하고 있는 상태(마이크로솜성 효소)에서 혈중에 상승한다. 그러나 용해되는 메커니즘에 대해서는 명확하게 밝혀지지 않았다.

다. 뼈 유래 효소(ALP$_3$)

이동도가 다른 것은 당 사슬이 다르기 때문이다. 뼈모세포에 존재하는 효소이며, 혈액으로의 유출 기전은 명확하지 않다. 그러나 뼈모세포가 증식하는 병태, 또한 뼈 종양 등에서 혈중에 증가한다. 갑상선 질환에서 증가하는 것은 갑상선 호르몬이 파골세포를 활성화하고, 파골세포의 활성화에 뒤이어 뼈모세포의 증식이 있으며, 이 때문에 뼈 유래 ALP가 증가하는 것으로 생각된다. 악성 종양의

뼈 전이에서 상승한다. 경도의 상승은 뼈 파괴성 전이, 현저한 상승은 뼈 조성성 전이에서 관찰되며, 후자는 전립선암, 위암의 일부에서 나타난다.

라. 태반 유래 효소(ALP_4)

임신부에서 12주 이후에 출현한다. 태반의 기능을 반영하기는 하지만, 상승의 정도에 개인차가 있고, 태반 기능 검사로서의 의미는 적다. 이 태반형과 유사한 효소가 악성 종양의 일부에서 생성된다. 폐 악성 종양과 난소암에서도 발견되지만 빈도는 높지 않다.

마. 소장 유래 효소(ALP_5)

혈액에의 출현은 개인차가 크다. 그러나 일반적으로 혈액형 O형과 B형의 분비형인 사람이 지방 식이를 섭취한 후에 현저히 상승한다. 간경화증 환자, 문맥압항진증 환자에서 빈도가 높고, 상승 정도도 높다. 뼈 유래와 이동도가 유사한 소장아형도 소장형과 평행하게 상승한다. 소장아형의 임상적 의의는 없는 것으로 알려졌다.

바. 면역글로불린 결합형(ALP_6)

ALP_6로서 알려진 본 동종 효소는 초기에는 궤양성 대장염에서 빈도가 높은 것으로 알려졌지만, 증례가 증가함으로써 그 경향은 의문시되어왔다. 이러한 현상은 LD, 아밀레이스 등에서도 볼 수 있는 공통된 현상이다. 이 면역글로불린은 자가항체로 생각되지만, 항원항체로서의 결합이 증명되지 않는 증례도 있어 향후의 과제로 남아있다.

사. 일과성 고ALP혈증

ALP의 증가가 일과성인 것으로, 1개월 후에는 정상으로 회복된다. 동종 효소 분획에서 특징적인 패턴(간형 ALP를 깨트린 2개의 동종 효소 밴드가 관찰된다)을 나타내기 때문에 용이하게 발견할 수 있다. 원인은 명확하지 않으며, 임상적으로는 방치하기 쉬운 증례이므로 세밀하게 검색하는 것이 중요하다.

③ 측정법

전기영동 분석에 의한 방법과 다클론성 항체에 의한 저해법, 아미노산 저해, 열 저해 등의 내열성 시험 등이 있으나, 실용적인 것은 전기영동 분석과 특이 항체에 의한 저해법이다.

가. 전기영동 분석

아가로스 겔을 지지체로 하는 방법과 분자체 효과를 원리로 하는 폴리아크릴아마이드 겔(polyacrylamide gel, PAG)을 이용하는 방법이 있다. 아가로스 겔 분획법이 가장 많이 이용되며, 시판되고 있는 키트를 사용하면 편리하다.

표 4-20에 나타낸 것과 같은 분획이 얻어진다. 간 유래와 뼈 유래를 분리하는데, 뉴라미니데이스를 분리제로서 이용하면 효율적으로 분리할 수 있다.

나. 특이 항체에 의한 저해법

뼈형을 특이적으로 저해하는 단클론성 항체를 이용하여, 활성의 감소로부터 뼈형 ALP를 정량한다. 뼈형의 상승은 임상적으로 중요하기 때문에 유용하게 이용된다.

다. 내열성 시험

정성적인 시험으로, 56℃에서 10분 동안 처리하면 뼈형의 대부분이 활성을 잃는 것을 이용한 방법이다. 태반형 또는 내열성 종양 생성 효소는 65℃에서 10분 동안 처리하여도 활성이 그대로 남기 때문에 이들을 검출하는 데 사용한다.

이해도의 점검과 문제

1. *p*-NPP를 기질로 하는 IFCC 권고법의 측정 원리을 기술하라.
2. ALP 동종 효소에 대하여 아가로스 겔 전기영동 분석법의 결과를 설명하라.
3. ALP가 상승하는 질환과 그 때 어떤 동종 효소가 상승하는지를 기술하라.

3) 감마-글루타밀기 전이 효소 (Gamma glutamyl transferase, GGT)

계통명 : 5-glutamyl-peptide: amino acid 5-glutamyltransferase EC 2.3.2.2

상용명 : γ-Glutamyl transferase(GGT)

구　명 : γ-Glutamyl transpeptidase(γ-GTP)

별　명 : Glutathionase

반　응 :

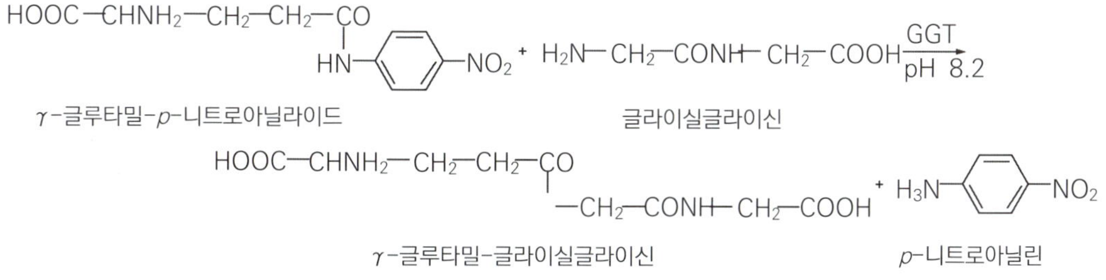

◆ **핵심용어**

GGT(γ-GTP), 알코올성 간 장애

◆ **학습요점**

GGT가 증가하는 질환과 임상적 응용

(1) 생화학 및 생리적 의의

GGT는 γ-글루타밀펩타이드(γ-glutamylpeptide)에 있는 γ-글루타밀기를 다른 아미노산이나 펩타이드에 전달하는 반응을 촉매한다. 이 효소는 1952년 Haines 등이 면양의 신장에서 최초로 추출하였으며, 1960년대에 이르러 사람에게도 존재한다는 사실이 Orlowski와 Goldberg에 의해 증명되었다. 장기 분포를 보면 신장에 가장 많고, 췌장, 간, 담도, 비장, 소장, 뇌, 심근 등에도 있다. 본 효소는 막 결합 효소(membrane binding enzyme)로서 간세포에서는 마이크로솜 분획에 가장 많고, 미토콘드리아에도 존재한다.

표 4-21 사람 신장(콩팥) 유래의 GGT 성질

분자량	98,000
소단위체	2(22,000~35,000, 46,000~62,700)
당 함량	약 20%(6탄당, 헥소사민, 시알산)
기질 특이성	L-글루타민, L-메싸이오닌, L-시스테인, L-알라닌, L-글라이신,
수용체	L-세린, L-글루탐산, L-아르지닌(그러나 L-프롤린과 D-아미노산은 수용체가 되지 못한다)
공여체	환원형 글루타티온, S-프로판올-글루타티온, S-아세토아미드글루타티온
억제제	세린-붕산, α-케톤산, 하이드라진 유도체

GGT는 세포에 있는 글루타티온의 분해와 재합성에 관여할 뿐만 아니라, 동시에 이 반응에 같이 반응하는 아미노산을 전달하는 역할도 하는 것으로 생각된다. GGT는 γ-글루타밀 회로의 주된 효소로서 아미노산의 운반 외에 글루타티온의 가수 분해, 글루타미네이스(glutaminase) 활성 등의 작용을 가지고 있다. 임상적으로는 간담도계 질환의 진단, 알코올 중독자의 선별 등에 널리 이용되고 있다.

사람 신장의 GGT는 분자량 약 10만 달톤의 당단백질로 종류가 다른 2개의 소단위체로 구성되며, 막에 강하게 결합해 있다. 당 함유량은 약 20%로 높다(표 4-21). 혈청에 용해되어 출현하는 메커니즘은 명확하지 않다. 혈청 GGT는 전기영동 등에 의해 몇 개가 분리되어 이를 광의적으로 동종 효소로 간주하고 있다. 이들 동종 효소는 시알산과 당 사슬의 차이와 분자량의 차이가 있는 것은 확실하지만, 임상적 의의에 관해서는 아직 명확하게 밝혀진 게 없다.

효소 활성의 측정에는 각종 합성 기질이 이용되고 있다. GGT는 신장에 가장 많지만, 혈청 GGT 활성의 대부분은 간담도계에서 유래한 것이다. 이 효소는 주로 분비와 흡수 능력이 활발한 세포, 특히 담도와 담세관을 구성하는 세포의 막에 존재한다.

(2) 임상적 의의

GGT는 ALP 및 LAP(leucine aminopeptidase)와 함께 간담도계 효소에 속하며, 간담도계 질환의 진단과 거의 절대적인 관련이 있다. 일반적으로 담즙울체증(cholestasis)에서는 혈청 효소 활성이 현저하게 증가하며, 폐쇄성 황달, 담즙울체성 간 장애, 담즙성 간경화증에서도 현저하게 증가한다. 간 실질 장애에서는 담즙울체성에 비해 상승 정도가 현저하지는 않지만 알코올성 간 장애나 약물성 간 장애에서는 고도의 상승을 나타내는 일도 있다. 장기 분포가 가장 높은 신장과 관련된 질환에서는 오히려 GGT의 상승이 드물며, 췌장 질환에서도 담도계에 압박 장애를 일으키지 않는 한 상승하는 경우는 드물다.

건강한 사람 일지라도 음주를 습관적으로 하는 사람은 비음주자에 비해 확실히 높은 값을 나타내며, 금주를 하면 활성은 다시 감소하여 정상에 가깝게 회복된다. 반대로 임신에서는 시간 경과에 따라 저하하는 경향이 있으며, 분만 직전에는 비임신부의 약 1/2 정도로 감소한다.

GGT는 ALP가 상승했을 경우, 이것이 뼈에서 유래한 것인지 아니면 간에서 유래한 것인지를 결정하는 데 도움이 된다.

(3) 측정법

GGT의 측정법에서는 γ-글루타밀기의 공여체로서 여러 종류의 합성 기질을 이용하며, γ-글루타밀기 수용체로서 일반적으로 글라이실글라이신(glycylglycine)을 이용한다. 합성 기질로부터 글루타밀기가 전이되고 유리하는 색소(p-니트로아닐린)를 직접 또는 기타 화학 반응과 공역시켜 발색시키고, 이를 비색 정량한다.

오를로브스키법(1965)

γ-글루타밀-p-니트로아닐라이드 + 글라이실글라이신 $\xrightarrow{GGT}$
γ-글루타밀글라이실글라이신 + p-니트로아닐린

효소에 의해 유리된 황색의 p-니트로아닐린의 흡광도 증가를 405 nm에서 측정한다. 25℃에서 1분간에 1 mol의 p-니트로아닐린을 유리시키는 효소량을 1단위로 한다. 이 방법은 기질의 용해도에 어려운 점이 있다. 따라서 기질의 용해도를 높이기 위해 표면활성제를 첨가한다.

IFCC 권고법(37℃)

γ-글루타밀-3-카복실-4-니트로아닐라이드 + 글라이실글라이신 $\xrightarrow{GGT}$
γ-글루타밀글라이실글라이신 + 5-아미노-2-니트로벤조산(황색, 410 nm)

(4) 측정 시 주의사항

① 시료

GGT는 *in vitro*에서 비교적 안정하다. 실온에서 2~3일, 4℃에서 적어도 1개월, 그리고 -20℃에서 1년은 안정하다. 적혈구에는 GGT가 존재하지 않지만, 착색 등의 영향을 피하기 위하여 유미, 용혈, 황달 혈청일 경우에는 검체 맹검을 사용하는 것을 원칙으로 하고 있다. EDTA 혈장을 사용할 수 있으며, 헤파린은 반응 혼합물에서 혼탁을 일으킬 수 있다. 항응고제 시트르산염, 옥살산염, 플루오린화나트륨은 GGT의 활성을 10~15% 억제한다. 음주 외에 페니토인(phenytoin)이나 페노바비탈(phenobarbital)과 같은 항경련제, 신경안정제 등의 약물을 투여한 환자에서도 GGT가 상승할 수 있다.

② 시약

기질의 용해성이 낮기 때문에 저온에서, 특히 동결하면 기질이 석출되는 일이 있다. 또한 기질 용액을 실온에 장시간 방치하면 기질의 분해가 일어나기 쉽다. 가능한 한 연속 계측을 할 수 있는 방법을 선택하도록 한다.

③ 간섭 물질

비색법은 용혈 및 유미의 간섭을 받지만, 연속 계측법에서는 문제가 되지 않는다.

(5) 기준범위

① 단위

국제 단위를 사용하며, 분석의 온도 조건이 37℃이면, 37℃의 국제 단위를 사용하는 것이 바람직하다.

② 기준범위

성인의 기준범위는 다음과 같다.

여성: ≤ 38 U/L
남성: ≤ 55 U/L

신생아의 GGT는 성인의 약 6~7배에 으르지만 서서히 감소하여 5~7개월이 되면 성인 수준에 이른다. 장기 음주자에서 높은 값을 보이고, 연령 증가에 따라 약간씩 높아진다.

이해도의 점검과 문제

1. GGT의 측정법에서 IFCC 권고법의 원리를 설명하라.
2. GGT의 연령별, 성별 기준범위의 차이를 설명하라.
3. 혈청에 GGT가 증가하는 임상적 의의를 설명하라.

4) 글루탐산 탈수소 효소 (Glutamate dehydrogenase, GLD)

계통명 : L-glutamate : $NAD(P)^+$ oxidoreductase
EC 1.4.1.3
상용명 : Glutamate dehydrogenase(GLDH)
반 응 :

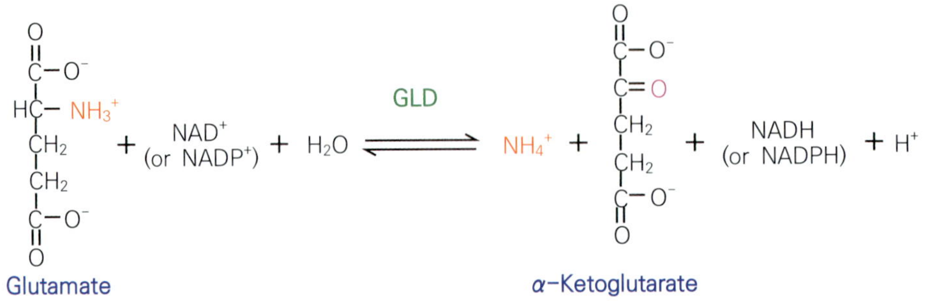

(1) 생화학 및 생리적 의의

GLD는 조효소 NAD(P)의 작용 하에 L-글루탐산(L-glutamic acid)의 산화적 탈아미노화 반응을 촉매하여 α-케토글루타르산(α-ketoglutaric acid)을 생성한다. 이 반응은 가역 반응이다. GLD의 분자량은 30만으로, 분자량 5만의 소단위체 6개로 구성된다. 고농도의 용액 중에서는 소단위체의 중합에 의해 더 큰 거대 분자로 되기 쉽다. 본 효소는 간에 가장 많고, 이외에도 소장 및 신장에 존재한다. GLD는 세포 내에서 미토콘드리아에 국한하여 존재하며, 이것이 비교적 용이하게 유출되므로 미토콘드리아에서는 막에 결합해 있는 것이 아니고 기질 중에 존재하는 것으로 생각된다. 미토콘드리아에서 유래하는 효소에는 본 효소 외에 모노아민 산화 효소(monoamine oxidase, MAO), $_{m}$AST, 오르니틴 카르바모일기 전이 효소(ornithine carbamoyl transferase) 등이 있다.

(2) 임상적 의의

GLD는 간세포 손상이 있는 환자의 혈청에서 증가한다. 만성 간염에서는 4~5배 정도 증가하며, 간경화증에서는 2배까지 증가한다. 혈청 GLD는 흡입식 전신 마취제인 할로테인(halothane) 독성이 생겼을 때 매우 많이 증가한다. 기타 간독성 인자에 의해서도 뚜렷하게 증가한다.

(3) 측정법

α-케토글루타르산과 암모니아를 기질로 하고, 조효소 NADH(NADPH)를 첨가하면 GLD 반응에 의해 L-글루탐산과 NAD^+($NADP^+$)이 생성된다. 이때 NADH의 감소를 340 nm에서 측정한다. 혈청 GLD 활성은 4℃에서 48시간 동안 안정하고 -20℃에서는 몇 주일 동안 안정하다.

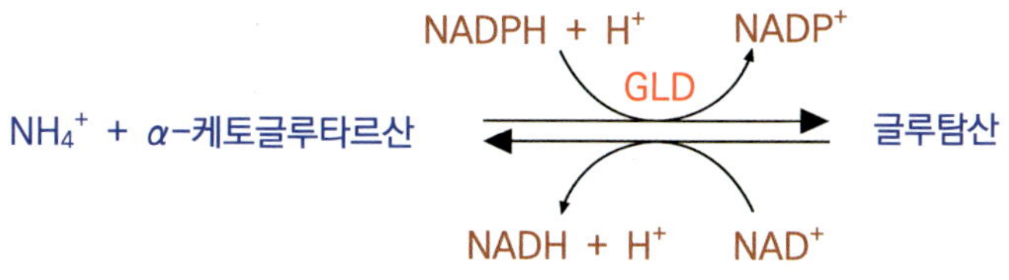

(4) 기준범위

37℃에서 측정했을 때 여성 기준범위의 상한치는 6 U/L이고, 남성은 8 U/L이다.

4. 췌장(이자) 질환

1) 아밀레이스(Amylase, AMY)

계통명 : 1, 4-α -D-glucan : 4 glucanohydrolase
EC 3.2.1.1

상용명 : α -Amylase

반응

α-아밀레이스(AMY 또는 AMS)는 칼슘을 함유하고 있는 금속성 효소(metalloenzyme)이며, 녹말(아밀로스, 아밀로펙틴), 글리코젠, 덱스트린(녹말 분해 시 생기는 다당류) 및 α-1,4 글리코시드 결합을 3개 이상 가진 글루코스 중합체의 내부 α-1,4 글리코시드 결합을 무작위로 분해하여 글루코스, 말토스 및 덱스트린을 생성한다. AMS는 α-1,6결합을 분해하지 못한다. 또한 β-1,4결합으로 구성된 셀룰로스(cellulose)도 AMY에 의해 분해되지 않는다. 아밀레이스의 종류에는 α-아밀레이스, β-아밀레이스 및 아이소아밀레이스(isoamylase)가 있다(그림 4-26).

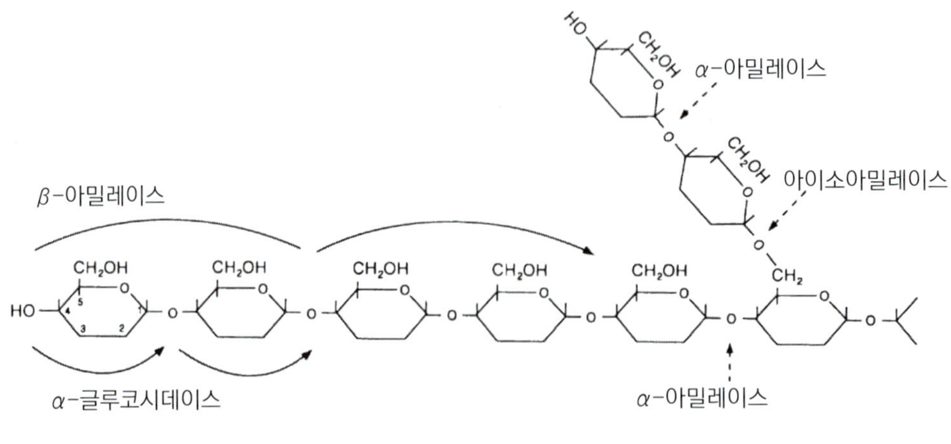

α-아밀레이스: α-1,4-글리코시드 결합을 내부로부터 무작위로 가수 분해한다.
β-아밀레이스: α-1,4-글리코시드 결합을 비환원성 말단부터 말토스 단위로 규칙적으로 가수 분해한다.
α-글루코시데이스: α-1,4-글리코시드 결합을 비환원성 말단으로부터 글루코스를 규칙적으로 가수 분해한다.
아이스아밀레이스: α-1,6-글리코시드 결합만 가수 분해한다.

그림 4-26 아밀레이스의 종류와 작용

$$\text{녹말} + H_2O \xrightarrow{\text{아밀레이스}} \text{글루코스, 말토스(맥아당), 덱스트린}$$

◆ **핵심용어**

췌장형 및 타액선형 α-아밀레이스, CNP-말토트리오사이드, 급성 췌장염(이자염)

◆ **학습요점**

아밀레이스 측정법, 아밀레이스가 변동하는 질환

(1) 생리적 의의

사람에는 α-아밀레이스만 존재한다. 사람에 존재하는 α-아밀레이스의 대부분은 췌장과 타액선에서 분비된다. 그러나 생체에서 일어나는 글리코젠의 분해는 대부분이 가인산 분해 효소(phosphorylase)에 의해서 이루어지고 α-아밀레이스에 의한 작용은 매우 적다. 혈액이나 소변 중의 아밀레이스는 췌장이나 타액선에서 유래한다. 이 외에도 간, 신장, 폐, 유선(젖샘) 등에서 유래한다는 보고가 있지만 그 양은 매우 적다.

AMS의 성질을 표 4-22에 요약 정리하였다. 최적 pH는 약 6.9~7.0이며 분자 내에 적어도 1당량의 Ca^{2+}을 함유하고 있다. 또한 Cl^-에 의해 활성화되는 것이 특징적이다.

표 4-22 사람 α-아밀레이스의 성질

	췌장 아밀레이스	타액선 아밀레이스	
		A	B
분자량	54,000	62,000	56,000
당사슬	소량	약 10%	소량
금 속	Ca^{2+} 함유		
SH기	숨어있는 SH기가 1개 존재한다.		
최적 pH	6.9~7.0		
K_m	7.5×10^{-4} mol/L(G6 올리고당)		
촉진제	1가 음이온, 특히 Cl^-		
억제제	킬레이트제, Cu^{2+}, Hg^{2+}, Ag^+, Pb^{2+}		

당질을 섭취할 때 약간의 염분을 첨가하는 것은 이와 같은 이유에서이다. 단백질의 구조면에서는 췌장 아밀레이스와 타액선 아밀레이스의 차이가 거의 없으며, 다만 타액선 아밀레이스에는 당이 많이 함유되어있다. 바로 이 점이 췌장과 타액선 아밀레이스가 동종 효소로 분리되는 한 요인이 된다. AMS는 분자량이 비교적 작기 때문에 신장의 사구체를 통과할 수 있으며, 따라서 정상 소변에서도 아밀레이스의 활성을 발견할 수 있다.

혈청 아밀레이스의 혈중 반감기는 약 90분으로 매우 짧으며, 약 1/4은 신장을 통하여 배설되고 나머지는 다른 경로를 통하여 처리된다. 기질 친화성에 있어서 전분을 기질로 하였을 때 췌장 아밀레이스와 타액선 아밀레이스가 상당한 차이를 나타내는 데, 췌장 아밀레이스는 옥수수 녹말에 친화성이 강한 반면, 타액선 아밀레이스는 감자 녹말에 친화성이 강하다. 그러나 올리고당을 기질로 할 때는 친화성의 차이가 거의 없다.

(2) 임상적 의의

아밀레이스가 임상 진단을 목적으로 처음 이용된 것은 1908년 Wohlgemuth가 혈중 및 소변 중의 아밀레이스 측정법을 개발하여 임상에 응용하기 시작하였고, 1929년 Elman에 의해 급성 췌장염에서 고아밀레이스혈증(hyperamylasemia)이 보고된 이래, 이하선염, 폐암 등과 같은 이소성아밀레이스를 생산하는 종양의 진단에도 응용하고 있다.

혈청 아밀레이스가 높을 때는 우선 급성 췌장염의 초기이거나 혹은 만성 췌장염의 급성으로 전환된 것을 의심한다. 급성 췌장염에서 혈청 아밀레이스는 발병 후 5~8시간에 상승하기 시작하여 12~72시간에 최고치에 도달한 후 감소하기 시작하여 3~4일에 정상으로 회복된다. 이와 같은 혈청 아밀레이스의 급속한 변동은 아밀레이스의 혈중 반감기가 짧기 때문이다.

이 경우에 소변 아밀레이스도 상승하지만 혈청 아밀레이스보다는 수 시간 늦게 증가하기 시작하여 비교적 장시간 동안 이상치를 유지한다. 따라서 급성 췌장염의 경과 관찰에는 소변 아밀레이스 측정도 특별히 유의성이 높다. 현재 소변 아밀레이스에 대해서는 농도보다는 단위 시간에 배출된 아밀레이스의 양을 더 중요하게 평가하고 있다. 급성 췌장염을 진단함에 있어서 혈청과 요 아밀레이스 측정은 약 70~80%의 진단 감도와 70~90%의 진단 특이성을 나타내는 것으로 알려져 있다.

기타 고아밀레이스혈증(hyperamylasemia)을 초래하는 질환으로는 췌장암, 간담도 질환, 타액선이나 이하선의 염증 및 폐쇄, 신장 기능 상실, 급성 복막염, 외과 수술 후 등이 있다. 췌장 질환에서는 췌장형 아밀레이스가, 타액선 질환에서는 타액선형 아밀레이스가 주로 증가한다. 그러나 간 질환에서도 종종 타액선형 아밀레이스가 상승하는 경우가 있다. 이하선염, 신장 기능 상실에서는 소변 아밀레이스가 오히려 저하한다. 또한 면역글로불린 등과 결합한 고분자아밀레이스는 소변으로 배출되기 어렵기 때문에 혈액에 정체하여 활성치가 증가하는 일도 있다.

아밀레이스의 신장 클리어런스를 합리적으로 일정한 값을 나타내는 크레아티닌 클리어런스와 비교하여, 이를 췌장 질환 등의 진단에 이용하고 있다. 이를 아밀레이스 · 크레아티닌 클리어런스비(amylase·creatinine clearance ratio, ACCR)이라고 한다.

$$\mathrm{ACCR} = \frac{\text{아밀레이스 클리어런스}}{\text{크레아티닌 클리어런스}} \times 100$$

ACCR의 정상치는 2~5%이며, 급성 췌장염에서는 신요세관에서의 아밀레이스 재흡수 감소가 일어나 이 비가 상승하는데, 보통 8%를 초과하는 경우가 많다. 그러나 고분자아밀레이스 혈증에서는 0.1~0.3%로 매우 낮다. ACCR은 당뇨병, 골수종, 화상 등에서도 상승하므로 평가 시 주의를 요한다.

(3) 측정법

아밀레이스의 활성 측정 방법에는 1) 녹말 기질의 감소를 측정하는 아밀로클래스틱(amyloclastic)법, 2) 녹말 기질을 사용하고 생성물을 측정하는 사카로제닉(saccharogenic)법, 3) 색소를 표지시킨 전분에서 유리된 색소를 측정하는 크로모제닉(chromogenic)법, 4) 올리고당을 기질로 사용하는 방법, 그리고 5) *p*-니트로페놀을 표지시킨 합성 기질을 사용하는 방법이 있으며(표 4-23), 이중 1)~3)의 방법은 현재 사용하지 않고 있다.

표 4-23 아밀레이스 측정법의 분류

측정법	측정 원리
1. 아밀로클라스틱법	녹말이 가수 분해되면, 아이오딘-녹말 반응에 의한 정색 비율이 감소한다.
2. 사카로제닉법	녹말이 가수 분해되면, 환원성을 지닌 당이 증가한다.
3. 크로모제닉법	색소를 표지시킨 불용성 기질이 가수분해 되면, 가용성의 색소 표지 저분자 기질이 유리된다.
4. 올리고당 기질법	가수 분해된 생성물에 효소를 공역시켜 생성된 글루코스를 헥소키네이스법으로 측정하는 방법이다.
5. 합성 기질법	PNP 등의 발색단을 환원말단에 표지시킨 기질을 이용하는 방법이며, 비환원말단에 표지시킨 기질, 표지시키지 않은 기질로 분류된다. 현재는 비환원말단에 표지시킨 기질이 많이 이용되고 있다.

(4) 올리고당 기질법(효소법)

무표지 기질법

A

$$\text{Maltopentaose} \xrightarrow{\alpha-amylase} \text{Maltotriose} + \text{Maltose}$$

$$\text{Maltose} + \text{Pi} \xrightarrow{maltose\ phosphorylase} \text{Gluose} + \text{G-1-P}$$

$$\text{G-1-P} \xrightarrow{\beta-phosphoglucomurase} \text{G-6-P}$$

$$\text{G-6-P} + \text{NAD}^{+} \xrightarrow{G-6-PDH} \text{6-phosphogluconolactone} + \text{NADH} + \text{H}^{+}$$

B

$$\text{Maltopentaose} \xrightarrow{AMS} \text{Maltotriose} + \text{Maltose}$$

$$\text{Maltotriose} + \text{Maltose} \xrightarrow{\alpha-glucosidase} \text{5Gluose}$$

$$\text{5Gluose} + \text{5ATP} \xrightarrow{hexokinase} \text{5G-6-P} + \text{5ADP}$$

$$\text{5G-6-P} + \text{5NADP}^{+} \xrightarrow{G-6-PD} \text{6-phosphogluconolactone} + \text{5NADH} + \text{H}^{+}$$

* G-6-PD: G-6-P dehydrogenase

표지 기질법(IFCC 기준법)

$$p\text{-NP-G7} \xrightarrow{\alpha-amylase} p\text{-NP-G}_4 + G_3$$
$$p\text{-NP-G}_3 + G_4$$
$$p\text{-NP-G}_2 + G_5$$
$$2\ p\text{-NP-G}_2 + 2\ p\text{-NP-G}_3 + 10\ H_2O \xrightarrow{\alpha-glucosidase} 4\ p\text{-NP} + 10\ G$$

* NP: nitrophenol, G: glucose, *p*-NP = 4-NP

색소 *p*-니트로페놀(p-nitrophenol, *p*-NP)을 결합시킨 말토헵타오스(maltoheptaose, G7, 7 glucose)를 기질(합성 발색 기질)로 사용하고, *α*-글루코시데이스(*α*-glucosidase)를 공역시켜 유리된 *p*-NP(황색)를 405 nm에서 측정한다. 흡광도는 AMY 활성과 직접 비례한다. *α*-글루코시데이스는 4분자 이상의 글루코스로 구성된 올리고당은 분해하지 못한다.

(5) 측정 시 주의사항

① 검체

아밀레이스는 매우 안정된 효소로서 4℃에서는 적어도 수개월, 실온에서는 수일간 안정하다. 항응고제로서 수산이나 EDTA로 처리한 혈장에서는 Ca^{2+}이 제거되어 AMY 활성을 저하시키는 경우가 있다.

혈청, 소변 이외의 시료에서도 아밀레이스 활성을 측정하는 일이 있다. 복수를 시료로 하는 것은 췌장의 손상에 의해 아밀레이스가 복수로 유출된 것을 보기 위한 것이고, 흉수를 시료로 하는 것은 폐암 등에서의 종양 생성 효소를 검출하기 위함이다.

② 측정법

UV법에서는 글루코스의 방해, POD 공역 발색 반응에서는 환원 물질의 존재, 그리고 색소 표지 기질을 사용할 경우에는 기질의 안정성, 착색 물질에 의한 흡광도의 측정 방해 등이 문제가 된다. 또한 피펫 조작 중 침 중의 아밀레이스가 혼입되지 않도록 각별히 주의해야 한다.

(6) 기준범위

총 아밀레이스 활성으로 췌장 질환을 진단하는 것은 곤란하다. 췌장에 특징적인 췌장 아밀레이스를 분석하는 것이 효과적이다.

① 기준범위

신생아의 혈청 중에는 아밀레이스 활성이 거의 확인되지 않으며, 생후 1~2개월에 혈중에 출현하고, 생후 1년 이상을 경과해야 거의 성인과 비슷한 활성치를 나타낸다. 성인에서는 일반적으로 성차와 연령차가 없다. IFCC 권고법의 기준범위는 표 4-24와 같다.

표 4-24 IFCC 권고법의 혈청 아밀레이스의 기준범위(37℃)

단위	시료	기준범위	측정법
국제 단위(U/L)	혈청	31~107 U/L	효소법(UV법)

(7) 아밀레이스 동종 효소

① 동종 효소의 종류

아밀레이스 동종 효소의 종류는 표 4-22에 나타낸 바와 같이 췌장형(P형)과 타액선형(S형) 2종류가 있다. 1번 염색체에 유전자 좌위가 있으며, P와 S는 근접해 있다. 기타 x 좌위가 알려져 있으나 어떻게 병태로 발현하는지는 아직 명확하지 않다. P형의 발현은 췌장에 국한되고 있지만, S형은 폐와 난소에서 발현하는 것으로 알려지고 있다. 종양 생성 아밀레이스인 S형이 폐암과 난소암에서 발현하는 것은, 이소성 생성으로 생각하기보다는 발현 조건에서 연유하는 것으로 생각된다.

② 동종 효소분획의 변동과 임상적 의의

복통 등에서 관찰되는 아밀레이스의 상승은 P형 아밀레이스의 상승이며, 임상적으로 중요한 것은 P형 아밀레이스의 상승이다. 그러나 총 아밀레이스의 상승 중에서 P형 아밀레이스가 상승하는 빈도는 낮다. 복통이 있을비장도 S형이 상승하는 예도 있기 때문에 P형 아밀레이스의 정보를 신속히 임상에 제공하는 것이 매우 중요하다.

표 4-25에 P형 및 S형 아밀레이스가 상승하는 병태를 정리하였다. 상승 메커

니즘이 밝혀진 것도 있지만 아직 명확하지 않은 것도 있다. 아밀레이스 동종 효소 측정은 병태를 해석하는 데 있어서 필수적이다.

상승 메커니즘이 밝혀진 병태는 췌장과 타액선에 염증이 있거나 폐쇄된 상태이며, 메커니즘이 명확하게 밝혀진 것은 아니지만 S형의 상승은 수술 후 일과성 고아밀레이스혈증이나 종양 생성 고아밀레이스혈증도 폐암, 난소암, 췌장암의 여러 예에서 보고되고 있다. 전술한 바와 같이 폐와 난소에서는 S형 아밀레이스의 발현이 증명되고 있다.

표 4-25 아밀레이스 동종 효소가 변동하는 병태

메커니즘이 명확한 상승	
P형 아밀레이스의 상승	S형 아밀레이스의 상승
급성 췌장염	급성 이하선염
만성 췌장염	이하선염 폐쇄
사라조피린 복용중	수술 후 일과성 상승
만성 신장 기능 상실	종양 생성 아밀레이스
	폐 악성 종양
	난소암
	췌장암
메커니즘이 불명확한 상승	
P형 아밀레이스의 상승	S형 아밀레이스의 상승
궤양성 대장염	급성 심근경색
	담석증, 담관염
	당뇨병
	위궤양
메커니즘이 명확한 저치의 활성	
P형 아밀레이스의 저하	S형 아밀레이스의 저하
신생아	신생아, 유아기
췌장 적출 수술 후	
췌장암	

상승 메커니즘은 명확하지 않지만, 확실하게 S형 아밀레이스가 상승하는 병태가 알려져 있다. 이들은 심근경색, 담석증 등으로 통증을 동반하는 병태이다.

아밀레이스의 저하는 췌장암 등에서 췌장을 적출한 후 볼 수 있다. 그러나 췌장 종양 등과 같은 병변에서 저치를 나타내는 예가 있으므로 주의해야 한다. 또한 신생아, 유아에서도 타액선, 췌장의 외분비 기능이 성숙되지 않아, 혈청 아밀레이스가 저치를 나타낸다. 그러나 2세 정도가 되면 성인치에 도달한다. 드물긴 하지만, 아밀레이스와 면역글로불린(IgG 혹은 IgA)이 결합한 고분자아밀레이스(macroamylase)는 전체의 약 1~2%에서 발견된다.

고분자아밀레이스혈증은 어떤 질환 상태와 관련이 있는 것은 아니며, 환자들도 무증상으로 지나친다. 이것은 전기영동 분석으로 검출할 수 있으며, 더욱이 결합 글로불린도 동정이 가능하다.

③ 측정법

가. 전기영동법

셀룰로스 아세테이트 플레이트나 아가로스 겔 등을 지지체로 하고 불연속 완충액으로 영동하는 방법과 폴리아크릴아마이드 겔을 이용하여 분리하는 방법이 있다. 검사실에는 불연속 완충액을 이용한 방법이 널리 보급되어있다. 색소는 블루스타치(blue starch)를 이용한다.

전기영동 후 합성 발색 기질을 함유한 아가로스 판에 밀착시켜 효소 반응을 시행하고, 아밀레이스 동종 효소를 염색한다. 아밀레이스 자체는 안정된 효소이지만, 보존에 따라서 아형 분획이 출현하는 경향이 있다. 전기영동법에 의한 정상치는 혈청의 경우 S형 50~85%, P형 15~50%이며, 소변의 경우는 S형 20~ 60%, P형 40~80%이다.

나. 억제제를 이용하는 방법

소맥 배아에는 α-아밀레이스의 억제 물질이 함유되어있다. 이 저해제는 P형 아밀레이스보다 S형 아밀레이스를 더 강하게 억제하는 데, 이점을 이용하여 P형 아밀레이스를 측정하는 방법이다. S형의 저해율이 80% 정도이므로, P형에 완전히 특이적이지는 않지만, 급성 췌장염 등에서 P형 우위를 판정하는 데 있어서 임상적으로 충분히 유용하다.

④ 측정 시 주의사항

가. 시료

시료로는 주로 혈청과 소변이 이용된다. 총 활성 측정 시와 마찬가지의 주의 사항이 요구된다. 단, 시료를 실온에 방치하면, 탈아미노 효소의 작용에 의해 동종 효소의 밴드 수가 증가하기 때문에 주의를 해야 한다.

복통을 주로 호소하는 경우에는 P형 아밀레이스를 신속히 측정하여 결과를 보고하는 것이 중요하다. 복수 등을 시료로 하는 것은 췌장의 외상, 손상 등에 의해 아밀레이스의 복수로의 유출을 검사하기 위한 목적이므로 일반적으로 현저한 고치를 나타낸다.

나. 측정법의 선택

복통을 주로 호소할 경우에는 결과를 신속히 아는 것이 중요하다. 이와 같은 증례에서는 항체에 의한 저해법, 저해제를 이용한 방법 등과 같은 신속히 대응할 수 있는 방법을 선택해야 한다. 한편, 지속적인 고아밀레이스혈증 등에서 원인 분석을 희망할 때는 전기영동 분석을 실시한다. 종양 생성 아밀레이스나 고분자아밀레이스혈증도 전기영동으로 분석하면 확실한 해석이 가능하다.

⑤ 기준범위

가. 기준범위

총 활성 기준범위의 상한이 200 U/L 전후에서, P형의 상한은 110 U/L 정도이다. P형의 기준범위는 25~110 U/L이다. 또한 P/S비의 기준범위는 2 이하이다.

이해도의 점검과 문제

1. 아밀레이스의 측정법에 대하여 설명하시오. 특히 올리고당을 기질로 하는 측정법의 특징을 정리하라.
2. 췌장 아밀레이스를 분별 측정하는 방법에 대하여 설명하라.
3. 췌장 아밀레이스가 변동하는 병태를 정리하라.
4. 수술 후에 아밀레이스가 상승하는 이유를 설명하라.
5. 아밀레이스 · 크레아티닌 클리어런스 비율(amylase · creatine clearance ratio, ACCR)에 대하여 설명하라.

2) 라이페이스(Lipase, LPS)

① 계통명 : Triacylglycerol acylhydrolase
EC 3.1.1.3

상용명 : Pancreatic lipase
Hormone sensitive lipase

별　명 : Triglyceride(triacylglycerol) lipase

반　응 :

LPS는 트리글리세리드(트라이아실글리세롤)을 단계적으로 분해하여 최종적으로는 글리세롤과 유리지방산으로 완전히 분해한다.

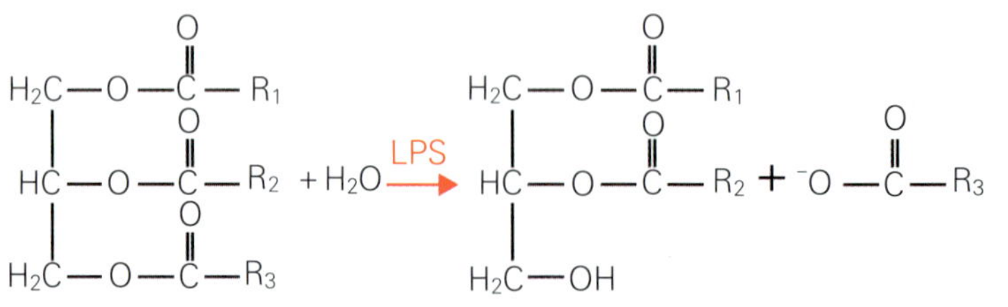

(1) 생리적 의의

지방산과 알코올 등의 에스터 가수 분해에 관여하는 효소는 에스터레이스(esterase)로 총칭되며, 이들은 지방산과 같이 탄소 사슬이 긴 성분의 에스터에 작용하여, 최종적으로 글리세롤과 지방산으로 분해한다. 라이페이스는 동물, 식물, 미생물에 널리 존재하며, 사람에서는 췌장액에 포함되어 소화관으로 분비되어 식이성 지방을 분해하는 췌장 라이페이스(pancreatic lipase) 외에, 지방 조직이나 심근, 뼈대근육, 유선 등에 분포하는 지질단백질 라이페이스(lipoprotein lipase, LPL), 간에 있는 간성 라이페이스(hepatic lipase), 세포 안에 존재하며 에피네프린 등의 호르몬에 의해 활성화되는 호르몬 감수성 라이페이스(hormone sensitive lipase) 등이 존재한다.

췌장 라이페이스는 주로 식물 소화에, 그 외의 라이페이스는 생체내의 지질 대사에 관여하고 있다. 지질단백질 라이페이스와 간성 라이페이스를 합하여 광의로 지질단백질 라이페이스라 부르며, 이들은 식사에 의해 생성된 킬로미크론 중의 트리글리세리드(TG) 분해와 초저밀도지질단백질(VLDL) 중의 분해에 관여한다.

이들 라이페이스의 성질을 표 4-26에 정리하였다.

이하 본문에서의 라이페이스(LIP)는 췌장 라이페이스를 가리킨다.

표 4-26 라이페이스의 성질

	췌장 라이페이스	호르몬 감수성 라이페이스	지질단백질 라이페이스	간성 라이페이스
분포	췌장액	각종 세포	지방 조직, 심근, 혈청	간, 담관
분자량	48,000		67,000	69,000
등전점	5.8		4.5	4.95, 4.1, 4.27
최적 pH	8.6~9.2	6.8	8.2~8.5	8.8~9.0
활성화제	NaCl, Ca^{2+}, Mg^{2+} 코라이페이스, 담즙산	에피네프린, Mg^{2+} cAMP	헤파린	NaCl, 헤파린
저해제	중금속, 아이오딘	아세톤	NaCl, 프로타민	
기질 특이성	TG의 유화액에 작용 (LPL은 작용하지 않음)	MG 및 DG에 친화성이 강함	킬로미크론, 지질단백질에 작용	지질단백질에 작용

췌장 라이페이스는 췌장의 선세포(샘세포)에서 생산되어 분비과립으로서 췌장액과 함께 십이지장으로 분비된다. LIP는 코라이페이스(colipase, 분자량 1만의 당단백질)와 담즙산염의 공존 하에서 최대 활성을 나타낸다. 이 LIP는 최적 pH 6~10에서 작용하지만, 낮은 pH에서는 에스터레이스가 LIP 작용을 나타내는 경우도 있기 때문에, pH는 될 수 있는 한 높은 쪽이 좋다.

식사에서 유래하는 TG의 가수 분해에 관여하고, 가수 분해 된 긴 사슬의 유리 지방산은 장관 점막에서 TG로 합성되고, 킬로미크론을 형성한 후 림프관을 통해 정맥으로 유입된다.

(2) 임상적 의의

임상 검사에서 LIP의 측정 목적은 두 가지이다. 첫째는 염증 등에 의한 췌장 세포의 장애를 혈중 라이페이스 활성으로 진단하는 것이고, 둘째는 판크레오지민(pancreozymin)을 투여하여 췌장액 라이페이스의 활성 변화를 측정함으로써 췌장 기능을 판정하는 것이다.

혈청 LIP가 상승하는 질환으로는 급성 췌장염, 췌장암 등이 있다. 신장 기능 상실에서는 소변으로의 배설 장애 때문에 약간 상승한다. 아밀레이스가 췌장 이외의 요인에 의해 상승하는데 대하여 LPS는 췌장에만 특이적이다. 그러나 측정 조작이 복잡하기 때문에 일상 검사로는 많이 이용되지 못한다.

(3) 측정법

방법 1

$$1,2\text{-Diacylglycerol} + H_2O \xrightarrow[Colipase,\ pH\ 8.7]{Pancreatic\ lipase} 2\text{-Monoacylglycerol} + \text{Fatty acid}$$

$$2\text{-Monoacylglycerol} + H_2O \xrightarrow{Monoglyceride\ lipase} \text{Glycerol} + \text{Fatty acid}$$

$$\text{Glycerol} + \text{ATP} \xrightarrow{Glycerol\ kinase} \text{L-}\alpha\text{-Glycerophosphate} + \text{ADP}$$

$$\text{L-}\alpha\text{-Glycerophosphate} + O_2 \xrightarrow{L-\alpha-glycerophosphate\ kinase} \text{Dihydroxyacetone phosphate} + H_2O_2$$

$$2\ H_2O_2 + 4\text{-aminoantipyrine} + \text{TOOS} \xrightarrow{Peroxidase} \text{Quinonediimine dye(colored, 550 nm)} + 2H_2O$$

* TOOS: sodium *N*-ethyl-*N*-(2-hydroxyl-3-sulfopropyl)-*m*-toluidine

방법 2

$$1,2\text{-}O\text{-Dilauryl-rac-glycero-3-glutaric acid-(4 methyl-resorufin)-ester}$$

$$\xrightarrow[OH^-]{LPS} \text{DG} + 1,2\text{-}O\text{-Dilauryl-rac-glycero-3-glutaric acid-(4methyl-resorufin)}$$

$$\xrightarrow[OH^-]{spontaneus} \text{Glutarate} + \text{Red(580 nm)}$$

(4) 측정 시 주의사항

혈청의 LIP는 안정된 효소로 실온에서 수일간 안정하다. 그러나 췌장염의 진단은 시간이 중요하므로 이점에 주의하여 신속하게 측정해야 한다.

LIP 활성 측정에서 가장 중요한 문제점은 얼마나 좋은 기질을 사용하는가이다. 디글리세리드는 물에 가용성인 기질이지만 다른 기질은 일반적으로 물에 용해되지 않기 때문에, 어떤 방법으로든 기질을 유화시켜 사용해야 하므로 유화의 정도를 일정하게 하고, 그 표면적이 기질량에 대하여 같은 비율이 되도록 한다.

(5) 기준범위

TOOS를 사용하는 방법의 기준범위는 상한치가 37℃에서 45 U/L이다.

이해도의 점검과 문제

1. 혈청에서 측정되고 있는 LPS의 종류와 그 특징을 설명하시오.
2. 췌장 LPS의 임상적 의의를 설명하시오.

5. 기타

1) 산성 포스파테이스(Acid phosphatase, ACP)

계통명 : Orthophosphoric-monoester phosphohydrolase(acid optimum)
EC 3.1.3.2
상용명 : Acid phosphatase(ACP)
반 응 :

인산모노에스테르(phosphomonoester)를 기질로 하고, 산성에서 최적 pH를 나타내는 ACP는 1924년 Martland가 최초로 적혈구에서 발견하였다. 1938년 Gutman 등이 전립선 환자의 혈청에서 본 효소의 활성이 높은 것을 발견한 이래 일약 병태 진단에 중요한 수단으로서 주목받기 시작하였다.

ACP는 가수 분해 효소에 속하는 비특이적 이형 포스파테이스(nonspecific heterogeneous phosphatase)이다. ACP는 ALP와 같은 반응을 촉매하나 산성 조건에서만 작용하는 점이 다르다. ACP의 최적 pH 범위는 4.5~5.0이다. ACP의 반응은 다음과 같다.

$$H_2O + R\text{-}O\text{-}PO_3H \xrightarrow[pH < 5.0]{ACP} R\text{-}OH + H_3PO_4$$

◆ **핵심용어**

리소좀 효소, 타르타르산 감수성 효소, 타르타르산 내성 효소

◆ **학습요점**

ACP가 증가하는 질환

(1) 생리적 의의

산성 포스파테이스(ACP)는 자연계에 널리 분포하며, 사람에서는 전립선, 적혈구, 혈소판, 뼈(파골세포), 간, 비장 등 거의 모든 장기에 존재한다. 그 중 특히 전립선과 파골세포에 고농도로 존재한다. 전립선의 ACP 활성은 다른 조직과 비교했을 때 약 1,000배 이상 고치를 나타낸다.

세포에서는 리소좀 및 골지체에 존재하며, 그 성질은 기원 장기에 따라 서로 다르기 때문에 장기별로 다른 기능을 하는 것으로 생각된다. 인산 대사나 핵산

대사와 관련된 세포 내에서의 분해가 ACP 기능의 중심이 될 것이다. 최적 pH는 유래 장기에 따라 다소 차이가 있으나 대체로 4.5~5.0에서 가장 잘 작용한다. ACP의 분자량은 장기에 따라 60,000부터 150,000에 이르기까지 다양하다. 특히 막 결합성 ACP의 성분은 당단백질이다. 전립선 유래 ACP는 L-타르타르산이나 플루오린화나트륨(NaF)에 의해 강하게 저해된다(타르타르산 감수성). 반면에 적혈구 유래 ACP는 L-타르타르산에 의해 거의 저해되지 않는다(타르타르산 내성). 이와는 반대로 구리나 포말린(formalin)은 적혈구 ACP를 강하게 저해하지만 전립선 ACP는 저해하지 않는다.

(2) 임상적 의의

정상 혈청 중의 ACP 활성은 매우 낮으며, 폴리아크릴아마이드겔 전기영동으로 분리하면 10개 이상의 분획을 얻을 수 있다. ACP는 리소좀 효소로서 전체 조직에 존재하기 때문에 각종 조직의 병적 상태에서 혈액에 증가할 것으로 기대된다. 그러나 실제 혈중 ACP가 이상적으로 높은 값을 나타내는 질환은 주로 전립선 질환에 국한되며, 그 중에서도 전립선암(prostatic carcinoma)에서 특히 유의한 증가를 보인다. 또한 전립선암이 뼈에 전이된 경우에도 현저히 상승한다. 정상인의 혈청에는 전립선 ACP가 거의 없다. 하지만 전립선을 마사지하면 혈청의 효소 활성치가 정상치의 2~3배 정도까지 증가한다.

미국에서 전립선암의 발생률은 백인 남성이 100,000명당 35명이고, 흑인 남성은 10,000명당 65명으로 흑인 남성에서 많이 발생한다. 대개는 50대 이후에 발생률이 증가하며, 40대 이하에서는 이 질환이 거의 나타나지 않는다. 전립선암의 경우 임상적 상태에 따라 A, B, C, D 4단계로 나눈다. A 단계는 초기의 무증상 상태이고, B단계는 전립선 캡슐 안에 암종이 나타난 상태이고, C단계는 가장 흔한 상태로서 국소적으로 침윤이 나타난 상태이며, 마지막 D단계는 전이성 전립선암을 말한다. 불행하게도 전립선암을 진단하는 많은 ACP 측정법으로는 악성 종양이 상당히 진행되어 전립선 이외의 조직으로 전이되기 전까지는 증가한 ACP를 검색하기 어렵다. 아무튼 초기에 발견하면 예후가 훨씬 더 좋아진다.

C와 D단계의 전형적인 증상은 뼈의 통증이나 요도의 폐쇄, 전립선의 결절화이다. 검사실에서 전립선암의 진단을 위해 우선 시도하는 검사는 총 ACP를 측정하는 것이다. 그러나 총 ACP를 측정하는 방법은 전이되지 않은 암종을 발견할 수 있을 정도로 감도가 좋은 것이 아니며, 전립선에 완전히 특이적이지도 않다. 따라서 최근의 방법들은 전립선 ACP(prostatic acid phosphatase, PAP)를 측정하는 데 집중되고 있다. 방사면역 측정법(RIA)으로 PAP를 측정하면 전이되기 전

인 A나 B 단계의 전립선암을 발견할 수 있다.

법의학 분야에서는 성폭력의 유무를 결정하기 위해 여성의 질액에서 ACP를 측정한다.

PAP는 전립선암을 진단하는 데 이용되어 왔지만, 조기암에서는 상승하지 않는 등 감도와 특이성에 문제가 있어서 현재는 전립선 특이 항원(prostate specific antigen, PSA)으로 대체되었다.

(3) 측정법

측정의 원리는, 측정 pH의 차이를 제외하면 ALP와 같다. pH는 대체로 5.0 전후이기 때문에 시트르산(citric acid) 완충 용액을 사용하는 경우가 많다

ACP는 장기와 세포에서 존재하는 장소에 따라 성질이 다르기 때문에, 총 ACP를 측정할 것인지 아니면 전립선 ACP만을 측정할 것인지 선택할 필요가 있다. 페닐인산(phenylphosphate), 페놀프탈레인인산(phenolphthalein phosphate), p-니트로페닐인산(p-nitrophenylphosphate) 등은 장기 유래와 관계없이 ACP의 만능 기질이 되기 때문에 총 ACP를 구하고, 동시에 L-타르타르산으로 전립선성 ACP를 특이적으로 저해시킨 후 측정하여 총 ACP에서 저해 후의 활성치를 빼면 이 값이 전립선 ACP의 활성치가 된다. 한편 α-글리세롤인산(α-glycerophosphate)이나 α-나프틸인산(α-naphthylphosphate)은 전립선 ACP에 의해서만 특이적으로 가수 분해되고 다른 ACP의 작용은 받지 않기 때문에 전립선 ACP만을 측정하고자 할 때는 이들 기질을 사용하는 것이 좋다. 최근에는 전립선 ACP에 대한 면역학적 측정법이 개발되어 감도와 특이성이 많이 향상되었다.

(4) 측정 시 주의사항

① 시료

ACP는 본래 산성에서 작용하는 효소이므로, 알칼리에서는 매우 불안정하다. 혈청을 방치하면 pH가 알칼리로 기울기 때문에 ACP의 수명이 단축된다. 채혈 당시 아세트산 등을 사용하여 산성을 유지시키면 효소 활성이 안정화된다. 혈청 1 mL당 시트르산나트륨 18 mg을 첨가하거나 20% 아세트산나트륨 10 μL를 첨가하면 4℃에서 1주일 정도는 안정하다. 될 수 있으면 바로 원심분리를 하여 측정하고 그렇지 못할 경우에는 -45℃ 이하에 동결시켜 보존한다. 동결하면 1주일 정도는 안정하다.

ACP는 전혈 상태에서 수 시간 정도 안정하지만 혈청을 분리한 다음에는 반드시 바로 동결시켜야 한다. 채혈 시에 산성으로 처리하지 않은 시료는 실온에서 1시간 이내, 냉장고 보관에서도 1~2시간 이내에 측정해야 한다.

적혈구나 백혈구에는 고농도의 ACP(혈청의 약 70배)가 존재하기 때문에 용혈이 일어난 혈청을 사용하면 안 된다. 항응고제는 사용하지 않는다.

② 시료의 채취 조건

전립선을 마사지했거나 또는 요도에 카데터를 삽입한 경우에는 정오차를 일으키므로 이런 경우에는 적어도 48시간이 경과한 후에 채혈해야 한다.

(5) 기준범위

[*p*-NP을 기질로 하는 방법]	
혈청 총 ACP 활성	5.0~17.5 IU/L
전립선 ACP 활성	0.5~4.8 IU/L

생리적 변동을 보면, 소아가 성인의 2.0~2.5배 높은 활성을 나타내고, L-타르타르산에 의해 저해되는 ACP가 여성에서도 확인된다.

이해도의 점검과 문제

1. ACP 측정 시 주의해야 될 사항을 기술하라.
2. ACP가 상승하는 질환에 대해 설명하라.

2) 콜린에스터레이스(Cholinesterase, ChE)

계통명 : Acylcholine acylhydrolase
EC 3.1.1.8

상용명 : Pseudocholinesterase(SChE)

별　명 : Choline esterase Ⅱ(nonspecific)
Butyrylcholinesterase

반응

$$\text{아실콜린} \xrightarrow{\text{SChE}} \text{콜린} + \text{유기산}$$

◆ **핵심용어**

진성 콜린에스터레이스, 가성 콜린에스터레이스, 콜린에스터레이스 변이형

◆ **학습요점**

콜린에스터레이스가 변동하는 병태
마취 관리와 콜린에스터레이스

콜린에스터레이스(cholinesterase, ChE)는 에스터레이스(esterase)의 일종으로 식물에는 없고 동물의 거의 모든 조직에 존재한다. 혈액에는 효소학적 활성과 생리적 기능 및 체내 분포가 다른 2종류의 콜린에스터레이스가 존재한다. 그중 하나는 아세틸콜린에스터레이스(acetylcholinesterase, AChE; EC 3.1.1.7)로 계통명은 Acetylcholine acetylhydrolase이고 별명은 진성 콜린에스터레이스(true cholinesterase) 혹은 choline esterase I 으로 부른다. 이 효소는 아세틸콜린 등의 기질에 작용하여 콜린과 아세트산으로 가수 분해한다. AChE는 신경 조직이나 적혈구 막에 많이 존재하며, 막 대사의 연구 등에 있어서 지표로서 이용되고 있다.

다른 하나의 콜린에스터레이스는 아실콜린 아실기 가수 분해 효소(Acylcholine acylhydrolase, EC 3.1.1.8)로 이것은 가성 콜린에스터레이스(pseudocholinesterase, SChE), 혈청 콜린에스터레이스, 뷰티릴콜린에스터레이스(butyrylcholinesterase), 또는 콜린에스터레이스 Ⅱ라고도 부른다. 이 효소는 간, 췌장, 심장, 뇌의 속질, 그리고 혈청에 존재한다.

특히 SChE는 간에서 생성되기 때문에 간 실질 장애 및 영양 상태를 반영하는 간 질환의 진단에 유용하다. 임상 효소학에서 진단을 위해 측정하는 것은 SChE

이다. 따라서 본 장에서 콜린에스터레이스라 함은 SChE를 가리킨다.

현재 우리나라에서는 SChE를 거의 측정하지 않고 있다.

(1) 생리적 의의

SChE는 주로 간과 뇌의 속질에서 발견되며, 혈청이나 혈장에서 측정되는 콜린에스터레이스이다. 반면 진성 콜린에스터레이스(true cholinesterase)인 AChE는 주로 적혈구와 중추신경계에서 발견된다

AChE는 효율적인 신경·근육의 자극전달을 위하여 신경근연접부(neuromuscular junction)에서 신경전달물질(neurotransmitter)인 아세틸콜린을 가수 분해한다. 뉴런의 신경 종말에서 방출된 아세틸콜린은 근육 세포의 수용체에 결합하여 근육을 수축시킨다. 그 후 아세틸콜린은 AChE에 의해 빠르게 분해된다. 즉 근육 수축률(muscle contaction rate)은 AChE의 가수 분해 작용에 의존한다.

임상화학에서 문제가 되고 있는 것은 SChE로서, 이것은 분자량 약 30만 달톤의 당단백질이며, 간에서 합성된다. SChE는 혈청 알부민과 강한 상관성을 갖고 증감하기 때문에 혈청 알부민의 합성에 관여하고 있는 것으로 생각하고 있다. 아무튼 SChE의 생리적 역할은 확실하게 알려져 있지 않다. 임상적으로 SChE는 단백질 합성 능력을 평가하는 검사로서 이용되고 있으며, 또한 마취 관리를 위해서도 측정하고 있다.

SChE와 AChE의 성질을 표 4-27에 나타냈다.

표 4-27 가성 및 진성 콜린에스터레이스의 비교

	가성 콜린에스터레이스 EC 3.1.1.8	진성 콜린에스터레이스 EC 3.1.1.7
분포	간, 췌장, 혈청, 기타	신경 조직, 근, 적혈구
기능	분명하지 않음	신경·근육 자극 전달
분자량	30만(당단백질)	9만
등전점	3.0, 4.4	4.6
최적 pH	8.0~8.5	7.5~8.0
기질		
아세틸-β-메틸콜린	작용 안 함	작용함
벤조일콜린	작용함	작용 안 함
뷰티릴콜린	작용함	작용 안 함
NaCl에 의한 활성화	−	+
카페인에 의한 활성화	−	+
Eserine(physostigmine), Prostigmine에 의한 억제	+	+

(2) 임상적 의의

혈청 SChE는 3가지 목적으로 측정된다.

첫째, SChE의 측정은 농약, 살충제 및 신경가스의 성분인 유기인제(organophosphorus compound)에 대한 노출 정도를 측정하는 데 유용하다. 노출 후에는 간에서의 합성 감소로 인하여 효소 활성이 감소한다. 장기적 노출에서는 AChE와 SChE의 활성이 둘 다 점차적으로 감소한다. 그러나 노출이 끝나면 SChE는 약 3~6주 이내에 정상으로 회복된다

둘째, 혈청 SChE는 간의 합성 능력을 평가하는 지표로서 이용될 수 있다. SChE가 감소하는 간 질환은 급성 간염, 간경화증 및 전이성 간암이다. 이러한 질환에서는 정상의 약 70%까지 감소하는 것으로 알려져 있다. 그밖에 만성 간염, 중증 소모성 질환(악성 종양, 울혈성 심부전, 빈혈 등)에서 전신의 영양 상태가 악화된 경우에도 활성이 저하한다.

한편 신증후군에서는 혈청 알부민의 저하가 특징적이다. 그렇지만 콜린에스터레이스의 활성은 증가한다. 이것은 간에서 보상적으로 알부민의 합성 능력을 항진시키기 위하여 콜린에스터레이스가 작용하기 때문인 것으로 생각된다. 지방간이나 갑상선항진증에서도 효소 활성이 유의하게 증가한다.

셋째, SChE의 보다 일상적인 응용은 수술 환자를 마취할 때 투여되는 근육 이완제인 석시닐콜린(succinylcholine)을 가수분해할 수 없는 비정상적인 SChE 변종(abnormal variants)을 찾아내는 것이다. 석시닐콜린은 신경·근접합부에 있는 수용체에 결합하기 위해 아세틸콜린과 경쟁한다. 어떠한 원인에 의해서든지 석시닐콜린이 SChE에 의해 분해되지 않고 그대로 남게 되면, 근육은 석시닐콜린의 대부분이 혈장에서 가수 분해되어 없어질 때까지 이완 상태로 남게 된다. 정상적인 환자들은 이러한 화합물이 가수 분해된 후 2~10분 안에 다시 호흡을 시작한다. 그러나 유전적 변이형의 SChE를 지닌 유전 질환에서는 석시닐콜린이 분해되지 않아 호흡근의 마비를 일으켜 무호흡이 지속된다. 이 경우 적절한 환기 조치를 취하지 않으면 드물긴 하지만 사망에 이를 수도 있다. 따라서 반드시 수술 전에는 SChE의 활성을 측정할 필요가 있다.

(3) 측정법

혈청 콜린에스터레이스의 활성 측정법은 1933년 Ammon이 아세틸콜린을 기질로 하였을 때 생성된 유기산을 중탄산나트륨으로 작용시켜 발생하는 CO_2 가스를 분석하여 측정한 이래로 많은 방법들이 개발되었다. 이것은 그만큼 콜린에스

터레이스 활성 측정법에 결정적인 수단이 되는 방법이 없었다는 것을 의미하기도 한다. SChE 측정법에는 원리별로 기질의 소비를 측정하는 방법, 생성된 유기산을 측정하는 방법, 생성된 콜린을 측정하는 방법이 있다. 그러나 이들 방법은 일상검사에서 거의 이용되지 않고 있다.

① 효소법

가. 비색법

벤조일콜린 $\xrightarrow{\text{SChE}}$ 벤조산 + 콜린

콜린 + O_2 + $2H_2O$ $\xrightarrow{\text{COD}}$ 베타인 알데하이드 + $2H_2O_2$

H_2O_2 + 페놀 + 4-아미노안티피린 $\xrightarrow{\text{POD}}$ 적색 퀴노이드(500nm)

* COD: choline oxidase, POD: peroxidase, 베타인 알데하이드(betaine aldehyde)

나. 자외선(UV)법

p-하이드록시벤조일콜린 $\xrightarrow{\text{SChE}}$ *p*-하이드록시벤조산 + 콜린

p-하이드록시벤조산 + NADPH $\xrightarrow{p\text{-HBOD}}$ 3,4-다이하이드록시벤조산 + $NADP^+$

340 nm에서의 흡광도 감소를 측정한다.

* *p*-HBOD: *p*-hydroxybenzoate oxidase

(4) 측정 시 주의사항

① 시료

혈청의 SChE는 4℃에 보존하면 적어도 1주일 동안은 안정하지만, 실온에서는 24시간 이내에 처리해야 한다. 콜린 산화 효소(choline oxidase, COD)를 공역시켜 과산화수소를 측정하는 방법에서는, 아스코르브산, 피루브산 등이 정오차를 일으킨다. 해충 제거에 이용되는 유기인제 농약(말라티온, 파라티온, 스미티온)이 오염되면 현저한 저치를 나타낸다. 또한 농약에 중독된 사람에서도 저치를 나타내기 때문에 시료의 관리가 중요하다.

SChE는 Ca^{2+}이 제거될 경우 활성이 감소하기 때문에 혈장은 헤파린으로 처리

된 것만 사용할 수 있다. 용혈이 일어나면 적혈구에 있던 것이 측정되기 때문에 정오차를 일으킨다.

(5) 기준범위

① 저활성 시료의 취급

콜린에스터레이스는 임상적으로 저치를 나타낼 때가 중요하다. 중증 간 장애, 영양 실조에서 저치를 나타내며, 유전성 변이에서도 저활성을 나타내는 예가 있기 때문에, 임상적으로 간 장애가 아닌 증례에서 저활성을 나타내면, 변이를 염두에 두고 검색을 할 필요가 있다.

② 기준범위(표 4-28)

표 4-28 혈청 콜린에스터레이스의 기준범위

기질	단위	기준범위
벤조일콜린(benzoylcholine) UV법	U/L	1,000~2,000

이해도의 점검과 문제

1. 진성 콜린에스터레이스와 가성 콜린에스터레이스의 차이를 설명하라.
2. 현재 많이 사용하고 있는 콜린에스터레이스의 측정법을 설명하라.
3. 콜린에스터레이스가 저치로 되는 질환을 열거하라.

6. 질환과 효소

1) 급성 심근경색

(1) 진단 효소

급성 심근경색(acute myocardial infarction, AMI) 진단과 관련된 효소는 CK, CK-MB, AST, LD, LD_1, LD_2이다. 급성 심근경색 후 6~8시간 안에 혈청 CK_2의 활성이 급격히 상승한다. 심근경색에서 이들 효소의 특징적인 변화 양상은 표 4-29 및 그림 4-27과 같다. 정상인의 LD_1/LD_2은 1 이하(< 1)이지만, 심근경색에서는 LD_1/ LD_2가 1 이상(> 1)이다.

표 4-29 심근경색의 진단에 이용되는 효소

효소		효소 활성 증가			
이름	약자	성인의 정상 상한치(ULN) (Units/ℓ)	통상적 증가 (×ULN)	최대 증가 시간 (시간)	정상 회복시간 (일)
크레아틴 카이네이스(CK)	CK	100	5~8	24	2~3
CK-MB	CK-MB	6	5~15	24	2~3
아스파르트산 아미노기 전이 효소	AST	25	3~5	24~48	4~6
젖산 탈수소 효소	LD	290	2~4	48~72	7~12
동종 효소 1	LD_1	100 or 24%	2~4	48~72	6~12
동종 효소 2	LD_2	115 or 40%	1.1~3	48~72	6~10

* ULN : Upper limits of normal(정상 상한치)
** 전체에 대한 %

(2) 기타 생화학 검사

① 마이오글로빈(Myoglobin)

발작 후 1~3시간에 검출할 수 있다. 이 검사는 응급실에서 흉통 환자 중 MI를 선별하는 데 유용하다. 마이오글로빈 검사는 MI 진단의 조기 지표가 된다(그림 4-27).

② 트로포닌 I 및 T(Troponin I and T)

심근 트로포닌 I(cTnI) 및 T(cTnT)는 급성 MI 진단에 민감하고 특이적인 표지자이다. CK-MB와 마찬가지로 이들 단백질은 경색 시작 3~12시간 이내에 손상된 심근으로부터 방출되며 다른 마커들보다 훨씬 오랫동안 증가한 채로 남아 있는다.

트로포닌 T는 정상 수준으로 회복하는데 약 2주가 걸리며, 트로포닌 I는 5~10일이 걸린다. 트로포닌 T는 MI의 진단에 매우 성공적으로 사용해 오고 있다.

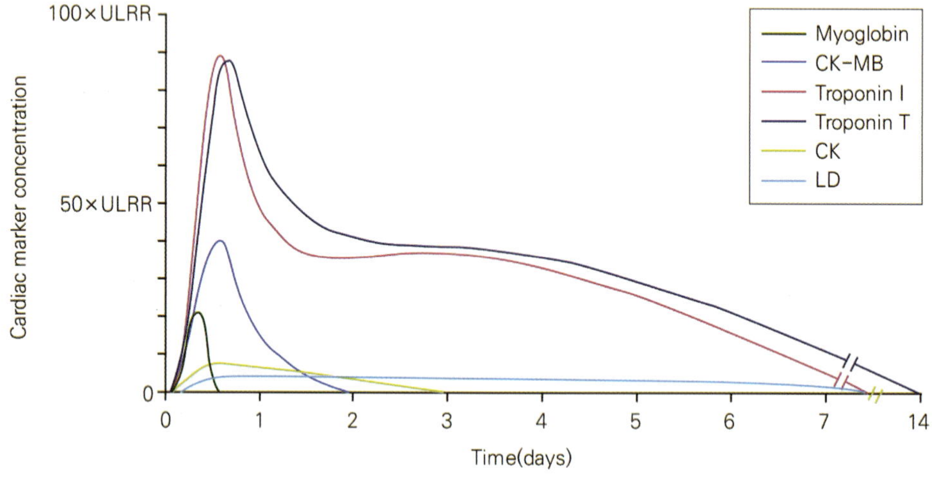

그림 4-27 급성 심근경색에 따른 혈청 심장 생체표지자(cardiac biomarker)의 변화

(3) 급성 심근경색의 진단

(Tietz Fundamental of Clinical Chemistry and Molecular Diagnostics, 8th Ed, 2019, p 634)

역사적으로 급성 심근경색(acute myocardial infarction, AMI)을 진단하기 위한 심장 생체표지자(biomarker)의 이용은 1950년대부터 시작되었다. 그때 AMI를 진단하기 위해 측정한 것은 (1) 아스파르트산 아미노기 전이 효소(aspartate aminotransferase, AST), (2) 젖산 탈수소 효소(lactate dehydrogenase, LD), (3) 총 크레아틴 카이네이스(creatine kinase, CK), 그리고 (4) α-하이드록시부티르산염(α-hydroxybutyrate)이었다. 1986년에는 세계보건기구(WHO)에서 AMI의 진단을 위한 검사 항목, 즉 (1) 흉통 병력, (2) ECG의 급격한 변화, (3) 일련의 심장 생체표지자의 증가(정상치의 2배 증가) 등을 제시하였다. 이들 항목 중 적어도 2개 항목이 해당되면 AMI로 진단하였다. AMI의 진단을 위한 항목들의 대체는 2000 유럽심장학회(European Society of Cardio- logy, SC)와 미국심장학회(American College of Cardiology, ACC)에서 이루어졌고, 2007년과 2012년(2018년 4번째의 보편적 정의의 업데이트는 유예됨)에 업데이트가 되었다.

① 급성 심근경색의 정의에 대한 항목

심장 생체표지자(트로포닌)의 증감이 기준 상한치의 99% 이상을 초과하고, 최소한 다음 한 가지를 나타내는 허혈이 있을 때 심근경색이라고 한다.

a. 허혈 증상
b. 새로운 허혈의 심전도 변화(새로운 ST-T 변화나 새로운 방실다발 왼쪽 가지 차단)
c. 심전도상에서 병적인 Q파의 출현
d. 생존 가능한 심근의 상실이나 비정상적인 심장벽 운동을 하는 새로운 구역의 출현
e. 혈관조영술 또는 부검에 의한 관상동맥 내부에서의 혈전 확인

AMI 진단을 위한 ESC/ACC 위원회의 생화학 패널의 권고안은 다음과 같다.

European Society of Cardiology/American College of Cardiology Recommendations for Use of Cardiac Biomarkers for Detection of Myocardial Injury and Myocardial Infarction

- 심장 손상 생체표지자의 증가는 심근의 손상을 가리키며, 그렇지만 손상의 허혈 기전은 없다.
- cTn(I 또는 T)이 심근 손상을 진단하는 데 좋은 생체표지자이다.
- 심장 생체표지자 단백질의 증가는 비가역적 손상을 나타낸다.
- cTn의 개선된 질관리(QC), 특별히 hs-cTn 측정에 대한 99%에서의 QC가 필수적이다.
- 심근경색은 심근허혈이 있고, 99% 상한치(URL) 이상으로 cTn의 증가가 관찰되는 심장 손상에서 나타난다.
- 허혈 증상이 있는 환자의 예후는 cTn의 증가 정도와 관련이 있다.
- 만일 허혈이 없다면, 다른 심장 손상을 찾아야 할 것이다.
- hs-cTn 측정을 위한 시료는 증상이 시작된 후 0~3시간에 얻어져야 하고, 증상이 있을 때 측정하는 동시적 측정(contemporary assay)을 위해서는

6~9시간에 얻어져야 한다.

* *cTn*, Cardiac troponin; *hs*, high sensitivity; *URL*, upper reference limit, *QC*, quality control

② 심장 생체표지자

심근 손상과 기능 장애를 평가하기 위해 많은 생체표지자들을 관찰해왔다. 대부분은 심근 단백질이다. 그들은 (1) 근육 세포 내에서 위치, (2) 손상 후 방출 동역학, 그리고 (3) 순환으로부터 제거가 다르다. 이 섹션에서는 cTn(심근 손상 및 AMI의 진단의 생체표지자로서 사용됨)과 NP(울혈성 심부전)만 기술하였다.

가. 심장 트로포닌 I와 T

cTnI와 cTnT는 심장 근육에 있는 단백질이며, 심근경색(MI)을 진단하기 위해 측정된다. cTnI는 100% 심장 조직에만 있는 특이적인 단백질이다. 반면에 TnT는 흔한 것은 아니지만 몇 가지 신경근육 질환에서 골격근에 존재하는 것으로 보고되었다.

나. 생화학

세 종류의 소단위체(subunit)으로 구성된 트로포닌은 액틴(actin)과 마이오신(myosin)의 상호작용을 조절하여 심장 수축을 조절한다(그림 4-28). 세 종류의 트로포닌은 (1) 트로포닌 T(트로포마이오신-결합 성분), (2) 트로포닌 I(억제 성분), (3) 트로포닌 C(칼슘-결합 성분)이다. 트로포닌의 94~97%는 근섬유에 있으며, 3~6%는 세포질 분획에 존재한다. cTnI와 cTnT는 서로 다른 유전자에 의해 만들어지기 때문에 아미노산 배열이 다르며, 골격근 같은 다른 근육에서 발견된 우세한 cTn과도 다르다. 사람 cTnI는 번역 후 아미노기 말단(N-말단)에 31개의 아미노산이 추가되어서 골격근에 존재하는 TnI와 비교되며, 이로 인해 특이성이 부여된다. cTnI의 한 가지 아이소폼(isoform)만이 확인되었다. cTnI는 정상적이거나, 재생하고 있거나, 또는 병에 걸린 사람 또는 동물의 골격근에 발현되지 않는다. cTnT는 골격근 아이소폼을 생성했던 유전자와는 다른 유전자에 의해 생성된 단백질이다. 아미노기 말단 쪽에 있는 11개의 아미노산이 이 생체표지자의 심장 특이성을 부여한다. 아무튼 사람 태아가 발달하는 동안 그리고 어떤 골격근 질환에서 소량의 cTnT가 골격근에 4개의 확인된 아이소폼 중 하나가 발현된다. 사람에서 cTnT 아이소폼 발현은 (1) 근육 디스트로피, (2) 다발성 근염, (3) 피부근염, (4) 말기 신장 질환의 환자에서 얻은 골격근 검체에서 보고되었다. 병에 걸린 골격근은 순환하고 있는 cTnT 면역반응성(현재 hs-cTnT 면역측정법으로 측정되고 있음)을 증가시킨다는 몇 가지 증거가 있다. 심장에서 발현된 트로포닌 C는 심장에 특이적이지 않아서 심장 생체표지자로서 유용하지 않다. 심근 손상에 따라 다양한 트로포닌이 조직과 혈액에 나타난다. 이러한 것에는 (1) 심장 트로포닌 T, I 및 C의 복합체(T-I-C 또는 3중 복합체), (2) I와 C 복합체(I-C 또는 2중 복합체), (3) 유리형 I 등이 있다. 또한 산화, 환원, 인산화, 탈인산화, 분자의 C 또는 N 말단에서 아미노산 제거 등의 생화학적 반응에 의해 다양하게 변조된 것들이 존재한다.

다. 분석적 고려사항

많은 제조사들이 cTnI를 측정하기 위한 측정법들을 개발해왔다. cTnT 측정법은 한 가지만 있다. 이러한 측정법들은 표준화가 되어 있지 않아서 각 측정법마다 다른 99% 상한기준한계(URL)를 정하고 있다. 2017년에 제조사에서 업데이트한 종합적인 내용이 국제임상화학연맹(International Federation of Clinical Chemistry, IFCC) 웹 사이트(http://www.ifcc.org/executive-board-and-council/eb-task-forces/task-force-on-clinical-application-of-cardiac-bio-markers-tf-cb/).

라. 생체표지자의 변동

급성 심근경색 발작 후 혈청에 출현하는 생체표지자와 효소의 변동을 그림 4-27에 나타냈다. 마이오글로빈(myoglobin, Mb)은 심근경색 발작 후 2시간 이내에 증가하기 시작한다. Mb는 심근에만 특이적인 것은 아니기 때문에 심근경색을 확정하는 데는 사용하지 못하지만 흉통 후 검출되면 후속 검사를 실시하고 음성이면 심근경색을 배제하는 용도로 사용된다. cTnI는 심근경색 발작 후 2~3시간에 증가하기 시작하고 6시간에 최고치를 나타내다가 감소하기 시작하여 7일이 지나야 정상 수준으로 돌아온다.

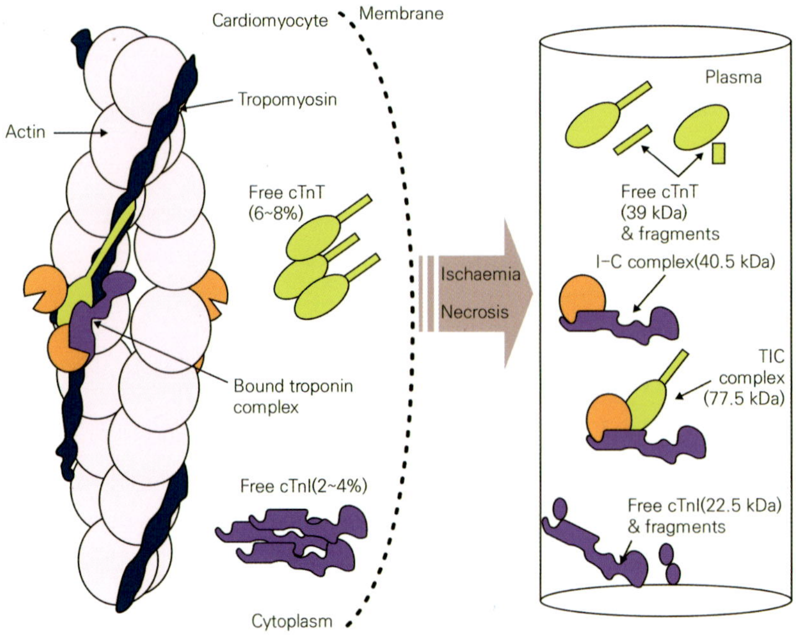

그림 4-28 심장 트로포닌(cTn) 복합체의 구조와 근원섬유의 괴사에 따라 방출된 트로포닌 형태

2) 간 질환

간 질환의 진단에 이용되는 효소는 AST, ALT, LD, ALP, GGT 등이다. 이러한 효소는 간 질환의 형태에 따라 다양하게 변한다(표 4-30).

표 4-30 간 질환에서 예상되는 효소 활성치

질환 형태	혈청 효소 활성			
	ALP	AST	ALT	GGT
급성 간염	S	H	H	S
만성 간염	R-S	S	S	R-S
알코올성 간염	M	S	S	M-H
담즙울체증	M-H	R-S	R-S	H
간경화증	R-S	R-S	R-S	R-S
간암	S-M	S	S	H

* R=기준범위내, s=약간 증가(<1.5×R), M=중등도 상승(1.5~4×R), H=매우 상승(>4×R)

7. 소변 효소

정상인의 소변에도 약 30 종류의 효소가 존재하며, 병적 상태에서만 출현하는 효소를 합하면 30종 이상이 된다. β-N-아세틸-D-글루코사미니데이스(β-N-acetyl-D-glucosaminidase, NAG), GGT, ALP, 알라닌 아미노펩티데이스(alanine aminopetidase, AAP) 등이 있지만, 많이 측정되고 있는 것은 NAG이다.

NAG는 근위 요세관 세포 내의 리소좀에 있으며 GGT, ALP, AAP는 근위 요세관 세포 표면의 가장자리에 존재한다. 이들 효소는 혈액에도 존재하며, 소변에 출현하는 것은 근위 요세관에서 유래한 것이다. 아밀레이스도 소변에 존재하지만 이것은 혈액에서 유래한 아밀레이스이다.

1) NAG

(1) 생리적 의의

NAG는 당질 분해 효소의 한 가지로 N-아세틸-β-D-글루코사미나이드(N-acetyl-β-D-glucosaminide)를 가수 분해하여 N-아세틸-D-글루코사민을 생성하는 효소이다.

(2) 측정법

나트륨-*m*-크레졸설폰프탈레이닐(sodio-*m*-cresolsulfonphthaleinyl) NAG를 기질로 하여 효소 반응에 의해 유리되는 *m*-크레졸설폰프탈레인을 비색 정량한다.

(3) 임상적 의의

NAG는 당뇨병성 신증의 조기 진단, 신장 이식 후의 거부 반응 체크, 약물의 신장 독성 지표로서 이용된다.

1) 아스파르트산 아미노기 전이 효소 측정
[매뉴얼 측정, JSCC 권고법]

(1) 측정 원리

$$\text{L-아스파르트산} + \alpha\text{-케토글루타르산} \overset{AST}{\rightleftarrows} \text{옥살아세트산} + \text{글루탐산}$$

$$\text{옥살아세트산} + \text{NADH} + \text{H}^{+} \overset{MD}{\rightleftarrows} \text{L-말산} + \text{NAD}^{+}(340\ \text{nm})$$

* MD: malate dehydrogenase

원칙적으로 공역 효소는 MD만 있어도 되지만, 시료에 있는 피루브산을 사전에 소거하고 또한 옥살아세트산이 비효소적으로 피루브산으로 분해됨으로써 생기는 부(-)오차를 방지하기 위해 시약에 LD를 첨가한다.

(2) 시약

① 완충 용액

a. 염산 용액(1 mol/L): 농염산(36% HCl) 22 mL에 정제수를 가하여 전량이 250 mL가 되게 한다.

b. 트리스-염산 완충 용액(176 mmol/L, pH 7.8, 30℃): 트리스(하이드록시메틸)아미노메테인(분자량 121.1) 21.32 g을 정제수 약 800 mL에 용해하고, 30℃에서 1 mol/L 염산을 가하여 pH 7.8로 조정한 다음 정제수로 전량이 1,000 mL가 되게 한다.

c. 트리스-염산 완충 용액(88 mmol/L, pH 7.8, 30℃): b의 완충 용액 250 mL를 넣고 정제수로 2배 희석한다.

d. 수산화칼륨 용액(5 mmol/L): 수산화칼륨(분자량 56.1) 70 g을 정제수로 용해하여 전량이 250 mL가 되게 한다.

② 효소 용액

e. L-아스파르트산(aspartic acid) 용액(500 mmol/L): 아스파르트산(분자량 133.1) 33.28 g을 정제수 약 150 mL에 용해한다. d의 5 mol/L 수산화칼륨 용액(약 60 mL)을 넣어 30℃에서 pH 7.8로 조정한다. 이것에 b의 완충 용액 250 mL를 넣고 정제수를 넣어 전량이 500 mL가 되게 한다.

f. 효소 용해액: 알부민 1.5 g을 b의 완충 용액 25 mL에 용해한 다음, 글리세롤(분자량 92.1) 25 mL를 넣고, 정제수를 넣어 전량이 50 mL가 되게 조제한다.

g. 젖산 탈수소 효소(LD) 용액(625 U/mL): LD 글리세롤 용액을 f로 625 U/mL가 되도록 조제한다.

h. 말산 탈수소 효소(MD) 용액(625 U/mL): MD 글리세롤 용액을 f로 625 U/mL가 되도록 조제한다.

③ 시약(Ⅰ, Ⅱ)

I. 시약 Ⅰ: e의 L-아스파르트산 용액 250 mL에, g의 LD 용액 0.5 mL, h의 MD 용액 0.5 mL를 넣은 다음, NADH(β-NADH·Na_2·xH_2O; 분자량 709.4+18x; 흡습성으로 분해되기 쉽다)를 (71+1.8x) mg을 넣은 다음 바로 용해한다. c의 완충 용액으로 최종 용량이 500 mL가 되게 한다.

j. 시약 Ⅱ(100 mmol/L α-케토글루타르산 용액): α-케토글루타르산(분자량 146.1) 1.46 g을 50 mL 정제수로 용해하고, d의 수산화칼륨 용액을 넣어 30℃에서 pH를 7.8로 조정하고, 정제수를 넣어 전량이 100 mL가 되게 한다.

(3) 기구 및 측정 조작법

기구: 항온수조, 분광광도계, 각형 셀, 피펫

시약 Ⅰ, Ⅱ는 미리 가온해놓는다.

시약 등	측정 시료	시약 맹검(생리식염수)
시약 Ⅰ	2.40 mL	2.40 mL
검체	0.30 mL	0.30 mL
30℃에서 8분 동안 예비 가온한다.		
시약 Ⅱ	0.30 mL	0.30 mL
합계	3.0 mL	3.0 mL
빨리 혼합하고 30℃에서 1분 동안 방치한 후 340 nm에서 흡광도 변화를 2분 동안 계측한다.		
	ΔA_1/min	ΔA_2/min

(4) 시약 조성과 최종 농도

시약 I의 조성	시약 I 농도	최종 농도
트리스-염산 완충 용액 (pH 7.8, 30℃)	88 mmol/L	80 mmol/L
L-아스파르트산 (트리스 완충 용액)	250 mmol/L	200 mmol/L
NADH	0.2 mmol/L	0.16 mmol/L
MD(U/L, 30℃)	625 U/L	500 U/L
LD(U/L, 30℃)	625 U/L	500 U/L

시약 II의 조성	시약 II 농도	최종 농도
트리스-염산 완충 용액 (pH 7.8, 30℃)	88 mmol/L	80 mmol/L
α-케토글루타르산	100 mmol/L	10 mmol/L

(5) 활성치 계산

$$\text{AST 활성(U/L, nmol/min/mL, 30℃)} = \frac{(\Delta A_1/\text{min} - \Delta A_2/\text{min}) \times 3.0}{6.3 \times 10^3 \times 0.3} \times 10^6$$

1 nkat/L = U/L × 16.7

NAD^+의 몰 흡광 계수: 6.3×10^3 L/mol·cm

2) 알라닌 아미노기 전이 효소 측정

[매뉴얼 측정, JSCC 권고법]

(1) 측정 원리

$$\text{L-알라닌} + \alpha\text{-케토글루타르산} \xrightleftharpoons{ALT} \text{피루브산} + \text{글루탐산}$$

$$\text{피루브산} + \text{NADH} + \text{H}^+ \xrightleftharpoons{LD} \text{L-젖산} + \text{NAD}^+(340\ \text{nm})$$

* LD: lactate dehydrogenase

(2) 시약

① 완충 용액

a. 염산 용액(1 mol/L): 농염산(36% HCl) 22 mL에 정제수를 가하여 전량을 250 mL가 되게 한다.

b. 트리스-염산 완충 용액(222 mmol/L, pH 7.5, 30℃): 트리스(하이드록시메틸)아미노메테인(분자량 121.1) 26.89 g을 정제수 약 800 mL에 용해하고, 30℃에서 1 mol/L 염산을 가하여 pH 7.5로 조정한 다음, 정제수를 넣어 전량이 1,000 mL가 되게 한다.

c. 트리스-염산 완충 용액(111 mmol/L, pH 7.5, 30℃): b의 완충 용액 250 mL를 넣고 정제수로 2배 희석한다.

d. 수산화칼륨 용액(5 mmol/L): 수산화칼륨(분자량 56.1) 70 g을 정제수로 용해하여 전량이 250 mL가 되게 한다.

2) 효소 용액

e. L-알라닌(alanine) 용액(1,000 mmol/L): 알라닌(분자량 89.1) 44.55 g을 정제수 약 200 mL에 용해한다. d의 5 mol/L 수산화칼륨 용액 소량(약 0.5 mL)을 넣어 30℃에서 pH 7.5로 조정한다. 이것에 b의 완충 용액 250 mL를 넣고 정제수를 넣어 전량이 500 mL가 되게 한다.

f. 효소 용해액: AST와 비슷하게, 알부민 1.5 g을 b의 완충 용액 25 mL에 용해한 다음, 글리세롤(분자량 92.1) 25 mL를 넣고, 정제수를 넣어 전량이 50 mL가 되게 조제 한다.

g. 젖산 탈수소 효소(LD) 용액(500 U/mL): LD 글리세롤 용액을 f로 625 U/mL가 되도록 조제한다.

③ 시약(Ⅰ, Ⅱ)

h. 시약 Ⅰ: e의 L-알라닌 용액 312.5 mL에, g의 LD 용액 2.5 mL를 넣은 다음, NADH(β-NADH · Na_2 · xH_2O; 분자량 709.4+18x; 흡습성으로 분해되기 쉽다)를 (71+1.8x) mg을 넣은 다음 바로 용해한다. c의 완충 용액으로 최종 용량이 500 mL가 되게 한다.

I. 시약 Ⅱ(150 mmol/L α-케토글루타르산 용액): α-케토글루타르산(분자량 146.1) 2.19 g을 50 mL 정제수로 용해하고, d의 수산화칼륨 용액 약 0.2 mL를 넣어 30℃에서 pH를 7.5로 조정하고, 정제수를 넣어 전량이 100 mL가 되게 한다.

(3) 기구 및 측정 조작법

기구: 항온수조, 분광광도계, 각형 셀, 피펫

시약 Ⅰ, Ⅱ는 미리 가온시킨다.

시약 등	측정 시료	시약 맹검(생리식염수)
시약 Ⅰ	2.40 mL	2.40 mL
검체	0.30 mL	0.30 mL
30℃에서 5분 동안 예비 가온한다.		
시약 Ⅱ	0.30 mL	0.30 mL
합계	3.0 mL	3.0 mL
빨리 혼합하고 30℃에서 1분 동안 방치한 후 340 nm에서 흡광도 변화를 2분 동안 계측한다.		
	ΔA_1/min	ΔA_2/min

(4) 시약 조성과 최종 농도

시약 Ⅰ의 조성	시약 Ⅰ 농도	최종 농도
트리스-염산 완충 용액 (pH 7.5, 30℃)	111 mmol/L	100 mmol/L
L-아스파르트산 (트리스 완충 용액)	625 mmol/L	500 mmol/L
NADH	0.2 mmol/L	0.16 mmol/L
LD(U/L, 30℃)	2500 U/L	2000 U/L

시약 II의 조성	시약 II 농도	최종 농도
트리스-염산 완충 용액 (pH 7.5, 30℃)	111 mmol/L	100 mmol/L
α-케토글루타르산	150 mmol/L	15 mmol/L

(5) 활성치 계산

ALT 활성(U/L, nmol/min/mL, 30℃) = $\frac{(\Delta A_1/\mathrm{min} - \Delta A_2/\mathrm{min}) \times 3.0}{6.3 \times 10^3 \times 0.3} \times 10^6$

1 nkat/L = U/L × 16.7

NAD^+의 몰 흡광 계수: 6.3×10^3 L/mol·cm

3) 젖산 탈수소 효소 측정

[매뉴얼 측정, IFCC, JSCC 권고법]

(1) 측정 원리

$$젖산 + NAD^+ \overset{LD}{\rightleftharpoons} 피루브산 + NADH + H^+(340\ nm)$$

* LD: lactate dehydrogenase

이 반응은 보다 직선적으로 반응이 진행되고, 내인성 피루브산을 제거할 필요가 없기 때문에 예비 가온을 하지 않아도 되고, 동종 효소 분석에 대한 염색법과 같은 반응을 이용하고, LD_3를 최적으로 하고 다른 동종 효소도 95% 이상 측정이 가능한 장점을 갖고 있다.

(2) 시약

① 완충 용액

a. 염산 용액(1 mol/L): 농염산(36% HCl) 22 mL에 정제수를 넣어 전량이 250 mL가 되게 한다.

b. 수산화나트륨 용액(0.01 mol/L): 수산화나트륨(분자량 40.0) 0.1 g을 정제수로 용해하여 전량이 250 mL가 되게 한다.

c. 디에탄올아민(diethanolamine, DEA)-HCl 완충 용액(450 mmol/L, pH 8.8, 30℃): DEA(분자량 104.14) 46.863 g을 정제수 약 600 mL에 용해하고, 30℃로 유지하면서, a의 1 mol/L 염산 약 277 mL를 넣어 pH 8.8로 조정한 다음, 정제수를 넣어 전량이 1,000 mL가 되게 한다.

d. L-젖산 리튬 용액(360 mmol/L, pH 8.8, 30℃): L-젖산 리튬(분자량 96.01) 3.456 g을 정제수로 용해하고, 0.01 M 수산화나트륨으로 pH 8.8로 하면서 전량이 100 mL가 되게 한다.

② 시약

e. 시약 I(360 mmol/L DEA, 72 mmol/L 젖산 리튬, pH 8.8, 30℃): c의 DEA-HCl 완충 용액 8에 대하여, d의 L-젖산 리튬 용액 2의 비율로 혼합한다.

f. 시약 II(60 mmol/L NAD^+ 용액): NAD^+(분자량 663.44) 3.981 g을 정제

수로 용해하여 전량이 100 mL가 되게 한다.

(3) 기구 및 측정 조작법

기구: 항온수조, 분광광도계, 각형 셀, 피펫

시약 등	측정 시료	시약 맹검(생리식염수)
시약 Ⅰ	2.50 mL	2.50 mL
검체	0.30 mL	0.30 mL
30℃에서 5분 동안 예비 가온한다.		
시약 Ⅱ	0.20 mL	0.20 mL
합계	3.0 mL	3.0 mL
빨리 혼합하고 30℃에서 20초 동안 방치한 후 340 nm에서 흡광도 변화를 1분 동안 계측한다.		
	ΔA_1/min	ΔA_2/min

(4) 시약 조성과 최종 농도

시약 Ⅰ의 조성	시약 Ⅰ 농도	최종 농도
pH(30℃)	8.80	8.80
DEA-HCl	360 mmol/L	300 mmol/L
젖산	72 mmol/L	60 mmol/L

시약 Ⅱ의 조성	시약 Ⅱ 농도	최종 농도
pH(30℃)	8.80	8.80
NAD^+	60 mmol/L	6 mmol/L

(5) 활성치 계산

$$\text{LD 활성(U/L, nmol/min/mL, 30℃)} = \frac{(\Delta A_1/\text{min} - \Delta A_2/\text{min}) \times 3.0}{6.3 \times 10^3 \times 0.2} \times 10^6$$

1 nkat/L = U/L × 16.7

NAD^+의 몰 흡광 계수: 6.3×10^3 L/mol·cm

본 방법의 측정 범위는 15~350 U/L(30℃)이다.

4) 알칼리성 포스파테이스 측정

[매뉴얼 측정, IFCC, JSCC 권고법]

(1) 측정 원리

4-니트로페닐인산 + EAE $\xrightleftharpoons{ALP}$ 4-니트로페놀(황색, 405 nm) + 인산

* ALP: alkaline phosphatase, EAE: 2-ethylaminoalcohol
* 4-nitrophenylphosphate(4-NPP) = *p*-nitrophenylphosphate(*p*-NPP)

405 nm에서 반응에 의해 형성된 황색을 흡광도를 측정하여 ALP 활성을 구한다. ALP는 Mg^{2+}에 의해 활성화되며, pH 9.0~10.5에서 최대로 작용한다. 또한 분자 내에 아연을 함유한 금속성 효소(metalloenzyme)이다.

(2) 시약

① 용액

a. 염산 용액(2 mol/L)

b. $MgCl_2$ 용액(50.5 mmol/L): $MgCl_2 \cdot 6H_2O$(분자량 203.31) 1.02 g을 정제수로 용해하여 용액의 전량이 100 mL가 되게 한다.

② 시약

c. 시약 I(1.01 mol/L EAE-HCl, 0.505 mmol/L $MgCl_2$ 완충 용액, pH 9.87, 30℃): EAE(분자량 89.14) 90.0 g을 1,000 mL 비커에 저울로 달아, 차가운 정제수 약 500 mL를 넣는다. 이 비커를 얼음물에 담그고, 냉각시킨 a의 2.0 mol/L HCl 용액 약 270 mL를 각반하면서 서서히 넣는다. 그다음에 b의 50.5 mmol/L 용액 10.0 mL를 넣는다. 30℃로 유지시키면서 pH를 9.87로 조정한다. 이것을 조정하는 데는 2.0 mol/L HCl 용액 약 280 mL가 필요하다. 이 용액을 1,000 mL 용량플라스크로 옮기고, 정제수를 넣어 전량이 1,000 mL가 되게 조제한다.

d. 시약 II(75.75 mmol/L, 4-NPP 완충 용액, pH 9.95, 30℃): 4-NPP · $6H_2O$(분자량 371.15) 2.811 g을 c의 시약 I에 용해하여 100 mL가 되게 조제한다.

(3) 측정 조작법

준비 기구: 항온수조, 분광광도계, 각형 셀, 피펫
시약 Ⅰ, 시약 Ⅱ는 30℃에서 미리 가온시킨다.

시약 등	측정 시료	시약 맹검(생리식염수)
시약 Ⅰ	2.00 mL	2.00 mL
검체	0.025 mL (25 μL)	0.025 mL (25 μL)
30℃에서 5분 동안 예비 가온한다.		
시약 Ⅱ	0.50 mL	0.50 mL
합계	2.525 mL	2.525 mL
빨리 혼합하고 30℃에서 1분 동안 방치한 후 405 nm에서 흡광도 변화를 2분 동안 계측한다.		
	ΔA_1/min	ΔA_2/min

(4) 시약 조성과 최종 농도

시약 Ⅰ의 조성 (pH 9.87)	시약 Ⅰ 농도	최종 농도
EAE-HCl 완충 용액 (pH 9.87, 30℃)	1.01 mol/L	1.0 mol/L
Mg^{2+}	0.505 mmol/L	0.5 mmol/L

시약 Ⅱ의 조성	시약 Ⅱ 농도	최종 농도
EAE-HCl 완충액 (pH 9.87, 30℃)	1.01 mol/L	1.0 mol/L
Mg^{2+}	0.505 mmol/L	0.5 mmol/L
4-NPP	75.75 mmol/L	15.0 mmol/L

최종적으로 반응액은 pH 9.90으로 된다.

(5) 활성치 계산

$$\text{ALP 활성(U/L, nmol/min/mL, 30℃)} = \frac{(\Delta A_1/\text{min} - \Delta A_2/\text{min}) \times 2.525}{18.70 \times 10^3 \times 0.025} \times 10^6$$

1 nkat/L = U/L × 16.7

4-NPP의 몰 흡광 계수: 18.7×10^3 L/mol·cm

본 방법의 측정 범위는 10~1,600 U/L(30℃)이다.

Chapter 05

비단백질 질소 화합물

Nonprotein Nitrogen Compounds

CHAPTER 05
비단백질 질소 화합물
(Nonprotein Nitrogen Compounds)

1. 비단백질 질소

◆ **핵심용어**

비단백질 질소(NPN), 요소, 요산, 크레아티닌, 크레아틴, 암모니아, 신장 기능 장애

◆ **학습요점**

비단백질 질소 성분 측정법 및 임상적 의의

비단백질 질소(nonprotein nitrogen, NPN) 성분이란 단백질 이외의 질소를 포함하고 있는 화합물을 말한다. 한편 비단백질 질소 성분에 포함되어 있는 질소를 비단백질 질소라고 한다. 20세기 초반만 해도 혈장이나 기타 체액에서 총 NPN의 측정이 임상에서 중요한 진단 수단으로 자리매김했었다. 과거에 NPN 측정은 **켈달법(Kjeldahl method)***으로 했는데, 정확한 방법이긴 하지만 많은 시간과 노동력을 필요로 하는 수기법이고 또한 개별적 성분을 측정하는 새로운 방법들이 개발되어 현재는 총 NPN을 측정하지 않는다.

혈장에는 15종 이상의 NPN 성분이 있지만 임상적으로 중요한 성분은 요소(urea, 약 50%), 아미노산(25%), 요산(uric acid, 10%), 크레아티닌(creatinine, 5%), 크레아틴(creatine, 1~2%), 암모니아(ammonia 0.2%)이다. NPN 성분은 단백질과 핵산의 분해대사에서 유래한다(표 5-1). 혈액에 NPN이 증가한 상태를 고질소혈증(azotemia)이라고 한다.

인체로부터 요소, 크레아티닌 및 요산의 제거는 신장을 통해 이루어진다. 따라서 혈액에 이러한 성분의 증가는 생성이 항진되거나(신전성, prerenal), 신장에 이상이 있거나(신성, renal), 또는 요로 이상으로 배설이 방해를 받는(신후성, postrenal) 상태에서 생긴다. NPN은 신장 기능 장애(신부전)에서 많이 증가하고, 조직 파괴가 항진하고 있는 병적 상태나 소화관에 출혈이 있을 때도 다소 증가한다. 고단백질을 섭취하는 경우에도 증가하고, 단백질을 적게 섭취하는 경우에는 감소하는 등 식사에 의해서도 좌우된다.

따라서 NPN의 주성분인 요소, 요산 및 크레아티닌의 측정은 신장 기능의 지표가 된다.

* 켈달법: 혈청에 있는 단백질을 진한 황산으로 습식 회화하여 생성된 황산암모늄에 네슬러 시약을 넣으면 황갈색이 형성된다. 이것을 415 nm에서 비색 측정한다.

표 5-1 혈액 비단백질 질소 성분

NPN 성분	구성비(%)	유래	임상적 의의
요소	45~50	단백질 대사 최종 분해산물	간 질환, 신장 장애
요산	10	퓨린 대사 최종 분해산물	퓨린 대사 항진, 조직 붕괴
크레아티닌	5	크레아틴과 크레아틴인산의 분해산물	신장 기능
크레아틴	1~2	간과 췌장에서 합성된 후 여러 조직, 특히 근육과 뇌로 운반된 성분	근육 질환
아미노산	25	식이 단백질의 소화와 흡수, 체내 단백질의 붕괴	간 질환, 대사 장애
암모니아	0.2	아미노산과 피리미딘의 분해산물	간 질환, 신장 장애, 대사 장애

2. 요소(Urea)

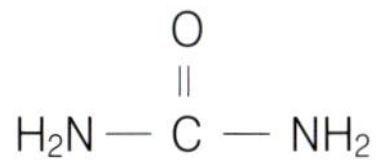

분자식 : $CO(NH_2)_2$
분자량 : 60.06 달톤
화학적 분류 : 아미노산 대사물질
요소 질소/요소의 분자량비 : 28/60.06

◆ 핵심용어

BUN, 요소 합성, 신장 장애, 요소 분해 효소, 요소 분해 효소-인도페놀 블루법

◆ 학습요점

신전성, 신성, 신후성 질환에서의 변동, 요소 질소 측정법 및 임상적 의의

(1) 생화학 및 생리적 의의

음식물을 통해 섭취된 단백질은 각종 단백질 분해 효소에 의해 아미노산으로 분해되고, 그다음 장에서 흡수되어 문정맥을 통해 간으로 운반된다. 간으로 운반된 아미노산은 체조직 단백질의 분해에 의해 생성된 내인성 아미노산과 섞여 아미노산 풀(amino acid pool)을 형성한다. 이 두 종류의 아미노산이 인체에 필요한 단백질을 합성하는 데 사용되기도 하고 에너지 생성하는 데 사용되기도 한다. 이렇게 해서 혈액에는 일정한 수준의 아미노산이 존재한다. 체내의 조직이나 간에서 아미노산은 탈아미노 작용(deamination)에 의해 아미노기가 떨어지는데, 이때 유리된 아미노기는 암모니아(NH_3)가 되고, 이것은 간에서 요소 합성 경로인 오르니틴 회로(ornithine cycle)를 통해 요소로 합성된다(그림 5-1, 2).

암모니아는 독성이 강하기 때문에 간에서는 이것을 인체에 무해한 요소로 합성한다. 간에서 생성되어 혈액으로 나온 요소는 90% 이상이 신장을 통해 배설된다. 신장에서는 하루에 약 32 g의 요소를 배설하며, 그중 24 g(약 40~70%)이 요세관에서 확산에 의해 재흡수된다.

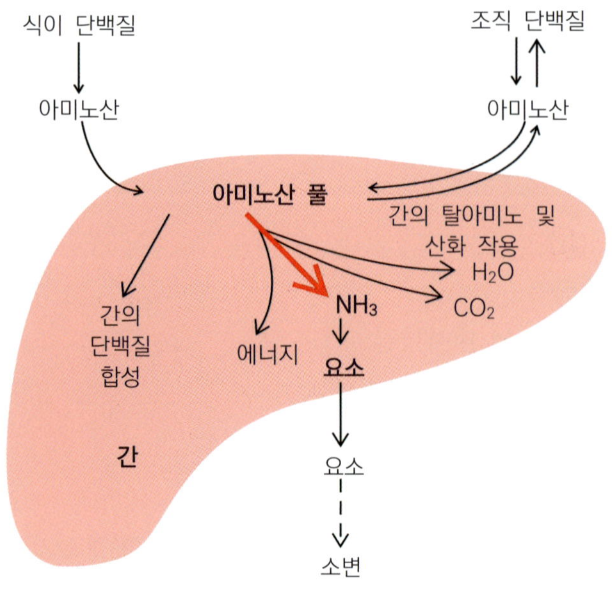

그림 5-1 섭취 단백질의 대사 경로

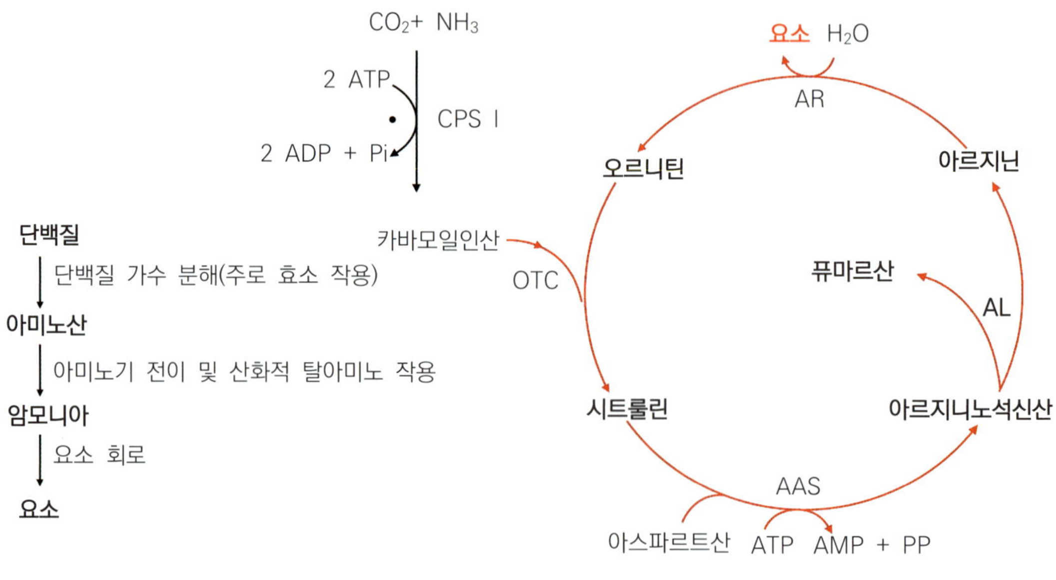

그림 5-2 요소 합성(오르니틴 회로)

CPS I : carbamoyl phosphate synthetase I , N−acetylglutamate as positive allosteric effector, OTC : ornithine transcarbamylase, AAS : argininosuccinate synthetase, AL : argininosuccinate lyase, AR : arginase.

역사적으로 볼 때 요소는 전혈 중의 질소를 측정하여 요소 값으로 전환하는 간접 측정법이 사용됐었다. 그래서 혈액 요소 질소(blood urea nitrogen, BUN)라는 용어가 생겼으나 오늘날에는 전혈 대신 혈청이나 혈장 또는 소변이 시료로서 사용되고 있다. 그럼에도 불구하고 BUN은 요소 질소(urea nitrogen, UN)를 가리키는 용어로 사용하기도 한다.

요소 질소 측정법 중 요소 분해 효소(urease)를 사용하는 효소법의 경우에는 플루오린화나트륨(NaF)에 의해 요소 분해 효소의 활성이 억제되어 위음성이 일어나고, 암모늄염을 함유한 항응고제를 사용할 경우에는 위양성이 일어나므로 혈장을 사용할 때는 항응고제의 선택 시 주의해야 한다.

현재 요소 질소는 요소 분해 효소를 이용하는 효소법으로 측정하고 있다. 요소 질소 값에 분자량비인 2.14를 곱하면 요소 값이 된다(요소 질소 × 2.14 = 요소).

(2) 임상적 의의

혈청 요소 질소의 기준범위는 6~20 mg/dL(요소: 13~49 mg/dL, 2.1~7.1 mmol/L)이다. UN의 상승은 ① 단백질과 아미노산의 이화 작용(분해) 증가, ② 탈수, ③ 신장 기능 장애, ④ 요로 폐쇄 등에서 나타나며, 감소는 ① 영양실조, ② 임신, ③ 기아 등에서 나타난다(표 5-2, 3).

표 5-2 혈장 및 혈청 요소 질소 값의 기준치와 해석

요소 질소(mg/dL)	요소(mmol/L)	해석
6~20	2.1~7.1	기준범위
< 6~10	< 2.1~3.6	과수화 상태
50~150	17.9~53.6	사구체여과율 감소(소변 생성 저하, 질소 부하)
150~250	53.6~89.3	심한 신장 손상

표 5-3 특정 상태에서 혈장 요소 농도와 요소 질소/크레아티닌비의 변동

혈장 요소 수준	상태	전형적인 UN/크레아티닌비
증가	신전성 고단백질 섭취 탈수 신장 혈류량 감소(쇼크, 출혈, 선천성 심장기능 장애) 약물(코르티코스테로이드, 테트라사이클린)	크레아티닌의 증가보다 요소가 더 많이 증가하여 비율이 20~30:1로 증가한다.
	신성 사구체 질환 요세관 질환 급성 및 만성 신장 기능 장애	요소와 크레아티닌의 증가가 비례하여 정상 비율(10~20:1)을 나타낸다.
	신후성 신장 결석증 생식요로계 종양 전립선 비대	비율: > 20:1
감소	저단백질 섭취 심한 간 질환 심한 구토와 설사	비율: < 10:1

(3) 측정법

① 요소 분해 효소(유리에이스) / GLD법

요소 분해 효소인 유리에이스(urease)에 의해 생성된 NH_3(수용액에서는 NH_4^+로 존재함)를 α-케토글루타르산(α-ketoglutarate = 2-oxoglutarate)과 NADH 존재 하에 글루탐산 탈수소 효소(glutamate dehydrogenase, GLD)와 작용시켜 340 nm에서 NADH의 흡광도 감소를 측정하여 요소 질소를 정량하는 측정법이다. 이 방법이 요소 질소를 측정하는 주된 방법이다.

$$\text{요소} + H_2O \xrightarrow{\text{유리에이스}} (NH_4)_2CO_3 \rightarrow 2NH_4^+ + CO_3^{2-}$$

$$NH_4^+ + \alpha\text{-케토글루타르산} + NADH + H^+ \xrightarrow{GLD} \text{글루탐산} + H_2O + NAD^+$$

② 유리에이스-인도페놀법

혈청에 요소 분해 효소를 작용시켜 생성된 NH_3에 니트로프루시드나트륨[sodium nitroprusside, $Na_2Fe(CN)_5NO$]를 촉매로 하여 직접 페놀 또는 살리실산(salicylic acid)과 차아염소산나트륨(sodium hypochlorite, NaOCl)을 작용시켜 생성된 인도페놀 블루(Berthelot 반응)를 628 nm에서 비색한다. 이 방법은 현재 거의 사용하지 않고 있다.

$$\text{요소} + H_2O \xrightarrow{\text{유리에이스}} 2NH_4^+ + CO_3^{2-}$$

$$NH_4^+ + NaOCl + \text{페놀} \xrightarrow{\text{니트로프루시드나트륨}} \text{인도페놀 블루}$$

③ 검체 및 간섭물질

검체는 주로 혈청이 사용되지만 만일 혈장을 사용하게 되면 시트르산나트륨과 플루오린화나트륨은 피해야 한다. 이들은 유리에이스를 저해한다. 음식물에 포함된 단백질함량이 요소 농도에 영향을 미치기는 하지만 한 번의 식사의 영향은 매우 적어서 공복 시료를 필요로 하지 않는다.

(4) 기준범위

건강한 성인
  요소 질소 6~20 mg/dL(요소 2.1~7.1 mmol/L)
60세 이상
  요소 질소 8~23 mg/dL(요소 2.85~8.2 mmol/L)

소아와 임신 여성이 조금 더 낮고, 여성보다 남성이 조금 더 높다. 치료하지 않은 신장 질환 말기(end-stage renal disease ESRD)에는 108~135 mg/dL(40~50 mmol/L)에 이른다.

이해도의 점검과 문제

1. 주요 비단백질 질소 성분을 기술하라.
2. 현재 사용하는 요소 질소의 측정 원리를 설명하라.
3. 혈청에 요소 질소가 증가하는 상태를 설명하라.

3. 크레아티닌(Creatinine)

◆ 핵심용어

사구체여과율, 크레아티닌, 크레아티네이스, 크레아티니네이스, 야페 반응

◆ 학습요점

크레아티닌 클리어런스, 크레아티닌 측정법 및 임상적 의의

크레아틴 :

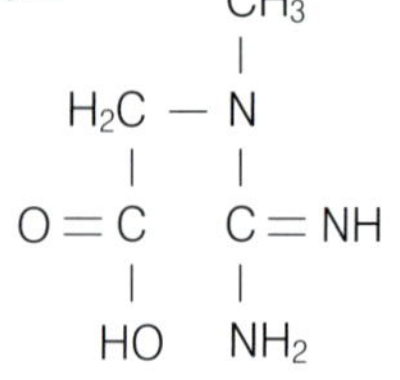

분자식 : $C_4H_9N_3O_2$
분자량 : 131.14 달톤
화학적 분류 : 구아니도(Guanido)유도체

크레아티닌 :

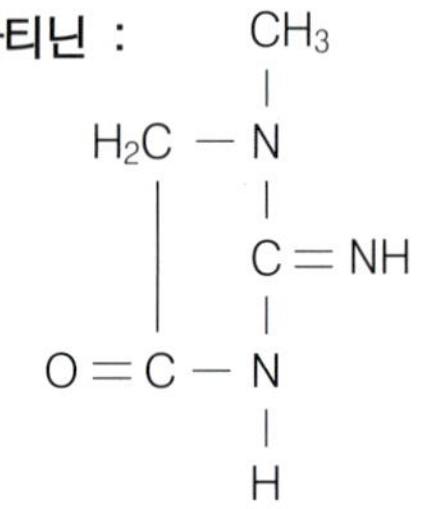

분자식 : $C_4H_7N_3O$
분자량 : 113.12 달톤
화학적 분류 : 크레아틴의 노폐물

(1) 생화학 및 생리적 의의

크레아틴(creatine)은 3종류의 아미노산, 즉 아르지닌, 글라이신 및 메싸이오닌(메티오닌)으로부터 2단계의 효소 반응에 의해 간, 신장 및 췌장에서 합성된다. 첫 번째 반응은 아르지닌에서 글라이신으로 아미딘[amidine, -C(NH_2):NH]기가 전이되어 구아니도아세트산(guanidinoacetic acid)이 생성되는 단계이며, 두 번째 반응은 S-아데노실메티오닌(adenosylmethionine)으로부터 메틸기를 받아서 구아니디노아세트산이 메틸화되어 크레아틴이 생성되는 단계이다(그림 5-3).

혈액의 크레아틴은 근육과 뇌 같은 다른 장기로 운반되어 인산화되고 고에너지 화합물인 크레아틴인산(phosphocreatine)이 된다. 크레아틴인산과 크레아틴의 상호 전환은 근육 수축의 대사 과정에서 볼 수 있는 뚜렷한 특징이다. 근육에서 일부 크레아틴은 효소 작용 없이도 무수물인 크레아티닌으로 전환된다(그림 5-4).

신선한 근육에는 근육 100 g당 400 mg의 크레아틴과 크레아틴 인산이 포함되어 있다. 근육 크레아틴의 약 1~2%는 매일 크레아티닌으로 전환되며, 내인성 크레아티닌(endogenous creatinine)의 양은 근육량에 비례하여 생성되기 때문에 나이, 성별에 따라 배설량의 차이를 보인다. 한편 크레아티닌은 인체에 불필요한

노폐물로 거의 대부분이 사구체 여과에 의해 배설되며 요세관에서 전혀 재흡수되지 않고(0%) 모두 배설된다. 따라서 크레아티닌의 배설량은 사구체여과율(glumerular filtration rate, GFR)과 상관성이 양호하고, 혈청 크레아티닌은 식사의 영향을 받지 않기 때문에 사구체의 여과 기능을 평가하는 데 좋은 지표가 된다.

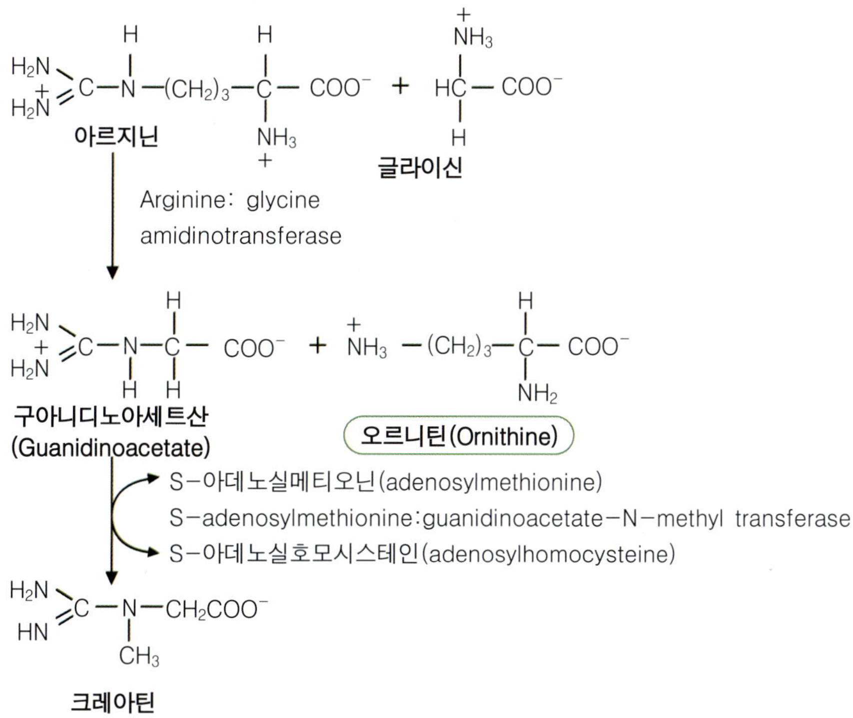

그림 5-3 크레아틴 합성

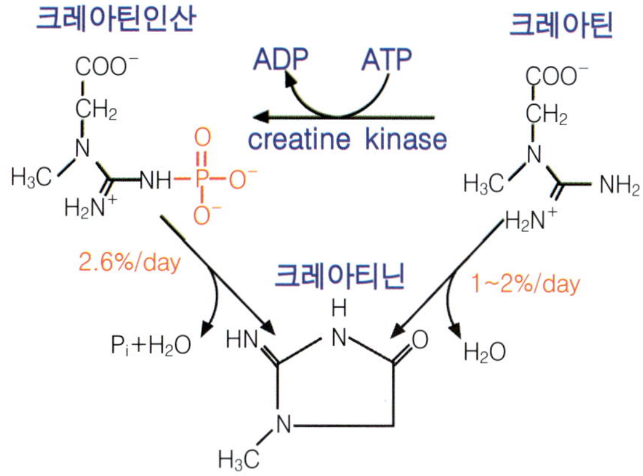

그림 5-4 크레아티닌 형성

(2) 임상적 의의

① 크레아티닌

크레아티닌은 일정한 비율로 체내에서 생성되어 체액으로 방출되고 사구체 여과에 의해 좁은 범위로 유지된다. 따라서 크레아티닌의 혈장 농도와 그것의 신장 클리어런스(크레아티닌 클리어런스)는 사구체여과율(glomerular filtration rate, GFR)의 표지자로서 이용되어왔다.

혈장에 포함되어 있는 크레아티닌은 사구체에서 여과된 후 요세관을 통과하면서 거의 재흡수되지 않고 소변으로 배설된다. 혈장의 크레아티닌 농도(P, mg/dL)와 소변의 크레아티닌 농도(u, mg/dL), 그리고 1분당 형성된 소변의 양(V, mL/min)을 알면 1분당 여과된 혈장량(Ccr, mL/min)을 알 수 있다. 왜냐하면 이들 사이에는 "P × Ccr = u × V"가 성립되기 때문이다. Ccr은 크레아티닌 클리어런스(Clearance)이고, 이 값이 바로 사구체여과율(GFR)이다. 체격에 따른 이 값을 보정하기 위해 환자의 체표면적(A)을 구한 후 다음의 식으로 보정한다.

$$\text{Ccr(mL/min)} = \frac{u \times V}{P} \times \frac{1.73}{A}$$

＊여기서 1.73은 국제 평균 체표면적(m^2)이다.

신장 질환에 대한 다이어트의 수정(Modification Diet in Renal Disease, MDRD)의 연구에서는 혈청 크레아티닌(Serum creatinine, Scr)으로부터 GFR을 추정하는 식을 제안하였다. 이때 크레아티닌은 동위원소 희석 질량 분석법(isotope dilution mass spectrometry, IDMS)으로 측정하여서 GFR을 추정하였는데, 이 추정 GFR(estimated GFR, eGFR)을 MDRD-IDMS 추정식이라고 한다.

$$\text{eGFR} = 175 \times \text{Scr}^{-1.154}(\text{mg/dL}) \times \text{연령}^{-0.203} \times 0.742(\text{여성}) \times 1.212(\text{흑인})$$

GFR 120 mL/min와 혈청 크레아티닌 0.5 mg/d을 나타냈던 환자의 GFR이 60 mL/min를 나타내는 것은 여과 기능이 50% 감소했음을 가리킨다. 이때 혈청 크레아티닌치는 1.0 mg/dL으로 증가한다.

혈청 크레아티닌은 신장 기능 장애, 탈수증, 요로 폐쇄 등에서 증가하고, 요붕증, 근육 퇴행위축(디스트로피) 등에서 감소한다.

② 크레아틴

크레아틴은 각종 근육 질환, 특히 근육 퇴행위축(디스트로피)에서 근육의 크레아틴 섭취가 감소하여 혈액에 상승하며 소변으로 배설된다. 또한 발열, 기아, 악성 종양 등과 같이 조직붕괴가 항진되는 경우나 갑상선항진증과 같이 간에서 합성이 증가하여 조직으로의 방출이 증가한 경우에도 크레아틴치가 높아진다. 이와 반대로 갑상선 저하증에서는 크레아틴치가 낮아진다.

(3) 측정법

현재 크레아틴과 크레아티닌의 측정에 이용되고 있는 대부분의 방법 중 야페 반응(Jaffé reaction)은 1886년에 개발되어 현재까지 널리 이용되고 있는 역사적인 측정법이다. 야페 반응은 알칼리에서 단백질을 제거한 여액에 있는 크레아티닌과 피크르산 이온이 반응하여 오렌지-적색 복합체(그림 5-5)를 생성하는 반응이다.

현재는 야페법과 효소법이 이용되고 있다. 효소법은 야페법보다 특이성이 높지만 간섭 물질의 영향을 받는다.

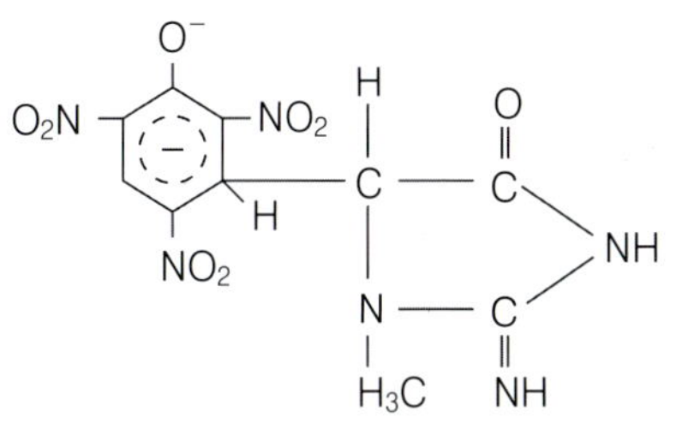

그림 5-5 피크르산-크레아티닌 복합체

① 야페법

야페 반응은 알칼리 용액에서 크레아티닌이 피크르산과 반응하여 오렌지-적색을 띠는 반응이다. 이 반응은 특이성이 낮지만 혈청 크레아티닌 측정에 아직까지 이용되고 있다. 비크레아티닌성 야페 반응 물질로는 단백질, 글루코스, 아스코르브산, 구아니딘, 그리고 아세톤, 아세토아세트산(acetoacetate) 및 피루브산 같은 케톤산 등이 있다. 방법에 따라서는 이 "가성 크레아티닌"으로 인해 혈청 "진성" 크레아티닌의 값이 0.2~0.4 mg/dL 정도 더 높게 측정되기도 한다. 야페 반응을 이용한 여러 가지 변법들은 혈청과 소변 크레아티닌에 대한 특이성을 높이는 데 초점을 맞추고 있으며, 다른 물질의 간섭을 방지하기 위해 백토(규산알루미늄마그네슘, Fuller's earth)나 로이드(Lloyd) 시약인 규산나트륨알루미늄으로 크레아티닌을 흡착시킨 후 알칼리 용액에서 분리시켜 측정하는 방법이 이용되기도 했다. 하지만 이 방법은 특이성은 매우 높으나 시간을 많이 걸린다. 또한 양이온 교환수지도 같은 목적으로 이용할 수 있다. 야페 반응에 의한 크레아티닌의 측정 원리는 그림 5-6과 같다.

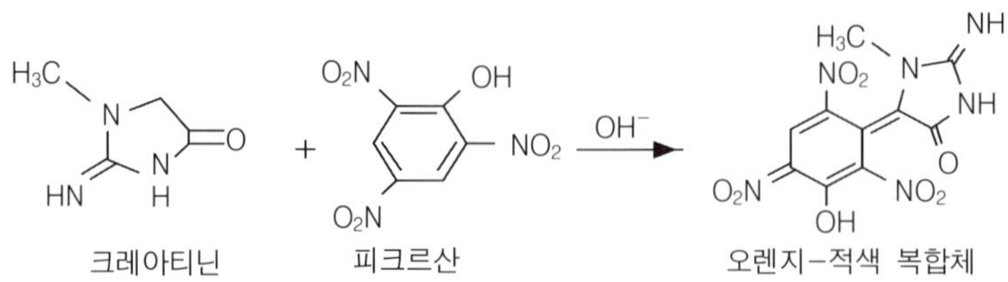

그림 5-6 야페법에 의한 크레아티닌 측정

② 효소법

크레아티네이스(creatinase, EC 3.5.3.3), 크레아티니네이스(creatininase, EC 3.5.2.10)를 사용하는 효소법이 야페법과 함께 사용되고 있다.

A

크레아티닌 + H_2O $\xrightarrow{\text{크레아티니네이스}}$ 크레아티닌

크레아틴 + ATP $\xrightarrow{\text{크레아틴 카이네이스}}$ 크레아틴인산 + ADP

ADP + 인산엔올피루브산 $\xrightarrow{\text{피루브산 카이네이스}}$ 피루브산 + ATP

피루브산 + NADH + H^+ $\xrightarrow{\text{젖산 탈수소 효소}}$ 젖산 + NAD^+

B

크레아티닌 + H_2O $\xrightarrow{\text{크레아티니네이스}}$ 크레아틴

크레아틴 + H_2O $\xrightarrow{\text{크레아티네이스}}$ 사르코신 + 요소

사르코신 + O_2 + H_2O $\xrightarrow{\text{사르코신 산화 효소}}$ 글라이신 + 포름알데하이드(HCHO) + $\mathbf{H_2O_2}$

$\mathbf{H_2O_2}$ + 무색 색원체(환원형) $\xrightarrow{\text{과산화 효소}}$ 착색 색원체(산화형) + H_2O

또는

C (B 반응의 생성물인 포름알데하이드 측정)

포름알데하이드 + NAD^+ + H_2O $\xrightarrow{\text{포름알데하이드 탈수소 효소}}$ 포름산(HCOOH) + NADH + H^+

(4) 측정 시 주의사항

크레아틴은 **남<여**, 크레아티닌은 **남>여**의 생리적 변동을 보인다. 한편, 크레아틴은 격렬한 운동에 의해 변동을 보이고, 주간이 야간보다 높지만, 크레아티닌은 운동, 식이의 영향을 거의 받지 않고 항상 일정한 수준을 유지한다.

야페 반응은 항응고제의 영향을 받지 않으므로 혈장을 사용하여도 영향이 없으며 약간의 용혈도 큰 영향은 없다. 그러나 적혈구에는 야페 반응성 물질이 혈장보다 약 10배 정도 더 많이 포함되어 있기 때문에 용혈은 위양성의 요인이 될 수 있다.

(5) 크레아틴과 크레아티닌의 기준범위 및 임상적 의의

① 크레아티닌 기준범위

표 5-4 크레아티닌의 기준범위

	야페법	효소법
혈장(혈청)	mg/dL(μmol/L)	mg/dL(μmol/L)
소아		
2주~12개월	0.5~0.8(18~97)	0.2~0.6(19~52)
성인		
남성	0.9~1.3(80-115)	0.6~1.1(53~97)
여성	0.6~1.1(53-97)	0.4~0.8(35~71)
24시간뇨	mg/kg/day(μmol/kg/day)	
남성	14~26(124~230)	
여성	11~20(97~177)	

② 혈청 크레아틴 기준범위

성인 남성: 0.17~0.50 mg/dL(13~38 μmol/L)
성인 여성: 0.35~0.93 mg/dL(27~71 μmol/L)

이해도의 점검과 문제

1. 크레아티닌의 검사 임상적 의의를 설명하라.
2. 크레아티닌 측정법 중 야페법과 효소법의 원리를 설명하라.
3. GFR과 eGFR을 설명하라.

4. 요산(Uric Acid)

◆ 핵심용어

퓨린, 요산, 알란토인, 통풍, 요산 산화 효소

◆ 학습요점

요산의 생성과 붕괴
요산 측정법의 평가와 고요산혈증

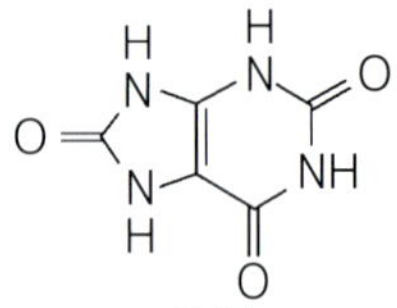

요산

분자식 : $C_5H_4N_4O_3$
분자량 : 168.1 달톤
화학적 분류 : 퓨린

(1) 생화학 및 생리적 의의

요산은 뉴클레오타이드(purine nucleotide)의 이화 작용에 의해 생성된 퓨린(purine) 염기인 아데닌(adenine)과 구아닌(guanine)의 주요 대사산물로 식이 중의 퓨린(외인성)이나 체조직의 붕괴로부터 유래된 퓨린(내인성)에서 기인한다. 퓨린에서 요산의 생성은 주로 간에서 일어나며(그림 5-7), 생성된 요산은 그다음 혈액 속으로 들어간다. 혈장과 조직의 pH가 요산의 pI인 5.75보다 더 높기 때문에 요산은 약 97%가 음이온 형태로 존재하면서 요산일나트륨(monosodium urate)을 형성한다. 체액으로 유출된 요산의 약 75%는 소변으로 배설되고, 나머지 25%는 대변을 통해 배설된다(그림 5-8).

$$\text{요산} \underset{\text{pH} < 5.75}{\overset{\text{pH} > 5.75}{\rightleftharpoons}} \text{요산염}^-$$

혈액 요산은 거의 대부분이 요산나트륨(sodium urate)으로 존재하며 일정 농도(6.4 mg/dL) 이상이 되면 요산 결정을 형성하는데, 이 결정은 유기 용매나 물에도 잘 용해되지 않고 알칼리에서 용해된다. 또한 혈액의 요산은 생성과 신장을 통한 배설이 균형을 이루며 일정한 농도를 유지하고 있다. 정상 상태에서는 매일 체내 총량(약 1.2 g)의 55~75%가 교체된다. 그러나 통풍(gout), 핵단백질(nucleoprotein)의 붕괴 항진 등이 있을 때는 생성과 배설의 균형이 유지되지 못해 혈액에 요산이 증가하여 고요산혈증(hyperuricemia)이 된다.

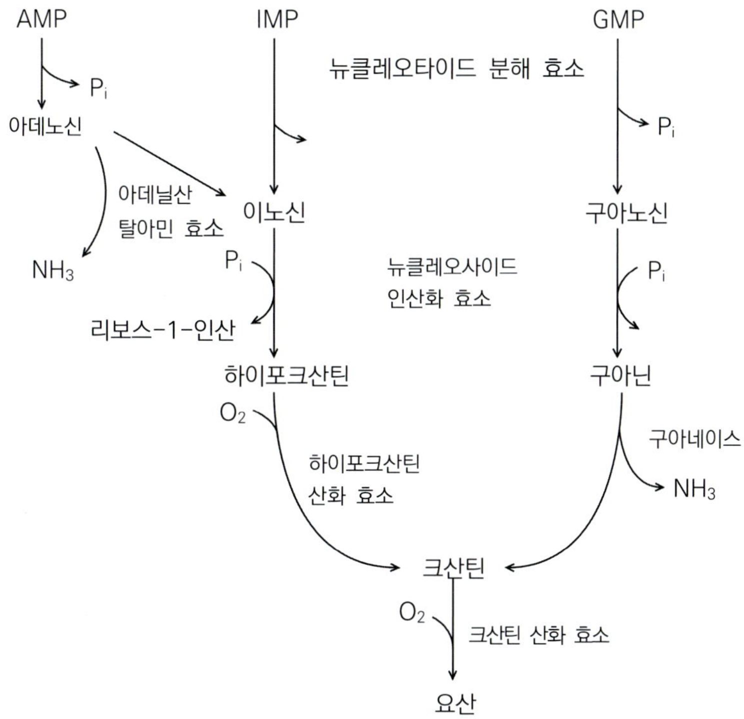

그림 5-7 **요산의 생성**

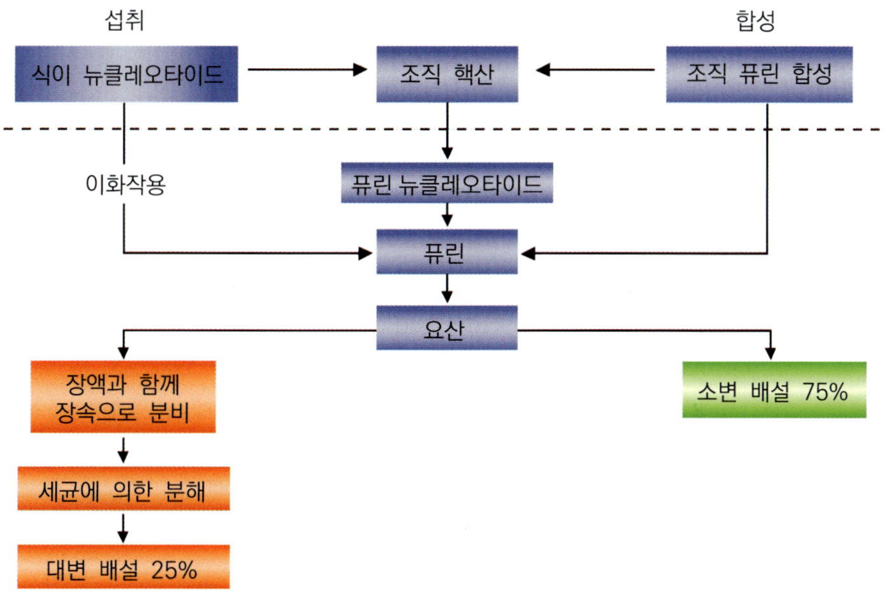

그림 5-8 **요산의 형성과 배설**

혈액이 신장을 통과할 때 요산염은 사구체에서 거의 모두 여과되고, 근위 요세관에서 재흡수되며, 원위 요세관에서 분비된다. 결국 여과된 요산염의 약 88~94%는 재흡수되고, 6~12%만 소변으로 배설된다.

산성 소변(pH<5.75)에서는 주로 요산이 우세하여 요산 결정이 만들어질 수 있다. 혈장 pH에서는 요산염(예: monosodium urate)이 만들어지는데, 이들은 비교적 불용성이다. 그 결과 요산염 결정이 형성되고 조직에 침착된다. 만일 관절에 이러한 결정이 침착되면 통풍을 일으킨다.

(2) 임상적 의의

혈액에 요산이 증가한 상태(남성: > 7.0 mg/dL, 여성: > 6.0 mg/dL)를 고요산혈증(hyperuricemia)이라고 하며, 이것은 요산 생성이 증가된 상태나 신장에서 요산의 배설이 불충분할 때 발생한다(표 5-5). 임상 진단 상 중요한 것은 통풍에서 고요산혈증이 나타난다는 것이다. 고요산혈증이 항상 통풍으로 발전되는 것은 아니다.

표 5-5 고요산혈증의 원인

요산 생성의 변동(증가)	퓨린 전구체의 합성 증가, 퓨린 염기 제거와 관련된 효소 결핍(레슈-니한 증후군, Lesch-Nyhan syndrome), 핵산 붕괴 증가(골수 증식성 증후군, 백혈병 및 림프종의 화학요법)
신장에서의 요산 배설 부족	원발성 신장 질환(급성 및 만성 신장 기능 장애), 신장의 처리 능력 감소(이뇨제 및 살리실산 같은 약물요법, 케톤산 산증 및 젖산 산증과 같은 유기산 산증), 글리코젠 저장병(G-6-PD 결핍), 독소(납, 알코올), 자간전증(preeclampsia; 임신 20주 이후에 고혈압과 단백뇨가 발행하는 질환)

카드뮴, 납 등의 중금속 중독으로 인해 근위 요세관에서 재흡수가 억제되면 저요산혈증(hypouricemia)으로 된다.

[요산 관련 질환]

통풍(gout)

통풍은 고요산혈증과 재발성 급성 관절염을 특징으로 하는 임상 증후군이다. 통풍으로 발전한 모든 환자는 질환 발생 시점에서 고요산혈증을 갖고 있으나 그렇다고 모든 고요산혈증인 사람에서 통풍이 발생하는 것이 아니고 소수에서만 발병한다. 이러한 이유는 알려져 있지 않다. 급성 통풍은 염증 반응을 일으키는 요산나트륨 결정이 조직에 침착됨으로써 시작된다. 만성 상태에서는 요산나트륨의 결절성 침착이 조직에서 형성된다.

통풍은 알코올에 의해 악화된다. 이는 에탄올이 ATP의 분해와 요산염 생성을 증가시키기 때문이며, 또한 에탄올로 인한 유기산의 축적으로 이들이 요세관에서 요산의 분비와 경쟁하기 때문이다. 에탄올 중독, 당뇨병성 케톤산증 및 기아와 같은 상태에서는 젖산, β-하이드록시뷰티르산 및 아세토아세트산의 상승을 일으켜 고요산혈증을 초래한다.

레쉬-니한 증후군(Lesch-Nyhan syndrome)

레쉬-니한 증후군은 퓨린 뉴클레오타이드의 재합성을 위해 퓨린 염기를 회수하는 하이포잔틴(hypoxanthine)-구아닌 인산리보실기 전이 효소의 결핍에 의해 초래되는 X 염색체 관련 질환으로 남자 아이에서만 발견된다. 이 증후군에서는 과다한 요산 생성으로 인한 고요산혈증과 손가락이나 입술을 깨무는 자해 행위, 신장 기능 장애, 비정상적인 신체 성장 및 정신지체 등의 신경학적 문제가 나타나는 것이 특징이다.

(3) 측정법

① 인산텅스텐산법

역사적으로 인산텅스텐산(phosphotungstic acid, PTA)을 텅스텐블루(tungsten blue, 650~700 nm)로 환원시키는 요산의 능력을 이용한 검사법이 널리 사용됐었다(그림 5-9).

PTA법은 글루코스, 아스코르브산, 글루타티온, 에르고티오네인(ergothionine) 등의 내인성 화합물들과 아세타미노펜(acetaminophen), 아세틸살리실산(acetylsalicylic acid)과 퓨린 물질, 카페인, 테오브로민(theobromine), 테오필린(theophylline) 같은 외인성 화합물 등을 비롯한 많은 물질에 의해 간섭을 받는다. 현재는 거의 사용하지 않는 방법이다.

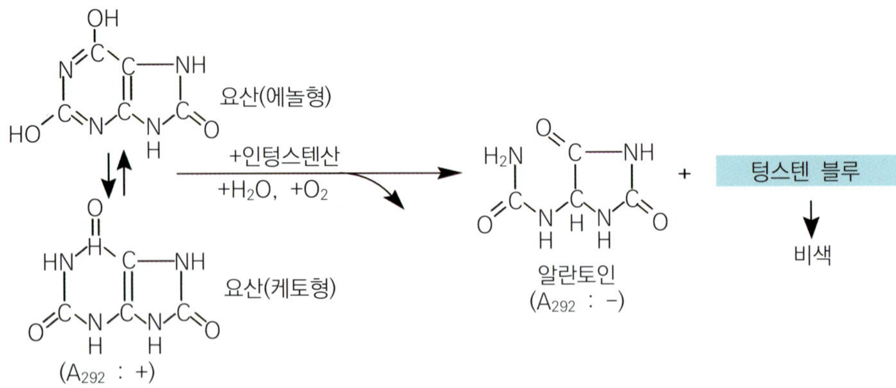

그림 5-9 인산텅스텐산법에 의한 요산 측정

② 효소법

효소법은 요산 산화 효소인 유리케이스(uricase, EC 1.7.3.3)로 요산을 산화하여 측정하기 때문에 특이성이 높다. 또한 제단백이 불필요하며 나이아신(niacin), 크산틴(xanthine, 잔틴이라고도 함)을 비롯한 요산과 구조가 유사한 몇 가지 물질의 영향을 받지만 이들의 체액 중 농도는 매우 낮다.

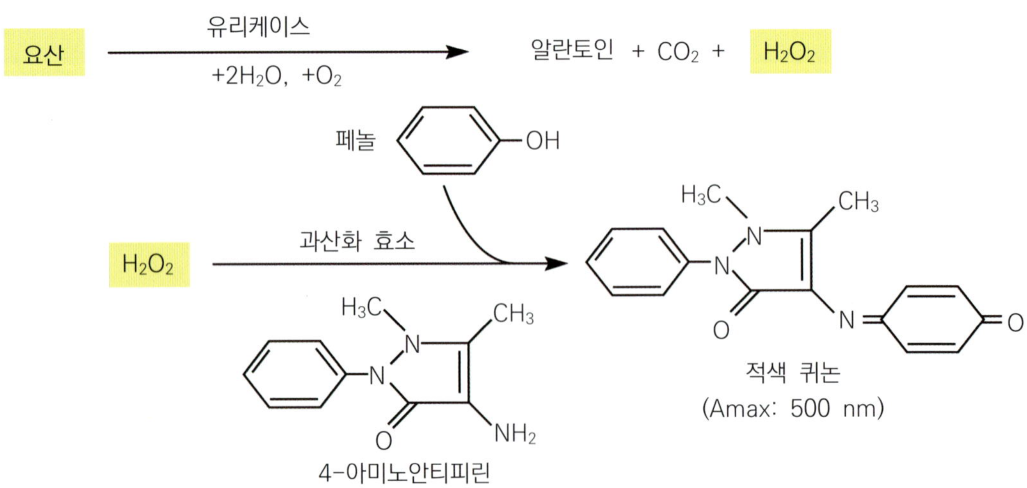

그림 5-10 요산 산화 효소를 이용한 요산 측정법(과산화 효소법)

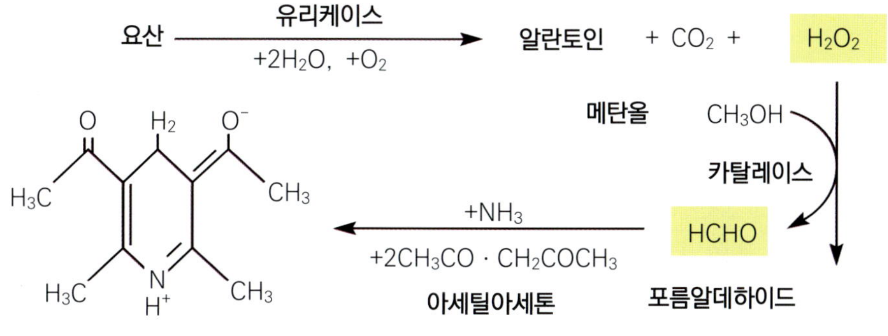

3, 5-디아세틸-1, 4-디하이드로루티딘(Amax: 410 nm)

그림 5-11 요산 산화 효소를 이용한 요산 측정법(카탈레이스법)

효소법은 현재 PTA법을 대신해서 널리 이용되고 있으며 ① 요산이 282~292 nm에서 최대 흡수를 갖는 성질을 이용해서 요산 산화 효소를 반응시킨 후 282~292 nm에서 흡광도 감소를 측정하는 자외선법(알란토인은 이 파장의 빛을 흡수하지 않음), ② 요산 산화 효소 반응으로 생성된 H_2O_2를 페놀-4-아미노안티피린 및 과산화효소(POD)를 공역시켜 생성된 적색 색소(퀴논 색소)를 비색하는 방법(그림 5-10)과 카탈레이스(catalase)를 이용한 방법이 있다(그림 5-11).

(4) 측정 시 주의사항

① 검체취급

혈청은 실온에서 3일, 4℃에서 1주일, 동결 보존하면 3개월 동안 안정하다. 헤파린으로 처리한 혈장이 사용될 수도 있다. 공복 검체는 필요로 하지 않는다. 요의 동결 보존은 1주일이 한계이다. 소변 중의 요산은 석출이 잘되는데, 만일 침전이 생기면 60℃에서 가온하여 용해시킨 후 측정한다. 일반적으로 세균 오염에 의해 분해가 잘되기 때문에 주의해야 한다.

② 환원법의 평가

환원법에 의한 요산 측정은 비교적 간편하며, 측정 정밀도는 ±5% 정도이다. 그러나 환원성 물질의 간섭을 받기 쉽다. 특히 직접 측정법에서는 간섭 물질의 영향에 대해 주의하지 않으면 안 된다. 예를 들어 검체에 아스코르브산, 시스테인, 글루타티온, 글루코스 등과 같은 환원성 물질이 있으면 정오차를 일으킨다. 이러한 경우에는 알칼리화 하여 가온하든지 아스코르브산 산화 효소(ascorbic acid oxidase)로 처리한 후 분석한다.

③ 효소법의 평가

요산의 자외선(292 nm) 흡수 감소를 추적하는 측정법은 정밀도가 별로 좋지 않아 거의 사용하지 않고 있다. 일반적으로 효소법은 POD 반응계를 공역시킨 비색법이 많이 사용되고 있다.

효소법은 제단백 조작이 필요 없고, 간편하며 또한 특이성이 높다. 그러나 황달이나 용혈의 영향을 어느 정도는 받는다.

(5) 기준범위

요산의 혈중 농도는 성차가 뚜렷하며(남>여, 표 5-6), 일차 변동 등을 보이고, 방법에 따라 차이가 있으며(환원법>효소법), 운동, 식이의 영향을 보인다.

표 5-6 성별에 따른 혈장/혈청의 요산 기준범위

성별	PTA법 mg/dL(mmol/L)	요산 산화 효소법 mg/dL(mmol/L)
남	4.4~7.6(262~452)	3.5~7.2(208~428)
여	2.3~6.6(137~393)	2.6~6.0(155~357)

일반적으로 요산 산화 효소법이 PTA법보다 저치를 나타낸다. 퓨린이 제거된 식이요법(purine-free diet)을 하는 사람은 요산의 소변 배설이 20~25% 감소하는 것으로 나타났다(표 5-7).

표 5-7 24시간 소변의 전형적인 요산 기준범위

식이	요산 mg/dL(mmol/day)
일반 식이	270~750(1.48~4.43)
퓨린체 제거 식이	< 420(2.48)

이해도의 점검과 문제

1. 요산 대사와 고요산혈증에 대하여 설명하라.
2. 요산의 측정법 중 효소법의 원리를 설명하라.

5. 암모니아(Ammonia)

분자식 : NH_3
분자량 : 17.03 달톤
화학적 분류 : 아민(amine)

◆ **핵심용어**

암모니아, 요소 회로, 간성 혼수, 간 기능 장애

◆ **학습요점**

암모니아 측정법 및 임상적 의의

(1) 생화학 및 생리적 의의

혈액 암모니아(NH_3)는 체내에서 아미노산의 탈아미노 작용(deamination)과 장내 세균에 의한 단백질 분해 등에 의해 형성된다.

간 문정맥의 혈장 암모니아 농도는 체순환 혈액보다 5~10배 정도 더 높다. 이것은 결장 속에 있는 내용물에 대해 세균 단백질 분해 효소(protease), 요소 분해 효소(urease) 및 아민 산화 효소(amine oxidase)의 작용과 대장이나 소장에서 글루타민의 가수 분해에 의한 것이다. 정상적인 상태에서 문정맥의 암모니아는 처음 간을 통과하는 동안 간세포에서 일어나는 요소 회로를 통해 요소로 된다. 이렇게 형성된 요소는 혈액을 경유하여 소변으로 배설된다.

따라서 정상인의 간은 요소 회로를 통해 암모니아를 처리하기 때문에 혈액에는 암모니아가 미량이다. 그러나 심한 간 실질 장애나 선천성 요소 회로 효소 결핍증 [예: 오르니틴 카바모일 전이 효소(ornithine transcarbamylase) 결핍] 등에서는 요소 합성의 감소로 인하여 혈액에 암모니아가 증가하고 고암모니아혈증(hyperammonemia)이 된다. 혈중 암모니아 농도가 2 mg/dL 이상 증가하면 **간성 혼수(hepatic coma)** 같은 중독 증상을 일으킨다.

혈액에 암모니아가 증가하면 어떤 대사 변화가 일어날까? 우선 혈중 암모니아가 증가하여 세포 안으로 유입되면, 암모니아는 글루탐산 탈수소 효소(glutamate dehydrogenase, GLDH의 작용에 의해 α-케토글루타르산(2-옥소글루타르산)에 결합하여 글루탐산(glutamate)을 형성한다. 암모니아의 증가로 이러한 작용이 심해지면 세포 내에는 α-케토글루타르산이 고갈되고, 이로 인해 TCA 회로가 손상된다. 이렇게 되면 세포는 특히 뇌의 신경 세포는 ATP의 결핍으로 정상적인 기능을 수행하지 못하고 더 악화될 경우에는 혼수나 사망에 이른다.

(2) 임상적 의의

다른 비단백질소 성분(요소, 크레아티닌, 요산)을 분석하는 주된 목적은 신장 기능을 평가하는 것이지만, 암모니아는 간 기능을 평가하기 위해 분석한다.

암모니아는 간성 뇌 질환, 간성 혼수, 중증 간 장애, 화상, 각종 피부 질환, 쇼크, 요소 회로 효소의 선천성 결함 등에서 증가한다.

(3) 측정법

① 효소법

혈액 중의 암모니아에 α-케토글루타르산(α-ketoglutarate)과 글루탐산탈수소효소(glutamate dehydrogenase, GLD)를 작용시켜 340 nm에서 NADPH·H의 흡광도 감소를 측정하여 NH_3 농도를 측정하는 자외선(UV)법이다.

$$NH_4^+ + \alpha\text{-케토글루타르산} + NADPH + H^+ \xrightarrow{GLD} \text{글루탐산} + NADP^+ + H_2O$$

② 초미량확산법

그림 5-12와 같은 구조의 NH_3 슬라이드 확산층에 혈청 10 μL를 놓으면 수분과 비단백질 성분만 시약층으로 이동하고 완충액에 의해 발생된 NH_3가 반투막을 통하여 색소층으로 이동, 브로모페놀블루(bromophenol blue, BPB)와 반응하여 청색을 형성하는데 이것을 반사율 분석법(reflectance analysis)으로 측정하는 방법이다.

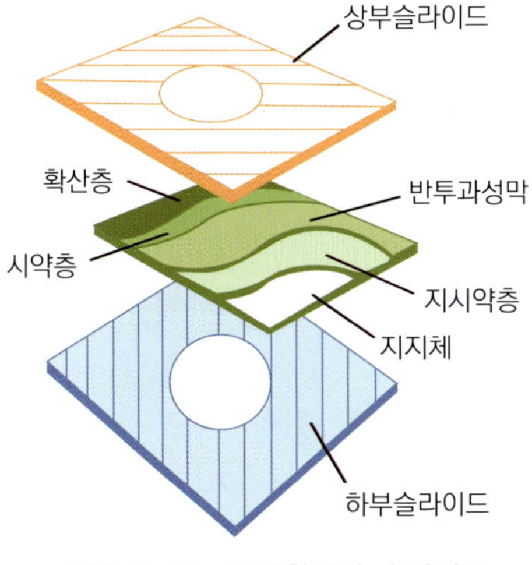

그림 5-12 **미량확산법 슬라이드**

(4) 측정 시 주의사항

① 검체 취급

혈장 암모니아의 정확도는 시료의 신뢰성, 즉 검체를 주의해서 취급하는 것에 달려있다. 시료에 암모니아가 오염되는 것은 환자에 의해 일어날 수도 있고, 시료를 취급하는 동안 채혈자나 검사자가 흡연할 때, 공기 중에 있는 암모니아가 시료에 흡수될 때, 채혈 기술이 서투를 때, 시료의 취급이나 보관이 잘못되었을 때 일어난다. 시료는 EDTA, 옥살산칼륨, 헤파린이 들어있는 시험관에 채혈해서 얻은 혈장이 혈청보다 더 좋다. 암모니아를 발생시키는 항응고제(예: 옥살산암모늄, 시트르산암모늄 등)를 사용하면 안 된다. 혈청은 암모니아 농도가 더 높고 변동이 크다. 시료 속에 있는 다른 질소화합물이 암모니아로 대사되는 것을 방지하기 위해 시료는 곧바로 얼음 위에 놓아야 한다. 채혈 후 20분 이내에 0~4℃에서 원심분리를 하여 혈장이나 혈청을 분리한다. 냉동 혈장은 -20℃에서 수일 동안 안정하다. 혈액 암모니아 농도는 25℃에서 분당 0.017 μg/mL(혈액)의 비율로 증가하는 것으로 나타났다. 적혈구에는 암모니아가 혈장보다 2~3배 더 높기 때문에 용혈이 일어난 시료는 사용할 수 없다. 만일 곧바로 분석할 수 없으면 혈장을 분리해서 얼음에 놓아야 한다. 동결한 시료는 수일 동안 안정하다.

② 측정에 영향을 미치는 요인

측정치는 남녀 간에 차이가 없고, 식사의 영향을 받으며, 운동 후에는 약간 상승한다. 따라서 동일한 조건에서 측정치를 비교하고 해석해야 한다.

(5) 기준범위

헤파린 시험관에 채혈한 혈장을 시료로 사용하고, 효소법으로 측정한 암모니아 질소의 기준범위는 표 5-8에서 보는 것처럼 신생아와 영아에서 높다.

표 5-8 혈장(헤파린) 암모니아 질소 기준범위(효소법)

연령	μg N/dL	μmol N/L
신생아	90~150	64~107
0~2주	79~129	56~92
>1개월	29~70	21~50
성인	15~45	11~32

이해도의 점검과 문제

1. 간 질환과 암모니아 증가의 관계를 설명하라.
2. 간 질환이 심할 경우 뇌에 미치는 영향을 설명하라.
3. 암모니아 측정 시 부주의한 검체 취급으로 인해 발생할 수 있는 오차 요인을 기술하라.

5장 비단백질 질소 화합물 실습

1) 요소 질소 측정

[매뉴얼 측정, 효소법 키트 시약]

(1) 측정 원리

요소의 효소 측정법의 대표적인 방법은 요소 분해 효소(urease)·글루탐산 탈수소 효소(glutamate dehydrogenase, GLD)법이다.

$$\text{요소} + 2H_2O \xrightarrow{urease} 2NH_3 + CO_2$$

$$NH_3 + \alpha\text{-케토글루타르산} + NADH + H^+ \xrightarrow{GLD} \text{글루탐산} + NAD^+ + H_2O$$

(2) 시약

① 완충 용액: pH 8.0, 0.1 mol/L 인산 완충 용액을 조제하고, 이 완충 용액에 10 mmol/L이 되도록 α-케토글루타르산(2-옥소글루타르산)을 용해한다.
② 효소 반응 용액: ①의 완충 용액에 요소 분해 효소 5 U/mL, GLD 7 U/mL를 첨가하고, 조효소 NADH(또는 NADPH)는 0.27 mmol/L가 되도록 용해하고, 냉장 보존한다.
③ 표준 용액: 요소 질소 농도 50 mg/dL, 요소 110 mg을 정제수로 100 mL가 되게 용해하고, 냉장 보존한다.

(3) 조작법

	시료(Au)	표준 용액(As)	정제수(Ab)
측정 시료	10 μL	10 μL	10 μL
효소 반응 용액	3.0 mL	3.0 mL	3.0 mL
측정 시료와 효소 반응 용액을 혼합하고, 37℃에서 5분 동안 가온한다. 정제수를 대조로 340 nm에서 Au, As, Ab의 흡광도를 측정한다.			

농도계산: (Au − Ab)/(As − Ab) × 50(mg/dL)

(4) 주의사항

① 사용할 기구는 암모니아에 오염되지 않도록 해야 한다.
② 시료는 혈청, 혈장[헤파린, EDTA, 플루오린화나트륨(NaF)은 통상적인 사용 농도에서는 효소 저해의 영향은 없다] 및 소변이 이용될 수 있다.
③ 조제한 시약은 냉장 보존한다. 완충 용액에 질화나트륨(NaN_3)을 0.1% 넣으면 1주일 동안 이용할 수 있다.
④ 소변이나 관리혈청을 측정할 경우에는 내인성 암모니아가 존재하기 때문에 효소 반응 시약에서 요소 분해 효소(urease) 제외시킨 시약으로 측정하여 보정한다. 소변은 정제수로 20배 희석하여 시료로 사용한다.
⑤ 측정 파장을 NADH의 최대 흡수 340 nm로부터 366 nm로 하면 70 mg/dL까지 측정할 수 있다. 그 이상의 시료는 정제수로 희석하여 측정하고 얻어진 값에 희석 배수를 곱한다. 시료의 희석 없이 고농도 200 mg/dL까지 측정하는 데는 속도분석법을 이용한다.

2) 요산 측정

[매뉴얼 측정, 효소법 키트 시약]

(1) 측정 원리

$$\text{요산} + O_2 + 2H_2O \xrightarrow{uricase} \text{알란토인} + H_2O_2 + CO_2$$

$$H_2O_2 + \text{4-아미노안티피린} + \text{TOOS} \xrightarrow{peroxidase} \text{산화 축합 발색}$$

* TOOS: Sodium-N-ethyl-N-(2-hydroxy-3-sulfopropyl)-m-toluidine

(2) 시약

① 키트 완충 용액: 0.1 mol/L BES[N,N-bis(2-hydroxyethyl)-2-aminoethane sulfonic acid]21.3 g을 정제수로 용해하여 1 L가 되게 한다. 0.1 mol/L 수산화나트륨, 수산화나트륨 4 g을 정제수로 1 L가 되게 용해한다. 양자를 혼합하여 pH 7.0으로 조정한다.
② 제1 시약: 1.1 mmol/L TOOS 109 mg을 완충 용액 300 mL로 용해하고, 아스코르브산 산화 효소(ascorbate oxidase)가 2 U/mL, 그리고 과산화 효소(peroxidase)가 1 U/mL 되도록 첨가하고 냉장 보존한다.

③ 제2 시약: 3.0 mmol/L 4-아미노안티피린 61 mg을 100 mL 완충 용액으로 용해하고, 요산 산화 효소(uricase)를 1.5 U/mL가 되도록 첨가하고 냉장 보존한다.

④ 10 mg/dL 요산 표준 용액: 요산 표준 원액(1.0 mg/mL)을 조제하고, 이 원액을 10.0 mL 용량 피펫으로 취해서 100 mL 용량 플라스크에 넣고, 정제수로 100 mL로 맞춘 후 냉장 보존한다. 원액은 탄산나트륨 0.6 g을 200 mL의 온수로 용해시킨 후, 요산 1.00 g을 첨가하여 완전히 용해한다. 용액을 실온으로 되돌리고 염산으로 pH 8~9로 조정한 후, 정제수를 넣어 전량이 1,000 mL가 되게 한다.

(3) 조작법

	시료(Au)	표준 용액(As)	정제수(Ab)
측정 시료	80 μL	80 μL	80 μL
제 1시약	3.0 mL	3.0 mL	3.0 mL
측정 시료와 제1시약을 혼합하고, 37℃에서 5분 동안 가온한다.			
제 2시약	1.0 mL	1.0 mL	1.0 mL
제 2시약을 첨가하고 혼합한다. 37℃에서 5분 동안 가온한다. 반응액을 실온으로 되돌리고, 정제수를 대조로 600 nm에서 흡광도를 측정한다.			

농도계산: (Au − Ab)/(As − Ab) × 10(mg/dL)

(4) 주의사항

① 비타민 C는 환원성이 있기 때문에, 부(-)오차를 일으키지만, 아스코르브산 산화 효소에 의해 환원성을 잃기 때문에 20 mg/dL까지 영향은 없다. 아스코르브산 산화 효소는 반응 후에 과산화수소를 생성하지 않는다.

② 냉장고에 있으면 요산이 석출되기 때문에 측정 시에는 가온하여 요산을 용해시킨 후 측정한다.

③ 고도의 빌리루빈 혈청이나 용혈 검체는 부오차를 일으킨다.

Chapter 06

전해질 및 혈액 가스

Electrolytes and Blood Gases

CHAPTER 06
전해질 및 혈액 가스
(Electrolytes and Blood Gases)

1. 생체 구성 원소

◆ **핵심용어**

원소, 전해질, 미량 금속

◆ **학습요점**

생체 구성 원소의 종류

인체에 함유되어 있는 원소의 종류는 현재 확인된 것만도 60종에 달하며, 그 주성분의 구성비를 표 6-1에 열거하였다. 원소 중 인체에 가장 많은 것은 물을 구성하는 원소의 하나인 산소(O)이며, 그 다음은 유기 화합물을 구성하는 성분인 탄소(C), 수소(H), 질소(N), 칼슘(Ca), 인(P), 칼륨(K), 황(S) 순서로 많다.

표 6-1 생체 구성 원소 비율

No	원 소		%	No	원 소		%
1	산소	O	65	10	염소	Cl	0.15
2	탄소	C	18	11	마그네슘	Mg	0.05
3	수소	H	10	12	철	Fe	0.004
4	질소	N	3	13	구리	Cu	0.00015
5	칼슘	Ca	2	14	망가니즈	Mn	0.00013
6	인	P	1.1	15	아이오딘	I	0.00004
7	칼륨	K	0.35	16	코발트	Co	미량
8	황	S	0.25	17	아연	Zn	미량
9	나트륨	Na	0.15	18	규소	Si	미량

전해질(electrolytes)이란 수분에 녹아 전하를 나르는 물질로 체액에 존재하는 모든 이온(무기질)이 포함된다. 임상에서 측정하는 주요 전해질은 체액에 이온 형태로 용해되어 있는 나트륨(Na), 칼륨(K), 염소(Cl), 칼슘(Ca), 마그네슘(Mg)이다. 전해질은 매우 좁은 범위의 농도에서 체내의 거의 모든 대사 과정을 조절하며 일정한 농도를 유지하고 있다. 전해질 측정은 전해질 불균형을 초래하는 각종 질병의 감별 진단에 필요하며, 전해질 불균형의 정도를 파악하여 전해질 농도 교정의 기준을 삼기 위해 측정한다.

그 밖에도 철(Fe), 구리(Cu), 아연(Zn), 코발트(Co), 알루미늄(Al) 등이 미량 존재하는데, 양이 적어서 이들을 미량 중금속(trace heavy metals)이라고 부른다. 이러한 미량 중금속은 양은 적지만 체내에서 단백질 및 효소와 결합하여 매우 중요한 역할을 담당하고 있다. 임상검사에서 분석 대상이 되는 체액의 전해질은 Na^+, K^+, Ca^{2+}, Mg^{2+}, Cl^-, HCO_3^-, HPO_4^{2-}과 중금속 중 비교적 혈중에 고농도인 Fe^{2+}/Fe^{3+}, Cu^+/Cu^{2+}이다.

체내의 전해질은 체액에서 대부분이 이온 형태로서 존재하지만 Ca, Mg 및 P은 뼈를 구성하는 고형 성분이기도 하다. 전해질은 체내에서 수분의 이동, 섭취 및 배설에 관여하고 있다. 따라서 체내에서 수분이 이동할 경우에는 반드시 전해질의 이동을 동반하고 있다. 뼈를 형성하는 Ca, Mg, P도 고체로서 변화가 없을 것 같은 생각이 들지만, 실제로는 혈장 중의 Ca, Mg, P과 끊임없이 활발하게 상호 교환을 하여 동적 평형을 이루고 있다.

최근에는 미량성분에 대한 분석 기법이 향상됐고, 이와 더불어 미량 성분의 생리적 의의가 많이 규명되었다. 또한 환경오염 물질의 체내 축적을 측정하려는 요구가 높아지면서 미량 원소가 자주 분석되고 있다.

2. 전해질의 측정 단위

이온 상태로 용액에 존재하는 전해질의 농도는 당량 농도로 표현한다. 물질 1 그램 당량을 1L에 용해시킨 것을 1 Eq/L로 표시하며, 이것의 1/1,000 농도를 1 mEq/L로 하고 있다. 당량 농도와 중량 농도(mg/dL)와의 관계는 다음과 같은 식으로 나타낸다.

$$\text{당량 농도(mEq/L)} = \frac{\text{중량 농도}(mg/dL)}{\text{당량}} \times \frac{1,000}{100}$$

$$= \frac{\text{중량 농도}(mg/dL) \times \text{이온가수}}{\text{원자량(또는식량)}} \times \frac{1,000}{100}$$

(계산 예) 10 mg/dL의 Ca^{2+} (원자량=40)을 mEq/L로 표현하면,

$$\frac{10 \times 2}{40} \times \frac{1,000}{100} = 5.0 \text{ mEq/L이다.}$$

임상에서는 Na^+, K^+, Cl^-, Mg^{2+}, HCO_3^-의 농도를 mEq/L로 표현하는 것이 일반적이다. 그러나 혈청 인산 이온은 HPO_4^{2-}(80%)와 $H_2PO_4^-$(20%) 2가지 형태가 존재하며, 이들의 비율은 혈청의 pH에 따라 변하기 때문에 mEq/L로 표현하는 것이 곤란하다. 따라서 인산 이온은 보통 인의 중량 농도(mg/dL)로 나타낸다. Ca은 mEq/L로 표현되기도 하지만, 그것의 체내에서의 동태가 P과 관련하여 변동하기 때문에 mg/dL로 나타내는 경우가 많다.

전해질은 양이온과 음이온이 짝을 이루어 존재하며, mEq/L로 표현하면 양이온과 음이온의 합계가 일치하기 때문에, 전해질의 동태를 보는데 이해하기 용이하여 SI단위인 mmol/L를 사용하자는 권고에도 불구하고 아직까지 mEq/L를 사용하고 있다.

3. 체내의 수분과 전해질 분포

◆ **핵심용어**

세포내액, 세포외액, 양이온, 음이온

◆ **학습요점**

체액의 전해질 분포

신속한 혈청 분리의 필요성

임상화학 검사는 체액에 존재하는 수분 자체에 초점을 두는 것이 아니라 전혈, 혈장, 혈청, 요 및 뇌척수액 등에 포함된 성분을 분석한다. 하지만 검사 결과를 해석할 때는 환자의 체내 수분과 이것에 영향을 준 모든 요소들을 고려해야 한다. 이들의 작용에 의해 수분은 혈관, 모세혈관, 세포, 그리고 기타 부분의 안과 밖으로 이동하며, 이러한 수분의 이동으로 인해 분석 물질은 희석될 수도 있고 농축될 수도 있다. 많은 급성 질환이나 외상으로 부터의 회복 여부는 체내 수분과 전해질의 균형이 얼마나 빨리 이루어지는가에 달려있다.

1) 수분 분포

전술한 바와 같이 전해질은 수분과 함께 동적으로 변동하기 때문에 전해질을 이해하려면 체내에 존재하는 수분의 상태를 이해 할 필요가 있다. 체내의 수분은 크게 세포내액(intracellular fluid, ICF)과 세포외액(extracellular fluid, ECF)으로 분류하며, 세포외액은 다시 혈관외액(조직간액)과 혈관내액(혈장)으로 분류된다(그림 6-1).

인체의 수분은 체중의 약 60%에 달한다. 표 6-2에서 보는 바와 같이 세포내액은 체중의 40%를 차지하고, 세포외액은 20%를 차지한다. 혈장의 용량은 체중의 약 5%(성인에서 3.5 L)이며, 간질액은 체중의 약 15%(성인에서 10.5 L)를 차지한다. 비록 체내의 수분 풀(water pool)은 끊임없이 변하지만, 건강인에서 각 구획의 수분 분포는 수분과 전해질 균형의 공동 작용에 의해 매우 일정하게 유지된다.

2) 수분 균형

체내 수분은 각 구획별로 일정한 양을 유지한다. 이는 수분의 상실과 획득 비율이 동등함을 의미한다. 이것이 바로 수분 균형(water balance)의 개념이다. 성인은 매일 약 2,500 mL의 수분을 섭취하며, 또한 같은 양의 수분을 매일 소변, 대변, 땀 및 호흡을 통해 상실한다(표 6-3).

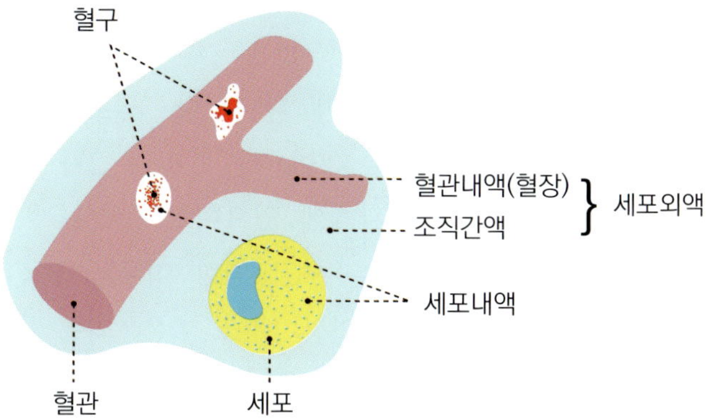

그림 6-1 체내 수분의 분류

표 6-2 성인의 체내 수분 분포

구분	체중에 대한 %	용량(L)	전체 체액대비(%)
세포외액			
혈장	5.0	3.5	8.3
간질액	15.0	10.5	25.0
세포내액	40.0	28	66.7
전체체액	60.0	42	100

표 6-3 수분 상실

장소	용량/일(mL)
피부	500
호기	350
요(소변)	1.500
분변	15
총계	2,500

인체는 수분의 상실에 대응하여 보충하는 조절 기능을 갖고 있어서 수분 균형을 일정하게 유지한다. 신장(콩팥)은 수분이 과잉 상태일 경우 이를 배설하고, 생리적으로 필요하면 다시 수분을 재흡수한다. 수분의 불균형 상태는 수분을 섭취할 수 없다든지 혹은 출혈, 구토, 설사, 과잉의 배뇨나 발한 및 심한 피부의 손상에 의해 수분을 많이 잃을 때 나타난다. 수분의 획득과 재분포는 부종, 폐부종 및 복수증과 관련이 있다.

3) 전해질 분포

각 체액의 주요 전해질 농도를 표 6-4에 나타냈다. **세포외액에는 양이온 중 Na^+이 가장 많고, 반대로 세포내액에는 K^+이 가장 많다.** 2가 양이온인 Ca^{2+}과 Mg^{2+}은 세포내액과 세포외액에서 반대관계에 있으며, Ca^{2+}은 세포외액에, Mg^{2+}은 세포내액에 많다. 음이온의 구성 성분은 Cl^-(염화 이온), HCO_3^-(탄산수소 이온), HPO_4^{2-}(인산수소 이온) 또는 H_2PO^-(인산이수소 이온) 외에 유기산 등이 있으며, 또한 단백질도 체액에서는 음이온으로서 음성 전하를 유지하고 있다. 표 6-4에 나타낸 바와 같이 혈장이나 조직간액 같은 세포외액에 가장 많은 음이온은 Cl^-이며 약 80%를 차지하고, 그 다음은 HCO_3^-, HPO_4^{2-}이다. 한편, 세포내액에서 가장 많은 음이온은 HPO_4^{2-}(또한 $H_2PO_4^-$)이다. 세포내액에 있는 HPO_4^{2-}의 대부분은 단백질과 결합해있는 것으로 생각된다. Cl^-은 세포외액에 비해 훨씬 적다. 세포외액에서 조직간액과 혈장 사이의 전해질 차이는 주로 단백질의 함유량 차이에 기인한다.

적혈구, 백혈구, 혈소판 등의 혈구는 세포이므로 그 안에 함유되어 있는 수분은 세포내액이며, K^+이 많고, Na^+은 적다. 따라서 검체 채취 시에 미세한 용혈이 발생하면 혈청 및 혈장의 K^+을 측정할 때 정오차를 일으키므로 채혈할 때 주의를 기울여야 한다. 또한 혈구와 혈장 사이의 전해질 이동은 용혈뿐만 아니고 검체 보존 중에도 일어나기 때문에 검체는 채혈 후에 될 수 있는 한 빨리 혈청과 혈장을 분리할 필요가 있다.

표 6-4 세포외액 및 세포내액의 양이온과 음이온 농도

양이온 농도			음이온 농도		
양이온	세포외액 mEq/L	세포내액 mEq/L	음이온	세포외액 mEq/L	세포내액 mEql/L
Na^{+}	**140**	10	HCO_3^{-}	25	8
K^{+}	5	**160**	Cl^{-}	**105**	2
Ca^{2+}	5	1	HPO_4^{2-}	2	**140**
Mg^{2+}	2	35	SO_4^{2-}	1	
			유기산	6	
			단백질	15	55

이해도의 점검과 문제

1. 세포내액과 외액의 주요 양이온 및 음이온을 열거하라.
2. 수분 균형에서 전해질이 미치는 영향을 설명하라.

4. 나트륨(Sodium, Na)

◆ **핵심용어**

개체내 변동, 원자흡광 분석법, 이온 선택 전극법, 효소법

◆ **학습요점**

전해질 농도의 조절
Na^+의 생리적 역할
농도 이상에 따른 임상적 의의

(1) 생리 및 임상적 의의

Na^+은 Cl^-과 함께 혈장에 가장 많이 함유 되어 있는 이온으로 인체의 내부환경이라고 할 수 있는 혈장의 삼투압(혈장 삼투압 유지에 가장 중요한 작용을 함)과 pH의 유지에 중요한 역할을 하고 있다. 혈장의 Na^+과 Cl^- 농도는 세포 활동에 있어 매우 중요하여 인체의 조절에 의해 거의 일정하게 유지되고 있다. 따라서 이들 성분은 개체간 변동(기준범위) 및 개체내 변동(생리적 변동)이 매우 작다.

사람은 Na^+과 Cl^-을 음식물을 통해 하루에 평균 3 g 정도를 섭취하며, 대부분은 소변으로 배설되고, 일부는 대변, 땀 등의 수분과 함께 소실된다. 보통 성인의 체내에는 약 85 g이 함유되어 있으며, 이 중 약 35 g이 세포외액에 존재한다. 혈장 농도는 신장에서의 수분 및 염류의 배설에 의해 조절되고 있으며, 수분 배설은 뇌하수체 후엽 호르몬의 하나인 항이뇨 호르몬[antidiuretic hormone, ADH; 이것은 바소프레신(vasopressin)이라고도 함]에 의해 조절되고, 염류 배설은 부신겉질에서 분비되는 염류 코르티코이드(mineralocorticoid)인 알도스테론(aldosterone)에 의해 조절된다(그림 6-2).

알도스테론이 과잉일 때는 Na^+, Cl^-의 배설이 억제되고, 이들의 혈장 농도가 증가한다. 사구체에서 여과된 Na^+의 99.4%는 요세관에서 재흡수된다. 재흡수는 근위 요세관에서 일어나는 능동 수송(70%)과 원위 요세관에서 알도스테론의 작용(30%)에 의해 이루어진다. 알도스테론은 원위 요세관의 모든 세포막에 작용하여 Na^+의 재흡수와 K^+의 배설을 촉진시킨다.

Na^+과 Cl^-의 이상은 상기 호르몬의 이상 외에도 직접 조절 장기인 신장 기능 상실에 의해서도 일어난다. 중증의 신장 기능 상실에서 혈장 Na^+과 Cl^-은 일반적으로 저치를 나타낸다.

알도스테론과 반대로 심방성 나트륨 배설 촉진 펩타이드(atrial natriuretic peptide, ANP)는 여과된 Na^+과 수분의 배설을 촉진시켜 혈액량을 감소시킨다.

- **저나트륨혈증(hyponatremia, <136 mmol/L):** ① 고갈(총 체내 Na 절대적 상실): 이뇨제 사용, 저알도스테론혈증(원발성 및 속발성 애디슨병), 설사, 구토, 화상, 외상 ② 희석: ADH 과잉 분비, 부종(선천성 심장 기능 상실, 간경화증, 신증후군) ③ 위음성: 고혈당증
- **고나트륨혈증(hypernatremia, >145 mmol/L):** ① 상대적 수분 상실(Na의 상실 속도가 수분보다 느림): 구토, 설사, 발열, 운동, 요붕증 ② Na 획득: 섭취, 주입, 고알도스테론혈증(원발성 및 속발성 콘증후군, Conn's syndrome), 쿠싱증후군(Cushing syndrome)

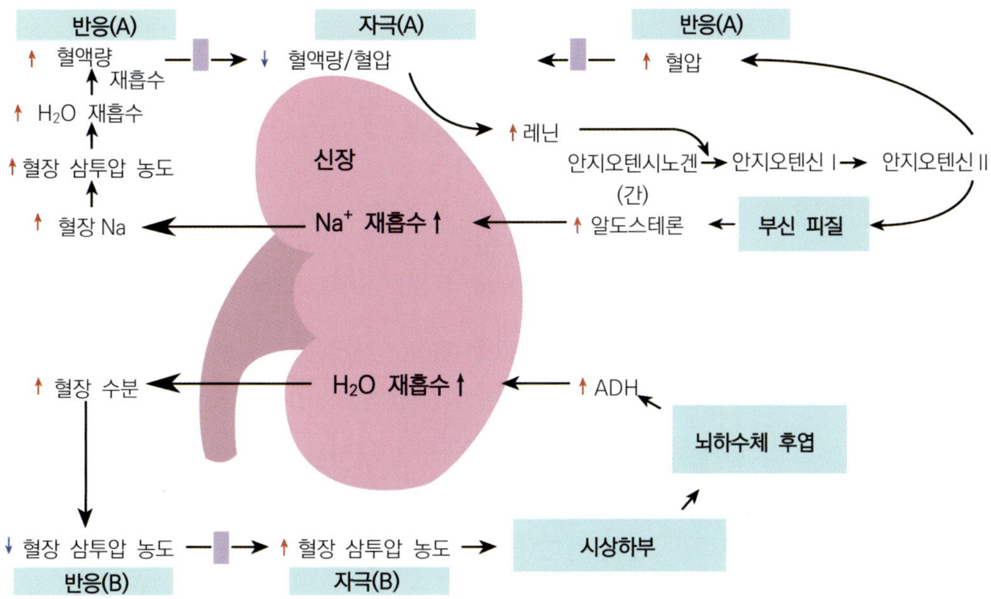

그림 6-2 수분과 Na^+의 신장 재흡수에 대한 알도스테론과 항이뇨호르몬(ADH)의 작용 메커니즘

자극 A : 1) 혈압 또는 나트륨 이온 농도의 감소는 신장 사구체 곁 세포에서 레닌의 분비를 자극한다. 2) 레닌은 안지오텐시노겐(간에서 합성)을 안지오텐신 I으로 전환시키고, 이는 다시 안지오텐신 전환 효소에 의해 안지오텐신 II(활성형)로 된다. 3) 부신 피질(겉질) 세포는 안지오텐신 II의 작용을 받아 알도스테론을 분비한다. 4) 알도스테론은 신장 원위 요세관에 작용하여 나트륨 이온의 재흡수와 칼륨 이온의 배설을 촉진시킨다. 5) 혈압과 혈액량이 증가한다.

자극 B : 1) 혈장 삼투압(오스몰랄농도)이 증가하면, 2) 이것이 시상하부를 자극하고, 3) 시상하부는 다시 뇌하수체 후엽을 자극하여, 4) 항이뇨 호르몬(ADH)을 분비시킨다. 5) 항이뇨 호르몬은 원위 요세관 및 집합관에 작용하여 수분 재흡수를 촉진시킨다.

Na^+과 Cl^-의 이상이 확인되는 경우는 중증 상태를 가리키며, 이것은 의사의 신속한 대응을 필요로 하는 위급한 경우이다. 또한 기준범위가 작기 때문에 정확한 측정이 요구된다. Tonks 허용오차도 2% 이하로 매우 작다. Na^+과 Cl^-은 혈액가스와 함께 가장 신속하고 정확하게 측정해야 하는 검사 항목이다. 따라서 이 검사는 일반적으로 응급 검사 항목으로 취급하고 있다.

(2) 측정법

① 원자흡광법

Na는 원자흡광법으로 측정할 수 있으며 감도가 현저히 높기 때문에 고배율로 희석해야 한다. 따라서 희석에 따른 오차가 크며, 방법이 복잡하기 때문에 혈청 검사에는 이용되지 않는다.

② 이온 선택 전극법(ISE)

이온 선택 전극법(ion selective electrode, ISE)은 Na 이온을 선택적으로 통과 시키는 유리막 내외에 전위(potential)가 생기고, 일정한 전위를 갖는 기준 전극(reference electrode)과의 사이에 전위차가 발생한다. 이 전위차가 검체내 Na 이온의 농도와 비례하는 것을 이용하여 측정한다.

산화 알루미늄(Al_2O_3), 산화 붕산(B_2O_5) 등을 소량 첨가한 유리로 만든 유리 전극은 양이온에 대한 선택성이 높아 이것으로 Na^+의 전위를 측정한다. 최근에는 크라운 에테르막(crown ether membrane)과 같은 선택성이 높은 유기 화합물막이 개발되었다. 이온 선택 전극법은 액상 시료를 직접 측정하며, 분석 장치의 구성이 간단하고 자동화에 적용하기가 쉬워 널리 이용되고 있다. 그러나 이온선택성이 완전하지 않아 다른 이온의 영향을 받으며, 단백질에 의해 전극이 오염되어 감도가 저하하고, 시간 경과에 따른 변동을 보이는 등의 문제점을 지니고 있다.

③ 효소법

Na^+이 갈락토시데이스(galactosidase)의 활성제인 것에 착안하여 측정법이 만들어졌다.

Na^+ + 크립탄드(Cryptand) → Na^+ - 크립탄드

o-니트로페닐갈락토사이드(o-NPG) $\xrightarrow[Na^+]{\beta-\text{갈락토시데이스}}$ o-니트로페놀 + 갈락토스

* o-NPG: o-nitrophenyl galactoside

(3) 측정 시 주의사항

Na^+의 측정은 허용오차가 작기 때문에 특별한 주의를 기울여야 한다. 특히 주의해야 할 점은, ① 시약 조제용 물은 충분히 정제된 탈이온수를 사용하고, ② 시약 용기로 유리를 사용하면 장기간 보존할 때 양이온이 용출되기 때문에 될 수 있으면 폴리에틸렌이나 테플론 용기를 사용해야 하며, ③ 표준 용액이나 시료의 수분 증발을 방지해야 한다.

용혈이 심하여 세포내액이 차지하는 비율이 크면 Na^+이 위음성을 나타낸다. 지질이 증가해도 위음성을 나타낸다.

(4) 기준범위

혈청: 136~145 mmol/L(패닉치: $>$ 165 mmol/L, $\leq$ 120 mmol/L)
소변: 40~220 mmol/24h

이해도의 점검과 문제

1. Na^+, K^+, Cl^-이 응급 검사 항목인 이유를 설명하라
2. 알도스테론의 작용을 설명하라.

5. 칼륨(Potassium, K)

◆ **핵심용어**

용혈, 이온 선택 전극법, 발리노마이신

(1) 생리적 및 임상적 의의

칼륨(K)은 세포내액의 양이온 전해질 중 가장 많은 양을 차지하는 성분이며, 마그네슘(Mg)과 함께 세포 활동, 신경·근육의 흥분성 유발에 중요한 역할을 한다. 혈장 K^+은 Na^+, Cl^-와 마찬가지로 알도스테론에 의해 조절되고 있으나, 그 동향은 Na^+과 반대로 변동한다. 혈청 K^+은 알도스테론의 증가에 의해 감소하고, 반대로 부신 피질 저하증(애디슨병; Addison's disease)에서는 고치를 나타낸다. 알도스테론의 분비 과잉 상태를 나타내는 부신 겉질 선종의 일종인 원발성 알도스테론증(aldosteronism)에서는 혈청 K^+이 3.0 mmol/L 이하로 감소하는 경우가 많다. 그러나 고도의 신장 기능 상실에서는 혈청 K^+치가 증가한다.

만일 세포외액의 K^+ 농도가 증가하여 7.5 mmol/L 이상으로 되면 심근을 포함한 근육의 흥분성이 심각하게 억제되어 마비가 일어날 수도 있다. 또한 K^+ 농도가 저하하여 3.0 mmol/L 이하로 되면 근육의 흥분성이 증가하여 수축기에서 심장 박동이 정지하는 등의 위험을 초래할 수 있다. 이런 K^+ 농도의 변화는 근육의 변화, 특히 저칼륨혈증과 고칼륨혈증에서 심근의 변화를 일으키기 때문에 혈청 분석 전에 K^+의 이상을 심전도로 추정하기도 한다.

성인에서 K^+의 1일 섭취량은 2~3 g이다. 신장에서의 재흡수는 주로 근위 요세관에서 이루어지며, 여기서 사구체 여과량의 약 86%가 재흡수된다.

- **저칼륨혈증(hypokalemia):** ① 세포 흡수 증가: 인슐린 과잉, 알칼리혈증 ② 신장 기능 상실: 고알도스테론혈증, 신장 요세관성 산증, 이뇨제 ③ 과다한 장에서의 상실: 구토, 설사, 이완제 남용
- **고칼륨혈증(hyperkalemia):** ① K^+의 섭취 증가 ② 세포 용해 증가(세포의 외상, 상해, 용혈) ③ 세포 섭취 변동: 산증, 인슐린 결핍 ④ 신장 배설 손상: 신장 기능 상실, 저알도스테론혈증

(2) 측정법

K^+도 Na^+과 마찬가지로 이온 선택 전극법으로 측정한다.

① 이온 선택 전극법

발리노마이신(valinomycin), 크라운 에테르(crown ether), 모나크틴(monactine) 등의 유기 화합물을 함유한 고체막 혹은 액체막 전극을 이용하여 선택적으로 K^+을 측정한다. 최근에는 검사실에서 주로 이 방법으로 측정하고 있다.

② 원자흡광법

본 법으로도 측정은 가능하지만 혈청 K^+ 측정에는 이용하지 않는다.

③ 효소법

K^+이 피루브산 카이네이스(pyruvate kinase, PK)의 활성제인 것에 착안한 측정법이 있다.

$$\text{인산엔올피루브산} + \text{ADP} \xrightarrow[K^+]{PK} \text{피루브산} + \text{ATP}$$

$$\text{피루브산} + \text{NADH} + H^+ \xrightarrow{LD} \text{젖산} + \text{NAD}^+$$

* LD: lactate dehydrogenase(젖산 탈수소 효소)

(3) 측정 시 주의사항

칼륨은 혈청, 혈장에 비해 적혈구에 20~25배가 더 많이 함유되어 있기 때문에 약간의 용혈에 의해서도 혈청 농도가 증가한다. 따라서 보고서에 용혈의 유무를 기록해야 한다. 혈장과 혈구 중의 K^+은 끊임없이 교환하며 동적 평형을 이루고 있고, 온도에 따라 평형 상태가 현저히 변화하고, 특히 저온(15℃ 이하)에서는 적혈구로부터 혈장으로의 유출이 커지기 때문에 용혈이 없는 상태에서도 혈장 K이 증가한다. 이것은 저온에서 Na^+ - K^+ 펌프를 작동시키는 ATPase의 활성 저하로 K^+이 세포 내로 들어가지 못하는 반면 혈구 내의 K^+은 확산 작용에 의해 혈장으로 유출되기 때문이다. 이 때문에 전혈을 그대로 냉장고에 보존해서는 안 된다.

(4) 기준범위

혈청 성인: 3.5~5.1 mmol/L
　　 소아: 3.4~4.7 mmol/L
소변 남성: 25~125 mmol/L

❖ 이온 선택 전극법에 의한 Na^+, K^+, Cl^-의 동시 측정

가. 원리

시료 용액 중의 Na^+, K^+, Cl^-을 선택적으로 통과시켜 막에 전위를 생성하는 이온 선택 전극을 이용하여 이들의 이온 농도를 전기적으로 측정한다.

나. 사용 기구

이온 선택 전극법에 의한 전해질 측정 장치가 여러 회사로부터 시판되고 있다. 측정은 모두 자동화되어있지만, 각 시료를 직접 시료 흡입구에 넣는 반자동 장치와 시료 용기에 시료를 넣어 자동적으로 분석할 수 있는 완전 자동 장치가 있다.

다. 시약

분석에 필요한 시약은 모두 기기회사에서 제조하여 공급한다. 표준액은 나트륨, 칼륨, 염화물의 혼합 표준 용액을 이용한다. 희석 용액은 각 회사의 지침에 따른다.

라. 실험 수기

각 장치의 설명서에 따라서 측정한다. 혈청이나 소변 등에 따라 표준액이 다르며, 또한 겸용할 수 있도록 전환 스위치가 있는 장치도 있다.

마. 주의사항

① 본 장치의 생명은 전극이므로 취급 시에 세심한 주의를 기울여야 한다. 사용하지 않을 경우에는 반드시 전극을 완충 용액에 담근다.
② 다수의 검체를 분석할 때는 전극이 오염되고, 감도에 변화가 일어나기 때문에 일정한 간격을 두고 반복적으로 교정한다.
③ 전극은 정기적으로 지정된 방법으로 세정한다.
④ 전극은 일정한 수명이 있으므로 일찍 교환하는 것이 좋다.
⑤ 전극법은 다른 이온이나 약제의 영향을 받기 쉽다. K^+ 전극에 대한 NH_4^+의 영향, Cl^- 전극에 대한 Br^-(브로민화 이온)의 영향 등이 알려져 있다. 건강한 사람은 문제가 되지 않지만, 환자의 시료에서는 이상 측정치를 볼 수 있다.

이해도의 점검과 문제

1. 전혈을 냉장고에 보존했을 때 K^+의 변동을 설명하라.

6. 염화물(Chloride, Cl^-)

◆ **핵심용어**

원소, 전해질, 미량 금속

(1) 생리적 및 임상적 의의

염화 이온(Cl^-)은 염화물(chloride)이라고도 부르며, 혈청과 혈장의 음이온 중 농도가 가장 높으며, 삼투압, pH, 수분 균형의 유지에 중요한 역할을 맡고 있다. Cl^-은 생리적 pH에서 H^+과 결합하지 않기 때문에 완충 작용은 없다. Cl^-은 혈장의 전기화학적 중성을 유지하기 위해 항상 HCO_3^-[탄산수소 이온 또는 중탄산염(bicarbonate)이라고 부름]과 반대로 변동한다. 적혈구 안으로 들어간 CO_2는 물과 결합하여 H_2CO_3를 형성하며, 이것은 HCO_3^-와 H^+로 해리된다. H^+은 디옥시헤모글로빈과 결합하고, HCO_3^-은 혈장으로 확산되어 나간다. 이때 Cl^-이 세포의 전기적 중성을 유지하기 위해 세포 안으로 들어간다. 이것을 염화물 이동(chloride shift)라고 한다.

Cl^-은 이차적으로 변화하기 때문에 Na^+, HCO_3^- 등의 변동과 함께 생각해야 한다. 부종에서는 Na^+의 저류를 동반하는 고염화물성 산증(대사성 산증, HCO_3^- 감소)을, 탈수 상태에서는 Na^+의 상실을 동반하는 저염화물성 알칼리증(대사성 알칼리증, HCO_3^- 증가)을 나타낸다.

- **저염소혈증(hypochloremia):** ① 위장관 상실: 계속되는 구토, 코위삽입관으로 위액 흡인, ② 화상, ③ 신장 기능 상실: 이뇨제, 대사성 알칼리증
- **고염소혈증(hyperchloremia):** ① 탈수, ② 신장 요세관성 산증, ③ 계속되는 설사, $NaHCO_3$ 상실, 살리실산 중독

(2) 측정법

염화물은 생체 시료(혈청, 요)에서 Cl^-으로 존재한다. 염화물의 정량은 Cl^-이 Ag^+과 결합하여 AgCl을 형성하는 반응과 Hg^{2+}과 결합하여 $HgCl_2$를 형성하는 반응을 이용한다. 이러한 반응들은 과거에 적정법에서 이용했었지만 현재는 전혀 이용하지 않고 있다. 현재는 ISE법이 가장 많이 이용되고 있으며, 전류·전량적정법(ampelometric-coulometric titration)이나 분광분석법이 일부에서 이용되고 있다.

① 이온 선택 전극법

Cl^-은 할로겐 전극으로 측정하며 Na^+, K^+과 동시에 측정된다. Cl^- 측정용 전극막은 Ag_2S와 AgCl로 구성된다. 이 전극이 개발된 초기에는 같은 할로겐 이온인 F^-(플루오린화 이온), Br^-(브로민화 이온), I^-(아이오딘화 이온) 등의 영향을 받았으나 현재는 많이 개선되어 측정에 거의 영향을 받지 않고 있다.

(3) 측정 시 주의사항

Cl^-도 Na^+과 마찬가지로 높은 정밀도가 요구되는 항목이다. 전량 적정법에서는 항상 전극을 청결하게 유지해야 하며, 전극법에서는 전극의 보존과 감도가 떨어지는 것에 주의해야 한다. ISE로 측정할 때 환자가 Br을 포함하는 약제를 복용할 경우 높은 값을 나타내므로 주의해야 한다.

(4) 기준범위

혈청: 98~107 mmol/L
소변(24시간): 110~250 mmol/L(음식물에 따라 변동함)

이해도의 점검과 문제

1. 염화물 측정의 임상적 의의를 설명하라.

7. 탄산 수소 이온(hydrogen carbonate ion, HCO_3^-)

(1) 화학과 대사

탄산 수소 이온(HCO_3^-)은 중탄산염 이온(bicarbonate ion)이라고도 하며, 세포 외액 중에서 Cl^- 다음으로 2번째로 많은 1가 음이온이며, 그 농도는 mmol/L과 mEq/L로 나타내며 값은 같다. HCO_3^-은 Cl^-과 함께 체액 중 총 음이온의 약 85%를 차지하고 있으며, 음이온 갭을 구하는 데 있어서 필수 성분이다. HCO_3^-은 Cl^-과 함께 삼투압과 산염기 평형을 유지하는 데 없어서는 안 될 성분이며, 상호 길항적으로 증감하여 음이온량을 일정하게 하고 있다. 산은 모두 영양소의 대사에 의해 생산된다. 탄수화물 · 지질 · 단백질 등의 대사에 의해 이산화탄소(CO_2)와 수소 이온(H^+)이 생성된다. CO_2는 폐를 통해 배출되며(휘발성 산), H^+은 불휘발성 산으로서 신장을 통해 배설된다. 또한 세포외액에서는 HCO_3^-이, 세포내액에서는 인산 수소 이온(HPO_4^{2-})이나 단백질의 음이온이 H^+을 결합함으로써 pH가 저하되지 않도록 하고 있다. 이렇게 생명활동을 유지하기 위한 산염기 평형은 다음과 같은 조절 기전에 의해 잘 조절되고 있다. pH가 변화하는 것을 막아서 일정한 pH를 유지하도록 해주는 시스템이 완충계(buffer system)인데, 혈액에서 가장 중추적인 완충계는 약산인 탄산(H_2CO_3)과 그 짝염기인 탄산 수소 이온(HCO_3^-)으로 구성된 $H_2CO_3 \cdot HCO_3^-$ 완충계이다. 이 완충계는 전혈 완충 용량의 65%와 혈장 완충 용량의 95%를 차지하고 있다. 이들 두 완충제에 의해 형성되는 pH는 Henderson-Hasselbalch 식에 의해 결정된다. 즉,

$$pH = pKa + \log\frac{[HCO_3^-]}{[H_2CO_3]}$$

이다. 여기서 Ka는 H_2CO_3가 HCO_3^-와 H^+로 해리되는 해리 상수이며, 이것이 소수점이기 때문에 음의 대수(-log)를 취한 것이 pKa이다(pKa = -logKa). 혈액에서 탄산의 실제 pKa 값은 6.1이다. 그리고 탄산은 직접 측정하는 것이 아니고 이산화탄소 분압(pCO_2)으로 구하는데, pCO_2에 0.03을 곱하면 H_2CO_3 값이 된다($H_2CO_3 = pCO_2 \times 0.03$). 따라서 위 식은 다음과 같이 나타낼 수 있다.

$$pH = 6.1 + \log\frac{[HCO_3^-]}{pCO_2 \times 0.03}$$

실제로 동맥혈의 HCO_3^- 농도의 기준범위는 22~26 mmol/L(평균 24 mmol/L)이고, pCO_2는 40 mmHg이므로 이 값을 위식에 대입하여 계산하면 다음과 같다.

$$pH = 6.1 + \log\frac{24}{40 \times 0.03} = 6.1 + \log 20 = 6.1 + 1.3 = 7.4$$

이렇게 동맥혈의 pH는 7.4로 유지된다. 만일 혈액에 H^+이 증가하면 HCO_3^-과 결합하여 H_2CO_3을 형성하고, 이것은 폐포 세포에 존재하는 탄산 탈수 효소(carbonic anhydrase, CA)에 의해 CO_2와 H_2O로 분해되면서 CO_2는 호흡에 의해 공기중으로 배출되고 물(pH 7.0)이 남으므로 pH의 변화가 억제된다. 또한 pH를 높여주는 수산화 이온(OH^-)이 증가하면, H_2CO_3의 해리가 촉진되어 H_2O와 HCO_3^-을 생성되어 pH 변화가 억제된다. 이 반응들을 요약하면 다음과 같다.

혈액에 H^+이 증가할 때: $H^+ + HCO_3 \rightarrow H_2CO_3 \xrightarrow{CA(\text{폐})} H_2O + CO_2(\uparrow)$

혈액에 OH^-이 증가할 때: $H_2CO_3 + OH^- \rightarrow H_2O + HCO_3^-$

혈액의 완충계에는 탄산·탄산 수소 이온 완충계 외에도 헤모글로빈 완충계(전혈 완충 용량의 30%), 인산 완충계 및 단백질 완충계가 존재한다.

(2) 검사 방법

혈액가스 분석 장치로 동맥혈 중의 pH와 pCO_2를 동시에 측정하고, Henderson-Hasselbalch 식으로부터 계산에 의해 구하는 방법이 있다(현재의 혈액가스 분석기는 컴퓨터에 의해 자동으로 계산됨). 또한 혈청 또는 혈장 중 농도를 측정하는 방법으로서 포스포엔올피루브산 카복실레이스(phosphoenolpyruvate carboxylase, PEPC)를 사용한 효소법이 있다.

(3) 분석상의 변동 인자

대기와의 접촉에 의해 저하하기 때문에 채혈 후 혈액은 공기로부터 차단한다. 혈청 또는 혈장을 시료로 사용할 때는 밀폐된 채로 빠르게 원심분리를 한다. 또한 혈액가스 분석법에서는 전혈 밀폐 보존 중에 pH의 저하와 pCO_2의 상승이 일어나 HCO_3^- 계산치에 작은 영향을 미친다. 효소법에서는 분석 시의 채혈관 개방에 의해 저하가 일어난다. 그 때문에 어떤 방법으로 측정하더라도 신속하게 하는 것이 바람직하다.

(4) 기준범위

22~26 mmol/L(22~26 mEq/L)

(5) 임상적 의의(표 6-5)

산염기 평형 장애의 원인은 호흡성 산증(respiratory acidosis), 호흡성 알칼리증(respiratory alkalosis), 대사성 산증(metabolic acidosis), 대사성 알칼리증(metabolic alkalosis) 등 4가지로 분류된다. HCO_3^-의 농도와 pH, pCO_2에 의해 다음과 같이 구별할 수 있다.

	pH	HCO_3^-	
대사성 산증	저하	저하	HCO_3^-이 처음에 저하하고 보상적으로 호흡수가 증가하여 CO_2의 배설이 상승하고 pCO_2가 저하함
호흡성 산증	저하	상승	pCO_2가 처음에 상승하고 보상적으로 신장 요세관에서 H^+의 배설이 상승하고 HCO_3^-의 재흡수가 상승함
대사성 알칼리증	상승	상승	HCO_3^-이 처음에 상승하고 보상적으로 호흡수 감소로 pCO_2가 상승함
호흡성 알칼리증	상승	저하	pCO_2가 처음에 저하하고 보상적으로 신장 요세관에서 H^+의 배설 저하와 HCO_3^-의 재흡수가 저하함

대사성이라는 용어는 H_2CO_3는 변하지 않고 HCO_3^-의 증감에 의해 pH가 변화하는 상태를 가리키고, 호흡성이라는 용어는 HCO_3^-는 변하지 않고 $pCO_2(H_2CO_3)$의 증감에 의해 pH가 변화하는 상태를 가리킨다(표 6-5).

pH가 7.35 이하인 상태를 산혈증(acidemia), pH가 7.45 이상인 상태를 알칼리혈증(alkalemia)이라고 한다. 산증, 알칼리증이란 체액 pH의 항상성을 유지시킬 수 없는 상태를 의미하고, 산성으로 기우는 것을 산증(acidosis), 알칼리성으로 기우는 것을 알칼리증(alkalosis)이라고 한다. pH가 변화할 때 체내에서는 여러 가지 보상 작용이 작동하여 pH가 정상 범위를 나타내는 경우도 있지만, 보상 작용을 초과하는 경우에는 산증이나 알칼리증으로 된다.

대사성 산증에서는 음이온 갭(AG)이 정상인지 높은지를 감별해야 한다. AG가 정상이면 HCO_3^-의 저하로 인하여 대신 Cl^-으로 보충되었고, 장관이나 신장으로부터 HCO_3^-의 상실을 가리킨다. AG가 고치이면 HCO_3^-의 저하로 인하여 대신 유기산으로 보충되었고, 신부전, 당뇨병성 케톤산증, 젖산 산증 등을 가리킨다. 또한 대사성 알칼리증은 HCO_3^-의 증가에 의해 생기며, 대부분은 호흡성 보상 작용에 의해 pCO_2의 상승을 동반한다. 원인으로는 원발성 알도스테론증 등에 의한 K^+의 상실이나 구토에 의한 H^+의 상실에 의한 것이 있다.

표 6-5 HCO_3^-/H_2CO_3비의 변화를 일으키는 질환과 pH 이상 상태

대사 효과(HCO_3^-의 변화)		
$\frac{[HCO_3^-](\downarrow)}{[H_2CO_3](정상)} < \frac{20}{1}$ 대사성 산증	체내 염기의 상실	설사, 근위 요세관 산증
	신장에서의 산 배설 장애	만성 신부전, 원위 요세관 산증
	산 부하량의 증가	약물 중독(메틸알코올, 살리실산), 당뇨병성 산증, 젖산성 산증, 기아성 산증
	기타	고칼륨혈증
$\frac{[HCO_3^-](\uparrow)}{[H_2CO_3](정상)} > \frac{20}{1}$ 대사성 알칼리증	신장에서의 산 배설 과잉	원발성 알도스테론증, Cushing 증후군
	소화관에 의한 산 배설 과잉	구토
	HCO_3^- 저류	알칼리제 투여
	기타	탈수, 저칼륨혈증

호흡 효과(H_2CO_3의 변화)	
$\frac{[HCO_3^-](정상)}{[H_2CO_3](\uparrow)} < \frac{20}{1}$ 호흡성 산증	폐기종, 폐렴, 만성 기관지염
$\frac{[HCO_3^-](정상)}{[H_2CO_3](\downarrow)} > \frac{20}{1}$ 호흡성 알칼리증	과환기증후군, 히스테리

기호: (↑)-증가; (↓)-감소

(6) 생리적 변동

신생아, 유아에서는 약간 저치를 나타내지만, 그 이후에 연령 차이는 없다.

8. 칼슘(Calcium, Ca)

◆ 핵심용어

하이드록시애퍼타이트(수산화인회석), 이온화 칼슘. 비타민 D, 부갑상선 호르몬, 칼시토닌, *o*-CPC법

◆ 학습요점

칼슘의 생리적 역할, 칼슘 대사(호르몬 조절)

(1) 생리적 의의

칼슘(원자번호 20, 원자량 40)은 인체에서 5번째로 많은 원소이고, 무기질 중 가장 많으며, 2가 양이온(Ca^{2+})을 나타낸다. 인체에는 약 1 kg(약 25 mol)의 칼슘을 포함하고 있다(표 6-6). 그 중 99%는 하이드록시애퍼타이트(hydroxyapatite) [$Ca_{10}(PO_4)_6(OH)_2$] 형태로 뼈와 치아에 있으며, 나머지 1%는 연성 조직이나 세포외액에 포함되어있다.

혈액 칼슘의 대부분은 사실상 혈장에 있으며 평균 농도는 약 9.5 mg/dL(2.38 mmol/L)이다. 칼슘은 혈장에서 다양한 생리화학적 상태로 존재한다(표 6-7).

표 6-6 인체에서 칼슘, 인산염, 마그네슘의 분포

조직	칼슘	인산염	마그네슘
뼈	99%	85%	55%
연성 조직	1%	15%	45%
세포외액	< 0.2%	< 0.1%	1%
총량	1000 g (25 mol)	600 g (19.4 mol)	25 g (1.0 mol)

표 6-7 정상 혈장의 칼슘, 인산염, 마그네슘의 생리화학적 상태

상태	총 농도에 대한 %		
	칼슘	인산염	마그네슘
유리형(이온형)	**50**	**55**	**55**
단백질 결합형	40	10	30
음이온 결합형	10	35	15
총 mg/dL	8.6~10.3	2.5~4.5	1.7~2.4
총 mmol/L	2.15~2.57	0.81~1.45	0.70~0.99

① 기능

뼈의 강도와 힘의 유지는 구조 성분인 복합 무기 칼슘염에 의해 이루어진다. 뼈는 대사적으로 매우 활발하며 또한 칼슘, 마그네슘, 인산염의 중요한 저장소이기도 하다. 혈액의 Ca^{2+} 농도는 뼈로부터 Ca을 공급 받아 정상인은 항상 일정한 수준을 유지한다.

인체 칼슘의 1%는 세포외액 및 세포내액에 존재하며, 세포막의 안정성은 막 내외의 적당한 칼슘 농도에 의존한다. 일반적으로 Ca^{2+}은 세포막 바깥쪽이 세포막 안쪽보다 일반적으로 5,000~10,000배가 더 높다. 이러한 농도 구배를 유지하기 위해 세포막은 칼슘에 대해 낮은 투과성을 가지며, 또한 막에 있는 구멍이나 통로를 통한 능동 운반에 의해 세포로부터 제거된다. 그러나 이러한 막의 안정성이 여러 가지 자극에 의해 깨지면 통로가 열리고 Ca^{2+}이 세포 안으로 들어가 세포 표면에서 받은 신호를 세포 내부에 전달한다.

이러한 기능으로 인하여 Ca^{2+}을 2차 전령(second messenger)이라고 한다. 세포 내에서 칼슘은 칼모듈린(calmodulin)같은 특수한 단백질과 결합하여 복합체를 형성한다. 이 복합체는 효소와 결합하여 효소를 활성화시키기도 한다. 혈관을 구성하는 평활근(민무늬근육)의 세포 내에 칼슘이 증가하면 평활근이 계속 수축하여 고혈압을 초래하고, 반대로 유입이 억제되면 평활근의 수축이 억제되어 말초 혈관의 저항이 감소하고 따라서 혈압도 감소한다. 마그네슘은 칼슘 통로의 억제제로 작용하여 항고혈압 효과를 발휘하는 것으로 알려져 있다.

혈장의 칼슘 기준범위(인체 총 칼슘의 0.03%)는 8.6~10 .3 mg/dL(2.15~2.57 mmol/L)이며, 이 중 ① 50%는 이온형 또는 유리형이고, ② 40%는 단백질(80%는 알부민, 20%는 글로불린과 결합해 있음)과 결합한 단백질-결합형이고, ③ 약 10%는 시트르산, 인산, 젖산, 황산 등과 결합한 음이온 결합형(비이온형이면서 확산형)이다.

②는 사구체막을 통과할 수 없으나, ①과 ③은 사구체막을 통과하여 사구체 여과액에 나타난다. 보통 ②를 비확산형(non-diffusible form)이라고 하며, ①과 ③은 확산형이라 한다. 또한 확산형을 투석성 칼슘, 비확산형을 비투석성 칼슘이라고도 한다.

혈청 단백질 중에서 알부민(50~90%)이 글로불린보다 칼슘과 더 쉽게 결합한다. 따라서 알부민이 저하하면 혈중 칼슘이 저하하는 경향이 있기 때문에 Ca의 병태 판정에는 단백질 농도가 반영되고 있다.

칼슘의 주요 기능을 표 6-8에 요약하였다.

표 6-8 칼슘의 주요기능

• 세포 내의 2차 전령	• 세포막의 안정성과 투과성 유지
• 신경전달물질 방출	• 호르몬 분비
• 신경 전도와 근육 수축	• 효소 활성 조절
• 혈액 응고	

② 혈장 칼슘의 항상성

혈장 칼슘 농도는 몇 가지 조절 메커니즘의 상호 작용과 음성 피드백 작용을 통해 일정한 수준으로 유지된다.

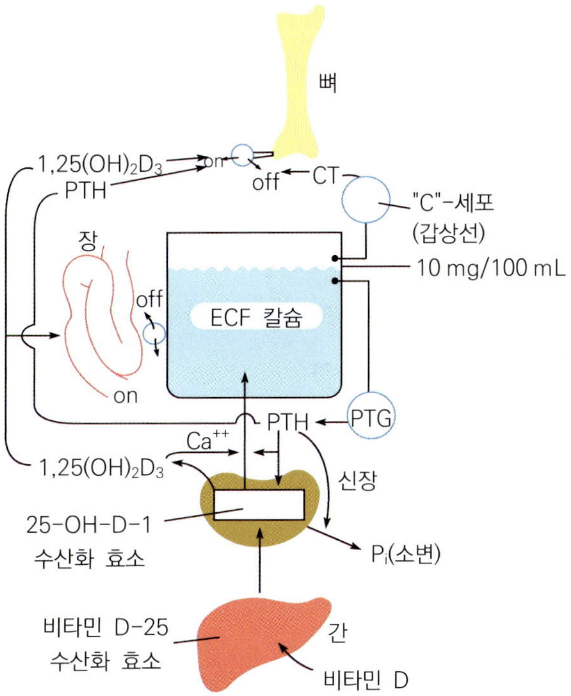

그림 6-4 칼슘 및 인산에 대한 호르몬 조절

정상인의 혈장 칼슘 농도는 약 8.6~10.3 mg/dL인데, 만일 혈장 농도가 기준범위 이하로 감소하면 부갑상선이 저칼슘혈증(hypocalcemia)을 인식하여 즉시 부갑상선 호르몬(PTH)를 분비한다. PTH는 신장 요세관에서 인산 배설과 25-OH-D-1 수산화 효소(25-OH-D-1 hydroxylase)를 활성화한다. 이 효소는 25-OH-D(불활성형 비타민 D)를 1,25-$(OH)_2D_3$(활성형 비타민 D)로의 전환을 촉진시킨다. 1,25-$(OH)_2D_3$는 장에 작용하여 칼슘과 무기인의 흡수를 촉진시킨다. PTH와 1,25-$(OH)_2D_3$는 둘 다 뼈 조직에 작용하여 뼈로부터 칼슘을 유리시켜 혈장의 칼슘 농도를 높인다. 그 결과 혈장의 칼슘 농도가 기준범위에 도달하면 PTH의 분비가 중지되고 뼈로부터 칼슘 유리가 정지된다. 고칼슘혈증(hypercalcemia)에서는 갑상선의 C세포에서 칼시토닌을 분비한다. 칼시토닌은 뼈 조직에서 칼슘이 유리되는 것을 억제하며 또한 동시에 신장에서 칼슘과 인의 배설을 자극하는 것으로 알려지고 있다.

위장관을 통한 칼슘의 유입률은 기준범위를 넘어설 정도의 변화를 일으키지 못한다. 혈장의 칼슘 농도는 부갑상선에서 합성되는 부갑상선 호르몬(parathyroid hormone, PTH), 네프론의 근위 요세관과 곧은 요세관에서 생성되는 1,25-다이하이드록시비타민 D[1,25(OH)$_2$D$_3$, calcitriol] 및 갑상선의 부 세포(또는 C 세포)에서 생성되는 칼시토닌(calcitonin)에 의해 조절되고 있다(그림 6-4). 그밖에도 최근에는 악성 종양에서 생성되는 부갑상선 호르몬-관련 단백질(parathyroid hormone-related protein, PTHrP)이 발견되어 새로운 제4의 칼슘 대사 조절 호르몬으로서 주목받고 있다. 이 호르몬은 고칼슘혈증(hypercalcemia)을 일으키는 것으로 알려져 있으며, 이를 악성 종양 관련 고칼슘혈증(malignancy associated hypercalcemia, MAHC)이라고 한다.

PTH가 뼈에 작용하여 칼슘을 유리시키는 것은 PTH가 파골세포(osteoclast)와 골모세포(osteoblast)에 작용하기 때문이다. 파골세포의 주요 작용은 뼈 흡수(bone resorption)이고, 골모세포의 주요 작용은 광화 작용(무기질 침착 과정을 통해 뼈가 단단해지는 과정)이다. 파골세포는 뼈 조직으로부터 칼슘을 흡수하여 이를 다시 세포 밖으로 방출한다. 과량의 PTH는 파골세포에 의한 뼈 흡수, 즉 뼈로부터의 칼슘 유리를 자극하고, 뼈 모세포에 의한 골기질의 형성과 광화 작용을 억제한다.

칼시토닌은 1,25-(OH)$_2$D$_3$와 PTH의 영향을 받지 않으며, 오직 혈장의 이온형 칼슘(Ca^{2+})의 농도가 높아졌을 때만 분비가 증가한다. 따라서 저칼슘혈증에서는 보통 칼시토닌을 증명할 수 없다. 칼시토닌의 주된 작용은 파골세포의 뼈 흡수(bone resorption)를 억제하여 뼈로부터 칼슘이 혈장으로 유리되는 것을 막아준다. 또한 칼시토닌은 소변으로 칼슘의 배설을 약간 증가시켜 결과적으로는 혈장의 칼슘 농도를 저하시킨다(표 6-9).

표 6-9 혈장 칼슘 농도 조절 호르몬

호르몬	혈장 Ca 농도	작용
부갑상선 호르몬(PTH)	⬆	뼈에서 혈액으로 칼슘 방출, 간에서 형성된 25(OH) 비타민D를 신장에서 1,25(OH)$_2$ 비타민 D$_3$로 전환시킴, 신장 요세관에서 Ca 재흡수 증가, HCO_3^-와 인산염의 신장 클리어런스 증가. * 이러한 작용의 결과 혈장에 유리형 칼슘이 증가하고 무기인이 감소.
1,25(OH)$_2$D$_3$	⬆	장에서의 Ca 흡수 촉진, 신장에서 무기인(Pi)배설 촉진.
칼시토닌	⬇	갑상선 C 세포에서 생성하며 파골세포를 억제하여 뼈에서의 칼슘 방출을 억제.

(2) 임상적 의의

칼슘은 뼈라고 하는 큰 저장소를 가지고 있기 때문에 혈장 칼슘 농도는 쉽게 변화하지 않는다. 혈장 칼슘 농도의 유지에는 부갑상선 호르몬(PTH)이 관여하고 있는데, 이 호르몬은 전술한 바와 같이 장에서 칼슘의 흡수를 촉진하고, 소변으로의 배설을 억제(요세관에서 재흡수 촉진)하고, 뼈로부터의 칼슘 유출을 조절함으로써 칼슘 농도를 일정하게 유지시킨다. 따라서 부갑상선 항진증(hyperparathyroidsm)에서는 고칼슘혈증이, 부갑상선 저하증(hypoparathyroidism)에서는 저칼슘혈증(hypocalcemia)이 나타난다. 비타민 D도 장에서의 칼슘 흡수를 촉진하기 때문에 과다하게 투여되면 고칼슘혈증을 초래할 수 있다.

표 6-10 저칼슘혈증과 고칼슘혈증의 원인

저칼슘혈증	고칼슘혈증
부갑상선 저하증	원발성 부갑상선 항진증
위(가성)부갑상선 저하증	악성 종양
비타민 D 결핍	독성
구루병	비타민 D
뼈연화증	우유-알칼리 증후군
만성 신장 기능 상실	기타
	유육종증(sarcoidosis)
	뼈 고정 수술

저칼슘혈증이란 혈장 알부민이 정상이고 혈장 총 칼슘이 8.6 mg/dL 이하인 경우를 가리키며, 만일 혈장 이온화 칼슘이 3 mg/dL 이하로 저하되면 칼슘을 보충해야 한다. 심한 저칼슘혈증에서는 일반적 증세인 무기력과 피로를 보이며, 신경·근육에 대한 증세로서 전신경련이 특징인 **테타니(tetany, 불규칙한 근육경련)**를 일으킨다. Ca^{2+}은 Na 채널 바깥쪽에 결합해 있으면서 채널의 개방을 억제한다. 그러나 Ca^{2+}이 저하하면 Na 채널이 열리고 Na이 세포 안으로 들어가 뉴런을 흥분시킨다. 이로 인해 근육이 수축되는 것이 테타니이다. 또한 후두 경련, 기관지 경련, 무호흡 등도 볼 수 있다. 칼슘은 생체에서 중요한 무기질인 한편, 체내에서 인산, 옥살산, 요산 등과 불용성의 결정을 만들어 담석, 신장 결석, 방광 결석 등을 형성하기도 한다.

저칼슘혈증과 고칼슘혈증을 일으키는 원인을 표 6-10에 요약하였다.

(3) 측정법

Ca^{2+}은 각종의 다가 유기산과 불용성의 염 또는 비해리성의 킬레이트(chelate)를 만드는데, 이것을 이용하여 적정법으로 측정할 수 있다. 또한 각종 유기화합물과 발색 킬레이트를 생성하기 때문에, 이것이 적정법의 지시약으로서 이용되며, 또한 비색법에 응용된다. 혈청 칼슘은 전술한 바와 같이 일부가 단백질과 결합해 있기 때문에, 정량시에는 pH를 산성으로 하든가 아니면 단백질-Ca보다 결합력이 강한 킬레이트제를 사용할 필요가 있다. 또한 대다수의 킬레이트제에 의한 발색은 Mg과도 유사한 발색을 나타내기 때문에 이러한 장애를 없애기 위하여 8-하이드록시퀴놀린(8-hydroxyquinoline)을 첨가한다. 표 6-11에 칼슘 정량에 사용되는 시약을 열거하였다

칼슘의 기준범위는 좁기 때문에 정확히 측정해야 한다. 킬레이트비색법은 조금 정도가 떨어지기 때문에, 원자흡광법이 혈청 칼슘의 기준법으로 채택되고 있다.

표 6-11 Ca 정량에 사용되는 시약

1. 불용성 침전시약
옥살산염(oxalate)
클로라닐산염(chloranilate)
2. 비해리성 킬레이트시약
EDTA
3. 발색 킬레이트시약
o-크레졸프탈레인 콤플렉손
(*o*-cresolphthalein complexone, *o*-CPC)-심홍색
칼세인(calcein)-황록색 형광
아르세나조(arsenazo) Ⅲ-청자색
알리자린(alizarin)
메틸티몰블루(methylthymol blue)
NFR(nuclear fast red)-자청색

① 비색법

Ca^{2+}은 각종 킬레이트제와 반응하여 착색 화합물을 형성한다. 이것을 비색 측정하여 Ca^{2+} 농도를 구하는 방법이다.

가. *o*-크레졸프탈레인 콤플렉손법

o-크레졸프탈레인 콤플렉손(*o*-cresolphthalein complexone, *o*-CPC)법은 현재까지 가장 많이 이용되는 Ca 분석법으로, 알칼리 용액에서 금속-복합체성 염료인 *o*-CPC와 Ca이 반응하면 적색 복합체(*o*-CPC-Ca 킬레이트)를 570 nm과 580 nm의 사이에서 측정한다(그림 6-5).

단백질에 결합해있는 칼슘과 복합형 칼슘에서 칼슘을 분리하기 위해 시료를 산으로 희석한다. 다이에틸아민(diethylamine), 2-아미노-2메틸-1-프로판올, 또는 2-에틸아미노에탄올 같은 유기 염기가 반응을 완충시키고 알칼리성 pH를 만들기 위해 첨가된다. 마그네슘에 의한 간섭을 줄이기 위해 ① 8-하이드록시퀴놀린(8-hydroxyquinoline)을 첨가하거나, ② 반응 용액의 pH를 12로 조정하거나, ③ 580 nm 부근에서 흡광도를 측정한다. 지질혈증 검체(lipemic specimen)의 혼탁을 줄이고 복합체 형성을 증진시키기 위해 요소가 첨가된다. 맹검(blank)의 흡광도를 줄이기 위해 에탄올이나 다른 유기 용매를 첨가한다. 직선성은 아세트산나트륨을 첨가하면 개선될 수도 있다. 이 반응은 온도에 민감하기 때문에 온도를 잘 조정해야 한다.

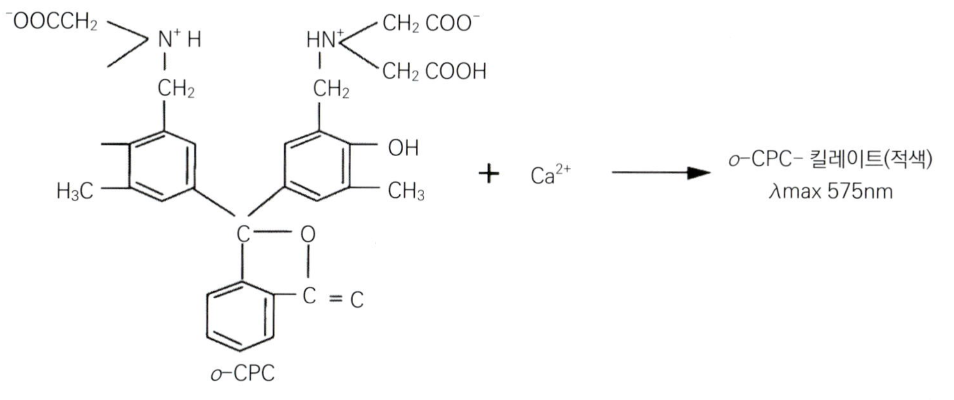

그림 6-5 *o*-CPC법의 Ca 측정원리

나. 아르세나조 Ⅲ법

pH 6에서 아르세나조(arsenazo) Ⅲ[1,8-dihydroxynaphthalene-3,6-disul fonic acid-2,7-bis(azo-2)-phenylarsonic acid]는 마그네슘보다 칼슘과의 친화성이 훨씬 더 높다. 아르세나조 Ⅲ는 칼슘과 결합하여 자색 복합체를 형성한다. 시트르산염이 위음성을 일으키는 것으로 밝혀졌다. 따라서 혈장을 사용할 때는 항응고제로 시트산염의 사용을 피해야 한다.

$$Ca^{2+} + \text{아르세나조 III} \rightarrow \text{자색 복합체}(650\ nm)$$

② 원자흡광법

염산과 란타넘(lanthanum, La) 또는 스트론튬(strontium, Sr)을 함유하는 염산 용액으로 시료를 50~100배로 희석하여 원자흡광 분석을 실시한다. 혈청 분석에서는 참값에 가까운 값을 나타내기 때문에 표준 분석법으로서 이용되고 있다.

③ 이온 선택 전극법

Ca^{2+}도 이온 선택 전극으로 측정할 수 있지만, 이것은 이온화된 Ca^{2+}만 측정한다. 전술한 바와 같이 혈청의 이온화 Ca은 총 Ca의 일부에 지나지 않으므로 다른 방법으로 측정한 총 Ca과는 차이가 많이 난다. 혈장에서 생리 작용을 나타내는 것은 이온화 Ca이기 때문에 총 Ca뿐만 아니라 이온형 Ca도 측정할 필요가 있다.

전극은 이온교환막 전극과 소수성 유기 용매를 다공성 고분자막에 함유시킨 선택막을 이용하며, 막 용매로는 다이-*n*-옥틸페닐 인산염(di-*n*-octylphenyl phosphate)에 도데실 인산염(dodecyl phosphate)을 용해시킨 것이 이용되고 있다. 상품화된 전용 측정 장치가 시판되고 있다.

④ 효소법

이 방법은 Ca이 α-아밀레이스의 활성제인 점에 착안하여 개발된 방법이다.

$$\text{BAPTA} + \text{아밀레이스-Ca(활성)} \rightarrow \text{BAPTA-Ca} + \text{아밀레이스(비활성)}$$

$$G_3\text{-}\alpha CNP \xrightarrow[Ca]{\alpha-AMS} G_3 + CNP$$

BAPTA: 1,2-bis(2-aminophenoxy) ethane N,N,N',N'-tetra-acetic acid
G_3-α-CNP: 2-Chloro, 4-nitrophenyl-α-*m*-maltotriose

(4) 측정 시 주의사항

킬레이트 발색에 의한 비색법은 감도가 매우 높기 때문에 시약 제조에 사용하는 물에도 주의를 기울여야 한다. 수돗물에는 Ca이 함유된 경우도 있으므로, 한 번만 탈이온화한 물은 불충분하다. 두 번 이상 순수 장치를 통과시키든가, 아니면 한 번 연수 장치를 통과시키고 다시 순수 장치를 통과시킨 것을 사용한다. 동결건조 혈청을 표준액으로 사용할 경우에는 용해액의 Ca 함량에 특히 주의해야 한다. 검체의 pH 변화는 Ca의 단백질에 대한 결합에 영향을 주어 이온형 Ca이 변동한다.

pH 0.1이 감소하면 이온형 Ca이 5.3% 증가한다. 혈청 단백질은 총 칼슘 농도에 영향을 주므로 총 칼슘치에 대해서는 적당한 해석을 해야 한다. 혈청 알부민 1 g은 칼슘 0.8 mg을 결합하는 것으로 간주하여 계산한다. 알부민이 감소했을 때 혈청 Ca의 보정은 다음 식으로 계산한다.

보정 칼슘(mg/dL) = 총 칼슘(mg/dL) + 0.8[4 - 알부민(g/dL)]
또는
보정 칼슘(mmol/L) = 총 칼슘(mg/dL) + 0.02[40 - 알부민(g/dL)]

칼슘 분석용 검체 채취와 취급

칼슘 분석에 적당한 검체는 혈청, 혈장(헤파린), 그리고 소변이다. 혈청과 소변은 냉장고에서 수개월 동안 안정하다. 헤파린으로 처리된 혈장을 보존할 경우에는 칼슘이 섬유소와 함께 동반 침전하고, 원심분리 시 제거되므로 칼슘이 상실될 수 있다. EDTA나 옥살산염 항응고제는 칼슘을 킬레이트화하기 때문에 사용할 수 없다. 칼슘 값은 자세의 변화에 따라 변동될 수 있는데, 누운 상태에서 약 4%가 감소한다. 24시간 소변 검체는 6M HCl 5~10 mL를 첨가하여 보존한다. 칼슘 분석에 사용하는 용량기구는 산으로 세척해야 한다.

이온 선택 전극(ISE)을 사용하여 이온형 칼슘을 측정하는데 사용되는 검체는 혈청이나 헤파린으로 처리된 전혈이다. 전혈을 사용할 경우 헤파린나트륨(sodium heparin)의 양이 너무 많으면 이온형이 3~5% 감소한다. 검체의 pH가 증가하면 이온형 칼슘이 저하하기 때문에 검체 채취시 CO_2의 상실을 최소화해야 한다. 헤파린으로 처리된 혈장은 실온에서 최소 6시간 동안 안정하다.

(5) 기준범위

혈청 총 칼슘(헤파린): 8.6~10.3 mg/dL(2.15~2.57 mmol/L)
이온형 칼슘(헤파린): 4.6~5.3 mg/dL(1.15~1.33 mmol/L)

이해도의 점검과 문제

1. *o*-CPC법의 원리를 설명하라.
2. 혈장 칼슘의 농도를 조절하는 호르몬과 비타민 D의 작용을 설명하라.

9. 마그네슘(Magnesium, Mg)

◆ **핵심용어**

이온형 마그네슘, 자일리딜 블루, 칼마가이트

◆ **학습요점**

마그네슘의 기능

(1) 생리적 의의

마그네슘의 인체 총 함유량의 비율은 전체 원소의 약 0.05%를 차지하며, 체내의 금속 원소 중 네 번째로 많다. 그것의 70%는 뼈에 인산염으로서 있고, 나머지 30%는 조직에 분포한다. 그 농도는 간, 골격근에서 7.5~10 mmol/kg, 뇌, 신장에서 6.5~8.5 mmol/kg, 적혈구에서 2.2~3.0 mmol/L, 혈청에서 0.66~1.07 mmol/L(1.6~2.6 mg/dL) 정도이다. 혈청의 Mg 농도는 비교적 좁은 범위에서 조절되고 있으며, 생리 작용에서는 칼슘과 길항적이다. 체액에서는 세포내액에 많고(양이온 중 두 번째로 많음), 해당 효소, 요소 회로 효소, 포스파테이스, 크레아틴 카이네이스 등의 효소 활성제로서 작용을 하고 있다. 그러나 Mg의 필요성에 대해서는 명확하지 않은 점이 많다. 혈장 Mg의 형태는 이온형 55%, 단백질 결합형이 30%, 그리고 음이온결합형(복합형) 15%의 비율로 있다.

혈장 Mg의 70~80%는 신장 사구체에서 여과된다. 그러나 이들의 대부분은 헨레고리와 근위 요세관에서 재흡수되고 소량은 소변으로 배설된다. Mg은 PTH의 작용에 의해 Ca과 함께 재흡수된다. 알도스테론은 소변으로 Mg의 배설을 촉진시킨다. Mg은 일내 변동이 있으며 최고치는 정오에, 최저치는 야간에 나타난다. 갑상선 호르몬인 티록신은 Mg에 대하여 PTH와 반대로 작용한다. 즉 티록신은 요세관을 통해 Mg의 배설을 촉진시킨다.

(2) 임상적 의의

심혈관 질환과 이상 마그네슘 값과의 관계는 매우 중요하다. 혈청 마그네슘은 서맥(bradycardia), 저혈압, 신경근육 질환에서 고마그네슘혈증(hypermagnesemia)을 나타내며, 심장 부정맥(cardiac arrhythmia), 디기탈리스 독성(digitalis toxicity) 등에서 저마그네슘혈증(hypomagnesemia)을 나타낸다. 그밖에 급성 신장 기능 상실, 핍뇨기, 애디슨병, 심한 탈수에서는 혈청 Mg이 상승하며, 심한 이뇨, 부갑상선 기능 상실, 인슐린 치료 중인 당뇨병에서는 혈청 Mg이 저하한다.

(3) 측정법

칼슘과 비슷하게 각종 발색 킬레이트제에 의한 정량법이 개발되었지만, 그 중에서도 칼마지트(calmagite)법과 크실리딜블루(xylidyl blue)법 등이 이용되고 있다.

① 비색법

가. 칼마지트법

칼마지트(calmagite)[1-(1-hydroxy-4-methyl-2-phenylazo)-2-naphthol-4-sulfonic acid]는 금속성 발색 지시약으로 알칼리 용액에서 마그네슘과 결합하여 형성된 적자색의 복합체를 530~550 nm에서 측정한다. 이때 칼슘의 방해를 피하기 위해 칼슘만 결합하는 EGTA(ethylene glycol tetraacetic acid)가 첨가된다. 시약에 중금속 복합체의 형성을 막기 위해 시안화칼륨(KCN)이 들어가고, 또한 단백질과 지질의 간섭을 줄이기 위해 폴리비닐피롤리돈(polyvinylpyrrolidone)과 표면활성제가 들어간다.

$$Mg^{2+} + \text{칼마지트(청색)} \rightarrow \text{칼마지트-Mg(적자색, 532 nm)}$$

나. 크실리딜 블루법

알칼리 용액에서 크실리딜 블루(xylidyl blue, Magon이라고도 부름, 그림 6-6)는 마그네슘과 결합하여 적색 복합체를 형성한다. 흡광도는 600 nm 부근에서 측정한다. 칼슘과 단백질의 방해를 없애기 위해 각각 EGTA와 디메틸 술폭사이드(dimethyl sulfoxide)을 첨가한다.

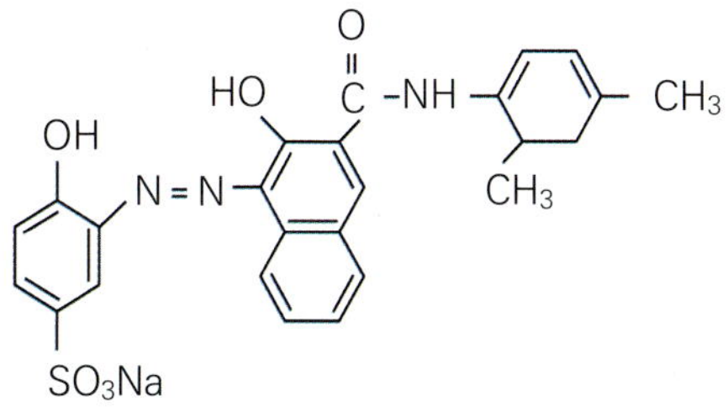

그림 6-6 크실리딜 블루

다. 포마잔 염료법

포마잔 염료(formazan dye)[1,5-bis(3,5-dichloro-2-hydroxyphenyl)-3-formazan carbonitrile]는 알칼리성 pH에서 마그네슘과 복합체를 형성하는데, 이것을 박층 필름 굴절계법으로 630 nm에서 측정한다.

라. 메틸티몰 블루법

메틸티몰 블루는 마그네슘과 결합하여 청색 복합체를 형성하며, 이것을 600 nm에서 측정한다. 칼슘의 간섭을 줄이기 위해 EGTA를 첨가한다.

② 원자흡광법

Ca 측정과 마찬가지로 희석 용액을 이용하여 Mg을 측정할 수 있다. 다른 이온의 간섭이 없어 정확도가 우수하다.

$Mg^{2+} \rightarrow Mg^{o}$, 광자 + $Mg^{o} \rightarrow Mg^{*}$

Mg^{o} : 바닥 상태 Mg^{*} : 들뜬 상태

③ 효소법

Mg이 헥소키네이스(hexokinase)의 활성제인 것에 착안한 측정법이 있다.

$$\text{글루코스} + \text{ATP} \xrightarrow{\text{HK}} \text{글루코스-6-인산(G-6-P)} + \text{ATP}$$

$$\text{G-6-P} + \text{NADP}^{+} \xrightarrow{\text{G}-6-\text{PD}} \text{6-인산글루콘산} + \text{NADPH} + \text{H}^{+}$$

* G-6-PD: glucose-6-phosphate dehydrogenase

(4) 측정 시 주의사항

혈장을 사용할 경우에는 헤파린으로 처리한 혈장만을 사용해야 한다. EDTA는 Mg^{2+}을 킬레이트하기 때문에 항응고제로서 사용할 수 없다. 검체를 전혈 상태로 방치하면 혈구 중(혈장의 약 3배)의 Mg이 확산에 의해 혈청으로 유출되어 높아지기 때문에 채혈 후 될 수 있는 한 신속하게 혈청을 분리해야 한다. 용혈이 일어난 검체는 사용할 수 없다.

(5) 기준범위

혈청 마그네슘

총 마그네슘(AAS), >12세 : 1.6~2.6 mg/dL(0.06~1.07 mmol/L)

이온형 마그네슘(ISE) : 0.45~0.66 mmol/L

이해도의 점검과 문제

1. 마그네슘의 생리적 의의를 설명하라.
2. 마그네슘 측정법을 분류하라.
3. 마그네슘 측정에서 EGTA의 용도를 설명하라.

10. 무기인(Inorganic phosphate, P_i)

◆ **핵심용어**

HPO_4^{2-}, $H_2PO_4^-$, 유기 인산 화합물, 인지질, 몰리브덴 블루

◆ **학습요점**

pH 조정 역할로서의 HPO_4^{2-}

칼슘 대사와의 관계

(1) 생리적 및 임상적 의의

인체 내에서 무기인(inorganic phosphate, P_i)을 비롯한 인산 화합물은 뼈 조직, 뼈대근육 등의 구성 성분으로서 다량 분포하며, 그것의 80~90%는 Ca이나 Mg과 결합하여 뼈 및 치아 등의 단단한 조직에 존재하고, 나머지는 세포 성분인 인지질, 핵산, 고에너지 인산 화합물 등 많은 유기 인산 에스테르로서 널리 분포하고 있다. 혈청의 인산 화합물은 인산염과 인지질이 주성분이지만 유기 인산 에스테르 화합물도 일부 존재한다.

인은 세포내액과 외액에서 여러 가지 형태로 존재하고 있으며, ① 산에 용해되는 무기인(P_i), ② 아데노신 3인산(ATP)이나 크레아틴 인산 등의 고에너지 인산 에스테르 화합물과 같은 유기 인산 화합물, ③ 유기용매에 추출되는 인지질로 크게 나뉜다. 세포외액, 특히 혈청 무기인의 약 10%는 단백질과 약하게 결합해 있고, 나머지 55%는 이온형으로 존재한다.

혈청 인은 칼슘 대사와 밀접한 관계가 있으며 부갑상선 호르몬(PTH) 및 비타민 D에 의해 조절되고 있다. 즉 PTH의 증가는 Ca의 증가와 P의 감소를 초래한다. 한편 비타민 D가 과다하게 많은 상태에서는 Ca과 P이 동시에 증가한다. 또한 고도의 신장 기능 상실(신부전)에서는 신장에 의한 P 배설이 장애를 받아 혈청 농도가 상승한다. 특히 인공 투석 환자에서 혈청 P 농도는 투석 조절에 중요한 지표가 되고 있다. pH 7.4에서 P_i은 인산수소 이온(HPO_4^{2-}) 80%, 인산이수소 이온($H_2PO_4^-$) 20%의 비율로 혈액에 존재한다.

(2) 측정법

혈청 P_i은 몰리브덴산암모늄[$(NH_4)_6Mo_7O_{24} \cdot 4H_2O$]용액과 반응하여 인산·몰리브덴산 착염을 형성하고, 이 물질은 각종 환원제에 의해 환원되어 몰리브덴 블루(molybdenum blue)라는 강한 청색 용액으로 된다. 이 반응 메커니즘이 어떻게

이루어지는지에 대해서는 아직 명확하지 않지만 감도와 특이성이 우수하기 때문에 각종 인산 화합물의 정량이나 환원성 물질의 정량에 널리 응용되고 있다.

몰리브덴 블루를 이용하는 방법에서는 인지질 외에도 유기 인산 에스테르가 일부 반응하여 오차를 일으키기 때문에 각종 효소 반응을 공역시킨 효소법이 시도되고 있다.

① 화학법

가. 몰리브덴 블루법

삼염화아세트산으로 제단백하고 그 상청액에 몰리브덴산암모늄액을 가하여 생기는 인산몰리브덴산염에 환원제 1,2,4-아미노나프톨설폰산(1,2,4-aminonaphthol sulfonic acid)을 사용하여 환원시킨 다음 660~750 nm에서 비색정량한다. 이 방법은 Fiske-Subbarow법이라고도 한다.

① TCA(삼염화아세트산) 제단백

② 정색 반응

$$\underset{\text{인산}}{H_3PO_4} + \underset{\text{몰리브덴산}}{12H_2MoO_4} \longrightarrow \underset{\text{인산몰리브덴산염, Mo(VI)}}{H_3[PO_4 \cdot Mo_{12}O_{36}]} + 12H_2O$$

$$\text{Mo(VI)} \xrightarrow{\text{1,2,4-아미노나프톨설폰산}} \underset{\text{몰리브덴 블루, 660 nm}}{\text{Mo(III)}}$$

나. 말라카이트 그린(Malachite Green)

감도가 몰리브덴 블루법보다 높으나 기구에 색소가 묻는 단점이 있다.

P + 몰리브덴산 말라카이트 그린(무색) → 인몰리브덴산 + 말라카이트 그린 (녹색, 575 nm)

② 효소법

가. PNP-XOD-POD법

이 방법은 다른 전해질과는 달리 인을 기질로 하여 측정하기 때문에 종말점방식으로 측정이 가능하다. 따라서 재현성이 높은 측정법으로 인정받고 있다.

$$HPO_4^{2-} + \text{이노신} \xrightarrow{\text{PNP}} \text{하이포크산틴} + \text{리보스-1-인산}$$

$$\text{하이포크산틴} + 2O_2 + H_2O \xrightarrow{\text{XOD}} \text{요산} + 2H_2O_2$$

$$2H_2O_2 + \text{4-아미노안티피린} + \text{EMAE} \xrightarrow{\text{POD}} \text{적색 퀴논} + 4H_2O$$

※ PNP: purine nucleoside phosphorylase(퓨린 뉴클레오사이드 가인산 분해 효소)
XOD: xanthine oxidase(잔틴 산화 효소)
POD: peroxidase(과산화 효소)
EMAE: N-ethyl-N-(3-methylphenyl)-N-acetyl-ethylenediamine(N-에틸-N-(3-메틸페닐)-N-아세틸-에틸렌디아민)

나. SP-PGM-G6D법

$$\text{Pi} + \text{수크로스} \xrightarrow{\text{SP}} \text{글루코스-1-인산} + \text{프룩토스}$$

$$\text{글루코스-1-인산} \xrightarrow{\text{PGM}} \text{글루코스-6-인산}$$

$$\text{글루코스-6-인산} + \text{NADP}^{+} \xrightarrow{\text{G6PD}} \text{6-인산글루콘산} + \text{NADPH} + \text{H}^{+}$$

SP: sucrose phosphorylase(수크로스 가인산 분해 효소)
PGM: phosphoglucomutase(글루코스 인산 전위 효소)
G6PD: Glucose-6-phosphate dehydrogenase(글루코스-6-인산 탈수소 효소)

(3) 측정 시 주의사항

검체는 혈청이나 헤파린 혈장을 사용한다. 혈청보다 혈장이 0.2~0.3 mg/dL 낮다. 시트르산염, 옥살산염, EDTA와 같은 항응고제는 인산몰리브데산염 복합체의 형성을 간섭한다.

전혈에서 무기인의 농도는 검체의 종류, 저장 온도 및 저장 기간에 따라 감소할 수도 있고 증가할 수도 있다. 실온이나 37℃에서 전혈을 오랫동안 저장하면 혈장이나 혈청에서의 인산염 농도가 증가한다.

혈구에는 다량의 유기인이 함유되어 있기 때문에 용혈이 일어나면 이것이 유출되고, 가수 분해되어 무기인으로 전환된다. 또한 세제에는 인산염을 함유하고 있는 것이 있기 때문에 기구를 세정한 후에는 물로 잘 닦아야 한다. 소변의 무기인은 검체를 약 10배 희석하여 측정하면 어느 방법이라도 가능하지만 알칼리성 소변에서는 인산염이 침전하기 때문에 약산성으로 유지시키면서 검체를 채취한다.

혈소판의 영향이 없는 혈장의 무기인 농도는 혈청보다 약 0.1~0.3 mg/dL 정도 저치를 나타내는 경우가 많다.

(4) 기준범위

혈청 인산염은 뼈의 발육이 왕성한 소아에서 높은 값을 나타낸다. 식후에는 인슐린의 작용에 의해 인산염이 혈장에서 혈구로 들어가서 혈청치가 감소한다.

혈청: (성인) 2.5~4.5 mg/dL(0.81~1.45 mmol/L)
(소아) 4.0~7.0 mg/dL(1.29~2.26 mmol/L)

11. 혈청 철 및 철 결합능

◆ **핵심용어**

철(Ⅱ), 철(Ⅲ), 페리틴, 트랜스페린, 헴 철, 킬레이트 비색법

◆ **학습요점**

철 대사, 총 철 결합능과 불포화 철 결합능의 관계, 철 측정의 임상적 의의

(1) 생리적 의의

철은 생체 내의 필수 미량금속 중에서 가장 많은 양을 차지하고 있으며, 성인의 경우 그 양은 약 4~5 g 정도이다. 체내에서 이들 철의 대부분은 단백질과 결합해 있다. 체내의 철은 크게 저장 철, 혈장에 있는 수송 철, 그리고 각종 생리적 기능을 가진 기능 철로 분류할 수 있다. 식이 중에 함유되어 있는 철은 위와 소장 내에서 철(II) 이온(ferrous ion, 2가 철, Fe^{2+})으로 환원된 다음, 주로 십이지장에서 흡수되어 상피 세포 내에서 철(III) 이온(ferric ion, 3가 철, Fe^{3+})으로 산화되고, 그 다음에는 아포페리틴(apoferritin)과 결합하여 페리틴(ferritin)으로 저장된다. 이 철은 다시 아포페리틴과 분리되어 문맥으로 나와 트랜스페린(transferrin)이라는 철 운반 단백질과 결합하여 순환 혈장으로 이동하고, 체내의 각 조직으로 공급된다. 이렇게 혈장에 함유된 트랜스페린 결합 철의 총량은 약 3~4 mg이다. 한편 간과 비장에는 약 690 mg의 철이 페리틴으로 저장되어 있으며, 트랜스페린 철과 끊임없이 교환하고 있다.

기능성 철 중에서 가장 많은 양을 차지하는 것은 적혈구에 존재하면서 산소를 운반하는 헤모글로빈 철로, 전체 혈액에 약 2,000 mg(체중 70 kg인 남성 기준)이 존재한다. 조직 내에는 근육 세포에서 산소를 운반하는 마이오글로빈(myoglobin) 외에 사이토크롬(cytochrome), 카탈레이스(catalase) 등의 산화 환원 효소에도 일정량의 철이 함유되어 있다. 이러한 체내의 철은 혈장에 있는 트랜스페린과 계속해서 교환을 하는 동적 평형 상태에 있다. 이들의 관계를 그림 6-7에 나타냈다.

이와 같이 체내의 철 대사를 이해하기 위해서는 단순히 혈청중의 철분만 아니고 철 대사에서 운반역할을 하고 있는 트랜스페린도 함께 측정해야 한다.

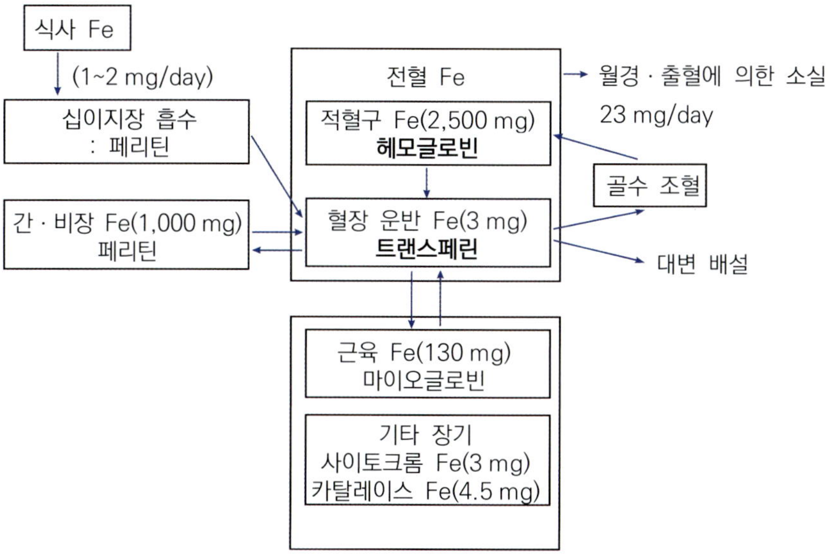

그림 6-7 철 대사 및 철 함량

트랜스페린의 측정은 면역 측정법을 이용하여 중량 농도(mg/dL)로 표현하기도 하지만, 임상화학에서는 철 대사와 관련하여 트랜스페린이 완전히 철로 포화된 상태에서의 철 결합량으로 표현하는 방법을 채택하고 있다. 이렇게 측정된 트랜스페린량을 철 결합능(iron binding capacity)이라고 부른다.

혈장에는 철과 결합한 결합형 트랜스페린과 아직 철과 결합하지 않은 유리형 트랜스페린이 함께 존재하는데, 후자의 양을 철 결합능으로 측정한 것을 불포화 철 결합능(unsaturated iron binding capacity, UIBC)이라고 하고, 전체 트랜스페린량은 총 철 결합능(total iron binding capacity, TIBC)이라고 한다. 따라서,

$$\text{TIBC} = \text{UIBC} + \text{혈청 철}$$

의 관계가 성립된다. 또한 트랜스페린 포화율(transferrin saturation, %)은 다음 식으로 구한다.

$$\text{트랜스페린 포화율(\%)} = \text{총 혈청 철} / \text{TIBC} \times 100$$

(2) 임상적 의의

인체의 철 대사에서 가장 중심이 되는 것은 그림 6-7에서 보듯이 골수에서의 헤모글로빈 합성이다. 따라서 혈청 철의 동태는 혈액 질환과 관련이 깊고, 그 다음은 철을 저장하고 또한 트랜스페린을 합성하는 기관인 간과 밀접한 관련이 있다. 간 질환에서는 철 대사가 영향을 받는다.

표 6-12 여러 상태에서의 혈청 철, TIBC, 트랜스페린 포화율 및 페리틴 농도의 변화

질환 상태	혈청 철	TIBC	트랜스페린 포화율	혈청 페리틴
철 결핍성 빈혈	↓↓	↑↑	↓↓	↓↓
임신	↓	↑	↓	↓
염증성 상태(감염, 염증, 신생물 형성)	↓	↓	↓→	↑↑
트랜스페린 농도 감소(신증후군, Kwashiorkor)	↓	↓↓	↑	→↓
비효율적 조혈 작용(B_6, 엽산 또는 B_{12} 결핍, 납 중독, 지중해성 빈혈)	↑	→	↑	↑
철 과잉(과잉 섭취, 흡수, 혈색소증)	↑↑	↓	↑↑	↑↑
간 질환(급성 간염)	↑	↑	↑	↑↑

→ : 변화 없음, ↑ : 상승, ↓ : 저하, ↑↑ : 상승, ↓↓ : 많이 저하

식사에 의한 철 섭취량이 부족한 경우나 혹은 출혈에 의해 헤모글로빈이 소실되어 철이 부족하게 되면, 혈청 철의 농도가 저하하여 철 결핍성 빈혈을 일으킨다. 철 결핍성 빈혈에서는 생리적 반응에 의해 철 수송 단백질인 트랜스페린이 상승하고, 이로인해 TIBC와 UIBC도 상승한다. 반대로 용혈성 빈혈에서는 헤모글로빈의 분해에 의해 철이 유리되어 혈청 철이 상승하고, 악성 빈혈이나 재생불량성 빈혈에서는 골수에서의 철 이용률이 저하하기 때문에 혈청 철이 상승한다. 또한 급성 간염에서는 간세포의 괴사에 의해 저장 철이 혈장으로 방출되어 혈청 철이 상승하며, 트랜스페린도 상승하고 따라서 TIBC도 상승한다. 앞에서도 기술하였듯이 여러 상태의 질환에서 혈청 철 한가지의 변화만을 보는 것보다는 표 6-12에 나타낸 바와 같이 철 대사와 관련된 TIBC, 트랜스페린 포화율 및 페리틴의 변화를 함께 보는 것이 유익하다.

(3) 측정법

① 혈청 철 측정

혈청 철 농도는 약 100 μg/dL 정도로 낮기 때문에 혈청 철을 측정하려면 비교적 다량의 혈청을 이용해야 하며, 고감도의 발색 반응을 필요로 한다. 따라서 발색제로는 Fe^{2+}에 특이성이 높은 *o*-페난트롤린(*o*-phenanthroline), 바소페난트롤린(bathophenanthroline), 2,4,6-트리피리딜트리존(2,4,6-tripyridyltrizone, TPTZ)과 같은 킬레이트 시약이 이용된다. 최근에는 킬레이트 시약으로서 용해성이 우수한 바소페난트롤린·술폰산나트륨이 이용되고 있다.

혈청 철은 단백질과 결합하여 트랜스페린의 형태로 존재하기 때문에 철 측정시에는 미리 철과 단백질의 결합을 분리해야 한다. 트랜스페린으로부터 철을 분리하는 방법은, 우선 염산을 첨가하여(< pH 4) 반응액을 산성화하고 삼염화아세트산(trichloroacetic acid, TCA)으로 단백질에서 철을 제거한다. 이 방법이 표준법으로 채택되고 있다. 또한 제단백을 생략하는 방법으로 티폴(Teepol), 트윈(Tween) 등과 같은 표면활성제도 이용된다. 전술한 철 킬레이트제는 Fe^{2+}와 반응하기 때문에 트랜스페린으로부터 유리된 Fe^{3+}은 미리 환원제를 사용하여 Fe^{2+}으로 환원해야 한다. 환원제로서는 하이드라진, 아스코르브산, 티오글리콜산(thioglycolic acid), 하이드록실아민(hydroxylamine), 하이드로퀴논(hydroquinone) 등이 사용되고 있다.

비색법으로 정량할 경우에는 일반적으로 다음과 같은 3단계의 과정을 거친다.

① 트랜스페린복합체에서 철 분리 : 트랜스페린$(Fe^{3+})_2 \xrightarrow{\text{산}} 2Fe^{3+}$ + 트랜스페린
② Fe^{3+}의 환원 : Fe^{3+} + 환원제 → Fe^{2+}
③ Fe^{2+}의 발색 : Fe^{2+} + 색원체 → 발색

가. 국제 표준법

혈청에 1/3 N HCl을 첨가하고, 80~90℃에서 2분간 가열하여 단백질을 변성시킨다. 이 혼탁액을 TCA로 제단백한 다음 아스코르브산(또는 HCl · 하이드록실아민)으로 환원시킨 후, *o*-페난트롤린 아세트산나트륨 용액으로 발색한다. 아세트산나트륨은 발색의 최적 pH인 3~6으로 조정하기 위한 중화제이다. 형성된 적색을 530 nm에서 비색한다.

나. 직접법

혈청에 환원제(티오글리콜산)를 함유한 산성 완충액(글라이신-염산 완충액, pH 2~4)을 가하고 TPTZ(tripyridyltriazine)으로 발색시켜 형성된 청색을 593 nm에서 비색 측정한다.

다. 페로진법

혈청 단백질을 환원제 티오글리콜산이 함유된 산성 용액으로 침전시켜 트랜스페린에 결합된 철을 분리한다. 발색 시약 페로진(ferrozine)을 첨가하면 Fe^{2+}과 복합체를 이루어 자홍색을 형성한다. 이것을 562 nm에서 비색 측정한다.

라. 원자흡광법

혈청을 물로 5~10배 희석한 후, 원자흡광분석을 한다. 이 방법으로는 헤모글로빈의 철도 동시에 측정되기 때문에 미세한 용혈에 의해서도 큰 오차를 일으킨다. 헤모글로빈의 영향을 없애기 위해서는 염산-TCA 혼합액으로 철을 분리하고, 단백질을 제거한 후 측정한다.

② 철 결합능 측정

TIBC의 측정에는 미리 혈청에 충분하게 Fe^{3+}을 첨가하여 트랜스페린을 포화시키고, 그 다음 여분의 Fe^{3+}을 탄산마그네슘($MgCO_3$) 분말로 흡착하여 침전시킨다. 그리고 그 상청에 트랜스페린과 결합해 있는 Fe^{3+}을 혈청 철 측정법으로 분석한다. 이 방법이 기준법이다. UIBC는 TIBC에서 혈청 철을 뺀 값이다(그림 6-8).

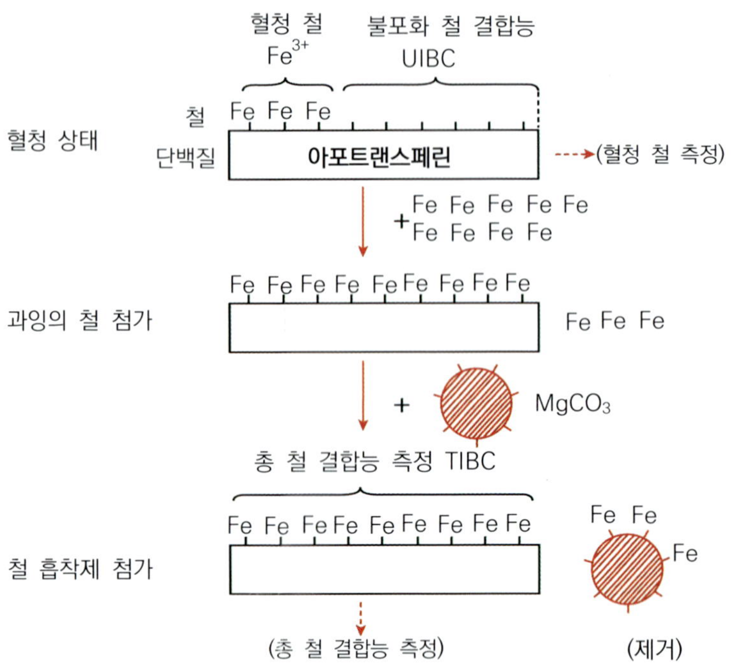

그림 6-8 혈청 철, 불포화 철 결합능, 총 철 결합능의 관계

또한 트랜스페린과 Fe^{2+}의 결합, 그리고 킬레이트시약과 Fe^{2+}의 결합력 차이를 이용하면 원심조작을 하지 않아도 UIBC를 측정할 수 있다. 약알칼리성(pH 8)에서는 트랜스페린-Fe^{2+}의 결합력이 TPTZ-Fe^{2+}의 결합력보다 강하기 때문에, 이 완충 용액에 일정량의 Fe^{2+}을 첨가한 다음 TPTZ을 가하면, 철과 결합하지 않은 트랜스페린에 의해 Fe^{2+}이 섭취되고, 여분의 Fe^{2+}만 TPTZ과 반응하여 발색한다. 이 발색을 측정함으로써 UIBC를 정량할 수 있다.

(4) 측정 시 주의사항

혈청에 함유된 철은 미량인 반면, 자연계나 일상적인 생활환경에는 철이 비교적 많이 있기 때문에 채혈 기구나 측정 기구, 그리고 검체가 오염되지 않도록 세심한 주의를 기울여야 한다. 용량 기구는 재증류수로 세척한다.

헤모글로빈에는 다량의 철이 함유되어있지만, 혈청 철의 측정법에서는 발색하지 않기 때문에 측정치에는 영향을 주지 못한다. 그러나 염산 첨가, 가열 처리의 조건을 정확히 지키지 않으면 헤모글로빈 내의 철이 유리될 가능성이 있다.

(5) 기준범위

철은 성차가 있으며, 여성이 남성에 비해 약 10% 정도 저치를 나타낸다. 또한 일내 변동이 관찰되는데 아침에 높고, 야간에 낮다. 오후 시료는 아침 시료에 비해 약 30%, 많게는 50%까지 감소한다. 따라서 채혈 시간을 일정하게 정하고 측정하는 것이 절대적으로 필요하다. 채혈은 이른 아침 공복 시에 한다. 용혈이 일어난 시료는 적혈구에 있던 헤모글로빈의 유출로 인하여 위양성을 일으키므로 부적당하다.

혈청 철 : (남성) 60~150 μg/dL(10.7~26.85 μmol/L)
(여성) 50~130 μg/dL(8.95~23.27 μmol/L)
TIBC : 250~450 μg/dL
포화율 : 20~50%

이해도의 점검과 문제

1. 철 대사를 설명하라.
2. TIBC, UIBC 및 혈청 철의 관계를 설명하라.
3. 혈청 철을 화학적 방법으로 측정할 때의 기본적인 분석 단계를 정리하라.

12. 구리(Copper, Cu)

◆ **핵심용어**

구리(Ⅰ), 구리(Ⅱ), 세룰로플라스민, 바소큐프로인

◆ **학습요점**

체내 구리의 기능

(1) 생리적 의의

성인의 체내에는 평균 50~120 mg의 구리를 함유하고 있다. 구리는 근육에 가장 많고, 그 다음은 뼈에 많으며, 이들이 전체 구리의 50~70%를 차지한다. 장기 분포를 보면 간, 신장 및 뇌에 많다. 간에는 인체 총 구리의 약 10%가 존재한다.

구리의 생리적 기능을 보면, 철 대사와의 관련(장에서의 철 흡수, 트랜스페린과 철의 결합, 헤모글로빈 합성에 대한 촉매작용) 및 사이토크롬, 카탈레이스, 모노아민옥시데이스 등과 같은 효소의 배합 금속으로서 작용한다.

구리는 2종류의 이온 형태, 즉 구리(Ⅰ)과 구리(Ⅱ)로 존재한다. Cu(Ⅰ)은 Cu^{+}(cuprous ion)이고, 구리(Ⅱ)는 Cu^{2+}(cupric ion)이다.

① 혈청 구리

혈청 구리는 2종류의 단백질과 결합한다. 혈청 구리의 96%는 구리 수송 단백질인 세룰로플라스민(ceruloplasmin)과 4%는 알부민과 결합해있다. 철과 다르게 구리는 불포화형이 존재하지 않기 때문에 세룰로플라스민의 농도와 강한 상관을 나타낸다. 장에서 흡수된 구리는 알부민과 결합하여 혈액을 순환하다가 24시간 이내에 세룰로플라스민에 인계되어 운반된다.

② 세룰로플라스민

α_2-글로불린 분획에 존재하는 청색 단백질로 1분자에 8개의 구리가 결합한다. 자세한 내용은 단백질 장을 참조하기 바란다.

(2) 임상적 의의

혈청 구리가 현저하게 감소하는 질환은 윌슨(Wilson)병이다. 이 질환은 세룰로플라스민의 선천성 결핍증으로, 혈청 구리가 감소하는 한편, 뇌, 간, 신장 등의 조직에 구리가 침착하여 장애를 일으킨다. 혈청 구리가 상승하는 질환에는 철결핍성 빈혈, 재생불량성 빈혈, 폐쇄성 황달, 감염증 등이 있다(표 6-13).

표 6-13 혈청 구리의 변동을 나타내는 질환

증가	감소
각종 감염증 및 염증	윌슨병(세룰로플라스민의 선천성 결손증)
류머티스 열 및 류머티스양 관절염	소아 이상 단백질혈증
혈색소증	식욕 부진
아테롬성 동맥경화증	설사 및 흡수 불량 증후군
갑상선 중독증	신증후군
급성 백혈병	빈혈
악성 종양	골다공증 및 병적 골절
간담도계 질환	간경화증
재생 불량성 및 철 결핍성 빈혈	

(3) 측정법

혈청 철과 마찬가지로 3단계 과정을 통해 분석된다.

① 분리: 세룰로플라스민으로부터 Cu^{2+}의 분리와 단백질 제거(제단백)

② 환원: $Cu^{2+} \rightarrow Cu^{+}$(환원제 : 염산하이드록실아민, 아스코르브산)

③ 발색: 디에틸디티오카바밤산염(diethyldithiocarbamate),
바소큐프로인(ba socuproine) 등으로 Cu^{+} 발색

① 비색법

가. 디에틸디티오카밤산법

혈청에 HCl을 가하여 세룰로플라스민과 알부민에 결합되어있는 구리를 분리하고 삼염화아세트산으로 단백질을 제거한다. 제단백액에 다이에틸디티오카밤산염을 가하여 발색시킨 후 사염화탄소로 추출하고 435 nm에서 비색한다.

나. 바소큐프로인법(Landers-Zak, 1958)

혈청에 환원제 아스코르브산을 함유한 희석 염산(1/3N HCl)을 가하고 가열한다. 삼염화아세트산으로 제단백하면 Cu^{2+}이 Cu^{+}으로 환원되면서 유리된다. 여기에 바소큐프로인을 첨가하면 황등색의 킬레이트 화합물이 형성되며, 이것을 480 nm에서 비색한다.

② 원자흡광도법

감도 및 특이성이 우수하며, 용혈의 영향이 적다.

(4) 측정 시 주의사항

혈청 철과 마찬가지로 미량 성분이므로 기구의 세척 및 보존에 주의해야 한다.

(5) 기준범위

[혈청]
성인 남성: 70~140 μg/dL(10.99~21.98 nmol/L)
성인 여성: 80~155 μg/dL(12.56~24.33 nmol/L)
신생아(6개월): 20~70 μg/dL(3.14~10.99 μmol/L)

성차가 있으며, 여성이 약간 높다. 신생아에서는 저치이지만 사춘기에 성인 수준에 이르며, 임신 시에는 세룰로플라스민의 합성이 항진되어 2개월부터 상승하기 시작하고, 10개월에는 비임신시의 약 3배에 이른다. 일내변동은 아침에 높고 밤에 낮다.

13. 아연(Zinc, Zn)

◆ **핵심용어**

5-Br-PAPS

◆ **학습요점**

아연 결핍 상태

(1) 생리적 및 임상적 의의

아연(Zn)은 청백색을 띠는 광택성 금속이다. 아연은 십이지장과 공장에서 흡수되며, 혈장에 있는 것이 2/3는 알부민과 결합해 있다. 적혈구에는 혈장 농도의 20배가 존재한다. 아연을 함유하고 있는 효소는 100종류 이상이며, 알칼리성 포스파테이스(ALP), RNA 및 DNA 중합 효소, 알코올 탈수소 효소 등이 알려져 있고, 세포분열, 핵산 대사, 효소 보조 인자로서 관여하고 있다. 미각이나 후각, 발육, 성장, 창상 치유, 정자의 생산 등에 관여하는 필수 원소이다.

- 고치(혈청): 용혈성 빈혈, 적혈구 과다증, 갑상선항진증
- 저치(혈청): 미각 마비, 성장지연, 성적 성숙 지연, 창상 치유장애, 섭취 부족, 저영양, 흡수장애(염증성 장질환)

(2) 측정법

이전에는 원자흡광법이 이용됐었지만, 현재는 고감도의 킬레이트 비색법인 2-C5-Bromo-2-pyridilazo)-S-[N-n-propyl-N-(3-Sulfopropyl) amino] phenol, disodium salt(5-Br-PAPS)가 이용되고 있다. 아연은 효소 등의 단백질 중에 들어있기 때문에 단백질 변성제로 단백질로부터 아연을 유리시키고 5-Br-PAPS와 반응시켜 형성된 적색 착염체를 비색정량한다. 혈청의 Fe^{3+}, Cu^{2+}가 방해하지만 마스킹제로 은폐할 수 있다.

(3) 분석상 변동 요인

적혈구에는 혈청의 20배가 존재하기 때문에 용혈에 의해 상승한다. 채혈 용기의 고무마개로부터 오염될 수 있기 때문에 전용 채혈관을 사용한다.

(4) 생리적 변동 요인

혈청 농도에는 성차가 없고, 남녀 모두 나이가 들어감에 따라 저하한다. 일내변동은 낮에 저치이고, 밤에 고치로 공복 시에 고치로 된다. 혈장 알부민치와 혈청 아연치는 상관하며, 알부민이 저하하면 아연도 저하한다.

(5) 기준범위(혈청 아연)

66~118 μg/dL(10.1~18.0 μmol/L)

14. 산-염기 평형

◆ **핵심용어**

산증, 알칼리증, 탄산수소 이온/탄산 완충계, 인산염 완충계, 혈액 가스 분석

◆ **학습요점**

산-염기 평형의 이상, 산-염기 혼란 보상

(1) 생리적 및 임상적 의의

체내에서 일어나는 화학 반응에 가장 민감하게 영향을 미치는 요소 중의 하나가 pH이다. 특히 건강한 사람에서 혈액의 pH는 7.35~7.45의 좁은 범위에서 유지되고 있다. 만일 pH가 6.8 이하로 되거나 7.8 이상으로 되면 사망에 이를 수 있다. 이것은 그만큼 산-염기 평형(acid-base balance)이 생명을 유지하는 데 매우 중요하다 것을 의미한다.

다행히 체내에는 H^+이나 OH^-의 증가에 대응하여 pH 변화를 막아주는 시스템이 존재하는데, 이것을 완충계(buffer system)라고 한다. 완충 용액은 약산(HA)과 그것의 짝염기(A^-)가 용해되어있는 용액이다. 이러한 성분을 완충제라고 한다. 사람의 혈장에는 다음과 같은 pH 변화를 막아주는 완충계가 존재한다. 적혈구에 있는 헤모글로빈도 완충제로서 작용한다.

① 탄산수소 이온(HCO_3^-)/탄산(H_2CO_3) 완충계

② 인산염($HPO_4^{2-}/H_2PO_4^-$) 완충계

③ 혈장 단백질(주로 알부민) 완충계

① 탄산수소 이온(HCO_3^-)/탄산(H_2CO_3) 완충계

혈장 완충 능력의 95%를 책임지는 가장 중요한 완충계는 HCO_3^-/H_2CO_3 완충계이다. 탄산의 해리 상수(K_a)는 4.4×10^{-7}으로 pK_a($-\log K_a$)는 6.36이다. 그러나 혈액에서의 실제 pK_a는 6.1이다. 완충액의 pH는 약산과 그것의 짝염기의 농도에 의해 변한다. 이러한 완충제에 의해 결정되는 pH는 다음의 Henderson-Hasselbalch식으로 나타낸다.

$$pH = pK_a + \log \frac{[A^-]}{[HA]}$$

이 식에 탄산수소 이온과 탄산을 대입하면 다음과 같다.

$$pH = 6.1 + \log \frac{[HCO_3^-]}{[H_2CO_3]}$$

혈액의 정상적인 pH가 7.4일 때 HCO_3^-/H_2CO_3의 농도비는 20/1이다.

HCO_3^-/H_2CO_3 완충계가 어떻게 완충 작용하는지 살펴보자. 만일 혈장에 어떤 원인에 의해서 H^+이 증가하면 혈장에 있는 HCO_3^-과 결합하여 H_2CO_3을 형성한다. 혈액의 탄산은 폐포에서 탄산 무수 효소(carbonic anhydrase, CA)에 의해 물과 이산화탄소로 된다. 그 다음 이산화탄소는 호흡에 의해 대기 중으로 나온다. 이러한 반응을 통해 혈액이 산성화되는 것을 막아준다.

$$H^+ + HCO_3^- \rightarrow H_2CO_3 \xrightarrow{CA} CO_2 + H_2O$$

반대로 OH^-이 과다한 경우에는 혈장의 H_2CO_3과 반응하여 물과 탄산수소 이온으로 됨으로써 혈액이 알칼리(염기성)로 되는 것을 막아준다.

$$H_2CO_3 + OH^- \rightarrow H_2O + HCO_3^-$$

만일 pCO_2를 측정했다면,

① $[H_2CO_3] = 0.0301 \times pCO_2$의 관계에 있고,

② 총 CO_2 또는 CO_2 함량 = $[HCO_3^-] + [H_2CO_3]$이므로,

③ $pH = 6.1 + \log \dfrac{CO_2\text{함량} - (0.0301 \times pCO_2)}{0.0301 \times pCO_2}$가 된다.

② 인산염(HPO_4^{2-} / $H_2PO_4^-$) 완충계

인산 완충계는 다음과 같이 작용하여 pH의 변화를 막아준다.

$$HPO_4^{2-} + H^+ \rightarrow H_2PO_4^-$$

$$H_2PO_4^- + OH^- \rightarrow HPO_4^{2-} + H_2O$$

혈장 pH 7.4에서 HPO_4^{2-} / $H_2PO_4^-$의 비율은 4:1이다($pK_a = 6.8$). 적혈구와 혈장에서 이러한 완충제의 농도는 혈장 비중탄산염 완충 값의 약 5%를 차지한다.

③ 혈장 단백질(HPr/Pr^-) 완충계

혈장의 총 비탄산염(total non-bicarbonate)의 완충제는 pH 7.40에서 7.7 mmol/L이고, 혈장 단백질 농도는 72 g/L이다. 혈장 비탄산염 완충제 값 중 가장 큰 부분(>90%)은 단백질, 특히 알부민이다. 생리적 pH에서 단백질의 가장 중요한 완충 작용기는 히스티딘(histidine, pK_a)의 이미다졸(imidazole) 작용기이다.

$$CO_2 + H_2O \rightarrow H_2CO_3 \rightarrow HCO_3^- + H^+$$

$HPr \rightarrow H^+ + Pr^-$

※ Pr : Protein

표 6-14 HCO_3^-/H_2CO_3비의 변화와 병태

	A. 대사 효과(HCO_3^-의 변화)
$\frac{(\downarrow)[HCO_3^-]}{(N)[H_2CO_3]} < \frac{20}{1}$	**대사성 산증(metaolic acidosis)** 과잉의 H^+가 이용 가능한 HCO_3^-를 소비하여 HCO_3^-가 감소한다. ○ 당뇨병성 산증(DA), 심한 설사, 요세관 손상(신장 질환) **보상 :** 호흡수 증가로 CO_2 배출 증가
$\frac{(\uparrow)[HCO_3^-]}{(N)[H_2CO_3]} > \frac{20}{1}$	**대사성 알칼리증(metabolic alkalosis)** H^+의 상실로 인해 $H_2CO_3 \rightarrow HCO_3^-$의 혼란이 일어난다. ○ 구토(위액의 H^+ 상실), 알칼리성 약물의 과다 투여 **보상 :** 호흡수 감소로 CO_2 배출 감소
	B. 호흡 효과(H_2CO_3의 변화)
$\frac{(N)[HCO_3^-]}{(\uparrow)[H_2CO_3]} < \frac{20}{1}$	**호흡성 산증(respiratory acidosis)** 용존 CO_2가 높으면 H_2CO_3이 증가한다. 이것은 폐에서의 CO_2 제거가 불충분할 때 일어난다. ○ 기종, 폐렴, 질식 **보상 :** 신장에서 H^+ 배설 증가와 HCO_3^- 재흡수 증가
$\frac{(N)[HCO_3^-]}{(\downarrow)[H_2CO_3]} > \frac{20}{1}$	**호흡성 알칼리증(respiratory alkalosis)** 과도한 환기로 인한 CO_2 상실 증가 ○ 과도호흡, 히스테리, 기계적 과다환기, 뇌압 상승 **보상 :** 신장 H^+ 배설 ↓, HCO_3^- 재흡수↓

산증(acidosis)과 알칼리증(alkalosis)의 진단은 혈액 pH와 pCO_2를 측정하면 알 수 있다. 산-염기 평형의 이상은 대사성과 호흡성으로 나뉜다. 대사성 산증(metabolic acidosis)에서는 유기산으로부터 형성된 H^+이 HCO_3^-과 결합하여 H_2CO_3을 형성함으로써 HCO_3^-이 현저히 낮고, 호흡성 산증(respiratory acidosis)에서는 혈액에 CO_2가 증가하여 H_2CO_3이 상승한다. HCO_3^-의 변화는 대사성이고, H_2CO_3의 변화는 호흡성이다. 다양한 병태에 따른 $[HCO_3^-]/[H_2CO_3]$비의 변화를 표 6-14에 나타냈다.

❖ 용어해설

가. 대사성 산증

대사성 산증은 1차적으로 HCO_3^-가 감소하는 변화에 의해 혈액의 pH가 감소하는 병태이다. 이와 같은 변화를 일으키는 원인은 ① HCO_3^-의 상실(설사, 요관 S상 결장 문합, 아세타졸아미드), ② 신장 요세관에서의 H^+ 분비 장애(근위 및 원위 요세관성 산증, 요세관 · 신장 간질 질환, 경증-중등도 만성 신장 기능 상실), ③ 세포외액의 희석, ④ H^+의 체내 생성 증가(젖산 산증, 당뇨병성 · 알코올성 · 기아성 케토산증, 요독증) 또는 체외로부터의 부하 등이다. 대사성 산증을 일으키는 원인을 감별하기 위해 음이온 갭(anion gap)을 이용한다. 음이온 갭은 두 가지 방법으로 구할 수 있다.

A 음이온 갭 = $Na^+ - (Cl^- + HCO_3^-)$ = 8~16 mmol/L(기준범위)
B 음이온 갭 = $(Na^+ + K^+) - (Cl^- + HCO_3^-)$ = 12~20 mmol/L(기준범위)

이 계산에 의해 구하는 음이온 갭의 크기는 단백질(음성 전하를 띠고 있는 알부민 등), 황산 이온, 유기산(젖산, 케토산 등) 등 음이온 물질의 총량에 의해 좌우된다. 예를 들어, 젖산 등의 유기산이 축적되는 경우에는 음이온 갭이 증가한다.

나. 대사성 알칼리증

대사성 알칼리증은 1차적으로 혈장 HCO_3^- 농도가 증가하는 병태이다. 신체의 산소실(위액 소실, 선천성 Cl^- 설사증), 신체의 염기 부하(젖산나트륨, 아세트산나트륨, 시트르산염 등), 체내의 HCO_3^- 농축 등에서 일어난다. 그러나 신장이 정상일 경우에는 소변으로 HCO_3^-의 배설이 증가한다. 따라서 혈액에 HCO_3^-가 증가하는 것은 신장으로부터 HCO_3^-를 배설하는 데 장애가 되는 몇 가지 요인들이 동시에 존재함으로써 대사성 알칼리증의 병태가 유지된다. 이러한 요인에는 사구체의 여과 감소, 근위 요세관에서의 HCO_3^- 재흡수 항진, 원위 요세관에서의 H^+ 분비 항진 등을 들 수 있다.

다. 호흡성 산증

호흡성 산증은 1차적으로 혈액 CO_2 분압이 상승하는 병태이다. CO_2의 생성 증가나 CO_2의 배설 저하에 의해 일어난다. 그러나 실제로 CO_2 생성 증가는 호흡을 자극하여 CO_2 배설을 증가시키기 때문에, 호흡계가 정상이면 CO_2의 생성 증가만으로는 호흡성 산증이 일어나지 않으며, 호흡성 산증을 일으키는 경우는 어떤 원인에 의해서든지 폐포의 환기 저하를 동반한다.

호흡성 산증을 원인별로 분류하면 급성 심장 정지, 심원성 쇼크 등과 같이 조직으로부터 폐포로의 CO_2 수송 장애, 이물질에 의한 기도 폐색, 기관지 경련, 후두경련, 만성 폐쇄성 폐 질환, 기관 협착, 급성 기흉, 중증 폐렴 등과 같이 폐포에서 대기로 CO_2 배설이 장애를 일으키는 경우, 그리고 마취, 뇌 외상, 약제 등과 같이 중추신경성 호흡 억제를 일으키는 것 등으로 나눌 수 있다.

라. 호흡성 알칼리증

호흡성 알칼리증은 1차적으로 혈중 CO_2 분압이 저하하는 병태이다. 수의적(급성의 일시적 과잉환기 증후군) 또는 불수의적(급성의 뇌외상, 뇌염, 수막염, 뇌출혈, 뇌경색, 발열 등) 호흡 자극이나 조직의 저산소혈증에 의한 호흡 자극(급성: 흡기중의 산소감소, 일산화탄소 중독, 고지대, 저혈압, 심한 빈혈, 폐경색 등) 등에 의해 CO_2의 배설이 증가하여 일어난다.

마. 음이온 갭

세포외액의 양이온의 대부분은 Na^+이고, 음이온의 대부분은 Cl^-, HCO_3^-이기 때문에 이들 세 이온 사이에는 "$Na^+ - (Cl^- + HCO_3^-) = 8\sim16$ mmol/L"의 관계가 성립한다. 현재 음이온 갭(anion gap)의 사용 목적은 측정되지 않은 음이온의 증가를 추정하는 데 있다. Cl^-, HCO_3^- 이외의 음이온이 증가하면 $(Cl^- + HCO_3^-)$는 저치로 되고, 음이온 갭이 증가한다. 신장 기능 상실에서는 황산 및 인산의 증가, 당뇨병성 산증에서는 케톤체의 증가, 저산소혈증에서는 젖산의 증가로 인하여 음이온 갭이 증가한다. 음이온 갭은 체내의 4가지 대표 전해질의 양이온과 음이온의 차이로 나타내기도 한다. 즉 $(Na^+ + K^+) - (Cl^- + HCO_3^-)$에 의해서도 구한다.

바. 완충제

완충제(buffer)는 약산과 그것의 짝염기로 구성된다. 완충제를 포함하고 있는 용액을 완충 용액(buffer solution)이라고 한다. 완충 용액은 산이나 알칼리가 첨가되어도 pH의 변화를 막아주는 작용이 있다. 이러한 작용을 완충 작용(buffer action)이라 한다.

사. 완충 염기

전혈에 존재하는 완충 음이온들의 총 농도를 완충 염기(buffer base, BB)라고 하며, 이들의 주요 성분은 HCO_3^-, 인산 이온, 헤모글로빈, 단백질 등이다. 정상 동맥혈의 BB는 46~50 mmol/L이다.

아. 염기 과잉

정상에서 벗어난 완충 염기의 편차, 즉 pCO_2 40 mmHg, 37℃에서 전혈의 pH가 7.4로 될 때까지 필요한 산 또는 알칼리의 양을 말한다. 다시 말하면 pCO_2의 감소에 의해 HCO_3^-/H_2CO_3비가 증가했거나, pCO_2에 비해 HCO_3^-가 상대적으로 증가했거나, 비호흡성 완충제(단백질, 인산염, 탄산수소 이온)가 증가한 상태를 염기 과잉(base excess, BE)이라고 한다. 정상 동맥혈의 BE는 −2.5~+2.5 mmol/L이다. 대사성 산증일 때는 -이고, 대사성 알칼리증일 때는 +이다.

자. 산-염기 혼란의 보상(Compensation of acid-base disturbance)

대사성 산증의 보상 : 대사성 산증은 HCO_3^-가 감소한 상태이므로 과도호흡에 의해 CO_2의 배출을 촉진시키고, 신장에서 소변으로 H^+과 NH_3의 배설 증가에 의해 pH가 보정된다.

대사성 알칼리증의 보상 : 대사성 알칼리증은 HCO_3^-가 증가한 상태이므로 환기가 감소하고 CO_2의 배출이 억제되어 pH가 보정된다.

호흡성 산증의 보상 : 호흡성 산증은 H^+이 증가된 상태이므로 신장에서 H^+의 배설이 촉진되고, HCO_3^-가 저류되어 pH가 보정된다.

호흡성 알칼리증의 보상 : 호흡성 알칼리증은 pH가 증가하고 HCO_3^-와 총 CO_2가 감소한 상태이므로 신장에서 H^+의 배설이 감소하고, 요세관에서 HCO_3^-의 재흡수 감소가 일어나 pH가 보정되지만, 대부분의 호흡성 알칼리증은 급성으로 일어나기 때문에 보상은 거의 일어나지 않는다.

* 대사성 산증이나 알칼리증은 폐를 통해 보상이 일어나므로 보상 속도가 빠르다. 하지만 호흡성인 경우는 신장을 통해 보상이 일어나므로 보상 속도가 느리다. 보상이 가능한 산증과 알칼리증을 각각 보상성 산증(compensated acidosis)과 보상성 알칼리증(compensated alkalosis)라고 한다.

이해도의 점검과 문제

1. 혈액의 pH를 변화시키는 요인을 설명하라.
2. 대사성 산증과 알칼리증, 호흡성 산증과 알칼리증을 설명하라.

15. 혈액 가스 분석

◆ **핵심용어**

pH, pCO_2, pO_2, 혈액 가스 분석기

◆ **학습요점**

혈액 가스 분석기의 측정 원리, HCO_3^- 및 CO_2 함량 계산

혈액 가스를 개별적으로 측정하는 일은 거의 없고 혈액 가스 분석기를 사용하여 동시에 측정한다. 기기의 종류에 따라 전해질과 함께 측정할 수 있도록 고안된 것도 있다. 혈액의 CO_2 분석은 O_2와 함께 1920년대에 Van Slyke의 연구에 의해 가스분석으로서의 개념이 확립되었으나, 당시의 분석은 다량의 혈액을 필요로 하였고, 조작도 복잡하였다. 그 후 혈중의 CO_2에 대한 임상적 의의가 중요시 되면서 Natelson(1951)에 의해 미량 가스 분석 장치가 개발되어 임상화학 검사에 이용하게 되었다. 그 후 연속 유동 방식(continuous flow system)의 자동분석 장치에 CO_2 분석이 도입되어 일상적인 임상 검사로서의 지위를 확립하게 되었다.

이러한 방법들에 의해 측정된 CO_2는 용존 CO_2, H_2CO_3, HCO_3^-를 합한 것으로서 총 CO_2라고 하였다. 그러나 혈액의 산-염기 평형을 논의하기 위해서는 각 성분별로 측정할 필요성이 대두되어 근래에는 전극에 의한 혈액 pH, pCO_2(CO_2 분압), 그리고 pO_2(O_2 분압)를 측정하는 전자동 혈액 가스 분석 장치가 개발되어 이들의 분석이 활발히 이루어지고 있다.

여기서는 응급 검사로서 임상화학에서 사용되는 자동 혈액 가스 분석 장치의 일반적인 원리와 Radiometer ABL 510의 검사순서를 사진과 함께 소개하였다.

(1) 측정 원리

혈액 가스 분석 장치(Radiometer)는 혈액 pH, pCO_2 및 pO_2를 동시에 측정하도록 만들어졌다.

① pH

pH는 H^+에 반응하는 이온 선택 전극인 미세유리 전극(micro glass electrode)에 의해 측정된다. 모든 전극은 순환 온수(circulating warm water)에 담겨져 있어 일정한 온도(37℃)로 유지된다. pH 전극에서 은-염화은(Ag-AgCl) 지시전극(indicator electrode, 시료에 의해 전위를 발생시키는 전극)은 얇은 유리 막으로 싸여 있으면서 혈액과 접촉한다. 이 유리 전극(glass electrode)은 염교(salt bridge)에 의해서 기준 전극(reference electrode, 일정한 전위를 갖는 전극)과 연결된다. 기준 전극은 보통 은-염화은 전극이나 칼로멜 전극(calomel electrode, Hg-HgCl)이 이용된다. 유리 막 내외의 H^+ 활성 차이는 지시 전극과 기준 전극 사이의 전위차를 형성한다. 이러한 전위차가 전압계에 기록되고 바로 pH로 판독된다. 기준 전극은 KCl 용액으로 채워져 있고, 지시전극인 유리 전극은 0.1 mol/L HCl 용액으로 채워져 있다(그림 6-9).

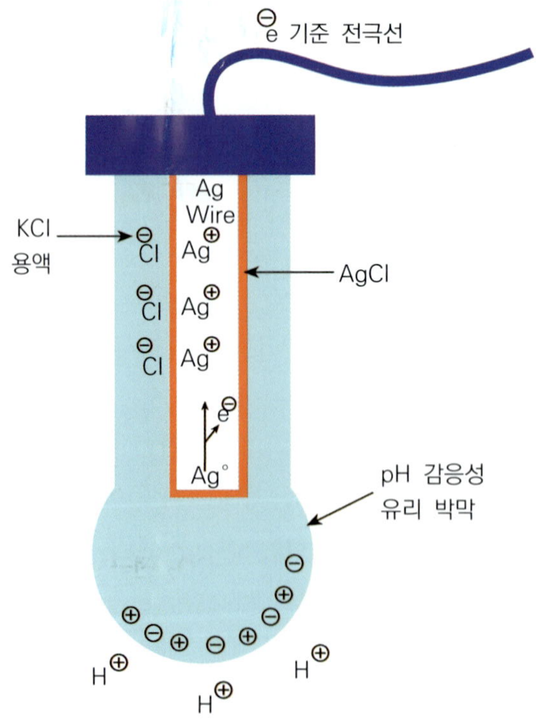

그림 6-9 pH 전극

② pCO_2

pCO_2 전극은 유리막을 덮고 있는 CO_2-투과막(실리콘 고무, 상품명 테플론 **Teflon**)을 지닌 pH 전극으로 구성된다. 유리막과 CO_2-투과막 사이에는 희석 중탄산염 완충액이 얇은 층을 이루며 채워져 있다. 흡입된 혈액 시료가 CO_2-투과막과 접촉하면 혈액의 CO_2가 완충 용액 속으로 확산하여 탄산이 되고 즉시 H^+과 HCO_3^- 이온으로 해리하여 완충액의 pH가 저하한다. 이 전극은 pH를 측정하여 이것을 pCO_2(mmHg)로 나타낸다.

$$CO_2 + H_2O \leftrightarrows H_2CO_3 \leftrightarrows H^+ + HCO_3^-$$

pH의 변화는 혈액에 용해되어있는 CO_2의 농도와 비례한다. 이러한 종류의 pCO_2 전극으로 **Severinghaus** 전극이 있다(그림 6-10).

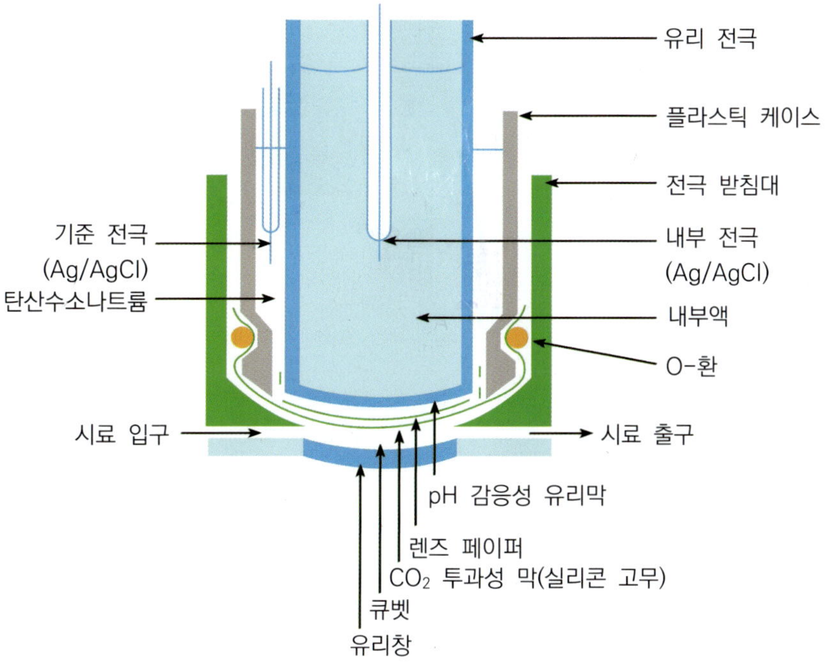

그림 6-10 pCO_2 전극

③ pO_2

혈액의 산소 분압을 측정하는 **Clark** 전극은 pH 측정과는 다른 원리에 기초하고 있다. pH 전극은 전류가 흐르고 있지 않을 때 전압차를 측정하지만, pO_2 전극은 일정한 전압이 시스템에 가해졌을 때 흐르는 전류를 측정하는 전류계이다. 전류는 산소 분자가 음극에서 환원될 때 발생하는 전자의 흐름이다.

$$1/2\ O_2 + H_2O + 2e^- \rightarrow 2OH^-$$

전자는 은(Ag)-염화은(AgCl) 양극에서 은 분자의 산화에 의해 생성된다.

$$Ag \rightarrow Ag^+ + e^-$$

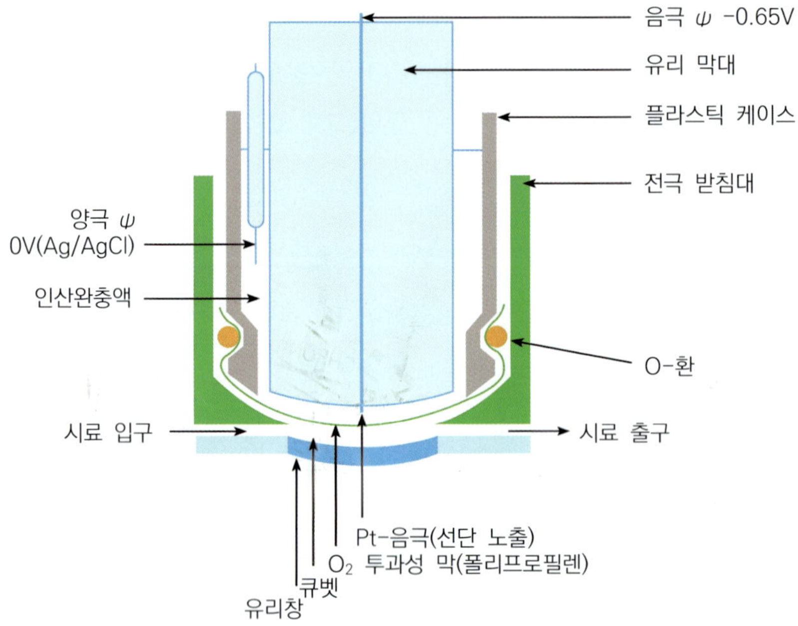

그림 6-11 pO_2 전극

시스템을 통하여 흐르는 전류의 양은 산소에서 방출된 전자의 수에 대한 직접적인 척도가 된다. 따라서 환원에 이용된 산소 분자 수의 척도이기도 하다. 전류는 일정한 전압이 유지되는 한 O_2 농도와 직접 비례한다. 혈액 가스 분석 장치는 시스템이 극성 전류를 받을 때 전자의 득실에 의해 생성되는 전류의 흐름을 측정한다.

그림 6-11에서 보는 바와 같이 전극은 음극과 양극으로 이루어져 있는데 음극은 백금(platinum, Pt), 양극은 은(silver, Ag/AgCl)으로 구성된다. 양쪽 극 사이의 접촉은 O_2 투과막(폴리프로피렌, polypropylene)에 의해 혈액으로부터 분리되어 있는 전해질 용액에 의해 이루어진다. 혈액의 용존 O_2는 확산에 의해 막을 통과해서 음극에서 환원된다. 확산의 정도는 시료의 pO_2와 직접적 비례한다. 따라서 전류의 변화로부터 pO_2를 직접 측정할 수 있는 것이다.

④ HCO_3^-, CO_2 함량

pH와 pCO_2 측정 후에 노모그램(nomogram)으로 HCO_3^-와 CO_2 함량을 구할 수 있다(그림 6-12). 또한 pH와 pCO_2 값을 얻은 후 Henderson-Hasselbalch 식에 대입하여 구할 수 있다.

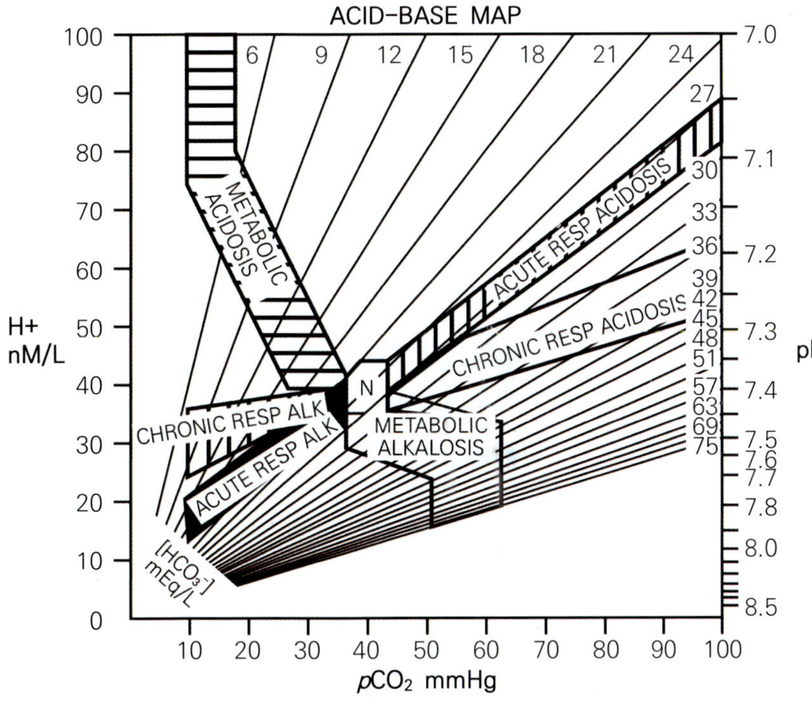

그림 6-12 pH, pCO_2, HCO_3^- 값이 기준범위 내에 있을 때 이들 농도 사이의 관계를 나타내는 노모그램(x축은 pH, y축은 pCO_2, 사선은 HCO_3^-이다)

(2) 측정 시 주의사항

혈액 가스는 분석 전이라도 다양한 요인에 의해 값이 변동한다(표 6-15). 따라서 값에 영향을 미치는 다음 사항들을 잘 숙지해야 한다.

① 플라스틱 주사기는 가스가 새어 나오는 일이 있으므로 유리 제품을 사용하거나 혈액 가스 전용 주사기를 사용하여 혐기적, 무균적으로 실시한다.

② 항응고제는 헤파린나트륨(액체 또는 분말)을 사용한다. 시트르산, 옥살산, EDTA는 혈액 pH를 변화시키므로 사용하면 안 된다.

③ 측정은 채혈 후 바로 실시한다. 시간에 따른 변화는 온도와 백혈구 수에 의존한다. 얼음 통에 보존할 때 pO_2의 저하는 시간당 1% 이하이다.

④ 주사기 안의 기포는 바로 빼내면 20% 정도를 차지하더라도 측정치에 영향을 미치지 않는다. pH는 37℃에서 측정하는데 1℃ 상승마다 약 0.015 단위가 감소한다.

⑤ 채혈 시에 혈액에 혼입된 기포 양이 많을수록 혈액으로부터 CO_2의 상실 및 혈액으로의 O_2 용해량이 많아진다.

⑥ 정확한 산-염기 평형의 상태를 알려면 동맥혈을 이용한다. 그러나 정맥혈과 모세관혈도 측정한다.

표 6-15 혈액 가스에 대한 분석 전 오차요인

혈액 가스	분석 전 오차 요인				
	공기 노출	검사 지연	높은 고도	액체 헤파린	채혈 중 불안과 통증
pH	↑	↓	↑	↓	↑
pCO_2	↓	↑	↓	↑	↓
pO_2	↑*	↓	↓	–	↓

* 만일 환자가 산소 호흡기를 사용하고 있으면 감소할 수도 있다.

(3) 기준범위

표 6-16 혈액 가스의 기준범위(37℃)

항목	동맥혈	정맥혈
pH	7.35~7.45	7.33~7.43
pCO_2(mmHg)	35~45	38~50
pO_2(mmHg)	80~110	30~50
HCO_3^-(mmol/L)	22~26	23~27
총 CO_2(mmol/L)	23~27	24~28
O_2 포화도(%)	> 95	60~85
음이온 갭(mmol/L)*		8~16
염기 과잉(mEq/L)	−2 ~ +2	−2 ~ +2

* 음이온 갭 = $Na^+ - (Cl^- + HCO_3^-)$

이해도의 점검과 문제

1. 혈액 가스 분석 장치의 측정 원리를 설명하라.
2. 대사성 산증과 알칼리증, 호흡성 산증과 알칼리증을 설명하라.
3. 혈액 가스 측정시 결과에 영향을 미치는 요인을 설명하라.

❖ 혈액 가스 분석

혈액 가스 분석기(blood gas analyzer)는 신뢰도가 높은 전극이 개발된 이후로 급속한 발전을 이루었다. 현재는 전자동화가 이루어져 있어 누구라도 쉽게 취급할 수 있고, 소량의 검체로 단시간 내에 측정이 가능해졌다. 혈액 가스의 측정은 호흡 장애, 중증 환자의 호흡 관리, 그리고 수술 중 모니터로서 또는 응급 검사 항목으로서 임상적으로 매우 중요한 검사 중 한 가지이다. 이러한 혈액 가스 분석은 신속함과 정도가 높은 데이터를 필요로 한다. 그러나 혈액 가스 분석은 전극의 변질뿐만 아니라 여러 가지 요인의 영향을 받기 때문에, 조작의 순서, 장치의 유지 보수 방법 등 혈액 가스 분석의 측정에서 발생하는 오차 요인에 대하여 알아두어야 한다.

가. 검사에 필요한 분석기와 시약

최신의 혈액 가스 분석기는 그림 6-13에서 보는 것들이지만 측정 원리나 구조는 기본적으로 같기 때문에 여기서는 오래된 모델인 Radiometer ABL 510을 예로 들어 설명하고자 한다. 본 혈액 가스 분석기는 다른 분석기와 마찬가지로 pH, pCO_2 및 pO_2는 동시에 직접 측정되고, HCO_3^-와 CO_2 함량은 간접적으로 장치 내에서 자동으로 계산되어 출력된다.

나. 검사 순서

우선, 채혈은 앞에서도 언급했듯이 동맥혈을 채혈해야 하므로 의사가 한다. 가스 분석 전용 주사기(그 밖의 주사기를 사용하는 경우도 있다)에 바늘을 끼운 후 항응고제인 헤파린 용액을 넣는다(액체 헤파린이 처리된 전용 주사기도 있음).

헤파린 용액이 주사기의 내벽에 잘 묻도록 수차례 넣었다 뺐다 한다. 주사 바늘의 선단에 있는 여분의 액은 전부 버린다. 그리고 동맥혈을 채혈한다. 채혈 후에는 주사기 안에 있는 기포를 빼고, 주사기를 잘 회전시켜 혈액과 항응고제가 충분히 섞이게 한다. 검사실에 도착한 검체의 분석은 그림 6-14로부터 그림 6-18까지의 순서로 진행된다.

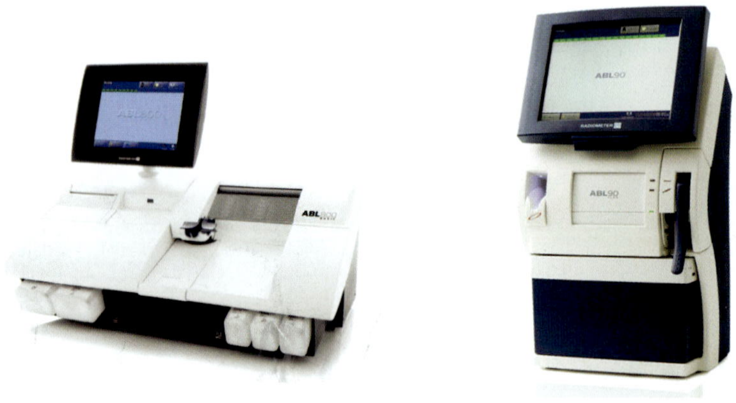

그림 6-13 혈액 가스 분석기(ABL 800, ABL 90, Radiometer)

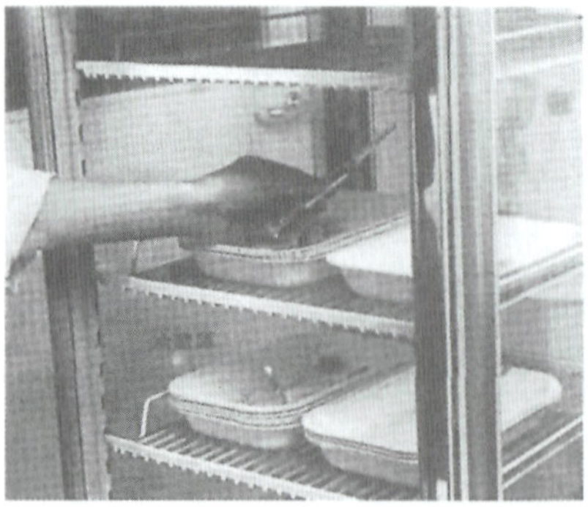

그림 6-14 검체 보존

검사실에 접수된 검체는 곧바로 측정해야한다. 그러나 여러 개의 검체가 동시에 접수된 경우나 즉시 측정할 수 없는 경우에는 얼음 위나 냉장고(4℃)에 넣어 혈액 가스의 변화를 최소화한다.

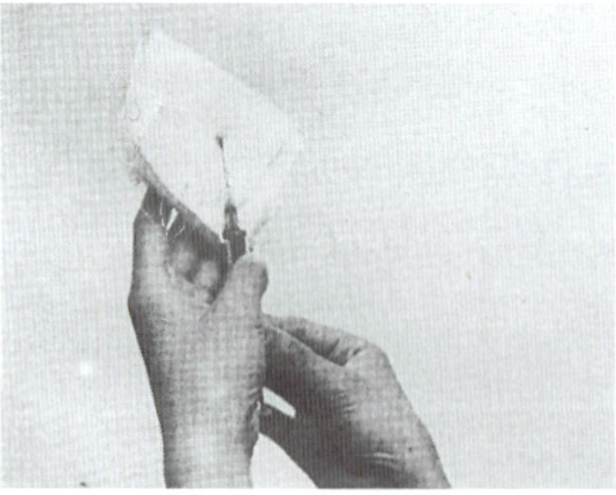

그림 6-15 기포 제거

원래는 채혈 시에 기포를 빼는 것이 기본이지만, 만일 채혈 시에 주사기 내에 기포가 들어갔거나 기포를 발견했을 경우에는 사진과 같이 측정 전에 반드시 기포를 빼야한다. 우선 주사 바늘을 위로 하고 바늘캡을 제거한다. 조심해서 천천히 바늘 선단으로부터 기포를 전부 밀어낸다. 작은 기포도 완전히 빼내고 기포를 완전히 빼냈으면 주사기 바늘 뚜껑을 다시 씌운다. 주사기 바늘 캡을 벗기거나 씌울 때 바늘에 손가락이 찔리지 않도록 주의해야 한다.

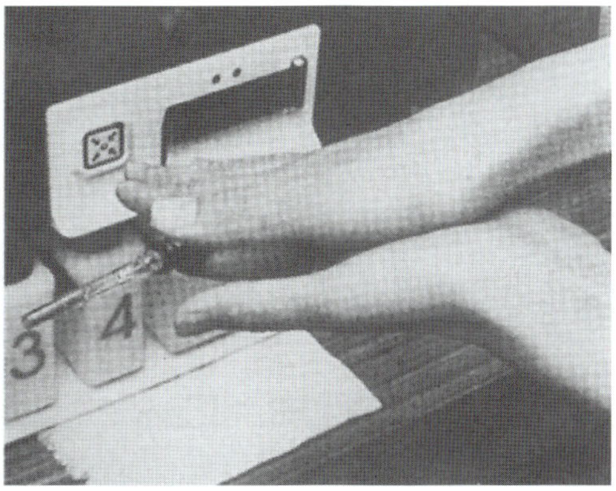

그림 6-16 주사기 회전

측정하기 전에 주사기를 사진과 같이 양손으로 돌리면서 충분히 회전시켜서 혈구가 뭉치지 않게 한다. 그 다음에 주사기 바늘을 빼고 1~2방울의 혈액을 버리면서 응고되지 않았는지 확인한다.

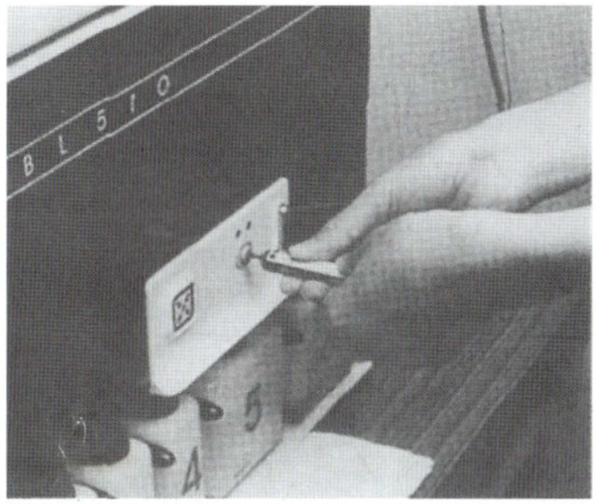

그림 6-17 검체 주입 · 자동 측정

분석기의 주입구에 혈액을 사진과 같이 천천히 밀어 넣는다. 필요량이 들어갔으면 주입구를 폐쇄한다(단 흡수형 기종을 사용할 경우에는 흡인 후에 기포가 들어가는 것에 주의해야 한다). 이후에는 컴퓨터 프로그램에 따라 혈액이 천천히 전극 부위로 흡인되고, 가스 분석이 시작된다.

RADIOMETER ABL 510

March 8. 1995 16 : 21

ABL 510 PATIENT REPORT Sample = 450

IDENTIFICATIONS

Patient temp. 38.8°C

Patient ID

Report layout # 1

BLOOD GAS VALUES		ACID BASE STATUS	
pH	7.425	HCO^-_{3C}	21.5 mmol/L
pCO_2	33.4 mmHg	$tCO_2(P)_C$	22.5 mmol/L
pO_2	85.4 mmHg	ABE_C	-1.8 mmol/L
		SBE_C	-2.2 mmol/L
tHb	11.2 g/dL	SBC_C	22.9 mmol/L
TEMPERATURE CORRECTED VALUES		sO_2	96.7 %
pH(38.8°)C	7.398		
pCO_2(38.8°)C	36.4 mmHg	tO_{2e}	15.2 Vol%
pO_2(38.8°)C	95.2 mmHg	p50(act), T_c	28.99 mmHg

Printed March 8, 1995 17 : 28

a. 고열

RADIOMETER ABL 510

March 8. 1995 16 : 21

ABL 510 PATIENT REPORT Sample = 450

IDENTIFICATIONS

Patient temp. 34.5°C

Patient ID

Report layout # 1

BLOOD GAS VALUES		ACID BASE STATUS	
pH	7.425	HCO^-_{3C}	21.5 mmol/L
pCO_2	33.4 mmHg	$tCO_2(P)_C$	22.5 mmol/L
pO_2	85.4 mmHg	ABE_C	-1.8 mmol/L
		SBE_C	-2.2 mmol/L
tHb	11.2 g/dL	SBC_C	22.9 mmol/L
TEMPERATURE CORRECTED VALUES		sO_2	96.7 %
pH(34.5°)c	7.462		
pCO_2(34.5°)c	29.6 mmHg	tO_{2e}	15.2 Vol%
pO_2(34.5°)c	73.5 mmHg	p50(act), T_c	21.24 mmHg

Printed March 8, 1995 17 : 28

b. 저체온

그림 6-18 결과 출력

측정이 완료되면 데이터가 출력된다. 마지막에는 자동적으로 세척되고 검사가 종료된다. 데이터는 환자의 체온을 입력하면 내부에서 자동적으로 연산된다. 37℃에서 측정되기 때문에 고열이나 저체온 환자의 경우에는 데이터가 본래의 값과는 다른 값을 나타낸다. 따라서 온도 보정을 하여 정확한 데이터를 구해야 한다. 37℃의 결과와 차이가 있음을 확실히 알 수 있다.

1) 칼슘 측정

[매뉴얼 측정: *o*-CPC법]

(1) 측정 원리

알칼리에서 혈청 칼슘과 *o*-CPC(*o*-cresolphthalein complexone)가 킬레이트 결합으로 형성된 자홍색을 575 nm에서 비색정량한다. 공존하는 마그네슘도 비슷하게 발색하여 정오차를 일으키기 때문에 8-하이드록시퀴놀린(8-hydroxyquinoline)을 첨가하여 마그네슘이 반응하지 못하게 한다.

(2) 시약 및 기구

① 시료(혈청)

② 표준 용액: 탄산칼슘 250 mg을 칭량하여 용량 플라스크에 넣고, 1M HCl 10 mL로 완전히 용해시킨 후 정제수를 가하여 100 mL가 되게 한다. 이것은 100 mg/dL 표준 용액이기 때문에 정제수로 5.0, 10.0, 15.0, 20.0 mg/dL의 표준 용액을 만든다.

③ CAPS(*N*-cyclohexyl-3-aminopropane sulfonic acid) 완충 용액(0.1 M, pH 11.0): CAPS 2.21 g을 정제수로 용해하고, 1N NaOH로 pH를 11.0으로 한 후, 정제수를 넣어 100 mL가 되게 한다. 밀폐시켜 보존하면 장기간 보존이 가능하다.

④ 은폐제[8-hydroxyquinoline(5 g/dL) 5 mL 제조]: 8-하이드록시퀴놀린 0.25 g을 에탄올 5 mL로 용해한다.

⑤ 정색 시약: [*o*-CPC용액(20 mg/mL) 100 mL 제조]: *o*-CPC 20 mg을 1N KOH 0.1 mL로 완전히 용해한 후 아세트산 0.1 mL와 은폐제 용액 5 mL를 가하고, 정제수로 100 mL가 되게 한다. 더욱이 Triton X-100 0.1 mL를 가하고 혼합한다. 냉장고에서 2~3개월은 안정하다.

(3) 조작

① 3개의 시험관을 준비하고 시험관에 정제수, 표준 용액, 혈청을 각각 50 μL

씩 넣고, 이것에 *o*-CPC 용액 1.0 mL를 가한 후 혼합한다.

② 그다음, 시험관에 CAPS 완충 용액 4.0 mL를 가하고 혼합한 후 15분 동안 실온에서 반응시킨다.

③ 시약 맹검을 대조로 하여 575 nm에서 흡광도를 측정하고, 표준곡선으로부터 농도를 구한다.

(4) 주의

① *o*-CPC는 산성 하에서 안정하지만, 알칼리 하에서는 불안정하여 분해되기 쉽다. 이 때문에 시약 조제는 산성 하에서 시행한다. 측정 시에는 알칼리성으로 한다.

② *o*-CPC는 산성 하에서 무색이지만, 알칼리 쪽으로 가면서 복숭아색부터 심홍색으로 된다.

2) 무기인 측정

[매뉴얼 측정, 피스크-수바로우(Fiske-Subbarow)법]

(1) 측정원리

무기인은 산성에서 몰리브덴산염과 결합하여 6가의 몰리브덴산으로 된다. 이것을 1-아미노-2-나프톨-4-설폰산(1-amino-2-naphthol-4-sulfonic acid)으로 환원하면, 청색 물질인 3가의 몰리브덴 블루를 생성하기 때문에 이것을 660 nm에서 비색 정량한다. 혈청 단백질은 이 반응을 간섭하기 때문에 과거에는 삼염화아세트산으로 단백질을 제거한 시료를 사용했지만, 라우릴황산나트륨(lauryl sodiumsul fate) 등의 계면활성제를 첨가하면 혈청 단백질의 영향 없이 직접 측정할 수 있다.

(2) 시약 및 기구

① 시료(혈청)

② 표준 용액(20 mg/dL): 시판하는 인 기준액(100 mg/dL)을 용량 피펫으로 40 mL를 취하고, 용량 플라스크에 넣어 200 mL가 되게 한다. 이것으로부터 2.5, 5.0, 7.5, 10 mg/dL 표준 용액을 만든다.

③ 발색 시약: 몰리브덴 시약과 환원제 시약을 1:1 비율로 혼합한다.

- 몰리브덴산 시약(1,000 mL 제조): 몰리브덴산암모늄 1.5 g을 약 800 mL의 증류수로 용해한 후, 농황산 10 mL를 서서히 가한다. 그다음 라우릴황산나트륨 32 g을 넣고 용해하여 최종적으로 1,000 mL가 되게 한다.
- 환원제 시약(1,000 mL 제조): 아황산수소나트륨 15 g, 무수아황산나트륨 0.5 g, 1-아미노-2-나프톨-4-설폰산 250 mg을 증류수 1,000 mL에 용해한다. 갈색병에 보존한다.

(3) 조작

① 시험관에 증류수, 각 농도 표준액, 시료를 각각 50 μL씩 넣는다.
② 시험관에 발색 시약 4.0 mL를 넣고 혼합한 후, 37℃에서 20분 동안 가온한다.
③ 흐르는 물에 냉각한 한 후, 시약 맹검을 대조로 660 nm에서 흡광도를 측정하고, 표준곡선에서 농도를 구한다.

(4) 주의

① 반응이 완전히 평형에 도달하지 않기 때문에, 발색 후, 측정하기까지의 시간을 잘 지켜야 한다.

3) 혈청 철 측정

[매뉴얼 측정]

(1) 측정 원리

혈청에 염산을 넣고 가열하여, 트랜스페린 등의 단백질에 결합해있는 철을 분리시킨다. 그다음 삼염화아세트산으로 단백질을 제거하고 원심분리하여, 상청의 철을 아스코르브산으로 2가철(Fe^{2+})로 환원시키고, 킬레이트 시약인 바소페난트롤린(bathophenanthroline)과 반응하여 생긴 적등색을 535 nm에서 비색정량한다.

(2) 시약

① 200 g/L 삼염화아세트산(trichloroacetic acid) 용액
② 1 mol/L 염산 용액: 정밀 분석용 염산을 정제수로 12배 희석한다.

③ 아스코르브산: 특급 아스코르브산 10 mg을 정제수 50 mL에 용해한다. 측정 직전에 조제한다.
④ 200 g/L 아세트산나트륨: 아세트산나트륨 3수화물 300 g을 정제수 1 L에 용해한다.
⑤ 발색시약: 바소페난트롤린 설폰산이나트륨 60 mg을 ④에 용해하여 갈색병에 보존한다.
⑥ 표준 용액:
시판하는 철 표준 용액(1.0 g/L)을 0.01 mol/L 염산 용액으로 희석하여 200 μg/dL로 조제한다.

(3) 조작법

	A: 혈청(mL)	B: 표준액(mL)	C: 정제수(mL)
측정 시료	2.0	2.0	2.0
1 mol/L(염산)	1.0	1.0	1.0
잘 혼합하고, 마개를 막고 80~90℃에서 5분 동안 가열한다.			
삼염화아세트산	1.0	1.0	1.0
믹서로 잘 섞고, 3,000 rpm에서 약 5분 동안 원심분리를 한다.			
원심 후 상청	2.0	2.0	2.0
아스코르브산	1.0	1.0	1.0
발색 시약	1.0	1.0	1.0
잘 혼합하고 물을 대조로 535 nm에서 비색한다.			

혈청 철 농도(μg/dL) = (A−C)/(B−C) × 200

(4) 주의사항

① 사용하는 기구는 모두 4 mol/L 염산 용액에 담그고, 하루 밤 방치하여 철을 제거한 후, 정제수로 깨끗이 닦고, 건조시킨다.
② 용혈은 헤모글로빈에서 유래하는 철로 인해 정(+)오차를 일으키기 때문에 주의해야 한다.
③ 채혈 시간은 이른 아침 공복 시에 실시한다.

Chapter 07

생체 색소

Biological pigment

CHAPTER 07
생체 색소(Biological pigment)

1. 헴

◆ 핵심용어

헴, 포르피린, 담즙산, 빌리루빈, 직접 빌리루빈, 간접 빌리루빈, UDPG, 우로빌리노겐, 글루쿠로나이드 빌리루빈

◆ 학습요점

빌리루빈의 형성과 배설 과정, 빌리루빈의 임상적 의의, 황달의 종류

(1) 포르피린

포르피린(porphyrin)은 헴(heme) 생성 과정에서 생기는 중간 대사산물로서 4개의 피롤 고리가 메틴기(-CH=)에 의해 연결되어 환상 구조를 이루고 있다. 포르피린은 헴의 전구체로서 간과 조혈 세포에서 합성되며 생체 내에서 헴, 시아노코발아민(비타민 B_{12}에는 코발트가 포함되어 있음) 등으로 존재하며, 모두 중요한 역할을 맡고 있다.

생체 내에서는 우선 δ-아미노레불린산(ALA)이 합성되고, ALA 2분자를 탈수 축합시켜 피롤인 포르포빌리노겐(porphobilinogen, PBG)이 합성된다. 다음은 PBG 4분자가 중합되어 하이드록시메틸빌레인(hydroxymethylbilane)을 합성하고, 이것이 고리로 되어 포르피린의 하나인 우로포르피리노겐(uroporphyrinogen, UPG) Ⅲ가 합성된다. 이것으로부터 탈탄산 · 산화 반응을 경유하여 프로토포르피린 Ⅸ이 합성된다. 그다음 철 부가 효소(ferrochelatase)의 작용에 의해 헴이 만들어진다.

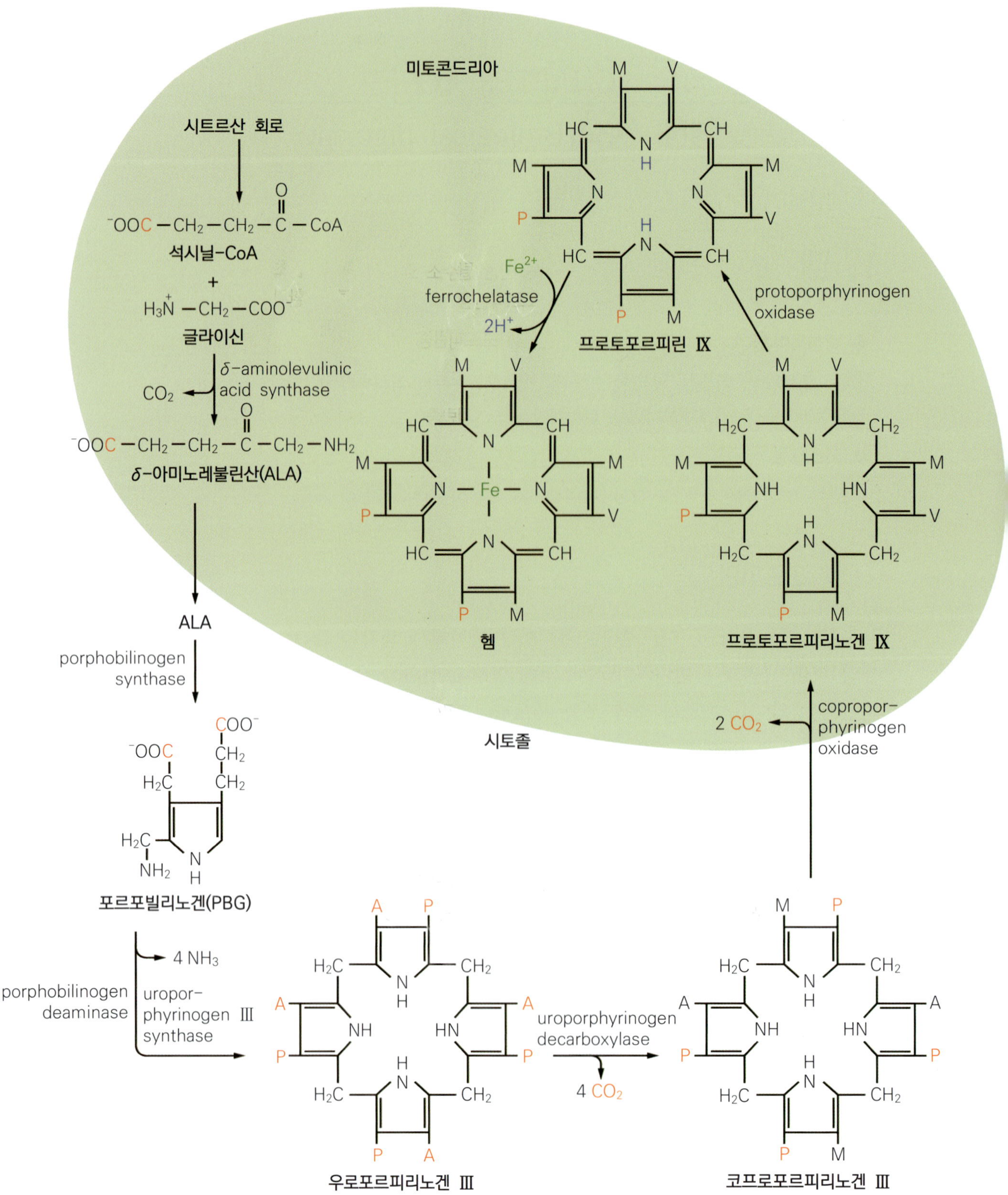

그림 7-1 헴 생합성의 전체 경로

A=acrtyl group, P=propionyl group, M=methyl group, V=vinyl group

납 중독이나 효소가 결핍된 선천성 질환에서는 헴 중간 대사물질이 체내에 축적된다. 이러한 중간물질인 포르피린이 체내에 축적되면, 과민증, 용혈, 간 장애, 담석, 그리고 신경 장애를 일으킨다(표 7-1).

표 7-1 포르피린체 연관 효소와 결손증

효소	결손증	증상
아미노레불린산 탈수소 효소	아미노레불린산 탈수소 효소 결손성 포르피린증	복통, 말초 신경 장애, 경련, 불안, 환각, 망상 등의 정신신경 장애
포르포빌리노겐 탈아미노 효소	급성 간헐성 포르피린증	
우로포르피리노겐Ⅲ 합성 효소	선천성 적아구성 포르피린증	피부 광민감증, 빈혈, 요독증
우로포르피리노겐Ⅲ 탈탄산 효소	만발성 피부포르피린증	태양광에 의한 피부 수포
코프로포르피리노겐 산화 효소	유전성 코프로포르피린증	복통, 말초신경 장애, 경련, 불안, 환각, 망상 등의 정신신경 장애
프로토포르피리노겐 산화 효소	다채(多彩)성 포르피린증	
철 부가 효소	골수성 프로토포르피리아	피부 광민감증, 빈혈, 요독증

포르피린 전구체나 포르피린 검사에는 전구체로서 δ-ALA나 포르피린체를 검출한다. 주로 소변을 시료로서 검사하지만, δ-ALA는 알칼리성에서 분해되기 때문에 소변의 pH를 4~6으로 조정해야 한다. 포르피린체는 빛에 의해 분해되기 때문에 냉암소에서 24시간 소변을 모으고 그중 일부를 시료로 사용한다.

[기준범위, HPLC법]

HPLC로 측정했을 때의 기준범위는 소변 우로포르피린 36 μg/g · Cre 이하, 소변 코프로포르피린 170 μg/g · Cre 이하, δ-ALA 5.0 mg/L이다.

2. 담즙산

담즙산(bile acid)은 콜레스테롤로부터 간세포에서 합성되며, 체내 콜레스테롤 대사의 최종 산물로서 담즙에 섞여 콜레스테롤과 함께 배설된다.

담즙산은 1차 담즙산과 2차 담즙산으로 나뉘며, 1차 담즙산에는 콜산(cholic acid)과 케노디옥시콜산(chenodeoxycholic acid)이 있고, 2차 담즙산에는 디옥시콜산(deoxycholic acid)과 리토콜산(lithocholic acid)이 있다. 주성분은 간에서 합성되는 콜산(80%)이며, 2차 디옥시콜산은 소장의 장내세균에 의해 생성되며 약 15%를 차지한다.

담즙산은 글라이신, 타우린(taurine) 등과 결합하고, 이러한 결합형은 담즙으로 잘 배설되며, 간 독성도 약하다. 1차 담즙산은 타우린이 결합된 타우로콜산(taurocholic acid) 75%, 글라이신이 결합된 글라이코콜산 25%의 형태로 존재한다.

담즙산이 소화관으로 배설되면 장관내 물의 표면장력을 저하시키고, 지방의 유화를 촉진시켜서 췌장의 라이페이스가 트리글리세리드(트리아실글리세롤, TG)를 잘 분해하도록 한다. 췌장 라이페이스에 의한 TG의 가수분해로부터 생성된 지방산과 모노글리세리드(모노아실글리세롤, MG)는 담즙산과 미셀(micelle)을 형성하여 회장이나 결장의 장점막 상피 세포로부터 흡수된다. 이후 담즙산은 유리되어 혈액으로 들어가고 문맥을 경유하여 간으로 간 후 다시 이용되는 장간순환을 한다.

담즙산의 검사법은 폐쇄성 황달, 만성 간염, 간경화증 등의 진단에 이용되고 있다. 측정 방법에는 효소적 측정법과 효소 사이클링 반응을 이용한 고감도 측정법이 이용되고 있다.

기준범위는 1~8 μmol/L, 시료는 공복 시 혈청(혈장)을 사용하며, 플루오린화나트륨(NaF)은 측정 시약의 효소 반응을 억제하기 때문에 이것이 들어간 채혈관에 채혈한 혈장을 사용하면 안 된다.

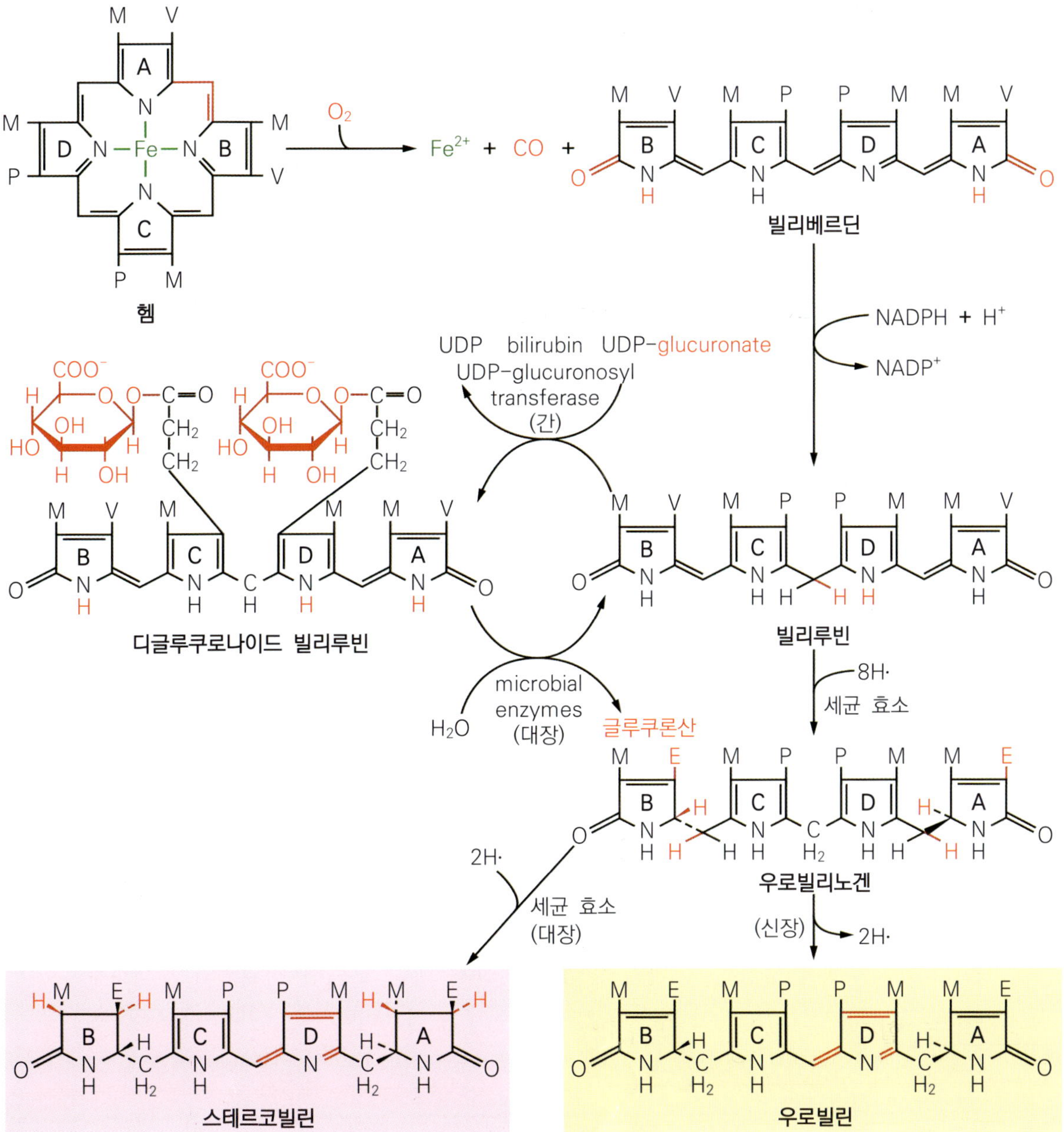

그림 7-2 헴 분해 경로

M=methyl group, V=vinyl group, P=propionyl group, E=ethyl group

3. 담즙 색소 : 빌리루빈

(1) 빌리루빈의 생화학

담즙의 주 색소인 빌리루빈(bilirubin, bili=담즙, rubin=루비색)은 분자식 $C_{33}H_{26}N_4O_6$, 분자량 585, 적갈색의 결정체로 노화된 적혈구가 탐식될 때 헤모글로빈의 파괴로부터 생성된다. 헤모글로빈은 단백질인 글로빈(globin)과 헴(heme, ferroprotoporphyrin)이 결합하여 소단위를 형성하고 이러한 분자 4개가 결합하여 형성된 4량체의 복합 분자이다. 헤모글로빈은 직경 6.4 nm, 분자량 64,500 Da의 구상 단백질이다.

적혈구의 수명은 약 120일이며, 노화된 적혈구는 세망내피계의 포식 세포에 의해 섭취되고 분해된다. 노화된 적혈구를 파괴하는 세망내피계의 포식 세포들은 1차적으로 비장, 간, 그리고 골수에 있다. 이들 중 비장이 노화 적혈구를 처리하는 주된 기관이다. 헤모글로빈이 분해되면 그림 7-2에서 보듯이 빌리루빈을 생성한다. 적혈구는 1초에 약 200만 개가 파괴된다. 그런데 적혈구 1개에는 2억8천만 분자의 헤모글로빈이 포함되어있다. 따라서 인체는 계속해서 대량의 적혈구 분해 물질과 헤모글로빈 분해 물질을 처리해야 한다. 이렇게 처리되는 물질의 하나가 인체에 헴의 분해 산물인 빌리루빈이다. 이 노폐물은 인체에 해롭기 때문에 모두 배설해야 한다.

매일 생성되는 빌리루빈의 양은 250~300 mg이며, 이중 약 80%는 노화된 적혈구의 파괴(헤모글로빈)로부터 생성되고, 나머지 20%는 골수에서 미성숙 적혈구의 파괴로부터 그리고 다른 헴 함유 단백질(마이오글로빈, 카탈레이스, 사이토크롬)의 파괴로부터 생성된다. 따라서 성인의 경우 매일 노화된 적혈구의 파괴로부터 약 6 g의 헤모글로빈이 유출되고, 이로부터 빌리루빈이 생성된다. 헤모글로빈으로부터 빌리루빈이 형성되고 대사되며, 그리고 배설되는 과정을 단계적으로 그림 7-3에 나타냈다.

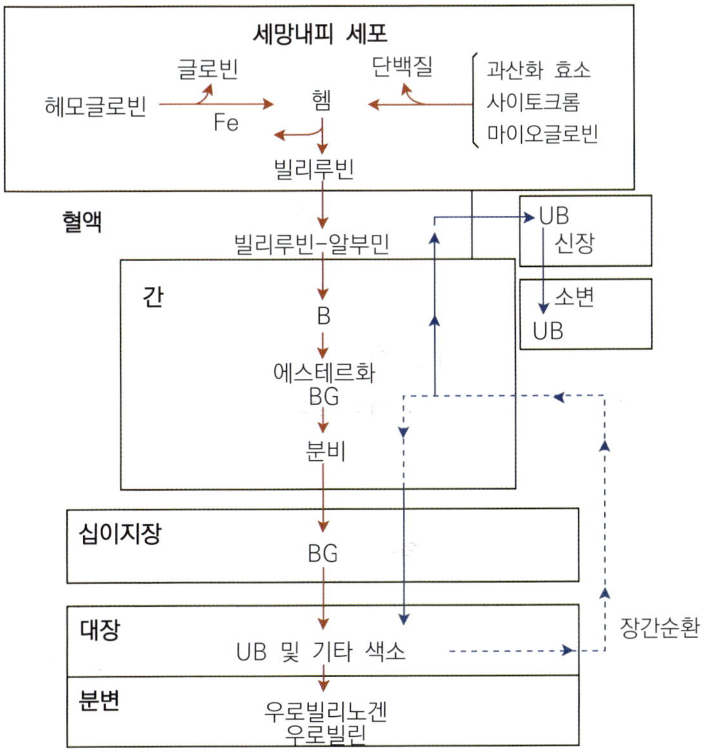

그림 7-3 빌리루빈의 형성과 배설

B=빌리루빈(bilirubin), UB=우로빌리노겐(urobilinogen)
BG=글루쿠로나이드 빌리루빈(bilirubin diglucuronide)

1 단계. 정확한 메커니즘은 잘 알려져 있지 않지만, 전체적으로 보면 단백질이 분해되어 아미노산으로 가수 분해되고, 아미노산은 아미노산 풀에 합류한다. 헴 분자의 포르피린 고리는 4개의 피롤 고리(tetrapyrrole ring)와 그것을 연결하는 4개의 메틴기로 구성된다. 이러한 4개의 메틴기 중 하나가 헴 산소화 효소(heme oxygenase)에 의해 끊어져 포르피린 고리가 열리고 선형의 빌리베르딘(biliverdin, 빌리버딘이라고도 함)이 된다. 포르피린 고리가 열릴 때 철이 떨어져 나오고, 이때 유리된 철은 페리틴으로 저장되었다가 골수에서 새로운 헴을 합성할 때 다시 사용된다. 빌리베르딘 환원 효소(biliverdin reductase)에 의해 환원되어 적황색의 빌리루빈(bilirubin)으로 된다. 이와 같은 빌리루빈은 반드시 배설되어야 할 노폐물이다.

2 단계. 소수성의 빌리루빈은 세망내피 세포(R-E cell)로부터 혈액으로 나와 혈장 단백질인 알부민과 결합하여 운반된다.

3 단계. 빌리루빈-알부민 복합체는 간의 굴모양 혈관에 유입된 후 곧바로 간세포 막에 결합한다. 이후 빌리루빈은 알부민 복합체로부터 분리되어 세포 안으로 들어간다. 그러나 알부민은 세포 안으로 들어가지 못한다. 간세포 안으로 들어간 빌리루빈은 운반 단백질인 리간딘(ligandin)에 의해 조면 소포체에 있는 마이크로솜에 전달된다.

4 단계. 빌리루빈의 에스테르화 작용(결합 작용)이 소포체에서 일어난다(그림 7-4). 우리딜이인산 글루쿠로닐기 전이 효소(uridinediphosphate gluuronosyltransfertase, UDPG)는 빌리루빈 분자의 중앙부에 있는 2개의 프로피온산(propionic acid) 중 1개 혹은 2개에 글루쿠론산(glucuronic acid)을 전달한다. 그 결과 모노글루쿠로나이드(monoglucuronide, β-빌리루빈) 또는 디글루쿠로나이드(diglucuronide, γ-빌리루빈)가 생성된다.

이렇게 글루쿠론산과 결합한 빌리루빈을 에스테르형 또는 결합형 빌리루빈(esterified or conjugated bilirubin)이라고 한다. 이들은 반응상 직접 빌리루빈으로 분류된다. 그리고 소량의 에스테르형 빌리루빈은 혈장으로 역류된다.

5 단계. 수용성 빌리루빈인 글루쿠로나이드 빌리루빈(bilirubin glucuronide, BG)는 담즙이 간세포로부터 모세담관으로 분비되는 메커니즘과 마찬가지로 분비된다.

6 단계. 담즙의 다른 성분과 함께 빌리루빈은 담관을 통해 담낭으로 전달되고, 그곳에 일시적으로 저장되어 있다가 적당한 자극(위 내의 음식물 유입 및 호르몬 자극)을 받을 때 총담관을 통해 장으로 배설된다.

7 단계. BG가 대장에 도달하면 정상 장내세균에서 생성하는 효소에 의해 글루쿠론산이 분리되고, 빌리루빈이 환원된다. 이 환원 산물을 총칭하여 우로빌리노겐(urobilinogen)이라고 한다.

8 단계. 우로빌리노겐 일부(약 20%)는 장에서 흡수되어 문맥을 통해 간으로 되돌아간다. 간세포가 정상적이면 이들 우로빌리노겐은 대부분이 다시 배설된다. 그러나 제거되지 못한 소량의 우로빌리노겐(대장 우로빌리노겐 함량의 약 1 %)은 순환계로 들어가 신장을 통해 소변으로 배설된다(1~4 mg/day).

9 단계. 대장에서 흡수되지 못한 우로빌리노겐은 일부가 산화되어 우로빌린(urobilin) 및 다른 갈색 색소로 된다. 이들은 대변을 통해 배설된다(약 200 mg/day).

정상 상태에서 빌리루빈은 하루에 약 250~300 mg이 생성된다. 이들 빌리루빈은 모노 혹은 디글루쿠로나이드를 형성하여 배설된다. 실제로 모든 빌리루빈은 피롤 조각과 색소(dipyrroles, urobilinogen, urobilin)의 형태로 대변을 통해 배설된다. 소량의 우로빌리노겐은 소변을 통해서도 배설된다. 혈장 빌리루빈은 농도가 낮으며, 이들의 대부분은 알부민과 결합해 있는 비에스테르터형이다. 총 빌리루빈 중 소량은 글루쿠로나이드로서 혈장에 존재한다.

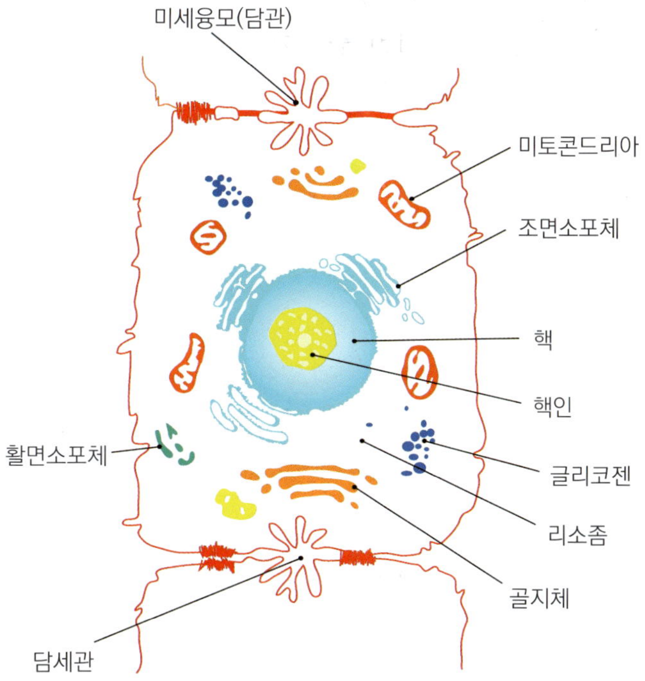

그림 7-4 간세포

2) 빌리루빈의 종류

빌리루빈의 명칭은 위에서 언급한 비에스테르형(유리형, 비결합형) 및 에스테르형(결합형) 빌리루빈 외에도 반응 형태나 반응 속도 등에 따라 다양하게 구분하여 부르고 있다(표 7-2). 에스테르형 빌리루빈 중 모노글루쿠로나이드를 Ⅰ형 색소(pigment Ⅰ), 디글루쿠로나이드를 Ⅱ형 색소(pigment Ⅱ)라고 한다. 비에스테르형 빌리루빈은 헴의 분해 물질이기 때문에 헤모빌리루빈(hemobilirubin)이라고 부르며, 반면 담즙으로 배설된 결합형 빌리루빈은 콜레빌리루빈(cholebilirubin)이라고 부른다.

한편 디아조(diazo) 반응에 대한 차이에 따라 분류하기도 하는데 디아조 시약과 직접 반응하는 에스테르형 빌리루빈을 직접 빌리루빈(direct bilirubin)이라고 하고, 알코올이나 벤조산나트륨 등으로 전처리해야 반응하는 비에스테르형 빌리루빈을 간접 빌리루빈(indirect bilirubin)이라고 한다. 그리고 직접 빌리루빈은 디아조 시약 첨가 후 신속히 반응하는 1분 빌리루빈(pigment II)과 천천히 반응하는 15분 빌리루빈(pigment I)으로 세분화된다.

이들 반응성의 차이는 주로 물에 대한 빌리루빈의 용해성에 의해 구별된다. 글루쿠론산 결합체는 용해도가 강하고 직접 디아조 시약과 반응하는 반면, 비에스테르형 빌리루빈은 알부민과 결합하고 있어서 디아조 시약을 첨가하기 전에 알부민을 분리시켜야 한다.

최근에는 이온 결합이나 소수성 상호 작용과 같은 약한 결합을 통해 알부민과 결합해 있는 비에스테르터형 빌리루빈 외에도 결합형 빌리루빈이 알부민과 강하게 공유 결합을 하고 있는 δ-빌리루빈이 확인되고 있다.

δ-빌리루빈은 드라이 케미스트리(dry chemistry)로 얻을 수 있는 빌리루빈으로, 드라이 케미스트리에서는 총 빌리루빈, 비에스테르형 빌리루빈, 그리고 에스테르형 빌리루빈을 분별하여 측정할 수 있으며, 총 빌리루빈량과 에스테르형 및 비에스테르형 빌리루빈량을 합한 값이 일치하지 않아 기존 빌리루빈 외에 다른 종류의 빌리루빈이 존재하는 것으로 판명되었는데 이것이 δ-빌리루빈이다. δ-빌리루빈은 직접 빌리루빈으로 분류된다.

이것은 알부민과 공유 결합을 하기 때문에 다이아조 반응에서는 직접 빌리루빈으로서 반응한다. 측정법은 드라이 케미스트리에서 얻은 총 빌리루빈으로부터 에스테르형 및 비에스테르형 빌리루빈의 합을 빼서 구하는 방법과 고속액체크로마토그래피(HPLC)로 측정하는 방법이 있다. 이 빌리루빈은 알부민과 공유 결합을 하고 있기 때문에 소변 중으로 배설되지 않는다. 그리고 반감기가 길다. 임상적 의의는 현재 검토 중에 있지만 신생아 황달이나 간 질환의 회복기에 증가하는 것으로 알려지고 있다.

표 7-2 빌리루빈의 분류

분류	α-빌리루빈	β-빌리루빈	γ-빌리루빈
화학적 명칭	빌리루빈	모노글루쿠로나이드 빌리루빈	디글루쿠로나이드 빌리루빈
생화학적 명칭	총 빌리루빈		
	유리형 빌리루빈	결합형 빌리루빈(에스테르형 빌리루빈)	
화학 반응에 의한 분류	간접 빌리루빈	직접 빌리루빈	
반응 속도에 의한 분류	–	지연 직접 반응: 15분 빌리루빈	신속 직접 반응: 1분 빌리루빈

3) 빌리루빈의 임상적 의의

정상인의 혈청 총 빌리루빈은 0.1~1.0 mg/dL로 낮다. 만일 혈청 총 빌리루빈이 2.5 mg/dL 이상이면 고빌리루빈혈증(hyperbilirubinemia)이 되어 혈장이 진한 황색을 띠며, 이로 인하여 피부와 안구 결막을 비롯한 전신 조직이 황색을 띤다. 이러한 상태를 황달(jaundice)이라고 한다. 황달은 피부나 결막이 노랗게 되는 상태를 관찰하여 진단할 수 있지만, 보다 정확한 진단은 혈청 빌리루빈 농도를 측정함으로써 확인할 수 있다. 특히 육안적으로는 황달을 인식할 수 없지만 혈청 빌리루빈이 증가한 경우를 잠재성 황달이라고 한다.

황달은 발생 원인에 따라서 ① 간전성 또는 용혈성 황달(prehepatic or hemolytic jaundice), ② 간성 황달(hepatic jaundice), ③ 간후성 또는 폐쇄성 황달(posthepatic or obstructive jaundice)로 분류한다.

간전성 황달에서는 적혈구의 파괴가 증가하여(신생아 용혈성 질환, 동종면역 용혈성 질환, 이형수혈) 빌리루빈의 생성이 증가한다. 이때 증가하는 빌리루빈은 비결합형 빌리루빈(간접 빌리루빈, 유리형)이다.

간성 황달은 간세포의 기능 저하로 인한 혈액에 있는 비결합형 빌리루빈의 섭취 저하, 빌리루빈의 글루쿠론산 결합능 저하, 담즙 중으로 결합형 빌리루빈의 배설 저하, 혈액으로의 빌리루빈 역류 등 복잡한 요인이 겹쳐서 혈액에 비결합형 및 결합형 빌리루빈이 증가하여 생긴다.

크리글러-나자르 증후군(Crigler-Najjar syndrome)은 UDPG의 완전 결핍(Ⅰ형) 또는 부분적 결핍(Ⅱ형)이 있는 희귀한 유전 질환으로 비결합형 빌리루빈이 증가한다. Ⅰ형은 25~50 mg/dL, Ⅱ형은 5~20 mg/dL을 나타낸다.

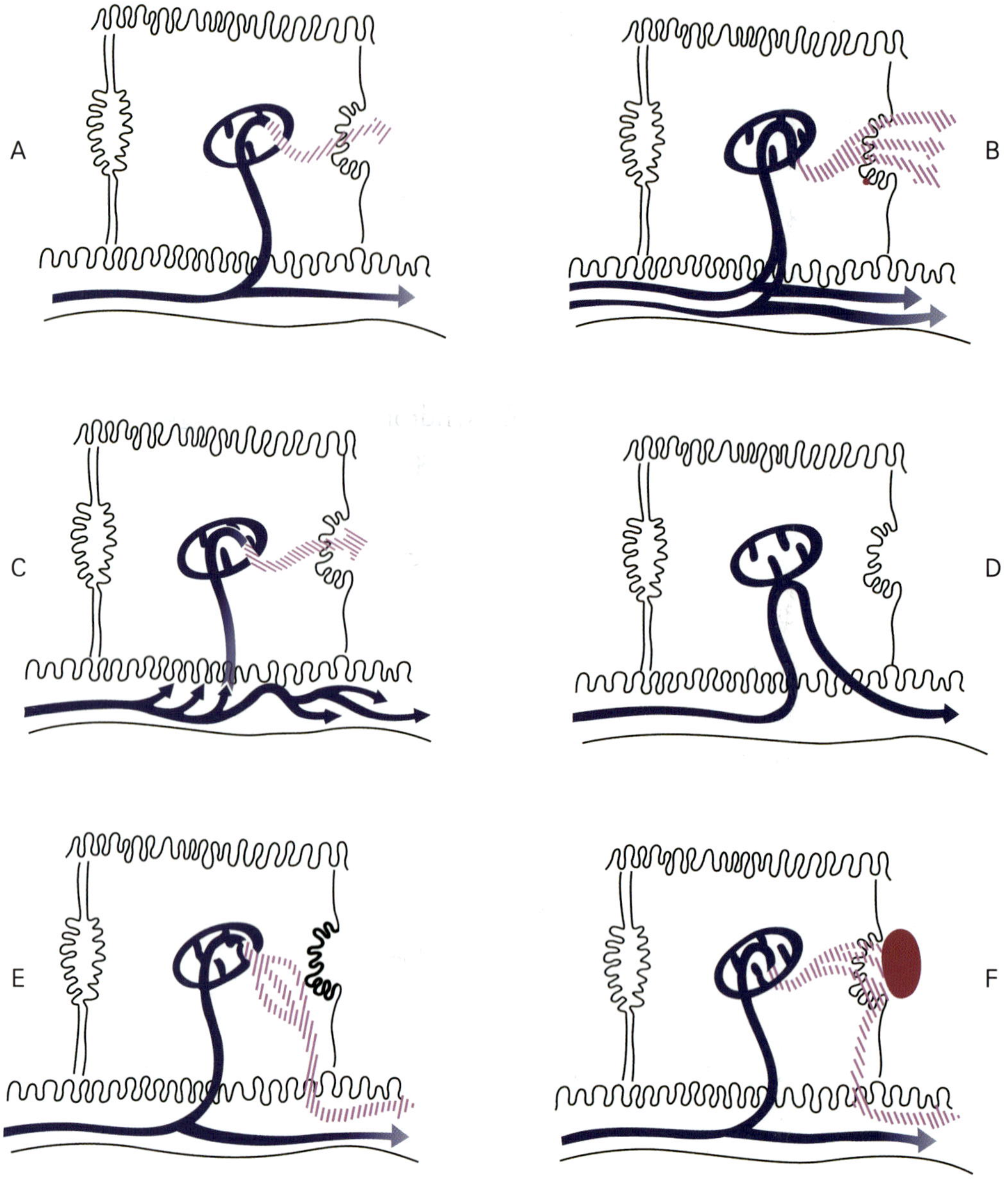

그림 7-5 고빌리루빈혈증의 메커니즘

A. 정상 빌리루빈 대사: 비결합 빌리루빈(남색 화살표)이 간세포로 들어가 마이크로솜에서 결합형 빌리루빈(보라색 화살표)으로 전환된 후 배설됨.

B. 용혈성 황달(hemolytic jaundice): 용혈로 인하여 혈액에 비결합형 빌리루빈이 증가하여 간으로 들어가는 양이 간 용량을 초과할 정도로 많아지고 그로 인해 결합형 빌리루빈으로 전환되는 양이 증가하여 배설량이 많아짐.

C. 질베르 증후군(Gilbert's syndrome): 간으로 들어가는 양이 감소하여 혈액에 비결합 빌리루빈이 증가함.

D. 생리적 황달(physiologic jaundice): 간세포의 미성숙으로 마이크로솜에서 빌리루빈을 결합형으로 전환할 수 없어서 혈액에 비결합형 빌리루빈이 많이 증가하는 상태이며(신생아 황달), 선천적인 결함은 크리글러-나자르 증후군(Crigler-Najjar syndrome)이다. 이러한 현상은 uridyldiphosphate glucuronosyl transferase(UDPG)의 결핍으로 인해 일어난다.

E. 듀빈-존슨 증후군(Dubin-Johnson syndrome): 결합형 빌리루빈의 분비를 방해하는 생화학적 결함이 있어서 이것이 혈액으로 역류되는 상태이다.

F. 폐쇄성 황달(obstructive jaundice): 간내 또는 간외의 담도가 물리적으로 막혀서 결합형 빌리루빈이 분비되지 못하고 혈액으로 역류하는 상태이다.

(From Kaplan LA etal: Clinical chemistry, ed 4, p 499, 2003.)

질베르 증후군(Gilbert syndrome)은 동양 혈관 막에서 UDPG의 활성 감소로 인해 간세포의 마이크로솜으로 빌리루빈의 수송이 손상된 질환이다. 보통 염색체성 열성 형질로서 유전되는 질환으로 약하게 비결합형 빌리루빈이 증가하는 양성 질환이다. 빌리루빈 값은 보통 1.5~3 mg/dL을 나타낸다.

듀빈-존슨 증후군(Dubin-Johnson syndrome)은 마이크로솜에서 담세관으로 결합형(직접) 빌리루빈의 수송이 손상된 질환이다. 결합형 빌리루빈이 많이 증가하고, 비결합형 빌리루빈이 약간 증가하여 황달을 일으키는 보통 염색체성 열성 상태의 유전 질환이다.

루시-드리스콜 증후군(Lucey-Driscoll syndrome)은 결합형 빌리루빈의 형성을 촉진하는 UDPG가 혈액 중의 저해제에 의해 억제되어 발생한다. 출생 후 2~3주 동안 약한 고빌리루빈증이 지속된다.

로터 증후군(Rotor syndrome)은 듀빈-존슨 증후군과 비슷하지만 간에 검은 과립이 없다. 결함 원인은 밝혀지지 않았다.

신생아는 간에서 빌리루빈에 글루쿠론산을 결합시키는 UDPG의 생성이 아직 미흡하여 생후 2일부터 혈액에 간접 빌리루빈이 증가하며, 약 5일에 소실되기 시작하여 약 2주 즈음에 정상으로 회복된다. 이렇게 일시적으로 생기는 황달이 신생아의 생리적 황달이다.

간후성 황달에서는 담석 및 이물질에 의한 담관의 폐쇄나 암 등에 의한 외부로부터의 담관 압박에 의해 담즙 배설이 장애를 받아 담즙이 혈액으로 역류한다. 이렇게 담즙이 정체되는 질환을 담즙울체증(cholestasis)이라고 한다. 이때는 특히 에스테르형 빌리루빈이 현저하게 증가한다.

이해도의 점검과 문제

1. 빌리루빈의 형성과 처리 과정을 설명하라.
2. 빌리루빈의 종류를 열거하라.
3. 담즙 색소 대사 질환(황달)이란 무엇이며, 황달의 종류를 설명하라.
4. 담즙산의 형성과 생리적 역할을 설명하라.

4) 빌리루빈 측정법

(1) 황달 지수 측정법

빌리루빈에 의해 형성된 혈청의 황색을 중크롬산칼륨(potassium dichromate, $K_2Cr_2O_7$)과 비교하여 측정한다. 묄렌흐라흐트법(Meulengracht)에 의해 개발되어 묄렌흐라흐트법이라고도 한다. 색깔만을 비교하기 때문에 음식물의 영향을 많이 받는다. 따라서 혈청에 카로틴 농도가 높거나 혼탁한 지방 혈청일 경우에는 위양성을 나타낼 수 있다. 황달 지수 단위와 빌리루빈 농도와의 관계는 대략 10 units = 1 mg이다.

빌리루빈 이외의 다른 물질들이 황달 지수에 많은 영향을 주기 때문에 임상에서의 이용은 제한적이며 계속된 검사의 예후를 보는 정도에 그친다. 검사는 용혈과 혼탁이 없는 혈청이나 혈장으로 해야 하기 때문에 공복에 채혈하는 것이 바람직하다.

(2) 직접 측정법

혈청의 빌리루빈은 460 nm 부근에 흡수대를 가지고 있기 때문에 분광광도계로 직접 측정할 수 있다(그림 7-6). 그러나 빌리루빈 외에 카로티노이드라고 하는 지용성의 황색 색소와 헤모글로빈이 410 nm에서 강한 흡수대를 보이기 때문에 용혈 혈청은 정오차를 일으킨다. 또한 귤이나 당근의 카로티노이드 색소도 영향을 미치기 때문에 좋은 방법은 아니다.

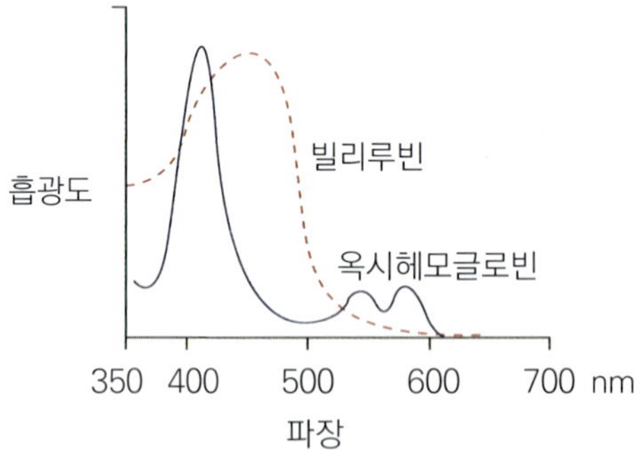

그림 7-6 빌리루빈과 옥시헤모글로빈의 흡수 스펙트럼

헤모글로빈의 영향을 없애기 위하여 460 nm와 동시에 416 nm 또는 575 nm의 흡광도를 측정하여 계산에 의해 빌리루빈 값을 구하는 방법도 있고, 빌리루빈 측정기(bilirubinometer)로 총 빌리루빈만 측정할 수 있다. 또한 정상치 부근의 빌리루빈 농도(1 mg/dL 이하)에서는 카로티노이드의 영향을 받기 때문에 정확한 측정이 불가능하다. 방법이 간편하여 신생아 황달 같은 고빌리루빈혈증의 신속한 정량에 이용되고 있다.

(3) 디아조 반응법

디아조 시약의 주성분은 디아조벤젠설폰산(diazobenzenesulfonic acid)으로, 술파닐산(sulfanilic acid)을 함유한 염산 용액과 아질산나트륨(sodium nitrite) 용액을 검사할 때 혼합하여 사용한다. 반응 촉진제는 단백질과의 해리를 촉진하는 것으로 메탄올(Malloy-Evelyn법), 벤조산나트륨 · 카페인(Jendrassik-Grof법), 요소, 다이피린(dipyrrin), 계면활성제 등이 이용되고 있다.

아조빌리루빈(azobilirubin)은 중성 부근에서는 적색을 띠지만, 강산성 또는 강알칼리성 용액에서는 청색을 띤다.

Michaelson은 디아조 반응에 Cu^{2+}을 가하고 알칼리성으로 조정하여 짙은 청색을 형성시켜 이를 측정하였다. 이 방법은 기존의 디아조 반응보다 감도가 좋다.

❖ Malloy Evelyn법에 의한 빌리루빈 측정

혈청에 있는 빌리루빈이 디아조 시약과 반응한다(그림 7-7). 디아조화 술파닐산은 빌리루빈의 중앙에 있는 메틸렌 탄소와 반응하여 빌리루빈을 분해시켜 2분자의 아조빌리루빈(azobilirubin)을 형성한다. 이 방법은 전형적으로 pH 1.2에서 반응을 시킨다. 생성된 아조빌리루빈은 적색-자색을 띠며 560 nm에서 최대 흡수를 나타낸다. 간접 빌리루빈을 용해시키기 위해 가장 많이 사용하는 반응 촉진제는 메탄올이다.

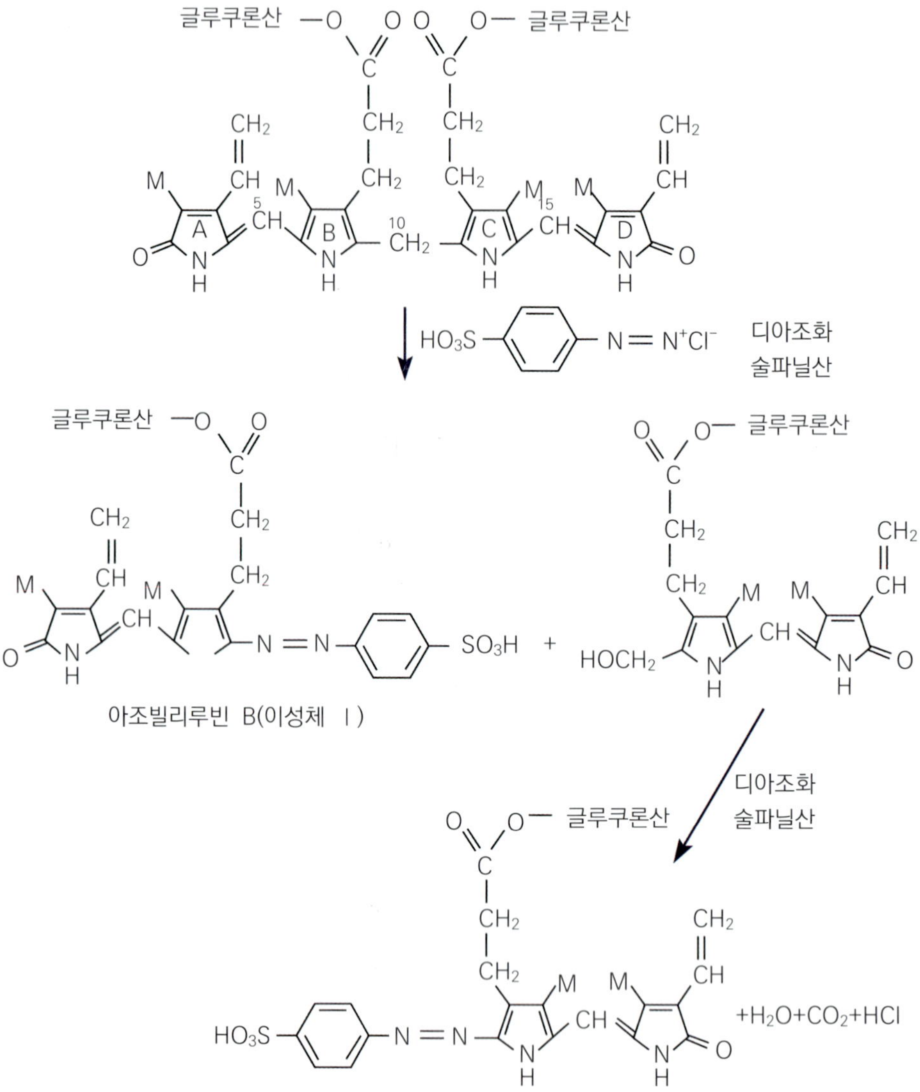

아조빌리루빈 B(이성체 Ⅱ)

그림 7-7 디아조화 술파닐산과 글루쿠로나이드 빌리루빈의 반응(디아조 반응).

직접 빌리루빈(디글루쿠로나이드 빌리루빈)은 아조빌리루빈 B 이성체 Ⅰ, Ⅱ를 생성하고, 간접(비결합) 빌리루빈은 아조빌리루빈 A 이성체 Ⅰ, Ⅱ를 생성한다.

❖ Jendrassik-Grof법에 의한 빌리루빈 측정

측정 원리

ㄱ. 직접 빌리루빈 측정

직접 빌리루빈은 디아조 시약과 중성 부근에서 5분 이내에 반응하는데 아스코르브산을 넣어 디아조염을 분해시키면 반응이 정지된다. 이때 강알칼리성의 타르타르산염 용액(Fehling's reagent, pH 13)을 가해 청색으로 발색시킨 후 600 nm에서 흡광도를 측정한다.

ㄴ. 총 빌리루빈 측정

총 빌리루빈을 측정하기 위해 디아조 시약과 간접 빌리루빈 반응 촉진제인 카페인과 벤조산나트륨(sodium benzoate) 산성 용액을 혼합한다. 술파닐산은 직접 및 간접 빌리루빈과 아조색소를 형성하며 강알칼리성의 타르타르산염 용액을 넣어 청색으로 발색시킨 후 600 nm에서 흡광도를 측정한다.

측정시 주의사항

빌리루빈은 공기 중의 산소에 의해 산화되기 쉽다. 또한 강한 광선, 특히 자외선에 의해 분해되기 때문에 신선한 혈청을 이용하여 분석할 필요가 있다. 정상치는 1 mg/dL 이하로 매우 낮기 때문에, 정상 혈청에서의 발색은 매우 약하다. 따라서 반드시 술파닐산을 함유하지 않은 시약을 맹검(blank)으로 사용해야 한다. 또한 맹검 흡광도의 미세한 차이가 결과에 큰 영향을 주기 때문에 흡광도를 판독 시 정확성을 기해야 한다. Michaelson법에 의한 알칼리성 아조빌리루빈의 측정에서는 흡광도가 상승하기 때문에 혈청 맹검을 생략하는 일이 있다. 빌리루빈의 표준 용액 제조에는 어려운 점이 많다. 시판되는 빌리루빈은 임상 검사의 표준 물질로서 충분한 순도를 지니지 않은 것이 많다. 순도 검정은 클로로폼 용액으로 453 nm에서 흡광 계수가 60,700±1,600의 범위 내에 있도록 규정하고 있다.

빌리루빈은 물에 녹지 않기 때문에 클로로폼 용액으로 녹여 이용하고 있다. 이 용액의 디아조 시약에 의한 발색은 혈청의 빌리루빈과 같이 알부민과 결합한 빌리루빈과 약간 다르기 때문에 좋지는 않다. 이러한 차이점을 없애기 위해 사람 알부민에 결합한 빌리루빈이 시판되고 있어 이를 물에 용해하여 사용한다. 단, 표준 용액의 농도는 회사에서 지정한 값을 믿을 수밖에 없다. 빌리루빈을 표면활성제(담즙산) 용액으로 용해한 수용성 빌리루빈도 이용되고 있다.

상기의 표준 용액은 모두 간접 빌리루빈(비결합형 빌리루빈)이며, 직접 빌리루빈(결합형 빌리루빈)의 표준 용액은 얻을 수 없다. 직접 빌리루빈의 발색은 간접 빌리루빈과 똑같은 흡광도를 나타내는 것으로 가정하고 측정하기 때문에 어느 쪽인가의 시약이 불량하거나 발색에 차이가 생긴 경우에는 오차를 일으킨다. 그러므로 정도 관리, 특히 직접 빌리루빈의 정확도 관리가 어렵다.

(4) 효소법

빌리루빈 산화 효소(bilirubin oxidase, BOD)를 이용하여 pH를 다르게 하면 총 빌리루빈(pH 7.2)과 간접 빌리루빈(pH 3.7)은 모두 빌리버딘(biliverdin)으로 산화된다. 이때 450 nm에서의 빌리루빈 감소량으로부터 총 빌리루빈과 간접 빌리루빈을 구한다.

$$\text{총빌리루빈} + O_2 \xrightarrow[\text{pH 7.2}]{\text{BOD}} \text{빌리버딘} + H_2O$$

$$\text{간접 빌리루빈} + O_2 \xrightarrow[\text{pH 3.7}]{\text{BOD}} \text{빌리버딘} + H_2O$$

(5) HPLC법

Lauff 등이 1981년 역상 고속 액체 크로마토그래피로 비결합형 빌리루빈, 결합형 빌리루빈과 알부민과 공유 결합을 한 δ-빌리루빈을 검출하였다(그림 7-8).

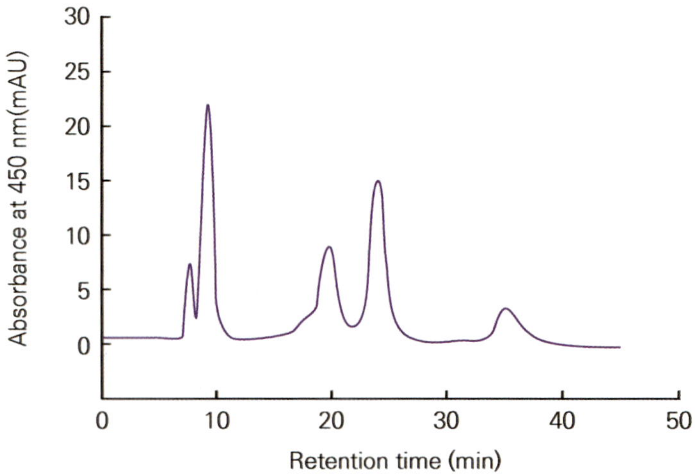

그림 7-8 HPLC에 의한 빌리루빈 크로마토그램

1: γ-글로불린, 2: δ-빌리루빈(δ 분획), 3: 디글루쿠로나이드 빌리루빈(γ 분획), 4: 모노글루쿠로나이드 빌리루빈(β 분획), 5: 비결합형(유리형) 빌리루빈(α 분획)

5) 분석 상의 변동 요인

빌리루빈은 빛에 의해 분해되기 때문에 시료는 직사광선이나 형광등 등의 빛에 노출되면 안 된다. 빛의 영향에 의해 간접(비결합형)은 결합형보다 2~3배 더 예민하게 반응한다. 결합형 빌리루빈은 산화되기 쉽기 때문에, 혈청 분리 후, 신속히 측정하고 검체는 차광하여 냉장고에 보존한다. 디아조법에서는 일부 약제(아세토헥사마이드, 카페인, 에리스로마이신)가 정오차를 일으킨다.

빌리루빈을 포함하고 있는 검체가 햇빛에 1시간 동안 노출되면 약 50%까지 감소할 수 있다.

6) 혈청 빌리루빈 기준범위

연령	총 빌리루빈	직접(결합형) 빌리루빈
1개월 미만의 유아	4.0~8.0 mg/dL(68~137 μmol/L)	0~2.0 mg/dL(0~34 μmol/L)
성인	0.2~1.0 mg/dL(3.4~17 μmol/L)	0~0.2 mg/dL(3.4 μmol/L)

※ 신생아 패닉치(Panic Value): ≥ 20 mg/dL, 황달: ≥ 2.5 mg/dL

1) 빌리루빈 측정

[매뉴얼 측정]

(1) 측정 원리

빌리루빈 + 디아조 시약 → 아조빌리루빈(홍색)

(2) 시약

① 100 mg/dL 술파닐산(sulfanilic acid) 용액: 100 mg 술파닐산을 농염산 1.5 mL로 용해하고, 정제수로 100 mL가 되게 한다.

② 0.5 g/dL 아질산나트륨(sodium nitrite) 용액: 0.5 g 아질산나트륨을 정제수로 100 mL가 되게 용해하고 냉장 보존한다.

③ 메틸알코올: 간접(비결합형) 빌리루빈을 직접(결합형) 빌리루빈으로 전환시킨다.

④ 디아조(diazo) 시약: 술파닐산 용액 10 mL와 아질산나트륨 용액 0.3 mL를 사용 직전에 혼합하고, 5분 이내에 사용한다.

⑤ 디아조 맹검 시약: 농염산 1.5 mL에 정제수를 넣어 100 mL가 되게 한다.

⑥ 10.0 mg/dL 빌리루빈 표준 용액: 조제는 될 수 있는 한 빛에 노출되지 않도록 한다. 빌리루빈 10 mg을 저울로 달아 100 mL 용량 플라스크에 넣고, 0.1 mol/L 탄산나트륨 4 mL를 가하여 빌리루빈을 용해한다. 4% 알부민 수용액 80 mL를 넣어 혼합하고, 0.1 N 염산 4 mL를 가하여 알부민 수용액이 100 mL가 되게 한다.

(3) 조작법

	직접 빌리루빈 반응		총 빌리루빈 반응	
	본시험(Ad)	맹검	본시험(At)	맹검
혈청, 표준 용액(mL)	0.1	0.1	0.1	0.1
정제수(mL)	2.15	2.15	0.9	0.9
디아조 시약(mL)	0.25		0.25	
디아조 맹검 시약(mL)		0.25		0.25
메탄올(mL)			1.25	1.25

직접 반응은 디아조 시약 첨가 5분 후, 파장 540 nm에서 맹검을 대조로 직접 빌리루빈의 흡광도 Ad(absorbance of direct bilirubin)를 측정한다.

총 반응은 메탄올 첨가 후 실온에서 30분 방치한 후, 맹검을 대조로 흡광도 At(absorbance of total bilirubin)를 측정한다.

빌리루빈 분획의 농도 계산

- 직접 빌리루빈 농도(mg/dL): Ad/표준 용액의 총 빌리루빈 반응 흡광도 × 10 mg/dL
- 총 빌리루빈 농도(mg/dL): At/표준 용액의 총 빌리루빈 반응 흡광도 × 10 mg/dL
- 간접 빌리루빈 농도(mg/dL): 총 빌리루빈 농도 - 직접 빌리루빈 농도

주의 : 직접 빌리루빈은 5분 동안에 반응한 양을 직접 빌리루빈으로 한다.

(4) 주의사항

① 용혈은 부(-)오차를 주며, 헤모글로빈 농도 100 mg/dL에서 10%의 오차를 일으킨다.

② 디아조 시약은 특히 불안정하기 때문에 조제 후에 바로 사용한다.

③ 아질산 용액은 불안정하기 때문에 냉장 보존한다.

④ 검량 범위는 15 mg/dL까지이기 때문에, 그 이상의 농도를 가진 시료는 희석하여 측정한다.

Chapter 08

뼈 표지자 검사와 뼈 질환

Bone marker test and Bone disease

CHAPTER 08
뼈 표지자 검사와 뼈 질환
(Bone marker test and Bone disease)

1. 뼈의 구조와 기능

◆ **핵심용어**

뼈 흡수 표지자, 뼈 형성 표지자, 오스테오칼신, PINP, BAP, DPD, CTX, 골다공증, 골연화증, 파제트병, 뼈 형성 부전증

◆ **학습요점**

콜라겐의 화학적 구조, 뼈 형성 표지자의 종류와 특징, 뼈 흡수 표지자의 종류와 특징, 대사적 뼈 질환의 종류와 특징

1) 화학

뼈는 대략 3/4을 차지하는 무기 기질과 1/4을 차지하는 유기 기질로 구성된다. 칼슘과 인산은 수산화인회석(hydroxyapatite)[$Ca_{10}(PO_4)_6(OH)_2$] 결정의 형태로 저장되어 있다. 유기 기질 중 뼈에 포함된 단백질의 90%는 콜라겐이다. 뼈의 콜라겐은 I형 콜라겐으로 분류된다. 콜라겐 섬유를 형성하고 있는 콜라겐 분자는 트로포콜라겐(tropocollagen)이라고 하며, 길이 약 300 nm, 두께 1.5 nm의 미세한 섬유로 구성된다(그림 8-1). 한 개의 폴리펩타이드 사슬의 분자량은 약 100,000이다. 이러한 사슬 3개로 이루어져 있다.

그림 8-1에 나타낸 바와 같이 콜라겐 분자의 중앙은 삼중 나선 영역(triple-helical domain)이고, 양쪽 말단에 있는 비삼중-나선 영역(nontriple-helical domain)이 말단 펩타이드(telopeptide)이다. N-말단 프로펩타이드(propeptide)는 N-말단 구형 영역(globular domain), 삼중 나선 영역 및 비삼중-나선 영역으로 구성된다.

콜라겐 분자들은 콜라겐 가교 물질에 의해 연결되어 있다. 이러한 가교 물질에는 피리디놀린(pyridinoline)과 디옥시피리디놀린(deoxypyridinoline)이 있다. 피

리디놀린은 거의 조직의 콜라겐에 있는 반면에 디옥시피리디놀린은 뼈와 치아에 한정되어 존재한다. 소변 내의 디옥시피리디놀린 농도는 연골 병변을 제외하고, 체내의 뼈 흡수를 반영한다.

뼈 단백질의 10%는 비콜라겐이다. 오스테오칼신(osteocalcin)이 그 비콜라겐 단백질의 5~10%를 차지한다. 이것은 골모세포에서 합성된다. 손상되지 않은(Intact) 오스테오칼신 1분자당 3개의 Gla(gamma-carboxyglutamic acid) 잔기를 포함하고 있다. Gla는 칼슘에 높은 친화성을 갖는다. Intact 오스테오칼신은 이 Gla를 매개로 하여 주요 무기 기질의 수산화인회석에 결합해 있다. 오스테오칼신의 생리 기능은 아직 잘 알려지지 않았다.

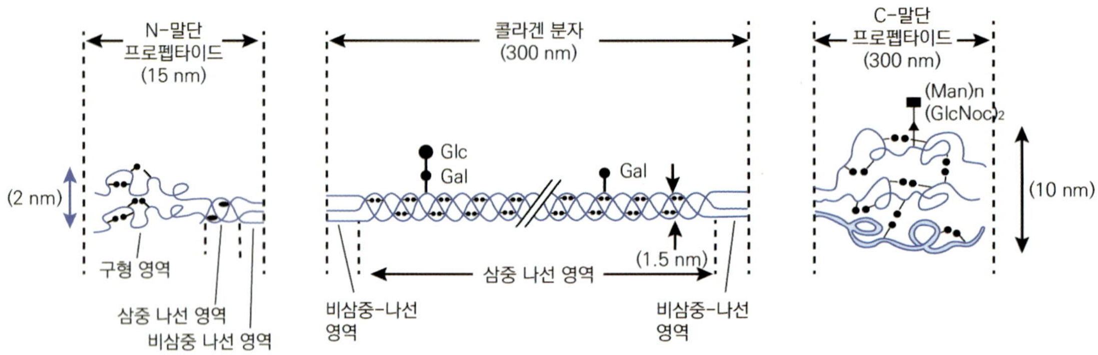

그림 8-1 제1형 프로콜라겐 분자 모식도

콜라겐 분자의 양쪽 말단에 있는 비삼중나선형 영역이 말단펩타이드(telopeptide)이다. N-말단 프로펩타이드는 N-말단 구형 영역, 삼중-나선 영역 및 비삼중나선 영역으로 구성된다.
Glc: glucose, Gal: galactose

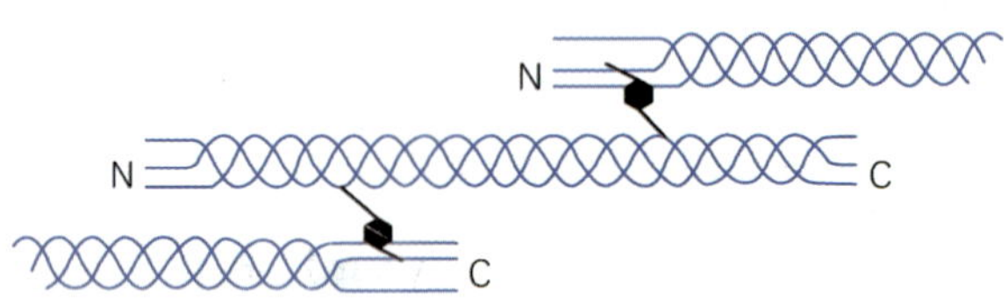

그림 8-2 콜라겐 분자의 가교 형성

2) 뼈 대사와 그 동태

뼈 대사에는 골모세포와 파골세포가 상호 관여한다. 골모세포는 뼈 기질의 형성과 유지를 위해 작용하며, 부갑상선 호르몬, 활성형 비타민 D[1,25-$(OH)_2D_3$], 다수의 사이토카인(cytokine), 성장인자, 여성 호르몬인 에스트로겐 수용체를 가진다. 그리고 파골전구세포의 증식·분화·융합이 일어나서 형성된 다핵의 큰 세포로 발전된 파골세포의 활성을 조절하고 있다. 파골세포는 뼈 흡수(bone resorption)를 맡고 있다.

건강한 성인에서도 뼈는 끊임없이 만들어지고 있다. 뼈가 만들어지는 과정을 뼈의 재구축(remodeling)이라고 한다. 뼈의 리모델링은 '뼈 휴지기 → 뼈 흡수기 → 뼈 형성기'가 사이클을 형성하면서 이루어진다(그림 8-2).

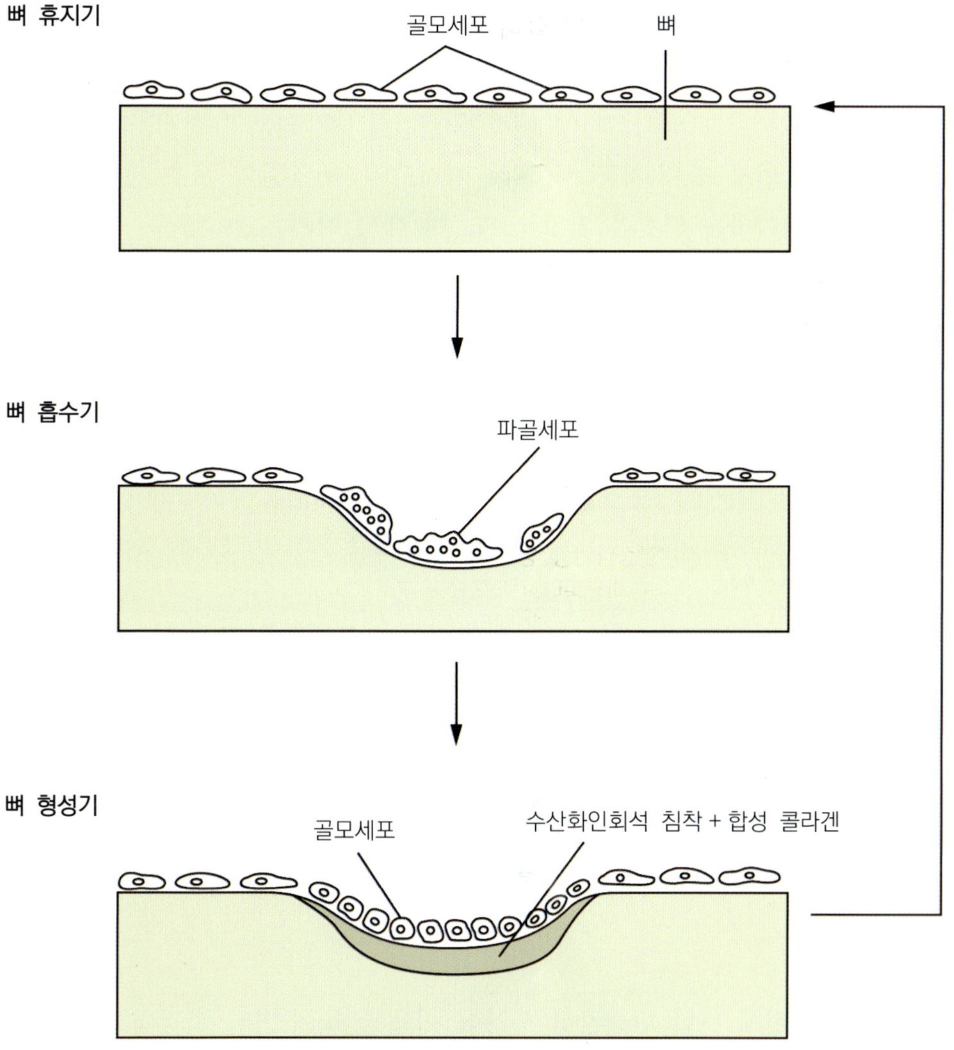

그림 8-3 뼈의 리모델링

2. 뼈 대사 표지자(bone turnover markers; BTMs)

오래된 뼈를 용해하고 새로운 뼈를 만들어 내는 일을 뼈 대사라고 한다. 뼈 대사에는 골모세포(osteoblast)와 파골세포(osteoclast)가 관여한다. 골모세포는 뼈를 구성하는 Ⅰ형 콜라겐이나 오스테오칼신(osteocalcin) 등 단백질의 대부분을 생성한다. 알칼리성 포스파테이스(alkaline phopsphatase, ALP)는 인산칼슘의 뼈 침착을 촉진한다. 한편, 파골세포는 골 흡수(bone resorption)의 역할을 맡고 있다. 파골세포는 뼈의 칼슘을 용해하기 위한 산을 방출하고, 각종 소화 효소를 합성하여 분비한다. 양자는 함께 작용하고 있으며, 파골세포의 작용은 골모세포에서 유래하는 여러 가지 인자의 지배를 받는다.

병적 상태에서는 그 대사회전에 이상이 생긴다. 뼈 성분의 합성 및 분비나 대사에 관여하는 인자 몇 가지는 뼈 대사 마커로서 뼈 질환의 보조 진단이나 치료의 유효성을 평가하는 역할을 맡고 있다. 뼈 대사 마커는 뼈 형성 마커와 뼈 흡수 마커로 크게 나눌 수 있다(표 8-1).

1) 뼈 형성 마커

(1) 골형 알칼리성 포스파테이스(bone alkaline phosphatase; BAP)

① 화학과 대사

알칼리성 포스파테이스(ALP, EC 3.1.3.1)는 세포막에 존재하는 당단백질로, 피로인산이나 유기인산 에스테르를 가수 분해하여 인산을 생성한다. BAP는 장기 비특이형 아이소엔자임(isoenzyme)의 하나로 골모세포에서 생성된다. 골형과 간형 아이소엔자임은 부가 당 사슬의 차이에 의해 구별된다. 건강한 성인의 혈청 아이소엔자임을 아가로스 전기영동법으로 분석하면 BAP가 혈청에서 차지하는 비율이 25~60%에 이른다.

② 분석법

최근에는 골형에 대한 단클론성 항체를 이용한 효소 면역 측정법(EIA)이 개발되어 혈청에 존재하는 BAP를 신속하고 간편하게 검사할 수 있게 되었다. 현재 「뼈 대사 마커의 적정 사용에 대한 가이드라인」에서는 EIA가 기준법으로 되어 있다. 최근에는 화학 발광 효소 면역 측정법(chemiluminescence enzyme immunoassay, CLEIA)이 주된 측정법으로 사용되고 있다.

표 8-1 뼈 대사 마커

뼈 형성	골형 알칼리성 포스파테이스 활성(BAP) 오스테오칼신(OC) 1형 프로콜라겐의 폴리펩타이드 Procollagen type I N-teminal polypeptide(PINP) Procollagen type I C-teminal polypeptide(PICP)
뼈 흡수	Deoxypyridinoline(DPD) 콜라겐 분해물 N-telopeptide(NTX) C-telopeptide(CTX) C-telopeptide of type I (ICTP) Tartrate-resist acid phosphatase 5b(TRAcP-5b)

③ 기준범위와 생리적 변동 요인

EIA법에 의한 기준범위는 7.9~29.0 U/L(30~44세, 여성). 골형은 소아와 사춘기 혈청에서 활성이 높다.

④ 임상적 의의

골절 회복 시에 고치(高値)를 나타낸다. 예를 들면 쇄골 골절에서는 4주 즈음에 활성 상승이 최고치를 나타낸다. 골다공증(osteoporosis)에서의 BAP 증가는 뼈 흡수에 동반하여 일어나는 이차적인 것으로 생각하고 있다. 뼈 흡수 억제 약에 의해 치료를 개시하기 전에 BAP와 뼈 흡수 마커가 동시에 측정되며, 치료 개시 3~6개월 후에 뼈 흡수 마커, 6개월~1년 후에 BAP의 재측정이 이루어지고 있다. 그밖에 고치를 나타내는 질환으로 악성 종양(유방암, 전립선암, 폐암)의 뼈 전이, 부갑상선 항진증, 구루병 등이 있다.

(2) 오스테오칼신(osteocalcin; OC)

① 화학과 대사

뼈의 비콜라겐 단백질의 5~10%를 차지하고 있다. OC는 골모세포 내에서, 전구체 프로오스테오칼신(proosteocalcin)의 N-말단이 절단되어 생기며 49개의 아미노산으로 구성된다. 그 분자 내에는 3개의 γ-카르복시글루탐산(γ-carboxyglutamic acid, Gla: 글루탐산의 γ 위치 탄소가 비타민 K 의존성으로 γ-카르복실화 된 것) 잔기를 포함하고 있다(intact OC). Gla는 칼슘에 높은 친화성을 갖는다. 이 Gla를 매개로 하여 OC는 뼈의 주요 무기질인 수산화인회석(hydroxy apatite)에 강하게 결합한다. OC의 일부는 혈액으로 유출되어 소변으로 배설된다.

Gla화 되지 않아서, 뼈 기질로 들어가지 못하고 혈액으로 방출된 것을 저카르복실화 오스테오칼신(undercarboxylated osteocalcin; ucOC)이라고 한다.

② 분석법

오스테오칼신 · 단백질의 중간부위에 대한 항체를 이용한 면역 방사 계측법(IRMA) 등으로 혈청을 대상으로 측정한다.

③ 기준범위와 생리적 변동 요인

2.5~13 ng/mL(성인 남성). 신체가 성장하면서 함께 증가하고, 급성장기에 가장 높은데 남성은 14세, 여성은 12세에 최고치를 나타낸다. 일내변동(오후보다 이른 아침이 15% 정도 더 높음)과 성차(남성>여성)가 있다.

④ 임상적 의의

골모세포의 기능을 반영하고, 그 혈중 농도는 뼈 형성 속도와 사이에 유의한 상관이 확인되었다. 특히 뼈의 낮은 대사회전을 검출하는데 유효하다.

(3) 프로콜라겐 펩타이드(procollagen peptide)

① 화학과 대사

뼈의 I형 콜라겐은 골모세포 내에서 프로콜라겐(procollagen)으로 합성된다. 세포 밖으로 분비된 후, N 및 C 말단 부분이 절단되고, 트로포콜라겐(tropocollagen)으로 된다. 트로포콜라겐은 규칙적으로 나란히 배열되어 있으며, 콜라겐 섬유를 형성한다. 한편 절단된 프로콜라겐의 말단 펩타이드는 혈중으로 방출된다. N 말단 프로펩타이드는 PINP(procollagen type I amino-terminal propeptide), 그리고 C 말단 프로펩타이드는 PICP(procollagen type I carboxy-terminal propeptide)라고 한다.

국제골다공증재단과 국제임상화학연합은 2011년, PINP를 표준 뼈 형성 마커로서 사용할 것을 권고하였다.

② 분석법

혈청을 사용하여 RIA 2항체법으로 3량체의 intact PINP를 측정한다.

③ 기준범위와 생리적 변동 요인

PINP의 기준범위는 15.4~59.9 ng/mL(40~44세, 여성). 일내변동은 작고 식사의 영향도 거의 없다.

④ 임상적 의의

골모세포의 콜라겐 합성 속도를 반영한다. PINP는 다른 뼈 형성 마커보다도 골다공증 치료 효과에 대한 반응이 빠르고, 변동률이 크기 때문에 치료 효과의 판정에 유용하다.

2) 뼈 흡수 마커

(1) 디옥시피리디놀린(deoxypyridinoline; DPD)

① 화학과 대사

DPD는 콜라겐 가교 물질로, 콜라겐 섬유의 성숙과 안정화에 기여한다. 뼈와 치아에 분포한다. 뼈 흡수 시 콜라겐 섬유가 분해될 때 혈중으로 방출되며, 대사를 받지 않고 소변으로 배설된다. 소변에는 유리형이 40%이고, 나머지 60%는 펩타이드 결합형이다.

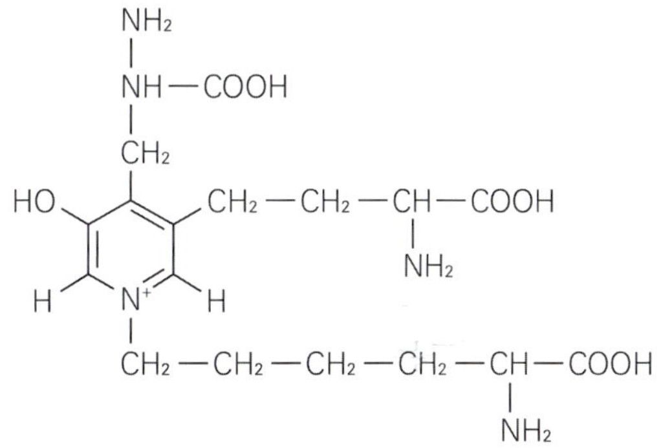

그림 8-4 디옥시피리디놀린의 구조

② 분석법과 분석상의 변동 인자

소변을 측정 대상으로 한다. 염산으로 가수 분해하지 않고 측정하면 유리형, 가수 분해하면 전체 DPD가 측정된다. 최근의 측정은 DPD에 대한 단클론성 항체가 개발되어, ELISA법으로 간편하게 검사할 수 있게 되었다. 값은 크레아티닌으로 보정을 한다.

신기능 저하의 영향을 받기 때문에 주의가 필요하다.

③ 기준범위와 생리적 변동 요인

여성이 남성보다 고치를 나타낸다. 남성의 기준범위는 2.1~5.4 nmol/mmol · Cr, 여성은 2.8~7.6 nmol/mmol · Cr.

일내변동이 있으므로 이른 아침 제2뇨를 이용한다. 건강한 사람에서는 성장기에 고치로 되며, 그 후 40대 후반부까지 저치이지만, 50대가 되면 다시 증가로 전환된다.

④ 임상적 의의

골다공증이나 부갑상선 기능 항진증에서 고치로 된다. 유방암, 전립선암, 폐암의 뼈 전이 진단과 치료 효과의 판정에 이용되고 있다.

(2) 콜라겐 분해물

① 화학과 대사

뼈 흡수 시에 성숙한 콜라겐 섬유의 분해에 의해 N말단과 C말단의 가교 구조를 포함한 아미노산 10개 미만의 펩타이드들이 각각 혈중으로 방출된다. 전자는 I형 콜라겐 가교 N-텔로펩타이드(type I collagen cross-linked N-telopeptide; NTX)라고 하며, 후자에는 I형 콜라겐-C-텔로펩타이드(type I collagen cross-linked C-telopeptide; CTX)나 I형 콜라겐-C-텔로펩타이드(carboxy-terminal telopeptide I collagen; ICTP)가 있다. CTX와 ICTP의 차이는 단백질 분해 효소의 작용 차이에서 기인한다. 생리적인 뼈 흡수에서 I형 콜라겐은 주로 파골세포에 특이적인 카텝신(cathepsin) K에 의해 분해되며, ICTP 다음으로 CTX가 분리된다. 악성 종양의 뼈 전이 등의 병적인 뼈 흡수에서는 종양 세포에서 발현하는 MMPs(matrix metalloproteinases)가 ICTP를 생성하며, 그것은 그대로 혈액으로 반출된다.

② 분석법과 분석상의 변동 인자

혈청 혹은 소변을 이용한 ELISA법으로 측정한다. 신기능의 저하에 의해 혈액에서는 외견상 고치(高値), 소변에서는 외견상 저치(低値)로 되는 경우가 있다.

③ 기준범위와 생리적 변동 요인

NTX : 혈청 7.5~16.5 nmol BCE/L(40~44세, 여성),
소변 9.3~54.3 nmol BCE/mmol · Cr(30~44세)
CTX : 소변 40.3~301.4 μg/mmol · Cr(30~44세, 여성)
ICTP : 혈청 ~4.5 ng/mL(폐경 전 여성)

일내변동이 크다. 혈액은 오전 9시 전까지 채혈하는 게 바람직하다. 소변은 이른 아침에 두 번째 소변을 채취한다. 소변 내의 NTX 및 CTX 값은 크레아티닌으로 보정을 한다.

④ 임상적 의의

모두 다 뼈 흡수의 지표이다. NTX와 CTX는 골다공증, 유방암, 전립선암이나 폐암의 뼈 전이를 진단하는데 보조적인 검사로서 이용되고 있다. ICTP는 악성 종양의 뼈 전이 지표로서 검사되고 있다.

(3) 타르타르산(주석산) 저항성 산성 포스파테이스 (tartrate-resistant acid phosphatase-5b; TRAcP-5b)

① 화학과 대사

혈청 내에는 6가지의 산성 포스파테이스 아이소엔자임이 있다. 그중 5b형 아이소엔자임은 파골세포에 풍부하게 포함되어 있으며, 고농도의 타르타르산에 의해서도 활성이 저하하지 않는 특성을 갖는다. 그래서 뼈 흡수 마커로 이용되고 있다.

② 분석법

혈청을 이용하여 ELISA 등으로 측정한다.

③ 기준범위와 생리적 변동 요인

120~420 mU/dL. 일내변동은 작으며 식사의 영향도 받지 않는다.

④ 임상적 의의

골다공증 등의 대사성 뼈 질환이나 악성 종양의 뼈 전이에 이용된다. 파골세포의 뼈 흡수 상관을 나타내는 지표로 생각된다.

3. 대사적 뼈 질환

대사적 뼈 질환은 뼈 흡수와 형성 사이의 불균형에 의해 초래된다. 뼈 질량이 감소하는 뼈감소증(osteopenia)은 뼈 질량이 증가하는 것보다 더 일반적으로 나타난다. 가장 흔한 뼈 대사 질환은 골다공증(osteoporosis), 골연화증(osteomalacia)/구루병(rickets) 및 신성 뼈 형성 장애(renal osteodystrophy)이다. 골다공증은 뼈 질량의 손실, 뼈 미세구조의 악화 및 골절 위험 증가를 특징으로 하는 뼈 질환이다. 구루병과 골연화증은 뼈 기질의 불완전한 무기질화를 특징으로 하는 뼈 질환이다. 신성 뼈 형성 장애는 신장의 내분비 및 배설 기능의 이상에 의해 발생하는 복잡한 상태의 뼈 질환이다.

1) 골다공증

골다공증은 골절을 일으키는 주된 요인이다. 골절은 주로 척추, 고관절(엉덩관절) 및 전완(forearm)에서 일어난다. 50대 여성은 평생 40%의 골절 위험을 갖는다. 남성의 골절 위험은 여성의 1/3 정도이다. 소주골(작은 기둥 뼈)은 치밀골보다 5~7배 높은 교체율을 보인다. 따라서 소주골이 우세한(척추 및 전완) 뼈의 골절이 일찍 나타난다. 65세 이상 여성의 1/3은 척추 으깸 골절로 통증과 불편을 초래한다. 장기간의 합병증은 부동화(immobility)와 키 소실, 복부 돌출, 열공성 헤르니아(hernia), 만성 변비, 요실금, 자신감 상실 등을 포함하고 있다. 척추 골절의 50%는 임상적으로 침묵성이다.

치밀골(근위 대퇴골 또는 관골)의 골절은 노년기에 나타난다. 여성의 관골 골절 위험성은 15%이고, 남성은 3%이다. 관골 골절을 동반한 사망률은 골절이 발생 6개월이 경과한 경우 20%로 높다. 사망률은 여성보다 남성이 더 높다. 그것은 나이와 함께 증가하고, 다른 병이 있을 때 더 높다.

남녀 모두 뼈 질량은 30대에 가장 높고, 40대 이후에 서서히 감소한다. 뼈 질량을 얻고 유지하려면 운동을 하고 적당한 영양상태를 유지하는 것이 중요하다. 성인의 초기에는 뼈 형성과 뼈 흡수가 균형을 이루고 있어서 뼈 질량은 안정적이다. 40대 이후에 뼈 흡수가 뼈 형성을 추월한다. 1년에 0.5%의 골격 질량이 소실된다. 여성의 경우, 폐경 후 성 스테로이드 호르몬이 감소하면 뼈 소실이 가속화되어 1년에 2~3%의 뼈가 소실된다. 골다공증은 일반적으로 폐경 후 여성들이 직면한다. 골다공증의 위험 요인으로는 나이 증가, 여성, 성 스테로이드 호르몬 결핍, 가족력, 알코올 남용, 흡연 및 만성 질환 등이 있다.

뼈 질량을 측정하여 감소한 것이 확인되면 원인을 찾아야 한다. 뼈 질량의 감소는 내분비 또는 염증 상태, 흡수불량 및 약물 등에 의해서 일어날 수도 있다.

골다공증 환자의 뼈 표지자를 측정하면 뼈 교체율을 평가할 수 있다. 교체율은 폐경 후 여성에서 뼈 취약성의 중요한 결정인자이다. 뼈 흡수와 뼈 형성 표지자는 항흡수 치료의 효과를 감시하는 데 유용할 수 있다. International Osteoporosis Foundation and International Federation of Clinical Chemistry and Laboratory Medicine에서는 **뼈 형성 표지자로서 혈청 PINP와 뼈 흡수 표지자로서 혈장 CTX를 기준 표지자로서 추천하고 있다**.

고용량의 칼슘(1,000~1,500 mg/day), 적당한 비타민 D(400~800 IU/L) 및 충분한 단백질을 섭취하고, 규칙적인 운동을 하면 뼈 질량을 유지하고 골다공증을 예방하는 데 도움이 된다. 속발성(2차적) 골다공증인 경우에는 근원적인 질환을 치료해야 한다. 폐경 후 골다공증에 대한 대부분의 치료는 파골세포의 뼈 흡수를 감소시키는 것에 초점을 맞추고 있다.

2) 골연화증 및 구루병

성인의 골연화증과 소아의 구루병은 뼈 형성 과정에서 나타나는 무기질화의 결함에 의해 발생되며 유골(類骨,osteoid)을 초래한다. 골연화증과 구루병은 비타민 D 결핍이나 인산염 고갈로 인해 발생한다.

일부 나라(북아메리카, 북유럽)에서는 우유, 빵 및 비타민 D가 포함된 곡물(시리얼)의 보충에도 불구하고, 비타민 D 결핍이 일반적이다. 젖먹이 영아, 노인, 엄격한 채식주의자 및 피부를 검게 착색한 사람은 비타민 D 결핍의 위험이 증가한다. 경증에서 중등도까지의 비타민 D 결핍은 근육 강도의 감소, 육체적 수행 손상 및 낙상과 관련이 있다. 이들은 모두 골다공증성 골절과 관련이 있다. 비타민 D 결핍은 흡수불량에서도 발생한다.

제1형 비타민 D-의존성 구루병은 25(OH)D-1α-수산화 효소의 유전적 결함에 의해 1,25(OH)$_2$D의 형성이 손상되어 발생한다. 이 병은 영아에서 확인되며 1,25(OH)$_2$D로 치료된다. 제2형 비타민 D-의존성 구루병은 1,25(OH)$_2$D에 대한 저항성(수용체 결함)으로 인해 1,25(OH)$_2$D의 혈장 농도가 높은 것이 특징이다.

골연화증과 구루병은 인산염 고갈 시에도 나타날 수 있다. 개발도상국의 어린이들은 비타민 D와 인산염 결핍이 없는데도 불구하고 칼슘을 제대로 섭취하지 못하여 구루병에 걸리는 일이 있다.

구루병과 골연화증의 임상적 소견은 무기질화 결함의 결과이다. 성인에서 뼈 통증이 가장 흔한 증상이며, 피로 골절 및 진성 골격 골절 등도 나타난다.

비타민 D 결핍은 혈청 25(OH)D를 측정하여 진단된다. 다른 검사로는 ALP 측정인데, 구루병과 골연화증에서는 비무기질화 유골의 생성과 관련된 골모세포의 활성 증가로 인하여 ALP가 증가한다.

구루병과 골연화증은 생리적 양의 비타민 D를 투여하여 치료한다. 반면에 흡수불량에서는 더 많은 양을 투여해야 한다.

3) 만성 신장 질환에서 뼈 및 무기질의 질환 (신성 뼈 형성 장애)

만성 신장병(chronic kidney disease, CKD)은 많은 뼈 및 무기질 대사 질환들과 관련이 있다. 신성 뼈 질환은 고-교체율(high-turnover) 뼈 질환[섬유뼈염(osteitis fibrosa) 또는 2°HPT]과 저-교체율(low-turnover) 뼈 질환[골연화증 및 무력성 뼈 질환(adynamic bone disease, ABD)]을 포함한다. 뼈 생검의 양적 조직형태계측학적 분석(histomorphometric analysis), 2중 테트라사이클린 표지에 의한 뼈 형성 측정 및 특수 염색이 자주 뼈 섬유염, 골연화증, ABD 및 신성 뼈 형성 장애(osteodystrophy)의 혼합 뼈 질환을 가진 환자를 정확하게 진단하는 데 필요하다.

뼈 섬유염(부갑상선 항진 뼈 질환)은 가장 흔한 고-교체율 질환이다. 이 질환은 고인산염혈증 및 1,25$(OH)_2D_3$ 결핍과 관련된 저칼슘혈증의 결과로서 초래되는 고농도의 PTH에 의해 유발된다.

저-교체율 뼈 질환은 골연화증 및 무력성 뼈 질환을 포함한다. 골연화증과 ABD는 비무기질화된 뼈 기질의 정도에 따라 구분된다. 만성 신부전에서 골연화증은 1,25$(OH)_2D_3$의 신장 합성 감소로 인한 비타민 D 결핍을 가리킨다.

뼈 통증은 신성 뼈 형성 장애가 있는 환자에서 가장 흔한 징후이다. 무게를 지탱하는 뼈가 가장 불편하며, 따라서 다리, 엉덩이 등이 아프다. 치료를 안내하는 데 있어서 PTH의 중심적 역할은 사용된 PTH 측정법이 오직 활성적인 호르몬만을 측정하는 데 달려있다. 이것은 어떤 측정법에서는 옳지 않다. 신장 질환은 건강한 사람보다 많은 불활성 PTH 단편의 축적을 일으킨다.

CKD의 생화학적 소견은 고인산염혈증과 저칼슘혈증이다. 면역반응성 PTH의 농도는 증가하고, 1,25$(OH)_2D_3$는 감소한다. 혈장 ALP는 부갑상선항진증 또는 골연화증에서 증가한다. 마그네슘은 신장에 의해 제거되기 때문에 혈장 농도는 보통 적당하게 증가한다(2~4 mg/dL[0.08~0.16 mmol/L]).

CKD는 조기에 식이 인산염을 제한하고 인산염-결합 인자를 투여하여 조기에 관리해야 한다. 또한 칼슘 보충이 사용된다. 1,25$(OH)_2D_3$ 또는 비타민 D의 다른 활성형들은 칼슘의 장 흡수를 촉진하며, 직접 부갑상선에 작용하여 PTH 분비를 감소시킨다. 최종적으로 투석과 신장 이식이 필요할 수도 있다.

4) 뼈 파제트병

뼈 파제트병(Paget disease of bone, PDB)은 파골세포에 의한 뼈 흡수가 특징인 국소적 뼈 질환으로 무질서한 형태로 뼈 치환이 뒤따른다. 그것은 북유럽, 북아메리카, 오스트레일리아, 뉴질랜드의 앵글로-색슨족 계열의 사람들에서는 흔히 나타난다. 40세 이상의 사람들에서 5% 정도까지 나타나는 것으로 알려졌다. 그것은 아시아, 아프리카 및 스칸디나비아에서는 흔하지 않다. PDB의 가족력은 환자의 20~50%에서 보고되었다. 파라믹소바이러스 감염[홍역, 캐닌 디스템퍼(canine distemper), 호흡성 융합체(respiratory syncytial)] 같은 환경적 인자가 원인 역할을 한다. 징후와 증상은 영향을 받은 골격 장소에 의존한다. 일반적인 장소는 두개골, 대퇴골, 골반 및 척추이다. 이 질환은 다른 하나의 이유로 수행된 검사(ALP)로부터 진단되기도 한다. 이 질환이 진행되면 머리뼈가 비대해지고 및 대퇴골 또는 경골이 전방으로 굽어지는 기형을 만들어낸다.

뼈 흡수의 생화학적 표지자가 증가하면 질환의 파골세포 성질을 반영한다.

치료는 뼈 흡수를 감소시키는 데 초점이 맞추어져 있다. 환자는 움직임 제한 또는 관절염 변화, 골절 또는 신경 압박을 일으키는 골격 기형에 대해 수술을 생각할 수도 있다.

5) 뼈 형성 부전증

뼈 형성 부전증(osteogenesis imperfecta, OI)은 간혹 "부서지기 쉬운 뼈 질환"이라고도 하며 이질적 선천성 결합조직 질환 군이다. 이러한 질환들은 뼈 질량의 저하, 최소 외상 골절 및 뼈 기형을 초래하는 비슷한 골격근 이상을 공유한다. 심하면 태아기나 신생아기에 치명적일 수 있다.

많은 생화학적 및 분자적 연구에서 OI의 경미한 형태는 제1형 콜라겐의 양적 결함에 의해 발생되는 것으로 밝혀졌다. 더 심한 형태는 이형삼량체(heterotrimer)를 형성하는 두 사슬 중 어느 것에든 구조적 결함이 있을 때 발생한다. OI에서는 두개골의 전측 돌출, 푸른 공막, 노르스름한 이빨, 원통 모양의 가슴/오목가슴, 관절 느슨함, 척추 압박 및 성장 지체 등과 같은 다양한 징후와 증상이 나타난다. 최소의 외상에 의한 재발성 골절은 어린이 폭행의 의심을 받게 할 수 있다. 진단이 의심스러울 때는 배양 세포에 의해 발현된 콜라겐의 생화학적 연구, 제1형 콜라겐의 DNA 배열, 그리고 유전자 발현 및 유전자 배열 연구를 통해 진단을 확정하도록 한다.

6) 악성 종양의 뼈 전이

뼈 전이는 악성 종양의 가장 흔한 뼈 합병증이다. 뼈 전이는 진행성 유방암 또는 전립선암 환자의 70%, 폐암, 결장암, 위암, 방광암, 자궁암, 직장암, 갑상선암 및 신장암 환자의 15~30%에서 나타난다. 전이는 현저하게 뼈 용해성 또는 골모세포성 특징을 가질 수 있다. 그러나 간혹 혼합된 특징을 갖는다. 유방암 환자는 주로 뼈 용해성 병변을 갖지만, 전이의 5~20%는 골모세포성 성질을 갖는다. 전립선암의 전이는 주로 골모세포성이다. 대부분의 암 전이에서 뼈 분해와 형성이 모두 일어나며, 뼈 형성과 뼈 흡수의 양쪽 생화학적 표지자가 뼈 전이의 존재를 평가하는 데 가치가 있다.

Chapter 09

호르몬

Hormones

CHAPTER 09
호르몬(Hormones)

인체에는 각 세포들이 원활하게 활동할 수 있도록 세포와 세포 사이에 정보를 전달하여 유기적인 통합을 만드는 두 가지의 생리적 조절계가 있는데, 바로 내분비계와 신경계이다. 내분비계는 호르몬(hormone)이라고 하는 고도의 활성적인 화학 조절자(chemical regulator)를 생성하는 선(gland) 기관들로 구성된다. 호르몬은 화학 전령(chemical messenger), 즉 정보 전달 물질로서 혈액을 통해 운반되어 표적 세포(target cell)에 있는 특이 수용체(specific receptor)와 결합함으로써 각각의 특수한 기능을 발휘한다. 최근에는 이러한 정의에 덧붙여 「세포에서 생성되며, 표적 세포의 수용체에 도달하여 미량으로 생리작용을 발휘하는 생체 정보 전달 물질」로 폭넓게 정의하고 있다.

1. 호르몬의 기능과 분류

◆ **핵심용어**

호르몬, 화학 전령, 정보 전달 물질, 방출 호르몬, 자극 호르몬, 효과 호르몬

◆ **학습요점**

호르몬의 일반적인 기능, 기능과 구조에 따른 호르몬 분류

(1) 호르몬의 기능

호르몬은 정보 전달 물질로서 대사 작용을 조절하고, 항상성을 유지시키고, 성장과 발달을 조절하고, 또한 행동을 조절한다. 호르몬의 일반적인 기능을 정리하면 다음과 같다.

1. 체액의 내부 환경을 일정하게 유지시킨다.
2. 신체의 성장과 발달을 조절한다.
3. 성적 성숙을 촉진하고, 성적 리듬을 유지하고 그리고 생식 과정을 조절한다.
4. 에너지 생성을 조절하고 대사를 안정화시킨다.

5. 신체가 스트레스나 위기 상황에 접했을 때 잘 대처하도록 한다.
6. 다른 호르몬의 생성과 방출을 촉진하거나 방해한다.

호르몬은 보통 단독으로 작용하지 않는다. 어떤 특수한 호르몬의 생리적 효과는 그 호르몬과 어떤 반대 작용을 하는 호르몬의 작용 결과로서 일어난다. 생리적 반응은 복잡하며, 또한 내분비계와 신경계 양쪽의 작용 결과로서 일어난다.

각 호르몬은 다양하게 특수한 기능을 발휘한다. 예를 들어, 부갑상선 호르몬(parathyroid hormone, PTH)은 혈장의 칼슘 농도를 일정하게 유지시키고, 갑상선 호르몬(thyroid hormone)은 인체의 모든 세포에 작용하여 기초 대사를 조절하고 성장 호르몬(growth hormone, GH)과 함께 적당한 성장과 발달을 조절한다.

(2) 기능적 분류

호르몬은 기능의 형태에 따라 다음과 같이 구분한다.

1. 방출 호르몬(releasing hormone, RH): 시상하부로부터 분비되고, 뇌하수체 전엽 호르몬의 분비를 촉진한다.
2. 억제 호르몬(inhibitory hormone): 시상하부나 위장관계로부터 분비되고, 특정한 호르몬의 분비를 억제한다.
3. 자극 호르몬(tropic hormone): 다른 내분비선의 성장과 활성을 자극한다.
4. 효과 호르몬(effector hormone): 뇌하수체 및 시상하부 이외의 다른 모든 내분비선에서 분비되는 호르몬이다. 효과 호르몬의 표적 세포는 특수한 비내분비 조직 세포이다. 호르몬은 표적 세포에 작용하여 대사 효과를 발휘한다. 예를 들어, 성 호르몬은 사춘기 동안 여러 조직에 작용하여 남성과 여성의 전형적인 2차 성징을 만들고, 갑상선 호르몬은 기초 대사율을 증진시키고, 성장 호르몬은 뼈의 성장을 자극하고 또한 많은 대사 작용에 영향을 준다.

(3) 구조적 분류

호르몬은 화학 구조에 의해 다음과 같이 분류한다.

1. 단백질 및 폴리펩타이드 호르몬: 분자량 5,000 달톤(dalton) 이상의 단백질 혹은 20개 이상의 아미노산으로 구성된 폴리펩타이드(예: 인슐린, 성장 호르몬).
2. 당단백질 호르몬: 탄수화물을 공유결합하고 있는 단백질(예: 갑상선 자극 호르몬, 여포 자극 호르몬, 황체 형성 호르몬).

3. 펩타이드 호르몬: 20개 이하의 아미노산으로 구성된 펩타이드(예: 바소프레신, 옥시토신)
4. 스테로이드 호르몬: 스테로이드 핵(예: 코르티솔, 에스트로겐, 테스토스테론, 알도스테론)
5. 아미노산 유도체 호르몬: 아미노산 유도체(예: 티록신, 에피네프린, 노르에피네프린)

예를 들어, 뇌하수체 전엽 호르몬 중 3종류(갑상선 자극 호르몬, 여포 자극 호르몬, 황체 형성 호르몬)는 당단백질이고, 나머지는 단백질과 폴리펩타이드이다(성장 호르몬, 부신 피질 자극 호르몬, 프로락틴). 모든 성 호르몬과 부신 피질 호르몬은 스테로이드이다. 티록신과 에피네프린은 아미노산인 타이로신의 유도체이다.

2. 호르몬의 분비와 조절

◆ **핵심용어**

2차 전령, cAMP, 수용체, 열 쇼크 단백질

◆ **학습요점**

중추신경에 의한 호르몬 조절
호르몬의 작용 메커니즘

(1) 분비

내분비선에 의한 호르몬의 생성과 분비는 다음과 같은 신호들에 의해 시작된다.

1. 사고, 감정, 스트레스, 일(day)·월(month)·계절(season)에 따른 주기적 리듬 그리고 시상하부 호르몬 또는 부신 수질 호르몬의 방출을 자극하는 에피네프린, 도파민, 아세틸콜린 및 세로토닌 같은 신경전달물질(neurotr-ansmitter)에 의한 대뇌 피질 또는 중추 신경의 자극.
2. 혈장에 존재하는 특정 이온 및 화합물의 농도 변화(예: 혈장 Ca^{2+} 농도가 낮으면 부갑상선 호르몬이 분비되고, 혈장 글루코스 농도가 높으면 인슐린이 분비된다).
3. 자극 호르몬의 분비(예: 부신 피질 자극 호르몬 및 갑상선 자극 호르몬은 각각 부신과 갑상선을 자극하여 코르티솔과 티록신을 생성하도록 한다).
4. 혈액 삼투 농도의 변화(예: 혈장 삼투 농도가 증가하면 뇌하수체 후엽에서 항이뇨 호르몬이 분비된다).
5. 음식물 섭취 후 위장관계 내에서의 호르몬 방출(위 안의 음식물은 위의 샘 세포에서 가스트린을 분비하도록 자극한다).

(2) 중추신경계에 의한 조절

내분비선에서의 호르몬 분비는 신경계와 내분비계 사이의 복잡한 상호 작용에 의해 신중하게 조절된다(그림 9-1). 중추 신경은 내분비선으로 활동 전위를 보내거나 신경전달물질을 방출함으로써 특정한 호르몬의 방출과 억제를 조절한다. 예를 들면, 공포감이나 불안감이 생기면 메시지가 뇌로부터 교감 신경계를 경유하여 부신 수질로 전달되고, 부신 수질에서는 에피네프린이 분비된다. 불안이나 스트레스가 심할 때 월경 주기가 혼란을 일으키는 것도 이러한 좋은 예이다. 한편 호르몬은 기분과 감정에 영향을 주면서 뇌와 상호 작용을 할 수 있다.

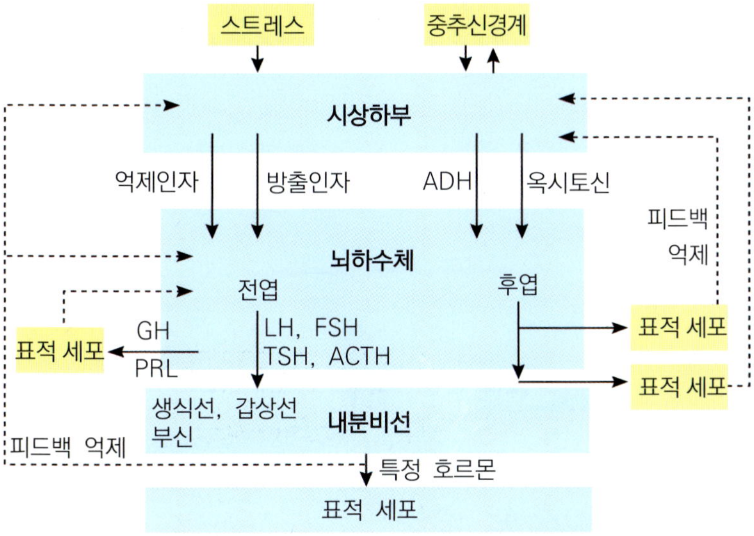

그림 9-1 호르몬 분비의 조절 기전

ACTH: adrenocorticotropic hormone, ADH: antidiuretic hormone,
GH: growth hormone, FSH: follicle stimulating hormone,
LH: lutenizing hormone, PRL: prolactin,
TSH: thyroid stimulating hormone

① 시상하부 및 뇌하수체에 의한 조절

시상하부는 간뇌에 속하며 제3뇌실 하부를 둘러싸는 것 같이 시상(thalamus) 아래에 있다. 여기에는 뇌하수체가 연결되어 있다. 시상하부는 체내의 항상성을 자동 조절하는, 소위 자율 신경의 중추이다. 시상하부의 뉴런은 혈압, 체온, 소화, 흡수, 수분 균형 등의 작용을 지배하고 있는 자율 신경계 전체를 직접 지배하고 있다. 신체의 여러 가지 기능의 균형은 실제로 시상하부의 잘 조절된 통합 작용에 의해 유지되기 때문에 시상하부는 생명을 유지하는 데 필수적인 중추라고 할 수 있다. 그래서 시상하부를 생명 중추(vital center)라고 부른다. 시상하부와 뇌하수체는 상호 밀접한 관계를 가지고 작용한다. 즉 신경계와 내분비계는 이 부위에 있는 문맥에 의해 잘 연결되어 있다.

시상하부의 신경 세포는 체내의 변화에 따른 자극에 의해 방출 호르몬(방출 인자) 및 억제 호르몬(표 9-1)을 생성하여 문맥을 통해 뇌하수체 전엽(샘하수체)에 보내 뇌하수체에서 여러 가지 반응에 해당하는 호르몬을 생성하도록 한다. 뇌하수체 후엽(신경하수체)에는 시상하부의 신경 세포로부터 축삭이 길게 뻗어 있고, 이것의 말단으로부터 항이뇨 호르몬과 옥시토신이 분비된다.

표 9-1 시상하부 호르몬

호르몬	형태	표적 조직	주요 작용
성장 호르몬-방출 호르몬 (Growth hormone-releasing hormone, GHRH)	폴리펩타이드	뇌하수체 전엽	GH 방출 촉진
부신 피질 자극 호르몬-방출 호르몬 (Corticotropin-releasing hormone, CRH)	폴리펩타이드	뇌하수체 전엽	ACTH 방출 촉진
갑상선 자극 호르몬-방출 호르몬 (Thyrotropin-releasing hormone, TRH)	펩타이드	뇌하수체 전엽	TSH 방출 촉진
생식선 자극 호르몬-방출 호르몬 (Gonadotropin-releasing hormone, GnRH)	펩타이드	뇌하수체 전엽	FSH, LH 방출 촉진
소마토스타틴(Somatostatin)	펩타이드	뇌하수체 전엽	GH 방출 억제
프로락틴-방출 호르몬 (Prolactin-releasing factor, PRF)	펩타이드	뇌하수체 전엽	PRL 방출 촉진
프로락틴 억제 인자 (Prolactin-inhibitingfactor, PIF)	타이로신 유도체(도파민)	뇌하수체 전엽	PRL 방출 촉진

(3) 표적 세포에 대한 호르몬 작용

호르몬은 그들의 표적 세포에 대해 몇 가지 다른 방법으로 작용한다. 단백질 및 펩타이드 호르몬과 카테콜아민(에피네프린 및 노르에피네프린)은 성분의 특성상 세포막을 통과하지 못하기 때문에 표적 세포의 막에 있는 수용체와 결합하여 아데닐산염 고리화 효소(adenylate cyclase)를 활성화하여 2차 전령이라고 하는 cAMP(cyclic AMP)를 생성한다. 계속해서 cAMP는 단백질 카이네이스(protein kinase)를 활성하고, 이는 다시 가인산 분해 효소(phosphorylase)를 활성화한다(그림 9-2).

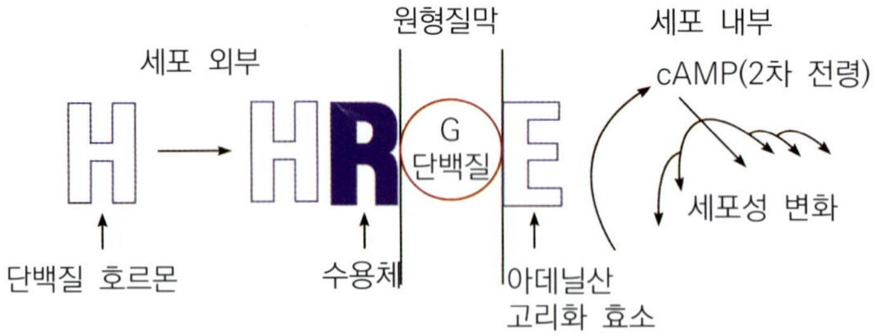

그림 9-2 단백질 호르몬의 작용 메커니즘

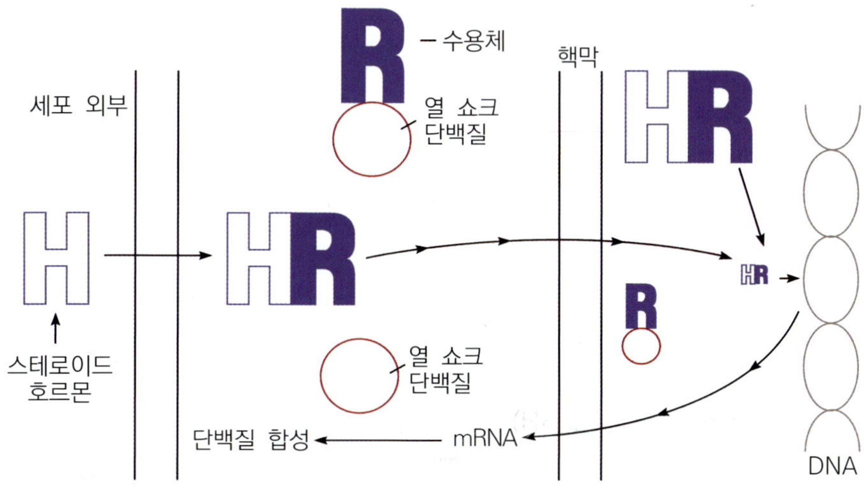

그림 9-3 스테로이드 호르몬의 작용 메커니즘

예를 들어, 간의 가인산 분해 효소는 글리코젠을 글루코스로 전환한다. 세포막에 대한 호르몬의 작용은 효소에 의해 빠르게 불활성 대사물질로 전환되기 때문에 수명이 매우 짧다.

스테로이드 및 갑상선 호르몬은 그들의 화학적 성질로 인하여 표적 세포 안으로 들어가 세포질 안에 있는 수용체와 결합한다. 그 다음 수용체와 결합해 있던 특수 단백질인 열 쇼크 단백질(heat shock protein)이 분리되고, 호르몬-수용체 복합체는 다시 핵 속으로 들어간다. 핵 속으로 들어간 호르몬-수용체 복합체는 DNA의 특정 부위에 결합하여 유전자의 발현을 억제하거나 촉진한다. 이러한 DNA로부터 새로운 mRNA가 만들어지고, 이에 따른 새로운 단백질이 합성된다(그림 9-3).

호르몬의 주된 기능은 대사 과정이나 성장 및 발달을 정교하게 조절하는 것이다. 따라서 호르몬의 과다한 생성이나 생성 감소는 비정상적인 상태를 초래한다. 그러나 내분비선의 기능 상실이 내분비선의 비정상적인 기능, 자극 호르몬의 결핍, 방출 호르몬의 결핍, 표적 세포의 결함이나 운반 단백질의 문제 중 어느 것에 의한 것인지를 규명하기란 쉽지 않다.

3. 뇌하수체 전엽 호르몬

◆ **핵심용어**

성장 호르몬, 갑상선 자극 호르몬, 여포 자극 호르몬, 황체 형성 호르몬, 프로락틴

◆ **학습요점**

뇌하수체 전엽 호르몬의 기능

뇌하수체 전엽(샘하수체, adenohypophysis)에서 분비하는 호르몬은 신경 세포에서 분비하는 것이 아니고 단순한 분비 세포(secretory cell)에서 분비된다. 이들 세포는 시상하부에서 분비하는 방출 호르몬(RH)의 자극에 의해 자극 호르몬(tropic hormone)과 효과 호르몬(effector hormone)을 생성한다(표 9-2).

표 9-2 뇌하수체 전엽 호르몬

호르몬	형태	표적조직	주요 작용
성장 호르몬(GH)	단백질	전신	뼈 및 근육의 성장
부신 피질 자극 호르몬(ACTH)	폴리펩타이드	부신 피질	코르티솔의 형성과 분비
갑상선 자극 호르몬(TSH)	당단백질	갑상선	티록신(T_4)의 형성과 분비
여포 자극 호르몬 (FSH)	당단백질	여성: 난소 남성: 고환	여성: 여포 성장, 에스트라디올 분비 남성: 정세관 성장, 정자 형성
황체 형성 호르몬 (LH)	당단백질	여성: 난소 남성: 고환	여성: FSH와 함께 배란 작용, 황체 형성, 프로게스테론, 간질 조직 증식 남성: 테스토스테론 생성 촉진
프로락틴(PRL)	단백질	유방	유선 분화, 젖 분비

(1) 효과 호르몬

① 성장 호르몬

성장 호르몬(growth hormone, GH)은 뇌하수체 전엽에서 가장 많이 생성되는 호르몬으로 뼈의 성장과 단백질 합성 촉진은 물론이고 많은 대사 과정에 영향을 준다.

연골 및 장골에 대한 GH의 많은 성장·촉진 효과는 GH의 분비에 반응하여 간에서 분비되는 인슐린양 성장 인자(insulin-like growth factor, IGF)에 의해 매개된다. IGF-Ⅰ, IGF-Ⅱ, IGF-Ⅲ로 표시되는 3종류의 IGF는 글루코스 조절 호르몬인 인슐린과 구조적으로 연관성이 있다. GH는 인슐린에 대한 길항 작용을 가지고 있다.

주간의 GH 혈장 농도는 5 ng/mL로 낮다. 농도의 일내 변동은 심하여 수면 중에 급격히 상승하고, 특히 심수면 중에 가장 높은 값을 나타낸다. 이것은 주간의 평균치보다 약 8~10배나 더 높은 값이다. 성인에서 혈장 GH는 보통 말단비대증(acromegaly)인 사람에서 상승하며, 특별히 초기 상태에서의 측정은 진단에 도움이 될 수 있다.

어린이에서 GH의 결핍은 왜소증(dwarfism)이나 성장 이상을 초래한다. GH의 기준치가 낮고 측정 신뢰도에도 한계가 있기 때문에 이러한 결핍을 GH의 기초농도를 측정하여 결정하는 것은 어렵다. 따라서 GH의 결핍에서 자주 낮은 농도를 나타내는 IGF-I을 검출하는 것이 진단에 도움이 된다.

뇌하수체 전엽의 GH 분비 상태를 측정하기 위해 아르지닌(arginine)이나 L-도파(L-dopa)를 투여하고 있다. 이 실험에서 정상인의 경우는 10 ng/mL 이상을 나타낸다. 만일 그 값이 5 ng/mL 이하일 경우에는 GH의 결핍을 결정적으로 의심할 수 있다. 중간 값이 나올 때는 추가 실험이 요구된다.

성장기에서 GH의 장기간에 걸친 과도한 분비는 거인증(gigantism)을 초래하고, 성인에서 뇌하수체 종양에 의한 GH의 과도한 분비는 말단비대증을 초래한다. 이러한 상태에서는 혈장 GH와 IGF-I의 값이 자주 상승한다.

혈장이나 혈청의 GH와 IGF-I의 측정은 효소 면역 측정법(enzyme immunoassay, EIA), 화학발광 면역 측정법(chemiluminescent immunoassay), 형광 면역 측정법(fluoroimmunoassay) 같은 비동위원소 측정법과 방사면역 측정법(radioimmunoassay, RIA)으로 측정한다. 또한 질량 분석계(MS)나 고속 액체 크로마토그래피(HPLC) 및 가스 크로마토그래피(GC)로 측정할 수 있다.

② 프로락틴

프로락틴(prolactin, PRL)의 구조는 성장 호르몬과 비슷하다. GH와 프로락틴은 공통의 아미노산 배열을 가지고 있다. 프로락틴은 임신 중에 성호르몬과 함께 유선의 성장을 촉진시킨다. 분만 후 비록 초유의 분비는 뇌하수체 후엽 호르몬 중의 하나인 옥시토신에 의해 시작되지만 지속적인 젖 분비의 활성은 프로락틴에 의해 자극된다.

프로락틴의 상승은 월경 불순, 불임증, 젖 누출 등을 초래한다. 프로락틴-분비 종양인 프로락틴 생성 선종(prolactinoma)은 분비성 뇌하수체 종양의 가장 흔한 형태이다. 프로락틴의 농도가 100 ng/mL 이상이면 뇌하수체 종양과 일치한다. 프로락틴의 정상치는 여성이 30 ng/mL 이하이고, 남성이 20 ng/mL 이하이다. 프로락틴은 운동, 기아, 스트레스 등에 의해 약간 상승하는 경향을 보인다.

(2) 자극 호르몬

① 갑상선 자극 호르몬

갑상선(갑상샘) 자극 호르몬(thyroid stimulating hormone, TSH)은 여포 자극 호르몬(FSH), 황체 형성 호르몬(LH)과 마찬가지로 2개의 사슬로 구성된 당단백질이다. TSH, FSH, LH의 α 사슬은 모두 동일하지만, β 사슬은 각각 특이하다. TSH는 갑상선의 분비와 기능을 조절하는 주요 조절자이다. 뇌하수체에서의 TSH 생성은 순환 갑상선 호르몬인 티록신(T_4)의 농도에 의해 음성 피드백 조절(negative feedback control)을 받는다. 혈청 TSH의 측정은 갑상선 질환의 감별 진단에 가치가 있다.

혈청 TSH의 상승은 갑상선 호르몬에 의한 음성 피드백 조절이 이루어지지 않는 원발성 갑상선 저하증(primary hypothyroidism)에서 일어난다. 이와는 반대로 갑상선 호르몬이 상승된 상태에서 과다하게 음성 피드백 조절 기능이 작동하는 원발성 갑상선 항진증(primary hyperthyroidism)에서는 TSH의 값이 저하한다.

② 부신 피질 자극 호르몬

부신 피질(겉질) 자극 호르몬(adrenocorticotropic hormone, ACTH)은 부신 피질 세포에 결합하는 긴 사슬의 폴리펩타이드 호르몬으로 피질 세포의 활성에 영향을 준다. ACTH는 콜레스테롤로부터 프레그네놀론(pregnenolone)의 합성을 상승시켜 부신 스테로이드의 형성을 자극한다. ACTH의 작용으로 코르티솔 및 부신 안드로겐의 분비가 상승한다.

혈장 ACTH의 농도는 오전 6시와 8시 사이에 가장 높고, 오후 6시와 11시 사이, 특히 밤에 가장 낮다. 정상인에서 최고치는 50 pg/mL을 초과하지 않으며, 기초 수준은 약 5 pg/mL정도이다. ACTH는 원발성 부신 피질 결핍증, 쿠싱병(Cushing disease, ACTH의 과다한 분비에 의한 부신 피질의 과다 활성), 그리고 뇌하수체 전엽의 분비성 종양에서 고치를 나타낸다.

③ 생식선 자극 호르몬

뇌하수체로부터 분비되는 생식선(생식샘) 자극 호르몬(gonadotropin)에는 황체 형성 호르몬(luteinizing hormone, LH)과 여포 자극 호르몬(follicle stimulating hormone, FSH) 2종류가 있으며, 이들은 공동으로 여성에서는 여포의 발육(FSH의 작용), 배란(LH, FSH의 작용) 그리고 황체의 형성(LH의 작용)이라고 하는 일련의 성주기를, 남성에서는 정자의 형성(FSH의 작용)과 테스토스테론(testosterone)의 분비(LH의 작용)를 조절하고 있다.

특히 여성에서는 여포가 성숙한 시기에 대응하여 뇌하수체로부터 대량의 LH가 분비되어 배란을 촉진한다. 따라서 LH를 측정하면 배란 날짜를 알 수 있다. 이것은 또한 배란의 유무를 결정하는 방법으로도 이용된다. 생식선 자극 호르몬의 분비는 스테로이드 호르몬의 혈중 농도에 의한 음성 피드백 조절을 받으며, 이들 스테로이드 호르몬의 혈중 농도가 저하하면 LH, FSH가 상승하고, 스테로이드 호르몬이 상승하면 반대로 LH, FSH가 저하한다. 이 때문에 여성은 갱년기 이후에 LH, FSH가 현저히 증가하며, 남성도 50세 이후에 점차적으로 증가하는 경향을 나타낸다.

뇌하수체 저하증에서는 두 호르몬이 함께 감소하지만, 난소 저하증(특히 선천성 난소 결여가 있는 터너 증후군(Turner syndrome) 및 고환 저하증에서는 두 호르몬이 함께 상승한다.

FSH, LH, TSH 그리고 hCG(human chorionic gonadotropin)는 모두 동일한 사슬을 가지고 있어 면역 반응 시 교차 반응을 나타낸다. LH는 FSH, TSH와 5 % 이하, hCG와 20~30 %의 교차 반응을 나타낸다. 이 때문에 LH를 측정할 때는 β 소단위체를 이용하여 특이성을 높인 측정법이 이용되고 있다. FSH와 LH는 둘 다혈청에서 비교적 안정한 편이다.

4. 뇌하수체 후엽 호르몬

◆ **핵심용어**

옥시토신, 항이뇨 호르몬, 바소프레신

◆ **학습요점**

뇌하수체 후엽 호르몬의 종류와 작용

뇌하수체 후엽(신경하수체, neurohypophysis)은 직접 호르몬을 생성하고 분비하는 진성 내분비선(true endocrine gland)이 아니고 시상하부의 신경 세포에서 생성된 호르몬을 저장했다가 방출하기만 한다. 후엽에서 방출하는 호르몬은 항이뇨 호르몬(antidiuretic hormone, ADH 또는 vasopressin)과 옥시토신(oxytocin)이다(표 9-3). 이들은 둘 다 9개의 아미노산으로 구성된 올리고펩타이드 호르몬이다(그림 9-4).

표 9-3 뇌하수체 후엽 호르몬

호르몬	형태	표적조직	주요 작용
항이뇨 호르몬(바소프레신)	펩타이드	신장 요세관, 세동맥	수분 재흡수↑, 혈압 ↑
옥시토신	펩타이드	자궁, 유방	자궁 수축, 유즙 분비

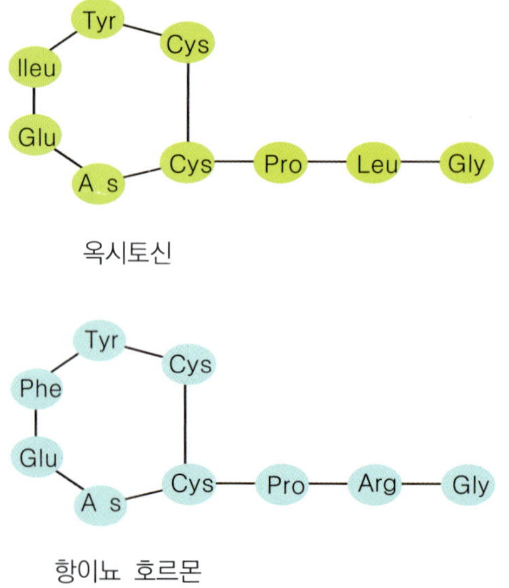

그림 9-4 뇌하수체 후엽 호르몬의 구조

(1) 옥시토신

옥시토신(oxytocin)은 자궁 수축, 젖 분비 등 분만과 수유에 관여하는 호르몬이며, 남성에서의 작용은 확실하지 않다. 임신의 진행과 함께 혈중 농도가 증가하며, 분만기에는 비임신 시보다 약 10배나 높다. 유산, 이상 임신 등에서도 비정상적으로 높은 값을 나타낸다.

(2) 항이뇨 호르몬

항이뇨 호르몬(antidiuretic hormone, ADH)은 신장 사구체의 원위 요세관으로부터 수분을 재흡수하여 혈중 삼투압을 조절한다. 따라서 혈중 ADH 농도는 혈장 삼투압에 의해 변화하며, 삼투압의 상승과 함께 ADH 농도도 증가한다. 요붕증(diabetes insipidus)에서는 ADH의 결핍이 특징적이다. 이 질환에서는 갈증과 다음의 증상을 보이며, 저비중뇨를 다량으로 배설한다. ADH는 동맥의 평활근을 수축하여 혈압을 상승시키는 작용이 있어서 바소프레신(vasopressin)이라고도 부른다.

(3) 송과선(솔방울샘) 호르몬

송과선(솔방울샘, pineal gland)은 200 mg 미만의 작은 샘으로 중간뇌에 붙어 있으며 멜라토닌(melatonin)과 세로토닌(serotonin) 2가지 신경전달물을 분비한다. 이들은 일주기를 조절한다. 송과선의 분비는 신경 자극에 의해 조절되며, 빛에 의해 억제되고, 어두움에 의해 촉진된다. 건강한 사람의 최대 분비량은 오전 2시인데, 우울증 환자는 더 늦은 밤중이나 새벽인 것으로 밝혀졌다.

5. 갑상선 호르몬(T_4 및 T_3)

◆ **핵심용어**

티록신(T_4), 트라이아이오딘타이로닌(T_3), 바세도병

◆ **학습요점**

갑상선 호르몬의 작용 기전, 바세도병의 원인, 갑상선 호르몬의 억제 기전

(1) 생리적 의의

갑상선은 후두 바로 아래의 목 앞쪽에 있는 약 20~25 g의 내분비 기관으로, 티록신(thyroxine, T_4) 및 트리아이오도티로닌(triiodothyronine, T_3)이라고 하는 2종류의 아이오딘 함유 호르몬을 분비한다(그림 9-5). 혈액으로 분비된 T_3, T_4는 혈장의 티록신 결합 단백질(thyroxine binding protein, TBP 또는 thyroxine binding globulin, TBG라고도 함) 및 프리알부민과 결합하여 말초 혈액를 순환하며, 전신 세포의 에너지 대사 및 물질 대사를 활성화한다(표 9-4). 그러나 실제로 활성을 나타내는 것은 유리형이며, 이것은 전체 티록신의 약 0.03%를 넘지 않는다.

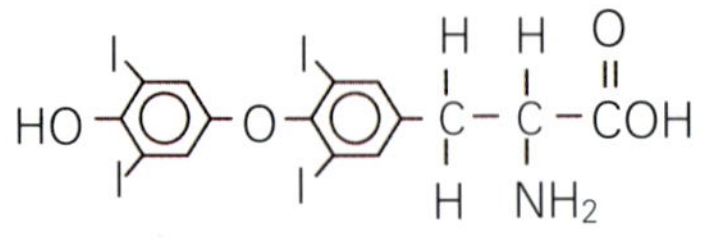

T_4(티록신)
(3,5,3′,5′-테트라아이오딘티로닌

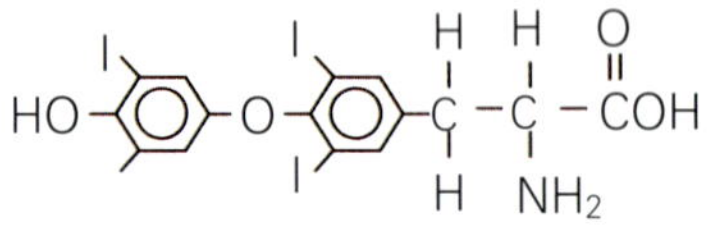

T_3
(3,5,3′-트리아이오딘티로닌)

그림 9-5 갑상선 호르몬 T_4, T_3의 구조

표 9-4 갑상선 호르몬

호르몬	형태	표적조직	주요 작용
티록신	2분자의 타이로신	전체 조직	대사율(O_2 소비)
트리아이오딘티로닌	아이오딘 유도체		
칼시토닌	폴리펩타이드	뼈, 파골세포	뼈의 칼슘 방출 억제

세포에서의 T_3의 작용 기전을 보면, 직접 세포의 핵으로 들어가 특정 염색체 단백질과 결합하여 유전자의 전사를 조절한다. 생물학적 활성형은 T_3이며, 말초 조직에서 T_4에 의해 변환되는 경우도 있다. 다시 말하면 T_4는 T_3의 전구체로 생각해도 좋다. 혈중 T_4, T_3 농도가 증가하면 음성 피드백 조절에 의해 시상하부에서의 TRH와 뇌하수체에서의 TSH 생성이 억제되어 결국 혈중 T_4, T_3의 농도가 감소한다.

다른 하나의 갑상선 호르몬인 칼시토닌(calcitonin, CT)은 칼슘 대사와 관련이 있다. 이 호르몬은 파골세포가 뼈로부터 칼슘을 흡수하는 것을 억제한다.

(2) 임상적 의의

태아나 신생아에서 갑상선 호르몬이 결핍되면 성장이 정지하고, 갑상선성 왜소증(크레틴병 cretinism, 선천성 갑상선 저하증)으로 되며, 신체 발육이 불량할 뿐만 아니라 지능도 저하한다. 따라서 초기에 갑상선 호르몬의 결핍을 발견하여 치료하는 것이 무엇보다 중요하다. 성인에서의 갑상선 저하증은 점액수종(myxedema)으로 불리며, 이 질환에서는 전신 활동의 불활성화, 피부건조 등을 나타낸다.

한편 갑상선 항진증의 대표적인 질환으로는 바세도병(Basedow disease)과 그레이브스병(Graves disease)이며, 대사 항진에 의한 식욕 증가, 체중 감소, 발한 등의 증상을 초래하고, 안구 돌출을 볼 수 있다. 이 질환의 원인은 TSH에 대한 자가항체가 TSH 수용체를 자극하기 때문에 지속적으로 T_4, T_3가 생성되는 질환이다.

경증 및 중등도의 저하증이나 항진증의 진단에는 혈중 호르몬을 측정하는 것이 필수적이다.

갑상선 호르몬은 타이로신과 아이오딘을 재료로 하여 합성되며, 분해는 간에서 이루어지고, 그리고 분해 산물은 담즙을 통해 배설된다.

(3) 측정법

혈장 갑상선 호르몬의 농도는 0.1 μg/mL으로 초미량이며, 분자 내에 아이오딘을 함유하고 있어 이를 이용한 측정법이 개발되어왔다. Barker 등(1951)은 혈청 단백질에 결합한 아이오딘(protein-bound iodine, PBI)을 측정하여 갑상선 호르몬 농도를 추정하는 방법을 개발하였으며, 이것은 널리 이용되었었다.

Mitchell(1958)은 혈청에 존재하는 TBP를 이용하였다. 혈청에 일정량의 ^{125}I-T_3를 첨가하여 갑상선 호르몬에 불포화된 TBP를 포화시킨 후, 남은 ^{125}I-T_3를 레진으로 흡착시켜 그 방사선량을 측정함으로써 TBP의 불포화량을 구하여 간접적으로 갑상선 호르몬 농도를 추정했다. 이것을 레진 T_3 섭취율 또는 T_3 섭취율(T_3-uptake, T_3-U)이라고 한다. T_3-U는 피검 혈청의 TBP에 의해 영향을 받기 때문에 반드시 갑상선 기능만을 반영하는 것은 아니고, 혈중 TBP의 변화를 초래하는 병태에 의해서도 영향을 받아 임신이나 에스트로겐 치료 시와 같이 TBP의 양이 증가하는 경우에는 T_3-U도 증가하고 반대로 신장 질환, 중증 간 장애 등에서는 감소한다.

이러한 경쟁적 단백질 결합 측정법(competitive protein binding assay, CPBA)을 정량화할 목적으로 Marphy(1969) 등은 혈청의 갑상선 호르몬을 에탄올로 추출한 다음, 일정량의 TBP를 첨가하여 ^{125}I-T_4와 경합시키고, 잔량을 레진으로 흡착하여 측정하는 방법을 개발하여 사용했으나, 그 후 조작이 간편하고 정확도가 우수한 RIA법, EIA법의 출현함으로써 현재는 이들이 T_3, T_4 측정법의 주류를 이루고 있다.

① T_3－섭취율(T_3－uptake, T3－U)

혈청의 갑상선 호르몬은 티록신 결합 단백질(TBP)과 결합하여 운반되며, 환자 혈청에 일정량의 ^{125}I-T_3를 첨가하면 그 일부는 TBP의 T_3 불포화부에 결합하고 나머지는 유리 상태로 존재한다. 이러한 ^{125}I-T_3를 레진으로 흡착시키고 방사선량을 측정한 후, 첨가한 ^{125}I-T_3의 전체 값에서 이 값이 차지하는 백분율을 T_3 섭취율이라고 한다. T_3-섭취량은 여러 종류의 키트 제품에 의해 측정되고 있다. 그러나 측정 방법에 따라 다른 값을 나타낸다. 보통 정상치는 24~36%이다. 갑상선 항진증에서 상승하고 저하증에서 저하한다.

$$T_3U(\%) = \frac{\text{피검 혈청의 계수}}{\text{표준 혈청의 계수}} \times \text{표준 혈청의 표시치 } T_3U(\%)$$

② RIA법에 의한 T_3, T_4 측정

소 알부민과 T_3 또는 T_4의 결합물을 항원으로 하여 동물 항혈청을 만들고, 이것을 이용하면 갑상선 호르몬을 RIA로 측정할 수 있다. T_3 및 T_4와 TBP의 결합에 의한 방해를 없애기 위해 혈청을 에탄올로 추출하는 방법이 사용되고 있으며, TBP와 T_3, T_4의 결합을 저해하는 9-아닐린-1-나프탈렌설폰산(9-aniline-1-naphthalene sulpho nic acid, ANS)이나 살리실산(salicylic acid)을 첨가함으로써 TBP의 영향을 제거하는 방법이 있다.

③ EIA법에 의한 측정

RIA에 사용했던 것과 동일한 항체로 EIA를 시행할 수 있다. 특별히 Ullman (1975) 등에 의해 개발된 동질성(homogeneous) EIA에 의해 분리 조작이 필요 없는 단일 시험관법이 이용되고 있으며, 또한 자동분석법에도 적용되고 있다.

(4) 기준범위

표 9-5 갑상선 호르몬 기준범위

종류	연령(성별)	관용 단위	SI 단위
티록신(T_4)	성인(남)	4.6~10.5 μg/dL	59~135 nmol/L
	성인(여)	5.5~11.0 μg/dL	71~142 nmol/L
	> 60세	5.0~10.7 μg/dL	65~138 nmol/L
트리아이오딘티로닌(T_3)	16~20세	80~210 ng/dL	1.23~3.23 nmol/L
	20~50세	70~204 ng/dL	1.08~3.14 nmol/L
	50~90세	40~181 ng/dL	0.62~2.79 nmol/L
	임신 3개월	81~190 ng/dL	1.25~2.93 nmol/L
	임신 4~10개월	100~260 ng/dL	1.54~4.00 nmol/L

이해도의 점검과 문제

1. 갑상선 항진증의 증상과 병인을 정리하라.
2. 갑상선 호르몬의 기능을 설명하라.
3. 갑상선 호르몬의 측정법을 기술하라.

6. 부신 수질(속질) 호르몬

◆ 핵심용어

에피네프린, 노르에피네프린, VMA, HVA, 카테콜아민

◆ 학습요점

에피네프린의 생리적 기능, 에피네프린의 대사 물질

(1) 생리적 및 임상적 의의

부신 수질은 태아 발달 시 교감 신경 세포에서 기원한다. 여기에서 두 종류의 호르몬이 생성된다. 그 중 하나는 노르에피네프린(norepinephrine)인데, 이것은 호르몬이지만 뇌와 말초 신경의 신경 종말에서 생성되는 신경전달물질이기도 하다(표 9-6). 다른 하나는 에피네프린(epinephrine)으로, 이것은 부신 수질의 주요 호르몬이며, 공포, 분노, 공격에 의해 교감 신경계가 자극되는 것과 유사하게 조직 및 기관에 대해 효과를 발휘한다.

이들 두 호르몬은 생물체에서 에너지를 생성하는 대사 작용을 촉진시킨다. 즉 이들 호르몬은 간에 저장된 글리코젠의 분해(glycogenolysis)를 촉진시켜 혈장의 글루코스 농도를 상승시키고 또한 지방 조직에 저장된 지방의 분해(lipolysis)를 촉진시켜 혈장의 유리 지방산 농도를 증가시킨다. 에피네프린과 노르에피네프린은 그림 9-6에서 보는 바와 같이 아미노산인 타이로신으로부터 만들어진다.

표 9-6 부신 수질 호르몬

호르몬	형태	표적조직	주요 작용
에피네프린	타이로신 유도체	교감 신경 수용체, 간, 근육, 지방 세포	교감 신경 자극, 글리코젠 분해 작용(간 및 근육)↑, 지방 분해 작용(지방 세포)↑
노르에피네프린	타이로신 유도체	교감 신경 수용체	교감 신경 자극

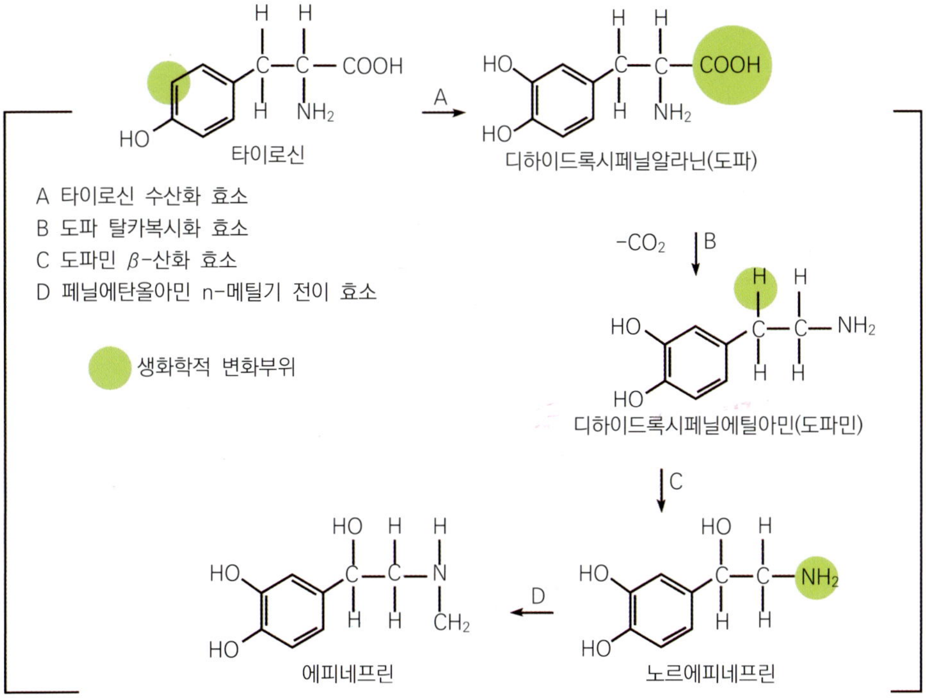

그림 9-6 카테콜아민의 합성

도파민, 에피네프린, 노르에피네프린, 이들 3종류의 아민은 카테콜(catechol)의 디하이드록시벤젠(dihydroxybenzene) 구조를 가지고 있어서 총칭하여 카테콜아민(catecholamine)이라고 부른다. 에피네프린은 페닐에탄올아민 *n*-메틸기 전이 효소(phenylethanol amine *n*-methyl transferase)의 촉매에 의한 아미노기의 메틸화 작용에 의해 노르에피네프린으로부터 형성된다. 도파민이 부신 수질에서는 중간 산물이지만, 뇌에서 합성될 때는 신경전달물질로서 작용한다. 에피네프린은 부신 수질 호르몬의 약 80~90%를 차지한다.

카테콜아민은 세포막에 결합하여 아데닐산염 고리화 효소(adenylate cyclase)를 활성화하여 세포 내에서 cAMP를 빠르게 생산한다. 2차 전령(second messenger)인 cAMP는 여러 가지 대사 및 생리적 효과를 촉진한다.

카테콜아민의 생리적 효과는 강력하여 미량으로도 충분한 효과를 발휘한다. 카테콜아민의 불활성화는 신속히 일어난다. 카테콜아민은 C_3 하이드록시기(-OH)의 *o*-메틸화 작용이나 산화적 탈아미노화 반응을 포함하는 몇 가지 다른 경로에 의해 분해되거나 불활성화된다. 이들 경로를 통해 생성된 주요 대사 산물은 바닐릴만델산(vanillylmandelic acid, VMA), 메타네프린(metanephrine), 노르메타네프린(normetanephrine), 그리고 호모바닐산(homovanillic acid, HVA)이다.

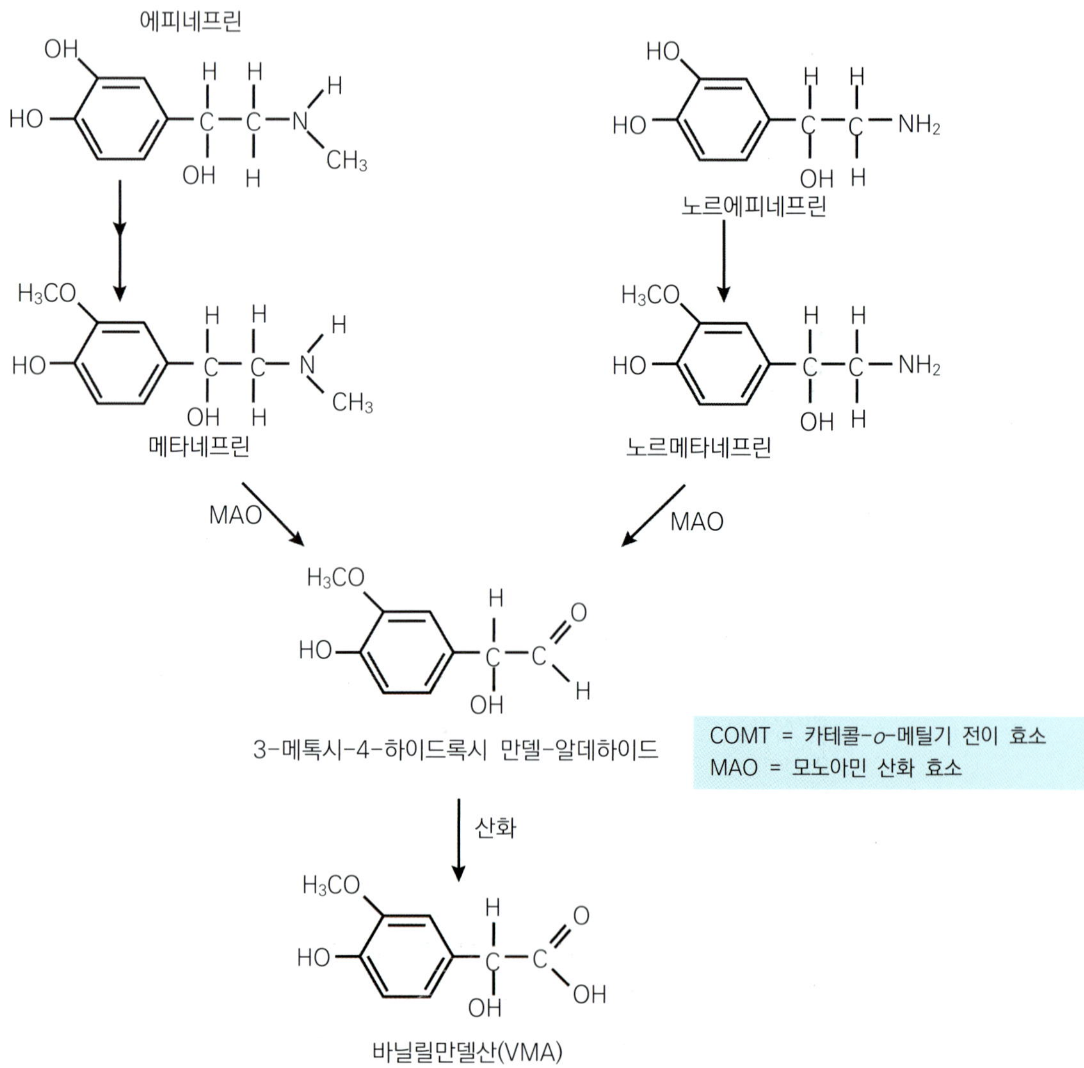

그림 9-7 에피네프린 및 노르에피네프린의 대사 작용에 의한 VMA의 생성
VMA는 에피네프린과 노르에피네프린의 최종 분해산물이다

메타네프린(metanephrine)은 그림 9-7에서 보는 바와 같이, 에피네프린 및 노르에피네프린의 수산기의 *o*-메틸화 작용에 의해 형성된다. 24시간 소변에 있는 카테콜아민의 대부분은 변환된 것이며, 변환되지 않은 것은 변환된 것의 약 1% 정도뿐이다. 반면에 VMA가 75%, 메타네프린이 10%, 그리고 나머지는 기타 산물들이 차지한다. HVA는 도파민의 최종 대사 물질이다(그림 9-8). 소변에서 이러한 대사 물질을 글루쿠론산이나 황산과 결합해 있다.

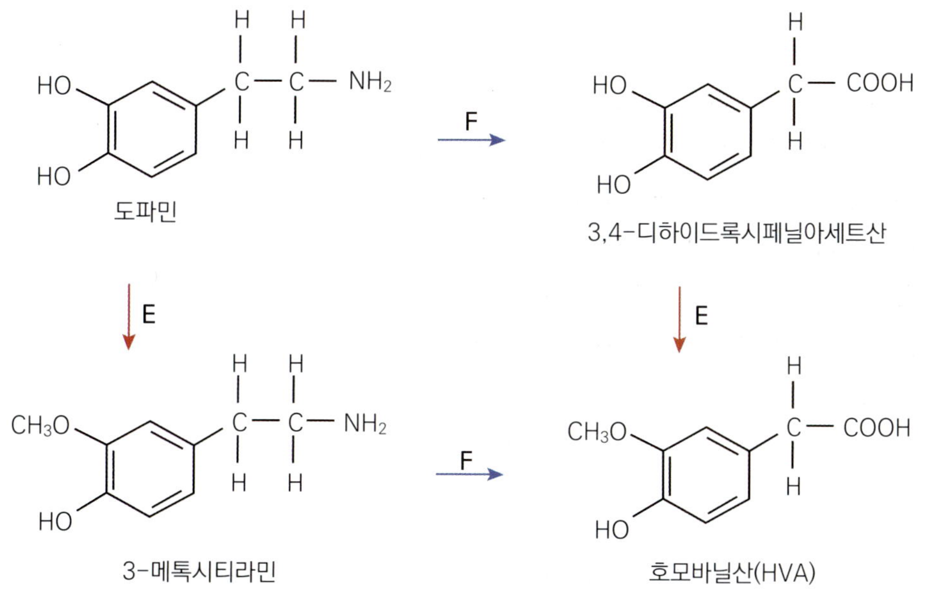

E-카테콜-*o*-메틸기 전이 효소(E-Catechol-*o*-methyl transferase; COMT)
F-모노아민 산화 효소(F-Monoamine oxidase; MAO)

그림 9-8 **도파민의 대사 작용**

소변 카테콜아민이나 그 대사 물질의 측정은 두 가지 측면에서 임상적 의의가 있다. 즉 원인 불명의 고혈압이 부신 수질 종양인 크롬친화성 세포종(pheochromocytoma, 갈색세포종)에 의한 것인지의 여부 감별과 가끔 어린이들에서 발견되는 치명적인 신경모세포종(neuroblastoma, 에피네프린을 과다하게 생산함)의 감별에 의미가 있다.

(2) 측정법

① 크롬친화성 세포종 검색

고혈압 환자 집단에서 크롬친화성 세포종의 발생률은 약 1,000명 당 1~2명이다. 크롬친화성 세포종의 약 90%는 양성이고 또한 수술에 의해 완전히 제거될 수 있기 때문에 좋은 검색법을 채택하는 것이 중요하다. 만일 진단에서 오류를 범하면 치료의 기회를 잃게 될 뿐만 아니라 조기에 사망하게 된다.

이 종양은 간헐적으로 급격하게 카테콜아민을 분비하여 단시간에 혈장 농도를 상승시킨다. 따라서 무작위 혈액 시료로는 증가한 것을 발견하지 못할 수도 있다. 따라서 일반적으로 검색은 24시간 소변을 가지고 해야 종양 활성의 주기를 다 포함하게 되어 이상을 발견할 수 있다. 특히 영아에서는 신뢰성 있는 24시간 소변의 채취가 어렵기 때문에, 소변 검사 결과를 크레아티닌의 mg당 배설된 카테콜아민 또는 대사 물질의 비율로서 나타내는 것이 더 의미가 있다.

만일 소변 분석에서 양성이 나오면 직접 혈장 카테콜아민을 측정하고, 또한 카테콜아민이나 대사 물질을 성분별로 분석하도록 한다.

② 신경모세포종 검색

신경모세포종(neuroblastoma)은 세 가지 카테콜아민을 모두 분비하며, 어떤 경우에는 도파민과 그것의 대사산물인 HVA가 우세하게 나타나기도 한다. HVA나 VMA, 또는 이들 모두의 높은 배설은 대개의 경우 신경모세포종에서 나타난다. VMA와 HVA는 둘 다 GC나 HPLC로 측정한다.

③ 소변 총 메타네프린 측정

산성 소변의 메타네프린(metanephrine) 결합체를 가열하여 가수 분해시킨다. 유리형과 유리된 메타네프린은 약 양이온 교환수지(weak cation exchange resin)로 흡착하고, 수산화암모늄으로 용출시킨 다음, 에틸아세트산/아세톤 혼합물로 추출한다. 용매를 증발시킨 후, 잔여물을 묽은 산으로 용해시킨다. 이렇게 전처리한 시료는 전기화학적 검출기를 장착한 HPLC에 주입한다. HPLC는 메타네프린의 성분인 노르메타네프린, 메타네프린, 그리고 도파민 대사산물인 3-메톡시티라민(3-methoxytyramine)을 성분별로 정량할 수 있다. 성인에서 총 메타네프린의 정상치는 0.3~0.9 mg/24 h(1.5~1.6 μmol/24 h)이다.

④ 카테콜아민 측정

가. 형광 측정법

카테콜 화합물은 에틸렌디아민(ethylenediamine, ED)과 반응하여 강한 형광을 나타낸다(ED법). ED법은 특이성에 문제가 있으나 1 ng의 카테콜아민도 검출할 수 있는 고감도 방법이기 때문에, 혈중 카테콜아민의 검출에 이용한다. 에피네프린과 노르에피네프린을 페리시안화칼륨[$K_3Fe(CN)_6$]으로 산화한 후, 알칼리로 처리하면 트라이하이드록시인돌(trihydroxyindole, THI)을 생성하여 형광 측정이 가능하다(THI법). 이 방법은 ED법보다 특이성이 높기 때문에 소변 카테콜아민의 측정에 주로 이용되며, 혈액 카테콜아민의 측정에도 응용되고 있다. THI법의 경우 반응 조건에 변화를 주면 에피네프린과 노르에피네프린에 대해 별개의 형광을 낼 수 있기 때문에 이들의 분별 정량에 응용되고 있다.

나. HPLC법

최근에는 소변 및 혈장 카테콜아민을 HPLC로 분석하고 있다.

(5) 바닐릴만델산 측정

VMA는 에피네프린과 노르에피네프린의 최종 대사 물질로 총 배설 물질의 약 75%를 차지한다. VMA는 유리형으로 배설되며 또한 안정한 화합물이기 때문에 카테콜아민의 분비 지표로서 자주 측정된다.

가. 정성법

VMA는 p-니트로아닐린·디아조(p-nitroaniline·diazo)시약에 의해 자색을 띠기 때문에 이것을 소변의 VMA에 대한 정성 시험에 응용하여 크롬친화성 세포종(갈색세포종)과 신경모세포종 등과 같은 카테콜아민을 분비하는 종양을 검색하는 데 이용하고 있다. 그러나 이 반응은 호모바닐산(HVA), 카테콜아민 외에 모노페놀류와도 유사한 반응을 나타낸다.

나. 정량법

GC나 HPLC로 측정한다.

(3) 기준범위

표 9-7 **소변 및 혈장 카테콜아민과 그 대사 물질의 기준범위(HPLC 측정)**

	항목	기준범위
소변	에피네프린 노르에피네프린 도파민 메타네프린 노르메타네프린 VMA	3~15 μg/dL 20~120 μg/dL 100~700 μg/dL 10~200 μg/dL 50~400 μg/dL 2~12 μg/dL
혈장	에피네프린 노르에피네프린 도파민	0.12 ng/mL 이하 0.06~0.50 ng/mL 0.3 ng/mL 이하

이해도의 점검과 문제

1. 에피네프린/노르에피네프린의 생리적 의의를 설명하라.
2. VMA, HVA 측정의 의의를 정리하라.

7. 부신 피질(겉질) 호르몬

◆ **핵심용어**

당류 코르티코이드, 염류 코르티코이드, 호르몬 수용체, 쿠싱 증후군, 코르티솔
알도스테론

◆ **학습요점**

부신 피질 호르몬의 종류와 작용, 부신 피질 호르몬 관련 질환

(1) 생리적 의의

부신 피질에서는 콜레스테롤로부터 유도된 많은 스테로이드 호르몬이 생성된다. 피질 호르몬은 일련의 효소 반응을 통해 탈수소 작용, 하이드록시기 형성, 그리고 기타 반응에 의해 콜레스테롤의 측쇄가 분해되면서 합성된다. 부신 피질에는 C-21과 C-11에 수산기의 형성을 촉매하는 21-하이드록시화 효소(21-hydroxylase)와 11β-하이드록시화 효소가 포함되어 있다. 콜레스테롤로부터 부신 피질 호르몬으로 전환되는 과정을 그림 9-9에 정리하였다.

부신 피질에서는 합성되는 스테로이드 호르몬은 ① 단백질, 탄수화물, 지질 대사에 영향을 주는 당류 코르티코이드(glucocorticoid, 예: 코르티솔 cortisol), ② 혈장 Na^+과 K^+에 영향을 주는 염류 코르티코이드(mineralocorticoid, 예: 알도스테론 aldosterone), ③ 안드로겐(androgen), ④ 여성 성호르몬인 미량의 에스트로겐(estrogen)이 합성된다(표 9-8).

남성과 여성 모두 부신 피질의 주요 호르몬은 당류 코르티코이드인 코르티솔(cortisol)이다. 생리적으로 중요한 염류 코르티코이드인 알도스테론의 혈장 농도는 코르티솔의 1/1,000 정도 밖에 안 된다.

표 9-8 부신 피질 호르몬

호르몬	형태	표적조직	주요 작용
코르티솔	C_{21} 스테로이드	모든 조직	탄수화물, 단백질, 지방 대사에의 영향
알도스테론	C_{21} 스테로이드	신장	Na^+ 배설 저하(Na^+ 흡수 상승), K^+ 배설 상승

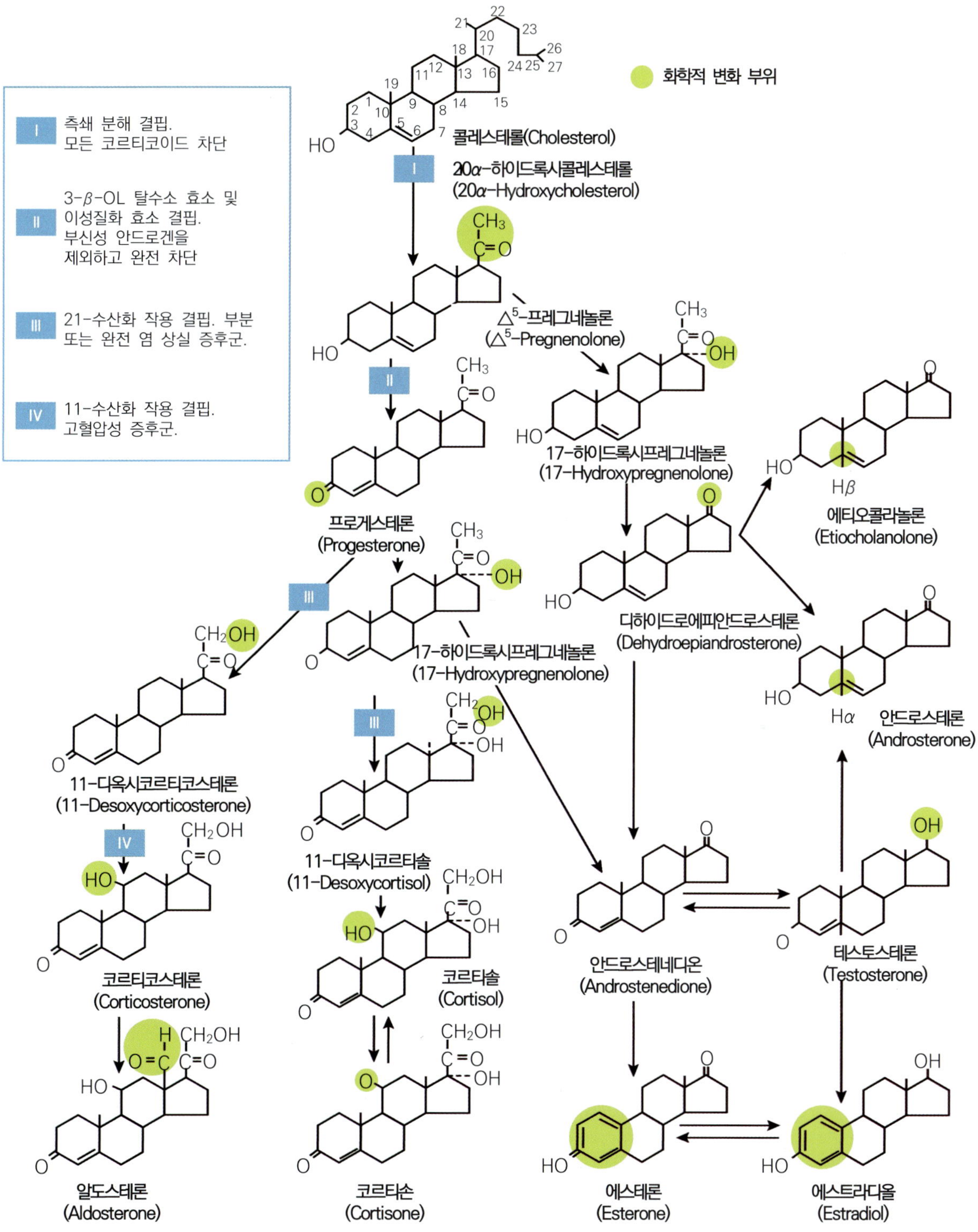

그림 9-9 코르티코스테로이드의 생합성

가장 강력한 남성 호르몬인 테스토스테론(testosterone)은 일차적으로 고환에서 분비되어 2차 성징을 발달시키지만, 부신 피질에서도 또한 테스토스테론보다는 약하지만 몇 가지 안드로겐(androstenedione, dehydroepiandrosterone)과 이것의 황산결합체를 소량 생성한다. 이러한 안드로겐과 황산결합체는 말초 조직에서 테스토스테론으로 전환될 수도 있다.

비정상적으로 안드로겐이 과다하게 생성되면 여성은 남성형 털과다증(hirsutism) 및 남성화(virilism)가 일어날 수도 있고, 드물기는 하지만 미성숙 남성에서 조숙한 성적 발달이 일어날 수도 있다. 여성의 가장 강력한 성호르몬인 에스트라디올(estradiol)은 일차적으로 난소에서 분비되지만, 소량이 부신 안드로겐으로부터 유도되기도 한다. 부신 피질에서 호르몬 생성과 관련된 몇 가지 효소의 양이나 활성에 변화가 있으면 심각한 호르몬 불균형(어떤 호르몬의 과다한 생성이나 결핍)을 초래할 수 있다. 이러한 불균형은 질환의 진행, 방사선에 의한 손상, 유전 결함, 혹은 몇 가지 주요 효소를 저해하는 약제에 의해서도 일어날 수 있다. 가장 흔하게 볼 수 있는 결함은 21-수산화 효소의 선천적 결함이다.

(2) 코르티솔

코르티솔은 당류 코르티코이드 중에서 가장 중요한 호르몬이며, 표적 세포에 작용한 후 세포의 핵으로 운반되어 DNA와 결합함으로써 RNA 전사를 변화시킨다. 따라서 코르티솔은 여러 가지 대사 변화를 일으킨다. 코르티솔은 근육 단백질의 분해를 촉진시키고, 간에서는 아미노산으로부터 글루코스를 생성을 촉진시킨다. 또한 에너지 생성을 목적으로 지방 조직으로부터 지방을 동원한다. 코르티솔은 근육에 의해 글루코스가 섭취되지 않도록 함으로써 인슐린 길항 물질로서도 작용한다. 이외에 염증 인자에 대한 세포 반응을 감소시키며, 또한 항체 형성을 저해함으로써 면역 반응을 약화시킨다.

코르티솔의 분비는 ACTH의 자극에 의해 촉진되며, 아울러 ACTH의 분비 조절은 유일하게 코르티솔의 혈중 농도에 의해 음성 피드백 조절을 받는다. 즉, 혈장의 코르티솔 농도가 증가하면 음성 피드백조절에 의해 시상하부에서 CRH(corticotropin-releasing hormone)의 생성이 억제된다(그림 9-10). ACTH의 분비는 신경원성 조절을 받고 있다. 즉 24시간 주기적 리듬과 스트레스에 의한 우발적 자극이 시상하부에 전달되고, 다시 시상하부에서는 CRH를 생산하여 ACTH의 분비를 조절한다.

부신 피질에서 매일 분비되는 코르티솔의 양은 약 2.5 mg이다. 그러나 혈장 호르몬 농도는 5.0~22.0 μg/dL의 범위 내에 있다. 코르티솔의 농도는 일내변동을 보이며, 아침에 최고치를 나타내고 밤에 최저치를 나타낸다.

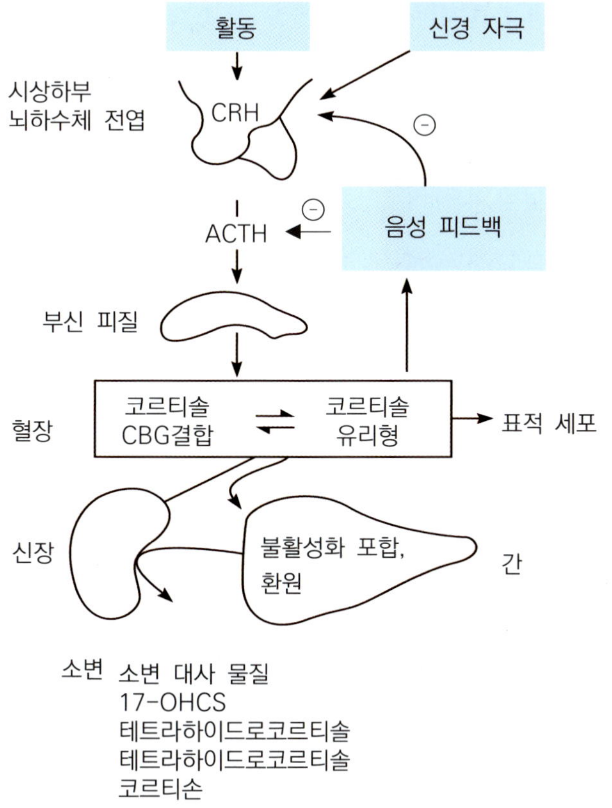

그림 9-10 당류 코르티코이드의 분비 조절

코르티솔은 3가지 형태로 혈장에서 운반된다. 즉 75%는 코르티코스테로이드-결합 글로불린(corticosteroid-binding globulin, CBG; transcortin)형으로, 15%는 알부민 결합형으로, 그리고 약 10%는 단백질과 결합하지 않은 유리형으로 존재한다. 코르티솔과 그것의 산화물인 코르티손(cortisone)은 간에서 두 단계의 환원 과정(수소화)을 거쳐 테트라하이드로 유도체로 되며, 이는 다시 글루쿠론산과 빠르게 결합한 후 혈액을 경유하여 소변으로 배설된다.

매일 합성되는 전체 코르티솔의 1% 미만은 소변으로 배설된다. 이것의 약 30~50%는 코르티솔 및 코르티손의 테트라하이드로 유도체가 글루쿠론산과 결합한 글루쿠로나이드(glucuronide) 형태로 나타난다. 이들 화합물은 모두 17번 탄소 측쇄에 디하이드록시(-OH) 작용기를 가지고 있어서, 이들을 17-하이드록시코르티코스테로이드(17-hydroxycorticos teroid, 17-OHCS)라고 한다.

① 코르티솔의 과다 분비

코르티솔의 과다한 생성은 쿠싱 증후군(Cushing's syndrome)을 유발한다. 쿠싱 증후군의 1차적인 원인은 부신 피질 질환(부신 과다 형성 혹은 암)과 관련이 있으며, 2차적인 원인은 ACTH를 과다하게 생성하는 질환(뇌하수체 선종이나 전이성 암)과 관련이 있다. 쿠싱 증후군 환자들은 비만, 연골화, 고혈압, 성격 변화, 다모, 부종, 생리 이상(여성), 당부하 검사 이상 등의 임상 증상을 나타낸다. 또한 임상 소견으로서는 17-OHCS의 상승, 소변 유리형 코르티솔의 증가, 혈청 코르티솔의 증가를 나타낸다.

② 코르티솔의 분비 부족

부신 피질 호르몬의 부족은 1차적으로 자가면역이나 감염에 의한 부신 피질 조직의 파괴에 기인하며, 이를 애디슨병(Addison's disease)이라고 한다. 2차적으로는 ACTH의 결핍과 관련이 있다.

부신 피질 기능 검사는 코르티솔의 동태를 형광법으로 11-하이드록시코르티코스테로이드(11-hydroxycorticosteroid, 11-OHCS)를 측정하여 파악할 수 있지만, 특이적으로 측정하기 위해서는 특이성이 높은 면역 반응을 이용할 필요가 있다.

③ 혈청 코르티솔 측정

채혈은 코르티솔 농도가 최고에 달하는 오전 8시에 실시하며, 측정은 우선 pH를 낮추고, 열처리를 하여 코르티솔을 CBG로부터 분리한 후 RIA나 형광 편광 면역 측정법(fluorescence polarization immunoassay, FPIA)으로 한다.

RIA의 측정 원리는 T_3, T_4와 같으며, 소의 알부민과 코르티솔의 결합물을 항원으로 하여 얻은 항체에 대해 ^{125}I-표지 항원과 혈청 코르티솔의 경쟁적 반응에 기초한다. 또한 RIA와 동일한 항원과 항체를 이용하여 EIA로도 측정할 수 있다.

④ 기준범위

성인의 총 혈청 코르티솔 농도

오전 8시: 5~23 μg/dL(138~635 nmol/L)

오후 4시: 3~16 μg/dL(83~441 nmol/L)

오후 8시: 오전 8시의 50% 미만

코르티솔의 농도는 오후와 저녁에 매우 낮다.

(3) 안드로겐

부신 안드로겐(androgen)에는 디하이드로에피안드로스테론(dehydroepiandrosterone, DHEA)과 황산DHEA, 안드로스테론(androsterone), 안드로스테네디온(androstenedione), 에티오콜라놀론(etiocholanolone), 테스토스테론(testosterone) 등이 있다. 테스토스테론을 제외한 다른 것들은 약한 안드로겐이다. 그러나 이들은 말초 조직에서 일부가 테스토스테론으로 전환된다. 모든 안드로겐은 C19 화합물이며, 테스토스테론을 제외한 나머지는 모두 C17에 케톤기를 가지고 있어서 이를 17-케토스테로이드(17-ketosteroid, 17-KS)라고 한다. 테스토스테론의 C17에는 하이드록시기가 있다. 어린아이가 선천적 부신 과다 형성이나 부신 암에 걸리면 보통 안드로겐이 과다하게 생성되어 빨리 사춘기가 온다. 여성에서는 남성처럼 신체에 털이 많이 나는 남성형 털 과다증(hirsutism)이 나타난다.

(4) 알도스테론

비록 당류 코르티코이드를 포함한 몇 가지 코르티코스테로이드도 일부 염류코르티코이드(미네랄코르티코이드) 활성을 가지고 있지만, 부신 피질로부터 분비되는 가장 강력한 염류 코르티코이드는 알도스테론(aldosterone)이다. 코르티솔과 마찬가지로 알도스테론도 C_{21} 화합물이고, 11-하이드록시기를 가진다. 그러나 C_{17}에는 하이드록시기가 없다(그림 9-9).

이해도의 점검과 문제

1. 당류 코르티코이드의 생리적 의의와 이상증을 설명하라.
2. 염류 코르티코이드의 생리적 의의와 이상증을 설명하라.

8. 성 호르몬

◆ **핵심용어**

에스트로겐, 프로게스테론, 월경 주기, hCG, 테스토스테론

◆ **학습요점**

여성 성 호르몬과 월경 주기와의 관계, hCG의 생리적 의의, 테스토스테론의 작용

(1) 난소 호르몬

난소에서 발달한 여포는 성숙하여 포상 여포로 되고, 임신이 안 된 상태에서는 이것으로부터 성숙 난자(mature ovum)가 약 4주를 주기로 하여 한 번씩 방출된다. 이외에 난소는 생식 기관과 다른 기관의 기능을 조절하는 성 호르몬을 생산한다.

여성의 생식기계는 월경 주기(menstrual cycle) 동안 일어나는 주기적 변화로 인하여 남성에 비해 훨씬 복잡하다. 더욱이 임신 시에는 더 큰 변화가 일어난다. 비임신 여성에서는 두 종류의 화학적 구조가 다른 스테로이드 호르몬을 난소에서 생성하고 분비한다. 임신 시에도 비임신 시와 동일한 호르몬이 난소에서 분비되지만, 그 비율은 비임신시와 전혀 다르다. 태반도 또한 임신 유지에 필요한 호르몬을 생성한다.

여성 성 호르몬인 에스트로겐(estrogen)은 난소의 여포(임신 시에는 태반)에서 생성한다. 에스트로겐은 생리 주기를 조절하고, 생식 기관과 2차 성징을 발달시킨다.

두 번째 호르몬은 포상 여포의 파열로 형성된 황체에서 생성되는 프로게스테론(progesterone)이다(표 9-9). 프로게스테론은 자궁을 자극하여 자궁 내막의 증식을 촉진하며, 수정란의 착상을 원활하게 할 뿐만 아니라 또한 배란과 뇌하수체에서의 LH 분비를 억제한다. 만일 임신이 되면 황체와 태반에서 프로게스테론이 분비되어 임신 동안 월경이 억제된다. 28일의 월경 주기에서 나타나는 호르몬의 변화를 그림 9-11에 나타냈다.

표 9-9 난소 호르몬

호르몬	형태	표적조직	주요 작용
에스트로겐(E_1, E_2)	C_{18} 스테로이드	여성 부속 성 기관	2차 성징 촉진
프로게스테론	C_{21} 스테로이드	자궁	난자 착상 준비, 임신 유지

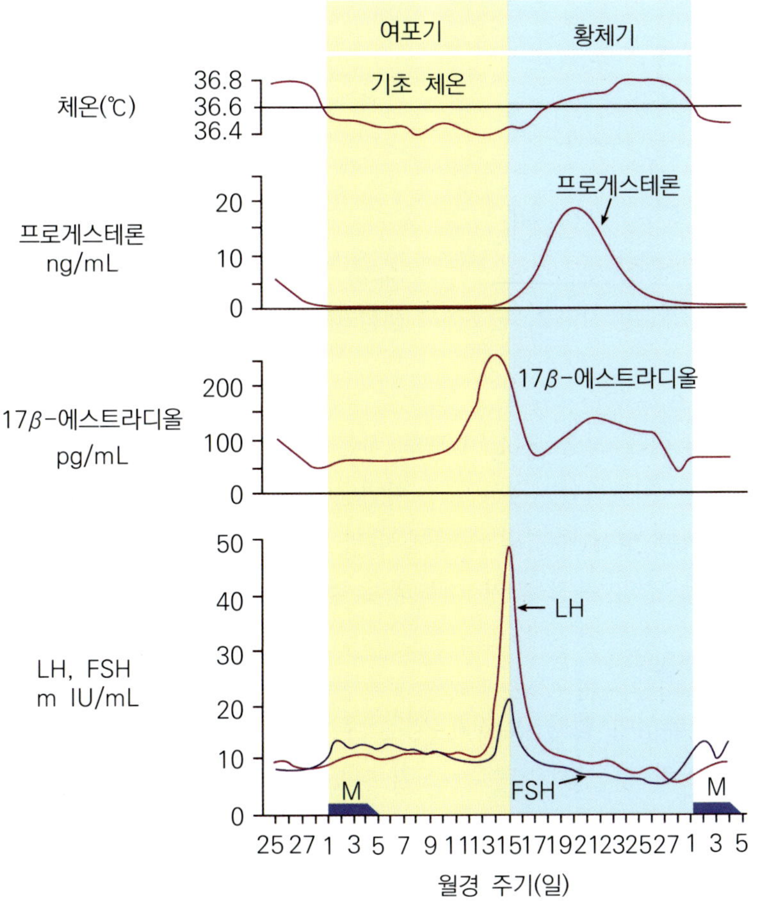

그림 9-11 정상 월경 주기 동안의 일어나는 호르몬 변화

① 에스트로겐과 프로게스테론

에스트로겐은 C_{18}의 스테로이드 호르몬이다. 그림 9-12에서 보는 바와 같이 안드로겐과 달리 C_{19}에 메틸기가 없고 A환은 3개의 이중 결합을 가진 페놀 고리이다. 다른 중요한 난소 호르몬인 프로게스테론은 C_{21} 화합물이며, 화학적으로는 부신성 스테로이드와 더 밀접한 관련이 있다. 사실 프로게스테론은 부신성 스테로이드의 생성 과정에 있는 중간 산물이다.

임상적으로 중요한 3종류의 에스트로겐은 에스트라디올(estradiol, E_2), 에스트론(estrone, E_1), 그리고 에스트리올(estriol)이다. 이들 중 가장 중요하고 강력한 에스트로겐은 E_2이다. 이것은 생물학적 활성이 약한 E_1과는 반비례로 존재한다. 그러나 E_2는 분해되기 전에 반드시 E_1으로 전환된다. 최종 분해 산물은 생물학적 활성이 전혀 없는 E_3이다.

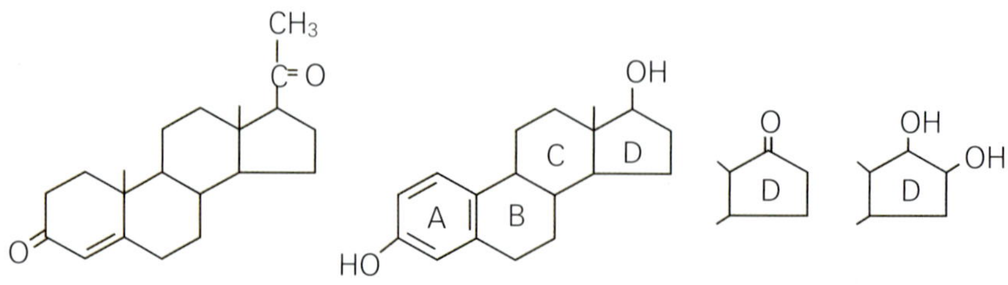

프로게스테론 에스트라디올(E_2) 에스트론(E_1) 에스트리올(E_3)

그림 9-12 난소에서 생성되는 스테로이드 호르몬

에스트로겐 측정은 보통 RIA, EIA로 하는데, 측정 방법은 코르티솔 및 갑상선 호르몬 측정법과 비슷하다. 정상적인 비임신여성의 혈장 에스트로겐 농도는 pg/mL수준이며, 이는 월경 주기의 상태에 따라 변한다. E_2는 난소 기능의 지표가 되기 때문에, 혈장 E_2의 측정은 여성의 생리 불순을 평가하는 데 그 가치가 있다.

② 에스트리올(E_3)

E_3는 호르몬 활성이 없다. 이것은 임신 후반기 3개월 동안 많은 양이 생산되는데, 이것은 태아의 부신성 스테로이드가 태반에서 전환되기 때문이다. 따라서 임신 여성의 소변과 혈장의 E_3 농도를 측정하면 태아의 건강 상태를 알 수 있다. 만일 임신 후반기에 E_3의 급격한 감소는 태아태반 기능 장애(fetoplacental dysfunction)의 위험 신호이다.

(2) 태반 호르몬

임신한 여성에 있어서 태반은 배아의 발달에 영양분을 공급하고, 노폐물을 제거하는 생리적 기능 외에도 내분비 기관으로서 작용한다. 사람에서 태반 호르몬(표 9-10)은 사람 융모성 생식선 자극 호르몬(human chorionic gonadotropin, hCG)과 락토겐(human placental lactogen, hPL)을 제외하고는 난소의 여포 및 황체에서 생성되는 호르몬과 동일하다. 생식선 및 부신 피질과 달리 태반은 아세틸-CoA로부터 스테로이드를 합성할 수 없다. 그러나 특정 호르몬을 만들기 위한 전구체로서 스테롤이나 스테로이드를 필요로 한다. 태반은 혈장 콜레스테롤로부터 프로게스테론을 우선적으로 생성한다. 에스트리올 및 다른 에스트로겐의 합성에는 C_{19} 스테로이드인 디하이드로에피안드로스테론 황산염(dehydroepiandrosterone sulfate, DHEA-S)을 필요로 한다.

표 9-10 **태반 호르몬**

호르몬	형태	표적조직	주요 작용
에스트로겐, 프로게스테론	난소 참조	난소 참조	난소 참조
사람 융모성 생식선 자극 호르몬(hCG)	당단백질	LH와 같음	LH와 같음
태반 락토겐(hPL)	단백질	PRL과 같음	PRL과 같음

① 사람 융모성 생식선 자극 호르몬(hCG)

hCG는 뇌하수체 호르몬인 LH, FSH, TSH와 마찬가지로 두 개의 폴리펩타이드 사슬(α 사슬과 β 사슬)로 구성된 당단백질이다. α 사슬은 상기 4종류의 호르몬이 모두 같고, β 사슬은 각 호르몬마다 서로 다르다. hCG는 황체를 자극하여 프로게스테론의 분비를 촉진시키기 때문에 LH의 작용과 비슷하다. 프로게스테론은 월경을 방해하여 임신이 유지되도록 한다. 발달한 태반의 융모막은 수정란이 착상한 후 곧 hCG를 분비하기 시작한다. 혈장 hCG 농도는 임신 며칠 후부터 10~12주까지 꾸준히 증가한다.

소변이나 혈청 hCG의 측정은 임신 유무를 결정하는 중요한 수단이 된다. 가장 민감한 hCG 검사인 면역방사계측법(Immunoradiometric assay, IRMA)은 임신 7~10일 후(다음 생리 예정일의 4~7일 전)면 임신을 확정할 수 있다. 대부분의 hCG 검사는 다음 월경 예정일의 14~21일 후가 되어야 약 90%의 양성률을 나타낸다.

월경이 없이 그냥 지나친 여성에서 소변 hCG 검사만으로도 임신 유무를 확정할 수 있다. 만일 소변 검사가 애매할 경우에는 혈청 hCG의 정량 검사로 확정할 수 있다. 자궁외 임신에서는 혈청 hCG의 농도가 정상 임신에 비해 상당히 낮으므로, 이에 대한 진단도 혈청 hCG의 정량 검사로 확정할 수 있다.

hCG는 융모막암(choriocarcinoma)에 걸린 여성에서 150,000 mU/mL 이상으로 상당히 증가한다. hCG는 또한 고환암에 걸린 남자의 약 40~60%에서도 상승하는 것으로 나타났다. hCG의 측정은 종양의 치료나 재발을 알아보는 데 유용한 검사이다.

(3) 고환 호르몬

고환은 남성 생식 기관으로 남성 호르몬인 테스토스테론을 분비하고, 정자를 생성한다(표 9-11). 테스토스테론은 뇌하수체 전엽 호르몬인 LH의 자극에 의해 정세관(seminiferous tubules) 사이에 있는 간질 세포에서 분비된다.

표 9-11 고환 호르몬

호르몬	형태	표적조직	주요 작용
테스토스테론	C_{19} 스테로이드	남성 부속 성기관	2차 성징의 촉진

① 테스토스테론

테스토스테론은 남성 생식 기관의 발달과 2차 성징을 발현시키고, 유지하는 작용을 한다. 사춘기가 지나서 거세하면 2차 성징이 감소한다. 혈액에서 테스토스테론은 3가지 형태, 즉 ① 비단백질 결합형(유리형), ② 약한 결합형(알부민과 결합), ③ 강한 결합형[성 호르몬-결합 글로불린(sex hormone-binding globulin, SHBG)]이 풀을 형성하고 있다. 이러한 3가지 테스토스테론을 합해서 총 테스토스테론이라고 한다. 혈장 테스토스테론의 약 80%는 특수한 글로불린에 의해, 약 18%는 알부민에 의해 수송된다. 정상 성인(18~69세) 남성의 혈장총 테스토스테론 기준범위는 250~1,000 ng/dL(방법: LC/MS/MS)이고, 여성은 15~70 ng/dL이다. 혈장 테스토스테론은 T_3, T_4 측정할 때와 같이 RIA나 EIA로 측정했었지만, 최근에는 질량분석계(MS)와 액체 크로마토그래피(LC)나 가스 크로마토그래피(GC)를 조합한 분석법(LC/MS/MS 또는 GC/MS)으로 측정하고 있다. 혈장 테스토스테론의 농도는 고환암이나 뇌하수체의 이상으로 생식선 자극 호르몬이 과다하게 분비될 때 상승한다. 여성에서는 부신이나 난소 종양으로 인하여 남성형 털 과다증과 남성화가 있는 경우에 상승한다. 뇌하수체의 기능 장애나, 성 염색체를 포함한 염색체에 이상이 있는 경우에는 혈장 테스토스테론의 농도가 저하할 수 있다.

이해도의 점검과 문제

1. 월경 주기를 조절하는 호르몬의 변화를 설명하라.
2. hCG의 임상 응용에 관해 설명하라.

9. 부갑상선 호르몬

◆ **핵심용어**

부갑상선 호르몬(PTH), 칼슘 대사

◆ **학습요점**

칼슘 대사 조절

(1) 생리적 의의

부갑상선(parathyroid gland)은 갑상선 뒷면의 모서리에 좌우상하로 1개씩 총 4개가 붙어있는 작고 납작한 쌀알 크기의 암갈색 소체이며, 무게는 약 0.5~3 g 정도이다. 부갑상선에서 분비되는 생성물인 부갑상선 호르몬(parathyroid hormone, parathormone, parathrin, PTH)은 84개의 아미노산으로 구성된 폴리펩타이드 호르몬이다. PTH의 최초 전구체는 116개의 아미노산으로 구성된 prepro-PTH이며, 이것이 계속해서 분해되어 pro-PTH로 되고, 그 다음엔 최종적으로 PTH(84개의 아미노산)가 된 후 분비된다(prepro-PTH → proPTH → PTH). 앞에서 자세히 설명한 것처럼, 혈장 칼슘 농도가 저하하면, 이것이 부갑상선을 자극하여 PTH 분비를 촉진시킨다. 분비된 PTH는 (1) 뼈로부터 칼슘을 흡수하고(bone resorption), (2) 신장 요세관에서의 칼슘 재흡수(renal reabsorption)를 자극하여 칼슘 배설량을 감소시켜 직접 혈장 칼슘 농도를 상승시킨다. PTH는 또한 신장에 작용하여 장에서 칼슘 흡수를 증진시키는 생물학적 활성형 비타민인 1,25-$(OH)_2D_3$의 형성을 증진시켜 간접적으로 혈장 칼슘 농도를 상승시킨다(표 9-12).

PTH의 측정은 RIA, HPLC, IRMA로 한다. 항체는 PTH의 C말단 및 N말단에 대한 서로 다른 항체를 이용하는 방법이 있기 때문에 방법에 따라 측정치에 차이가 있다. PTH는 단백질 분해 효소에 의해 분해되며, C말단을 가진 펩타이드는 혈액에 비교적 오래 남아 있지만, N말단 펩타이드는 빨리 분해된다. 이 때문에 C말단 측정과 N말단 측정은 임상적으로 차이가 있다.

표 9-12 부갑상선(부갑상샘) 호르몬

호르몬	형태	표적 조직	주요 작용
부갑상선 호르몬	폴리펩타이드	뼈, 신장	혈장 Ca^{2+}↑, 뼈의 칼슘 유리↑, Ca^{2+} 배설↓, 인산 배설↑

(2) 임상적 의의

원발성 부갑상선 항진증에서는 혈액 Ca^{2+}이 증가하고, PTH의 N말단, C말단이 분절이 함께 증가한다. 어떤 원인에 의해 저칼슘혈증이 초래되면 속발성 부갑상선 항진증이 일어나고, 이때는 주로 C말단이 증가한다. 부갑상선 저하증이나 고칼슘혈증에서는 PTH가 정상이거나 검출되지 않는다. PTH의 분비는 혈장 Ca^{2+}의 상승으로 인한 음성 피드백 조절에 의해 억제된다. PTH 측정용 검체는 헤파린이 들어간 시험관에 채혈하고, 4℃에서 냉동 원심 후 -20℃에 보존한다. 보통 PTH 측정의 보고는 PTH-Ca 노모그램을 사용한다(그림 9-13). 최근에는 면역 측정법으로 분석하고 있다.

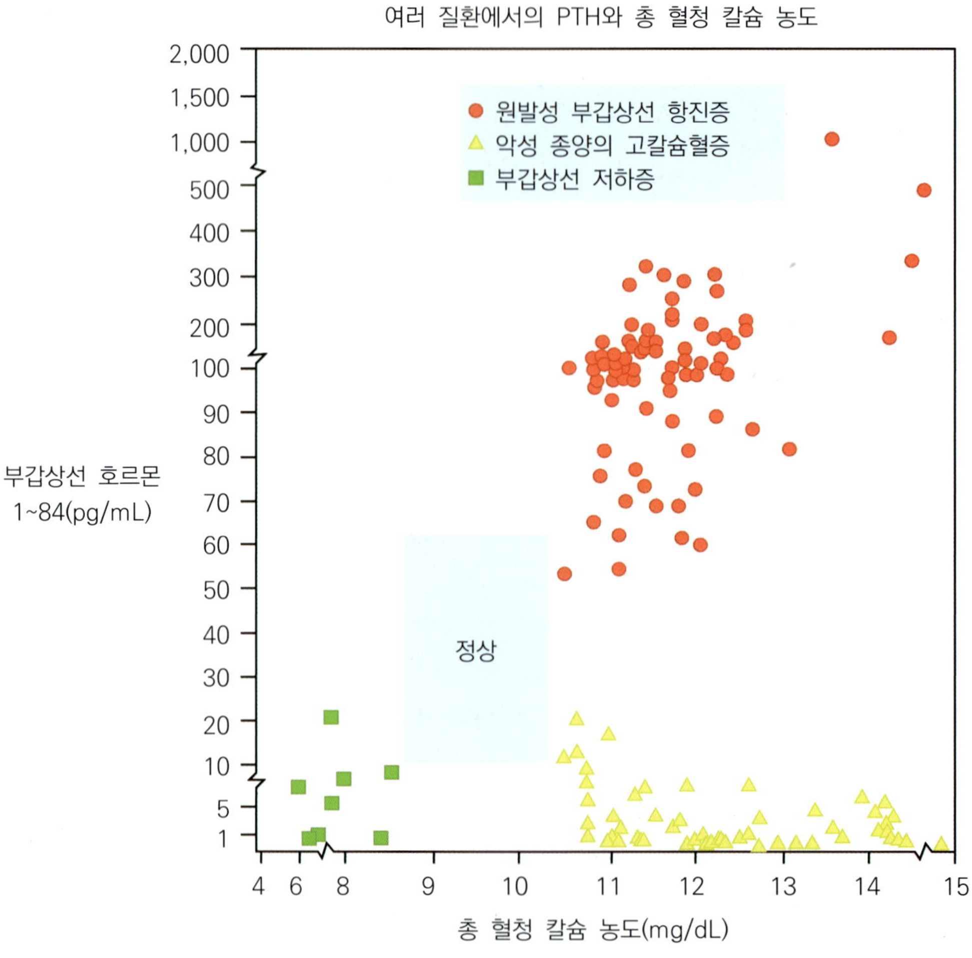

그림 9-13 **여러 가지 부갑상선 질환에서 혈장 부갑상선 호르몬과 칼슘 농도의 관계**

(3) 기준범위

PTH의 어느 것을 측정하느냐에 따라 임상 평가가 달라지기 때문에 그 점에 주의해야 한다.

원형 PTH　　10~65 pg/mL

이해도의 점검과 문제

1. 원발성 및 속발성 부갑상선 항진증에 대해 설명하라.
2. 부갑상선 호르몬의 작용을 설명하라.

10. 췌장(이자) 호르몬

◆ 핵심용어

인슐린, 글루카곤, C-펩타이드

◆ 학습요점

인슐린의 작용과 당뇨병
글루카곤의 작용

췌장은 외분비와 내분비 기능을 둘 다 가지고 있는 몇 개 안 되는 선 기관 중 하나이다. 췌장은 여러 종류의 소화 효소와 중탄산염(탄산수소 이온)이 풍부한 췌장액을 췌관을 통해 십이지장으로 분비한다. 췌장은 또한 위장관액과 효소 분비를 조절하는 호르몬인 소마토스타틴(somatostatin)을 분비하기도 한다. 더욱이 췌장은 혈장의 글루코스 농도를 조절하는 데 있어 주된 역할을 하는 2종류의 호르몬, 즉 인슐린(insulin)과 글루카곤(glucagon)을 분비한다(표 9-13).

(1) 인슐린

인슐린은 췌장의 랑게르한스섬 또는 랑게르한스섬이라고 하는 내분비 조직의 β 세포에서 분비되는 51개의 아미노산(분자량 5,808 달톤)으로 구성된 폴리펩타이드 호르몬이다. 주된 생리 작용은 혈액의 글루코스를 세포(특히 간세포)에 들여보내 글리코겐으로 저장하는 것이며, 이외에도 세포내의 당질, 지질, 단백질의 동화 작용을 촉진한다(표 9-14). 그 결과 혈당이 저하하게 된다. 따라서 인슐린은 혈당 조절에 중요한 호르몬이다.

표 9-13 췌장 호르몬

호르몬	형태	표적조직	주요 작용
인슐린	단백질	모든 조직	혈장 글루코스(↓), 글리코겐 합성 작용(↑), 지질 합성 작용(↑)
글루카곤	폴리펩타이드	간	글리코겐 분해 작용(↑), 당신생 합성 작용(↑)
소마토스타틴	펩타이드	췌장(α, β 세포)	인슐린과 글루카곤의 방출 억제

표 9-14 인슐린의 주요 작용

촉진	억제
근육과 지방 조직의 글루코스 섭취	글루코스 합성(당신생)
해당	글리코젠 분해
글리코젠 합성	트리글리세리드(중성지방) 분해
단백질 합성	케톤체 합성
트리글리세리드(중성지방) 합성	단백질 분해
이온(K^+, PO_4^{3-}) 섭취	

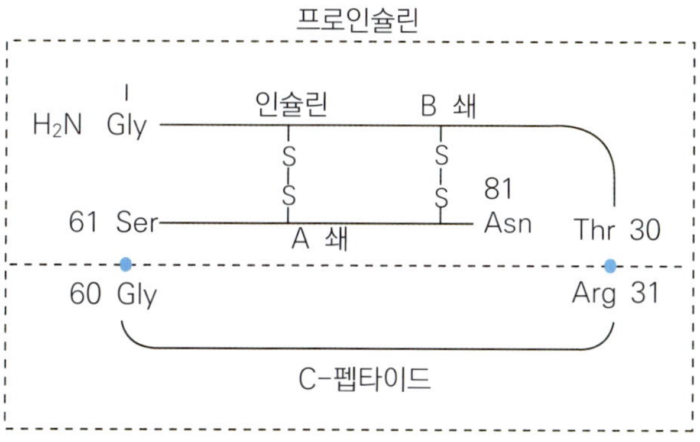

그림 9-14 프로인슐린과 인슐린, C-펩타이드의 관계

인슐린은 2개의 폴리펩타이드 사슬(A사슬: 21개의 아미노산, B사슬: 30개의 아미노산)이 이황화(S-S) 결합에 의해 연결된 분자이지만, B 세포에서 처음 합성 시에는 프리프로인슐린(preproinsulin)이라는 단일 폴리펩타이드 사슬이었다가 N말단의 신호 배열이 절단되면서 프로인슐린(proinsulin)이 된다. 이것도 나중에 2곳이 절단되어 당 대사의 활성을 지닌 인슐린과 생물학적으로 활성이 없는 30개의 아미노산으로 구성된 C-펩타이드(C-peptide, 분자량 3,600 달톤)로 분리된 후 혈액으로 분비된다(그림 9-14). C-펩타이드의 반감기는 약 35분으로 길기 때문에 공복 상태의 C-펩타이드 농도는 인슐린보다 5~10배가 더 높다.

Berson과 Yallow는 RIA로 인슐린을 측정하였다. 최근에는 RIA 외에 방사성물질을 사용하지 않는 EIA가 점차 널리 이용되고 있다. RIA나 EIA에 사용되는 항체는 보통 소나 돼지의 인슐린을 항원으로 이용하는 경우가 많은데, 이것은 이들 항체가 사람 인슐린과 교차 반응이 있어서, 사람의 혈중 인슐린을 충분히 측정할 수 있기 때문이다. 그러나 표준액은 사람 인슐린을 이용하는 것이 바람직하다. 면역학적 방법으로 측정된 인슐린을 특별히 면역반응성 인슐린(immunoreactive insulin, IRI)이라고 한다.

채혈은 당부하 검사 검체와 동시에 채혈하는 일이 많다. 직접 분석할 수 없는 경우에는 혈장을 분리하여 -20℃에 보존한다. 공복 시 IRI값은 20 mU/L(860 pg/mL) 이하의 저치를 나타내며, 각종 병태에 따른 차이는 명확하지 않지만, 당부하 시에 IRI 값이 특징적인 변동을 나타낸다. IRI는 췌장의 선종인 인슐린종(insulinoma)에서 매우 고치를 나타낸다.

인슐린 치료 중인 당뇨병 환자에서는 혈액 인슐린이 고치이고, 또한 인슐린 항체가 생성된 경우에도 항체-인슐린 결합물이 존재하여 IRI가 최고치를 나타내는 일이 있다. 이러한 경우에 C-펩타이드를 측정하면, B 세포에서의 인슐린 생성 능력을 추정할 수 있다.

(2) 글루카곤

글루카곤(glucagon)은 췌장의 랑게르한스섬 α 세포에서 형성된 폴리펩타이드 호르몬이다. 간세포에 저장된 글리코겐을 분해하여 혈당을 증가시키며, 인슐린의 대응 호르몬으로서 인슐린과 함께 혈당을 조절한다. 췌장의 글루카곤 분비는 혈당의 감소에 의해 자극된다. 글루카곤은 간에 저장되어 있던 글리코겐을 분해하는 것 외에도 아미노산으로부터 글루코스의 형성, 즉 당신생 작용을 촉진한다.

혈장 글루카곤의 측정은 임상적 가치가 없다. 측정은 RIA나 EIA로 한다. RIA로 측정된 글루카곤은 췌장 유래의 글루카곤 외에도 소화관 유래의 글루카곤양 물질과도 반응하기 때문에, 그 측정치를 면역반응성 글루카곤(immunoreactive glucagon, IRG)이라고 한다.

(3) 소마토스타틴

소마토스타틴(somatostatin)은 췌장의 랑게르한스섬 δ 세포, 시상하부 등에서 생성되는 폴리펩타이드 호르몬이다. 소마토스타틴은 위장관에 대한 분비와 운동성의 조절뿐만 아니라 췌장에서 인슐린과 글루카곤의 분비를 억제한다. 혈장 소마토스타틴 측정은 임상적 가치가 없다.

(4) 기준범위

인슐린(공복 혈청)	2~25 μIU/mL(12~150 pmol/L)
C-펩타이드(공복 혈청, RIA)	0.78~1.89 ng/mL(0.25~0.6 nmol/L)
C-펩타이드(소변)	74±26 μg/L(25±8.8 μmol/L)
글루카곤(헤파린 혈장)	70~180 ng/L

이해도의 점검과 문제

1. 인슐린의 작용과 인슐린의 결핍으로 인해 발생하는 병태를 설명하라.
2. C-펩타이드 측정의 임상적 의의를 설명하라.

11. 위장관 호르몬

◆ 핵심용어

가스트린, VIP, 세크레틴, 콜레시스토키닌-판크레오지민

◆ 학습요점

위장관 호르몬의 주요 작용

위장관(gastrointestinal tract)은 전체 소화 과정을 조절하는 여러 종류의 호르몬을 다량으로 분비한다. 이러한 호르몬에는 가스트린(gastrin), 혈관 활동성 내장성 폴리펩타이드(vasoactive intestinal polypeptide, VIP), 세크레틴(secretin), 콜레시스토키닌(cholecystokinin), 소마토스타틴이 있다(표 9-15).

(1) 가스트린

가스트린(gastrin)은 일차적으로 위의 날문부에서 분비되며, 위액 특히 HCl의 분비를 강력하게 촉진한다. 생물학적으로 활성이 있는 가스트린은 펩타이드 사슬 N말단 쪽의 길이가 서로 다른 3종류가 있다: (1) 대 가스트린-34개 아미노산, (2) 중 가스트린-17개 아미노산, (3) 소 가스트린-14 아미노산

총 가스트린은 보통 이들 3종류의 가스트린과 모두 반응하는 다클론성 항체를 이용하여 RIA나 EIA로 한다.

표 9-15 위장관 호르몬

호르몬	형태	표적조직	주요 작용
가스트린	펩타이드	위	위 HCl 분비 촉진
세크레틴	폴리펩타이드	췌장	췌장액 및 HCO_3^- 분비 촉진
콜레시스토키닌	폴리펩타이드	담낭, 췌장	담낭 수축, 췌장 효소 분비 촉진, 위 운동과 분비 억제
소마토스타틴	펩타이드	위장관	분비 및 운동성 억제
혈관 활동성 내장성 폴리펩타이드	폴리펩타이드	위장관	분비, 장근육 이완 촉진

가스트린의 과다 생성은 상부의 위장관계(위 및 십이지장)에 궤양을 일으킨다. 가스트린 측정의 가장 중요한 임상적 의의는 Zollinger-Ellison 증후군을 진단하는데 있다. 이 질환의 특징은 췌장의 비-β 세포 종양에서 대량의 가스트린을 생성

하는 것이다. 따라서 환자는 심각한 궤양에 시달리게 된다. 이 경우 혈장의 가스트린 농도는 기준범위인 46~140 pg/mL을 훨씬 초과한다.

(2) 혈관 활동성 장성 펩타이드

혈관 활동성 장성 펩타이드(vasoactive intestinal peptide, VIP)는 위장관의 신경 세포를 자극하는 장 호르몬(intestinal hormone)이다. 종양 세포에 의한 VIP의 과다한 생성은 계속적인 설사를 일으킨다. 따라서 이를 췌장성 콜레라(pancreatic cholera)라고 한다. 정상인의 혈장 VIP 농도는 측정하기에 충분할 정도로 높지는 않지만, 췌장성 콜레라 증후군을 일으키는 종양을 가진 환자에서는 RIA나 EIA로 측정하는 것이 가능하다. 이 검사는 심하게 지속적으로 설사를 하는 환자를 검색하기 위해 실시한다.

12. 신장 호르몬

◆ **핵심용어**

1,25-디하이드록시비타민 D_3, 적혈구 조혈인자

◆ **학습요점**

1,25-Vit D_3의 작용, 적혈구 조혈인자의 작용

신장은 보통 내분비 기관으로는 생각하지 않지만, 칼슘 대사, 조혈 작용 그리고 무기질 대사와 관련된 몇 가지 중요한 호르몬을 분비한다(표 9-16). 신장에서 분비되는 효소인 레닌(renin)은 안지오텐신-알도스테론(angiotensin-aldosterone) 계에서의 역할 때문에 나트륨의 항상성을 조절하는 데 있어서 매우 중요하다.

(1) 1,25-디하이드록시비타민 D_3

비타민 D 그 자체는 불활성 분자이며, 간에서 효소 작용에 의해 25C에 하이드록시기(-OH)가 형성되고, 그 다음에는 신장에서 1C에 하이드록시기가 형성된다. 이 산물이 활성형 비타민 D인 1,25-디하이드록시비타민(dihydroxyvitamin) D_3 [(1,25-$(OH)_2D_3$]이며, 이것은 칼슘 대사의 항상성에 있어서 호르몬과 같은 작용을 한다.

(2) 적혈구 조혈인자

적혈구 조혈인자(erythropoietin)는 조혈 작용에 중요한 인자로서 작용하는 166개의 아미노산으로 구성된 당단백질이다.

표 9-16 신장(콩팥) 호르몬

호르몬	형태	표적조직	주요 작용
1,25-디하이드록시비타민 D_3	스테로이드	장, 뼈, 신장	장에서의 Ca^{2+} 흡수 촉진, PTH와 협력
적혈구 조혈인자	당단백질	골수	적혈구 형성 촉진

적혈구 조혈인자는 빈혈, 고산지대에의 노출이나 저환기에 의해 초래되는 산소 결핍증(anoxia)에 반응하여 분비된다. 적혈구 조혈인자는 골수에 작용하여 적혈구의 생성을 촉진시킨다. 말기 신장 기능 상실 환자에서는 신장에서 적혈구 조혈인자를 분비하는 것이 불가능하기 때문에 보통 빈혈을 일으킨다.

이해도의 점검과 문제

1. 1,25-디하이드록시비타민 D_3의 칼슘 대사 조절 기능에 대해 설명하라.
2. 적혈구 조혈인자의 작용을 설명하라.

Chapter 10

종양 표지자

Tumor Markers

CHAPTER 10
종양 표지자(Tumor Markers)

1. 종양 표지자

◆ **핵심용어**

종양, 양성 및 악성 종양, 암발생률, 종양 표지자

◆ **학습요점**

종양의 정의, 양성 종양과 악성 종양의 차이, 종양 표지자의 특성과 분류

종양(tumor 또는 neoplasm)은 진핵 세포의 생물체에서 조절되지 않고 비정상적으로 세포가 증식하여 형성된 조직이다. 양성 종양(benign tumor)은 생물체가 살아있는 동안 원래의 장소에 그대로 남아있는 종양이다. 악성 종양(malignant tumor)은 주위의 정상 조직을 침입할 수 있고(침윤, invasion), 순환계나 림프계를 통해 신체의 다른 부위로 옮겨갈 수 있는(전이, metastasis) 종양이다. 전이란 종양 세포가 본래 생성된 장소에서 떨어진 다른 부위로 퍼져나가는 과정을 가리킨다. 암(cancer, 게; crab를 의미하는 라틴어에서 유래함)은 일종의 악성 종양이고, 선종(adenoma)은 양성 종양이다. 악성 종양은 지역 및 환경적 요인, 나이, 유전 등의 다양한 요인에 의해 암 유전자(oncogene), 종양 억제 유전자(tumor suppressor gene), 그리고 세포자멸사(apoptosis), DNA 복구, 혈관 형성(angiogenesis) 및 세포 부착 분자(cell adhesion molecule)와 관련된 유전자의 손상 등으로 인해 형성된다.

종양은 그들이 기원하는 조직의 종류와 세포의 종류에 근거하여 분류한다. 배발생 동안 외배엽에서는 피부와 신경 조직이 만들어지고, 중배엽에서는 뼈, 근육, 혈액이 만들어지고, 그리고 내배엽에서는 내부 장기가 만들어진다. 악성 종양은 암종(carcinoma)과 육종(sarcoma)으로 분류하는데, 암종은 상피 세포(외배엽이나 내배엽)에서 유래하는 것이고, 육종은 중배엽의 중간엽 세포(mesenchymal cell)에서 유래하는 것이다. 혈액과 림프계의 암은 중배엽에서 유래하여 기술적으로는 육종이지만 단순하게 백혈병과 림프종으로 분류된다.

표 10-1 2019년 한국인의 성별 10대 암 발생률(단위: 명/인구 10만명)

남자	여자
폐암(79.4)	유방암(96.5)
위암(77.2)	갑상선암(90.0)
전립선암(65.6)	위암(37.8)
간암(45.1)	폐암(37.4)
결장암(37.3)	결장암(29.7)
직장암(29.5)	직장암(16.6)
갑상선암(29.3)	간암(15.8)
췌장암(16.2)	췌장암(15.3)
신장암(16.2)	기타 피부암(14.5)
방광암(15.6)	담낭 및 기타 담도암(13.6)

자료원: 통계청, 보건복지부 「암등록통계」 2022.1.18.

우리나라도 평균 수명이 급격히 늘어남에 따라 암은 누구나 걸릴 수 있는 친숙한 질환이 되고 있다. 그에 따라 암에 대응하기 위해 정기적으로 건강검진을 하는 수가 늘어나고 있으며, 여러 가지 식사와 운동을 비롯한 생활습관이 개선되고 있다.

암 환자가 늘어남에 따라 특정 장기의 악성 종양을 진단하기 위해 혈액이나 소변 중의 특정 성분을 화학적으로 분석하는 선별 검사(screening test)가 주목받고 있다. 이렇게 종양 진단을 위해 측정 대상이 되는 성분을 종양 표지자(tumor marker)라고 한다. 종양 표지자는 종양에 의해 생성되거나 종양에 반응하여 숙주에 의해 생성되는 물질이다. 혈액이나 분비액 중의 이러한 물질을 측정하면 종양의 존재를 알 수 있고, 정상 조직과 종양을 구분할 수 있다. 종양 표지자의 대표적인 예가 원발성 간암(hepatoma) 또는 간세포암(hepatocellular carcinoma)을 진단하기 위해 측정하는 α-태아 단백질(α-fetoprotein, AFP)이다.

(1) 이상적인 종양 표지자의 특징

종양 표지자는 종양에 의해 또는 종양에 반응하여 숙주에 의해 합성된 물질이다. 이들은 종양의 존재를 찾는 데 이용될 수 있다. 이상적인 종양 표지자는 다음과 같은 특성을 갖는다.

① 암에 대한 특이성이 있다. 즉 암에서만 생성되고, 양성 상태에서는 증가하지 않아야 하며, 정상인에서는 미량만 존재한다.

② 암에 대한 민감성이 있다. 작은 종양이라도 측정할 만한 양의 물질을 생성한다.
③ 생성된 표지자의 양과 종양의 진행 정도가 잘 상관한다.
④ 질환이 안정된 상태에 있을 때는 종양 표지자의 농도가 일정하다.
⑤ 표지자의 생성량이 감소할 때 혈청 농도가 병행하여 감소할 수 있을 만큼 충분히 반감기가 짧다.
⑥ 표지자의 수준이 예후적 가치가 있다.
⑦ 표지자의 분석법이 감도가 좋고, 특이적이고, 정확하고, 정밀하고, 신속하고, 비용이 저렴하다.

(2) 종양 표지자의 이용

종양 표지자의 임상 응용은 다음과 같다.

① 증상이 없는 사람들 중에서 암 환자의 선별
② 증상이 있는 환자의 암 진단
③ 임상적 진행 단계(0~4기)의 추정
④ 종양의 크기 정도 추정
⑤ 치료의 감시와 선택
⑥ 암의 재발 검출
⑦ 예후 지표

(3) 생물학적 기원

종양 표지자는 세포에 의해 또는 그 세포로부터 나오는 신호에 반응하여 생성되는 화학 및 세포 성분이다. 일반적으로 종양 표지자는 체액이나 조직에서 측정된다. 전통적으로 구성 분자와 그들의 에피토프(항원 결정기), 분비물, 효소 및 세포 전환의 표지자가 종양 표지자로서 이용되어왔다. 이와 더불어 암 유전자와 그들의 생성물, DNA의 양, 세포 성장 주기 표지자(촉진제와 저해제), 세포 주기의 증식 단계에서 세포의 양이 종양 표지자로서 이용될 수 있다.

양성 종양은 일반적으로 잘 분화된다. 양성 종양에 있는 세포들은 정상 조직에 있는 세포와 유사하다. 따라서 종양 세포에 의해 생성되는 종양 표지자도 전형적으로 정상 조직에서 발견되는 것들이다. 그들은 종양의 크기에 비례하여 혈액에 증가할 수도 있다.

악성 종양은 정상 세포와 관련된 물질을 생성할 수도 있고, 다른 물질을 생성할 수도 있다. 접합자가 배아로 되고, 그 다음 태아로 빠르게 세포들이 분화된다. 이것은 유전자 발현에 의해 이루어지는데, 이로 인해 호르몬, 효소, 수용체, 구조 단백질이 생성되고 세포 대사가 일어난다. 정상 세포가 악성 종양으로 전환될 때, 이러한 유전자의 발현이 변화한다. 그 영향을 받은 세포는 어떤 특정한 물질을 합성하지 못할 수도 있고 많이 생성할 수도 있다.

종양은 기원이 단세포인 것으로 생각하고 있다. 세포가 변형된 후 성장 조절 능력을 상실하고 빠르게 분열하기 시작한다. 세포가 접촉 저해 능력을 상실하고 자기가 있던 1차 장소를 침입한다. 그 다음은 주위 조직과 혈액 및 림프액으로 침입한다. 혈액과 림프액으로 들어간 종양 세포는 멀리 떨어진 장기로 전달되어 침입한다. 이러한 침입, 즉 전이가 일어나면 그것을 돕기 위해 새로운 단백질이 생성되는데, 이러한 단백질도 또한 종양 표지자로서 이용될 수 있다.

(4) 분류

종양 표지자는 화학적 구조(예: 단백질, DNA, 폴리아민), 기능(예: 효소, 신호 분자), 검출 방법(예: 항원성 면역측정법, 효소 활성 측정), 해부학적 장소(예: 태반, 타액선)에 따라 분류할 수 있다. 따라서 전립선 특이 항원(prostate specific antigen, PSA)은 효소 표지자, 항원 표지자 및 전립선 표지자 모두에 해당된다. 일반적으로 종양 표지자는 다음과 같은 그룹으로 분류한다.

① 효소와 동종 효소(아이소엔자임)
② 호르몬, 신경전달물질 및 대사 물질
③ 수용체(에스트로겐, 프로게스테론, 안드로겐, 코르티코스테로이드)
④ 단백질(면역글로불린, 당단백질, 암배아 단백질, 암태아 항원)
⑤ 유전 표지자(암 유전자 및 억제 유전자)
⑥ 기타 표지자(시알산; sialic acid 결합물, 폴리아민, 아미노산)

(5) 측정

종양 표지자는 물질의 종류에 따라 RIA, EIA, 크로마토그래피, 질량분석(MS), 형광 분석, 화학발광 분석, 중합 효소 연쇄 반응(polymerase chain reaction, PCR)과 같은 분자 생물학적 기법 등 다양한 방법으로 측정하고 있다.

1) 효소

◆ **핵심용어**

ACP, ALP, CK, LD, NSE, AMS, 5′NT, 콜라겐 분해 효소, 카텝신 D

효소는 암 검출에 이용했던 최초의 표지자다. 어떤 효소 증가가 암에 특이적이지는 않지만, 암 진단을 위해 많은 효소, 즉 젖산 탈수소 효소(LD), 알칼리성 포스파테이스(ALP), 크레아틴 카이네이스(CK), 아밀레이스(AMS), 감마-글루타밀기 전이 효소(GGT) 등이 측정되고 있다. 이러한 효소는 한 종류의 암이나 여러 종류의 암에서 증가할 수 있다.

표 10-2 종양 표지자 효소

효소	측정법	암의 종류
알코올 탈수소 효소	활성	간
알돌레이스	활성	간
알칼리성 포스파테이스	활성	뼈, 간, 백혈병, 육종
알칼리성 포스파테이스-태반성	활성	난소, 폐, 영양막, 위장관, 고환종, 호지킨
아밀레이스	활성	췌장, 여러 종류
아릴 설파테이스 B	활성	결장, 유방
크레아틴 카이네이스-BB	면역측정법	전립선, 폐(소 세포), 유방, 결장, 난소
에스터레이스	활성	유방
갈락토실기 전이 효소	활성	결장, 방광, 위장관, 여러 종류
γ-글루타밀기 전이 효소	활성	간
헥소키네이스	활성	간
젖산 탈수소 효소	활성	간, 림프종, 백혈병, 여러 종류
류신 아미노펩티데이스	활성	췌장, 간
뉴런-특이적 에놀레이스	면역측정법	폐(소 세포), 신경모세포종, 흑색종, 크롬친화성 세포종, 췌장
5′-뉴클레오타이데이스	활성/면역측정법	간
전립선 산성 포스파테이스	활성/면역측정법	전립선
전립선 특이 항원	면역측정법	전립선
피루브산 카이네이스	활성	간, 여러 종류
RNA 가수 분해 효소	활성	여러 종류(난소, 폐, 대장)
시알기 전이 효소	활성	유방, 결장, 폐
콜라겐 분해 효소	활성	뼈
카텝신 D	활성	유방암
히스타민 산화 효소	활성	속질성 갑상선암
뮤라미데이스(라이소자임)	활성	백혈병

암에 더욱 특이적인 효소들이 있다. 콜라겐 분해 효소(collagenase), 카텝신 D (cathepsin D, 세포 내 단백질 분해 효소), 단백질 분해 효소(protease) 등이 종양 세포에 의해 분비되며 종양이 주위 조직을 침입할 때 분해하는 역할을 한다. 표 10-2에 종양 표지자로서 이용되어왔던 효소와 관련 암을 나타냈다.

(1) 산성 포스파테이스

산성 포스파테이스(acid phosphatase, ACP)는 전립선 선암종(adenocarcinoma)에 걸린 환자에서 증가한다. 그러나 ACP는 초기 진단에 적합한 검사는 아니다. 이 효소는 몇 가지 동종 효소가 있는데, 그 중 하나가 전립선에서 생성된다. 전립선 유래의 산성 포스파테이스(prostatic acid phosphatase, PAP) 증가는 전립선암을 진단하고 감시하는 데 이용되어왔다. 그러나 앞에서 언급했듯이 전립선암의 초기 상태에서 PAP는 꼭 필요한 검사는 아니다. PAP는 양성인 전립선 과다형성(hyperplasia), 전립선염 또는 전립선 마사지 후에도 증가한다. 근래에는 전립선암 검출을 위해 PAP대신 전립선 특이 항원(prostate specific antigen, PSA)을 측정하고 있다.

(2) 알칼리성 포스파테이스

총 알칼리성 포스파테이스(alkaline phosphatase, ALP)의 측정은 뼈와 간의 원발성 악성 종양과 이들 장기에 전이된 암을 진단하는 데 유용하다. ALP 동종 효소는 뼈, 신장, 소장, 간, 태반(Reagan형)에서 유래하는 장기 특이적인 동종 효소이다.

ALP의 증가는 골모세포의 활성과 상관이 있으며 뼈 육종이나 전이성 전립선암에 걸린 환자에서 치료를 감시하고 재발을 알아내는 데 이용될 수 있다. 전이성 유방암에서 보는 바와 같이 뼈 파괴 세포(파골세포)의 활성은 ALP를 약간만 증가한다. ALP는 영양막에서도 합성되기 때문에 임신부의 혈청에서 증가하고, 영양막, 난소, 폐 및 위장관 암, 그리고 고환 암과 호지킨병에서도 증가한다.

(3) 크레아틴 카이네이스

크레아틴 카이네이스(creatine kinase, CK) BB 동종 효소(CK-BB 또는 CK_1)는 일반적으로 뇌 분획에 속하는 것으로 알려져 있으며, 혈액-뇌 관문(blood-brain barrier)을 통과할 수 없기 때문에 정상인의 혈청에서는 관찰되지 않는다. CK-BB는 태아형 효소이며 많은 종양, 특히 상피 세포에서 기원하는 종양과 관련이 있다. 폐, 전립선, 유방, 결장, 난소, 위, 신장, 방광의 악성 종양에서 CK-BB가 증가한다. 뇌의 종양 병변 크기를 추정하기 위해 뇌척수액(CSF)에서 CK-BB를 측정하기도 한다.

(4) 젖산 탈수소 효소

젖산 탈수소 효소(lactate dehydrogenase, LD)는 비특이적인 표지자이다. 양성 및 악성 고형 종양에서는 종양의 성장 속도와 상관하며 혈청 LD가 증가한다. LD는 결장, 유방, 폐, 간, 위, 배아 세포 종양, 여러 선암종 및 백혈병과 림프종에서 증가한다. LD_1은 배아 세포 종양에서 증가하고, LD_3는 백혈병과 림프종에서 증가한다. 반면에 LD_5는 결장, 유방, 폐, 간 및 위의 악성 종양과 전립선 같은 여러 가지 선암종(샘암종)에서 증가한다.

(5) 뉴런-특이 에놀레이스

뉴런-특이 에놀레이스(neuron-specific enolase, NSE)는 신경 호르몬 관련된 종양의 특이적 표지자이다. 신경모세포종, 혈청이나 CSF의 NSE는 신경원성 종양, 폐의 소 세포암, 글루카곤종, 인슐린종, 카르시노이드(유암종) 및 악성 크롬 친화성 세포종에서 증가한다.

(6) 아밀레이스, 라이페이스, 트립신, 리보핵산 가수 분해 효소

아밀레이스(amylase, AMS), 라이페이스(lipase, LPS), 트립신(trypsin, TPS) 및 리보핵산 가수 분해 효소(ribonuclease, RNase)는 췌장과 관련된 효소들이다. 이 효소들은 췌장 종양에서 증가한다. 그러나 췌장염에서도 증가하기 때문에 이용이 줄어들고 있다. RNase는 유방, 결장, 위, 간 및 폐의 암에서도 증가한다.

(7) 5′-뉴클레오타이데이스 및 γ-글루타밀기 전이 효소

5′-뉴클레오타이데이스(5′-nucleotidase, 5′NT)와 γ-글루타밀기 전이 효소(γ-glutamyltransferase, GGT)는 둘 다 ALP보다 간암에 더 민감한 표지자이다. 그렇지만 어느 것도 암에 특이적이지는 않다.

(8) 콜라겐 분해 효소 및 카텝신 D

콜라겐 분해 효소(collagenase)와 카텝신 D(cathepsin D)는 단백질 분해 효소로 알려진 큰 화합물이다. 이 화합물은 악성 종양 세포에서 합성되고 분비된다. 이 화합물은 세포외 기질을 분해하는 능력이 있어서 악성 세포가 침입하고 전이할 수 있도록 해준다.

(9) 히스타민 산화 효소

히스타민 산화 효소(histaminase) 또는 다이아민 산화 효소(diamine oxidase, DAO)는 칼시토닌이 고치를 나타내는 속질성 갑상선암을 진단하는 종양 표지자로서 이용되어 오고 있다.

(10) 뮤라미데이스

뮤라미데이스(muramidase) 또는 라이소자임(lysozyme)은 단핵구성 및 골수단핵구성 백혈병을 감시하는 데 자주 이용되고 있다. 비슷하게 또한 어떤 형태의 결장암에서도 증가하는 것으로 보고된 바 있다. 그러나 이 효소가 표지자로서 유용한지는 아직 확실하지 않다.

이해도의 점검과 문제

1. 암과 관련된 효소를 정리하라.

2) 호르몬

◆ **핵심용어**

hCG, 칼시토닌, ADH, 5-HIAA

호르몬은 내분비선의 종양에 의해 많이 분비될 수도 있고 호르몬을 분비하지 않는 다른 기관의 종양에 의해 많이 분비될 수도 있다. 이렇게 호르몬의 과다 합성과 분비는 심각한 증상을 일으킬 수 있고 생명을 위협하기도 한다. 과다한 호르몬 생성으로 인한 신생물 딸림 내분비 증후군(paraneoplastic endocrine syndrome)은 자주 종양의 지표가 된다. 암 의심이 들 때 호르몬을 정량하면 진단을 확정하는 데 도움이 된다. 종양은 손상되지 않은 원형 그대로의 호르몬과 호르몬 전구체, 분절, 그리고 소단위체(subunit)를 분비한다. 종양 표지로 자주 이용되는 호르몬을 표 10-3에 요약하였다. 각 호르몬의 특성은 본 교과서 "9장 호르몬"에 자세히 기술되어있다.

표 10-3 종양 표지자 호르몬

호르몬	암의 종류
부신 겉질 자극 호르몬(ACTH)	쿠싱 증후군, 폐(소 세포)
항이뇨 호르몬(ADH)	폐(소 세포), 부신 피질, 췌장, 십이지장
봄베신(bombesin)	폐(소 세포)
칼시토닌(calcitonin)	갑상선(수질)
가스트린(gastrin)	글루카곤종
성장 호르몬(GH)	뇌하수체 선종, 신장, 폐
사람 융모막 생식선 자극 호르몬(hCG)	배아, 융모막암종, 고환(비고환종)
사람 태반 락토겐(HPL)	영양막, 생식선, 폐, 유방
뉴로피진(neurophysin)	폐(소 세포)
부갑상선 호르몬(PTH)	간, 신장, 유방, 폐, 여러 종류
프로락틴(prolactin)	뇌하수체 선종, 신장, 폐
혈관 활성 장성 펩타이드(VIP)	췌장, 크롬친화성 세포종, 신경모세포종, 기관지
카테콜아민 및 대사 물질	크롬친화성 세포종, 신경모세포종, 신경절신경종
세로토닌, 5-HIAA	카르시노이드(유암종)

ACTH: adrenocrticotropic hormone, GH: growth hormone, HPL: human placental lactogen, hCG: human chorionic gonadotropin

3) 단백질

◆ **핵심용어**

AFP, CEA, CA 15-3, CA 125, CA 19-9, 페리틴, β_2-저분자글로불린

단백질의 분류는 약간 임의적인 측면이 있다. 이미 앞에서 언급했듯이 PSA는 효소나 항원으로 분류될 수 있다. 비슷하게 많은 당단백질은 종양태아성 항원(oncofetal antigen)이나 탄수화물 표지자로서 분류될 수 있다.

종양태아성 단백질(종양태아성 항원)은 정상적으로 태아에서 발현하고 건강한 성인에서는 발현하지 않는 단백질이다. 그런데 이러한 태아 단백질이 암 환자의 종양 세포에 의해 과다하게 합성되기 때문에 종양태아성 항원 또는 단백질이라고 부르게 되었다. 이러한 항원의 종류에는 여러 가지가 있으나 역사적으로 오래되었고 잘 알려진 종양 표지자는 알파-태아 단백질(α-fetoprotein, AFP)과 암배아 항원(carcinoembryonic antigen, CEA)이다(표 10-4).

표 10-4 종양태아성 항원 종양 표지자

이름	성질	암의 종류
AFP	당단백질, 70 kDa, 당 4%	간세포, 배아 세포(비고환종)
종양태아성 항원	80 kDa	결장
암태아성 페리틴	당단백질, 600 kDa	간
CEA	당단백질, 22 kDa, 당함유율 50%	결장, 직장, 위장관, 췌장, 폐, 유방
췌장 종양태아성 항원	당단백질, 40 kDa	췌장
편평 세포 항원	당단백질, 44-48 kDa	자궁 경부, 폐, 피부, 머리와 목
Tennessee 항원	당단백질, 100 kDa	결장, 위장관, 방광
조직 폴리펩타이드 항원	사이토케라틴 8, 18, 19	여러 종류(유방, 결장직장, 난소, 방광)

AFP: α-fetoprotein(알파-태아 단백질), CEA: carcinoembryonic antigen(암배아 항원)

탄수화물 종양 표지자는 항원성을 가진 당단백질이다. 그들은 세포 표면의 항원이거나 종양 세포에 의해 발현된 분비 항원이다. 이러한 암 항원이나 에피토프는 일반적으로 자연 표지자보다 더 특이적이다. 탄수화물 종양 표지자는 점액소(mucin)와 혈액형 항원으로 더 세분화된다. CA 15-3과 CA 125는 점액소 표지자이고(표 10-5), CA 19-9와 CA 72-4는 혈액형 항원 표지자이다(표 10-6). 그밖에 면역글로불린, β_2-저분자글로불린(β_2-microglobulin), 페리틴 및 C-펩타이드 같은 단백질도 종양 표지자로서 이용하고 있다(표 10-7).

표 10-5 점액소(뮤신) 종양 표지자

이름	항원	항체	암 종류
CA 125	당단백질, > 200 kDa	OC 125	**난소**, 자궁내막
CA 15-3	당단백질, 400 kDa	DF3와 115D8	**유방**, 난소
CA 549	고분자량의 당단백질	BC4E549, BC4N154	유방, 난소
CA 27.29	고분자량의 당단백질	B27.29	유방
MCA	350 kDa 당단백질	b-12	유방, 난소
DU-PAN-2	점액소, 1000 kDa 펩타이드 에피토프	DU-PAN-2	췌장, 난소, 위장관, 폐

CA: carbohydrate antigen, MCA : mucin-like carcinoma-associated antigen,

표 10-6 혈액형 항원-관련성 종양 표지자

이름	항원과 출처	항체	암 종류
CA 19-9	시알산화 Le^{xa}, SW-1116 결장 CA	19-9	췌장. 위장관, 간
CA 19-5	Le^{a} 및 Le^{ag}	19-5	위장관, 췌장, 난소
CA 50	시알산화 Le^{a} 및 무퓨코스형	C50	췌장, 위장관, 결장
CA 72-4	시알산화 Tn	B27.3, cc49	난소, 유방, 위장관, 결장
CA 242	시알산화 탄수화물	C242	위장관, 췌장

표 10-7 기타 단백질 종양 표지자

이름	성질	암의 종류
β_2-저분자글로불린	11 kDa	다발성골수종, B-세포 림프종, 만성 림프구성 백혈병, 발덴슈트램 고분자글로불린혈증
C-펩타이드	3.6 kDa	인슐린종
페리틴	450 kDa 철-결합 단백질	간, 폐, 유방, 백혈병
HER-2/neu	97~115 kDa, 당 20%	유방
면역글로불린	160~900 kDa, 당 3~12%	다발성골수종, 림프종
흑색종-관련 항원	90~240 kDa	흑색종
임신-특이 단백질 1	10 kDa, 당 30%	영양막, 배아 세포
프로-가스트린 방출 펩타이드	31~98개의 아미노산	폐(small cell)
프로트롬빈 전구체 (PIVKA-II)	Des-γ-카복시 프로트롬빈	간세포
용해성 메소텔린-관련 펩타이드	메소텔린/거대핵 세포 강화 인자 펩타이드	중피종, 난소
종양-관련 트립신 저해제	6 kDa 폴리펩타이드	폐, 위장관, 난소

PIVKA-II: protein induced by vitamin K absence or antagonist. 여기서 단백질은 프로트롬빈(II 인자)를 가리킨다.

(1) α-태아 단백질

α-태아 단백질(α-fetoprotein, AFP)은 전기영동에서 알부민과 α_1 분획 사이로 이동하며 태아가 발달하는 동안에 가장 많이 만들어지는 단백질이다. AFP의 기능은 알부민과 비슷한 것으로 생각하고 있다. 구조적으로도 AFP는 알부민과 매우 닮았다. 그래서 AFP는 태아 알부민으로 불린다. AFP는 주로 간세포와 난황낭에서 만들어진다. 그리고 배아와 태아에서 고치를 나타내며, 출생 후 1년이 될 때까지 점차적으로 감소하고 그 후에 성인 수준(0~15 ng/mL)에 이른다.

AFP는 여러 가지 배아 세포 종양 및 간세포암과 관련되어있다. 매우 희귀하지만 난황낭 종양을 가진 환자에서 AFP는 질환의 진행과 잘 상관한다. hCG와 함께 AFP는 배아 세포 종양과 임신 영양막 질환을 분류하는 데 이용하고 있다. AFP

측정은 질환을 평가하고 단계를 결정하고 치료를 감시하는 데 유용하다. 일반적으로 암이 재발하기 전에 AFP가 증가한다.

AFP는 원발성 간세포암에 대한 좋은 표지자이다. 간세포암 환자의 80%에서 증가한다. 그렇지만 AFP는 간염, 간경화증 및 기타 간 질환에서도 증가한다. 이 경우에 AFP 수준이 양성과 악성 상태를 구분하는 데 도움이 된다. 그리고 다운 증후군(Down's syndrome)을 선별하는 도구로서도 이용되고 있다.

(2) 암배아 항원

암배아 항원(carcinoembryonic antigen, CEA)은 오래된 종양 표지자 단백질 중의 하나이다. 그것은 1965년 Gold와 Freedman에 의해 기술되었고, 본래 결장암에 매우 특이적인 것으로 생각했었다. CEA는 당단백질로 기원과 이형성에 따라 당 함량이 다르다. 그것은 결장에만 특이적이지 않고 유방암, 위장관암, 폐암, 난소암, 췌장암 및 전립선암과 같은 여러 가지 악성 및 양성 상태에서도 나타난다. 더욱이 알코올 중독, 장염, 낭 섬유증(cystic fibrosis), 심한 흡연자에서도 증가한다. 이렇게 CEA는 특이성이 부족하지만, 그럼에도 불구하고 예후를 알고 치료를 감시하는 데 유용하다.

(3) 전립선 특이 항원

전립선암은 장년의 남성에서 많이 발병한다. 전립선암은 초기에 발견하면 수술로 전립선을 절제하여 치료할 수 있다. 따라서 초기에 발견하는 것이 매우 중요하다. 전립선 특이 항원(PSA)은 초기 발견을 목적으로 이용되고 있다.

PSA는 탄수화물을 7% 함유한 단일 사슬의 당단백질(분자량 28,430 Da, pI 6.8~7.2)이다. 이 단백질은 273개의 아미노산으로 구성되며, 45번(아스파라진), 69번(세린), 70번(트레오닌), 71번(세린) 아미노산에 탄수화물 가지 사슬이 있다. 폴리펩타이드 사슬의 N-말단 아미노산은 아이소류신이고, C-말단 아미노산은 프롤린이다.

혈액에서 PSA는 2가지 주요 형태로 존재한다. 대부분의 PSA는 단백질 분해 효소 저해제인 α_1-항키모트립신(α_1-antichymotrypsin, ACT)(MW, 100,000 Da) 및 α_2-고분자글로불린(α_2-macroglobulin, AMG)과 복합체를 형성하고 있다. 이 복합체에서 소수 성분이 유리형 PSA이다. 면역측정법은 유리형과 ACT와 복합체를 형성한 PSA를 측정하고 있다. PSA-AMG는 저해를 받기 때문에 측정하지 않는다. 사람의 정액에서 PSA의 약 60~70%는 효소로서의 활성을 나타내고, 나머지는 불활성을 나타낸다.

PSA는 전립선암의 표지자로서 매우 유용하며, 전립선암을 검출하고 치료를 감시하기 위해 측정하고 있다. PSA를 검출하기 위해 전형적으로 사용하는 한계치(cutoff value)는 4.0 μg/L로 이때 감도는 78%이다. 한계치를 4.0 μg/L 미만으로 낮추는 곳도 있다. PSA는 RIA, EIA, 형광분석, 화학발광분석 등으로 측정한다.

기준범위는 40~49세가 0~2.5 ng/mL(μg/L)이고, 50~59세가 0~3.5 ng/mL(μg/L)이다.

(4) CA 15-3

CA 15-3의 이름에서 CA는 탄수화물 항원(carbohydrate antigen)의 약어이다. CA 15-3은 유방의 상피에 존재하는 당단백질 점액소이다. CA 15-3은 사람 젖의 지방구막(fat globule membrane, 115D8)과 사람 유방암(DF3)에 대응하여 증가한 항체로 검출한다. CA 15-3은 유방암에만 특이적인 것은 아니고 여러 가지 다른 암종에서도 증가한다. 그렇지만 CA 15-3은 유방암에 민감하여 현재도 수술한 환자를 감시하는 데 이용하고 있다. CA 549, CA 27.29, 유방암 점액소(breast cancer mucin, BCM) 및 점액소양 암-관련 항원(mucin-like cancer-associated antigen, MCA)은 에피토프(항원 결정기)가 중첩되기 때문에 CA 15-3보다 더 새로운 유방암 표지자로서 주목받고 있다. 이들은 모두 유방암 확정 환자를 감시하는 데 이용하고 있다.

(5) CA 19-9

CA 19-9는 사람의 결장암 세포(SW-1116)로 면역된 쥐에서 생성된 항체에 의해 검출되는 점액소양 올리고당(mucin-like oligosaccharide)이다. CA 19-9는 췌장암에 특이성이 높고, 위장관암도 감지할 수 있다. 이것은 치료를 감시하고, 재발을 예견하는 데 이용하고 있다. CA 19-9는 Lewis 항원과 관련이 있기 때문에 Lewis 음성인 사람은 CA 19-9를 생성하지 못한다. CA 19-9는 담도 폐쇄나 낭섬유증에서도 증가한다. CA 195, CA 50, CA 242, 췌장 종양태아성 항원(pancreatic oncofetal antigen, POA) 및 Du-pan-2와 같은 표지자도 췌장암에 대해 CA 19-9와 유사한 특이성과 감도를 나타낸다. 그럼에도 불구하고 진단과 치료의 감시에 있어서 CA 19-9를 제외한 나머지 표지자들은 보조 수단으로서만 이용하고 있다.

(6) CA 125

CA 125는 단클론성 항체인 OC125에 의해 규명된 당단백질이다. CA 125는 난소암에 대한 좋은 표지자이다. 비록 제한적이기는 하지만 CEA와 함께 측정하면 난소 종양을 검출하는 데 도움이 된다. 이것은 임신, 자궁내막증(endometriosis), 섬유종증(fibromatosis), 췌장염, 복막염, 골반염증성 질환에서도 증가한다. 높게 상승하면 난소암과 관련이 있지만, 다른 악성 종양, 특히 뮐러(mullerian)관 기원의 악성 종양에서도 증가한다. CA 125는 상피 난소암을 진단받은 환자를 감시하는 데 유용하다. 난소암 항원(ovarian cancer antigen)도 비슷한 용도로 이용하고 있다.

(7) CA 72-4

CA 72-4는 위장관암, 폐암 및 난소암 표지자이며 위암에 어느 정도 감도를 나타낸다. 이것은 유방암 TAG-72(종양 관련 당단백질)에서 기원하며, 결장암 세포계열(LS-174T)로부터 정제된다. CA 72-4는 모든 위장관암 검출에 이용하지만, 특히 위암을 검출하는 데 이용하고 있다.

(8) 페리틴

페리틴(ferritin)은 주요 철 저장 단백질이며 신체 대부분의 세포에 존재한다. 혈장에도 소량이 있으며, 철을 결합하여 수송한다(주요 철 수송 단백질은 트랜스페린이다). 혈장과 혈청의 페리틴 농도는 신체의 저장 철과 직접 비례하기 때문에 철 상태의 지표로서 자주 측정된다. 혈청 페리틴은 간염과 재생불량성 빈혈에서 증가한다. 하지만 림프종, 골수종, 신경모세포종, 위암, 결장암, 췌장암, 폐암 및 유방암과 흑색종에서도 증가한다. 이것은 폐쇄나 빈혈 같은 암의 2차적인 합병증에서도 증가한다. 악성 종양으로부터 방출된 페리틴은 정상적인 페리틴보다 더 산성의 등전점을 갖는다.

(9) β_2-저분자글로불린

β_2-저분자글로불린(β_2-microglobulin, B2M)은 분자량 11,800 달톤의 단백질로 모든 유핵 세포의 표면에 존재하는 일종의 항원이다. B2M은 사람 백혈구 항원(human leukocyte antigen, HLA)의 소단위체이다. 그것은 세포 전환이 빨리 일어나는 모든 질환에서 증가한다. B2M은 백혈병, 림프종, 다발성골수종에 대한 표

지자로서 이용하고 있다. B2M은 B-림프구의 활동과 상관이 있다. 그것은 인체 면역결핍 바이러스(HIV)에 감염된 환자에서도 증가할 수 있다.

이해도의 점검과 문제

1. AFP, CEA, CA 15-3, CA 19-9, CA 125의 임상적 의의를 설명하라.
2. PSA의 임상적 의의를 설명하라.

4) 기타 종양 표지자

◆ **핵심용어**

ER, PgR, VMA, HVA

기타 종양 표지자에는 표 10-8에서 나타낸 것처럼 세포 내외에 존재하는 수용체와 호르몬 대사 물질 등이 포함되어있다. 특히 에스트로겐 수용체(estrogen receptor, ER)와 프로게스테론 수용체(progesterone receptor, PgR)는 유방암 환자가 호르몬 요법에 반응하는지를 결정하기 위해 측정한다. 에스트로겐과 프로게스테론 수용체가 양성인 환자는 호르몬 요법에 반응하는 경향이 있다. 수용체가 없으면 화학 요법 같은 다른 요법을 이용하여 치료해야 할 것이다. 호르몬 수용체는 또한 유방암의 예후 인자로서 역할을 한다. 두 수용체가 양성인 환자는 예후가 좋다.

표 10-8 기타 종양 표지자

이름	성질	암의 종류
에스트로겐 및 프로게스테론 수용체	(조직)	유방
카테콜아민 대사 물질	(소변) VMA, HVA, 메타네프린	신경모세포종, 크롬친화성세포종
하이드록시프롤린	(소변)	뼈 전이(유방), 다발성골수종
지질-관련 시알산	지질에 결합한 시알산	위장관, 폐, 류마티스양
폴리아민	CSF (소변)	뇌 다양
PCA3	(소변)	전립선

CSF: Cerebrospinal fluid, HVA: homovanillic acid, VMA: vanillylmandelic acid, PCA3: Prostate cancer gene or antigen 3

이해도의 점검과 문제

1. 에스트로겐 및 프로게스테론 수용체 측정의 의의를 설명하라.

5) 유전 표지자

◆ 핵심용어

암 유전자, 억제 유전자, 돌연변이

핵 DNA의 직접 분석은 진단(양성 대 악성)과 예후(생존 시간)를 결정하고 그리고 요법의 반응을 예상하고 평가하는 데 유용하다.

정상적인 비증식성 세포(세포 주기의 G_1상)는 이배체(diploid)이다. 반면에 합성상(S상)에서 체세포 분열(M상)까지는 DNA가 두 배로 된다. 암 세포는 염색체 수의 증가와 염색체당 DNA의 증가로 인하여 DNA가 비정배수체(aneuploidy)로 비정상적으로 많을 수도 있다. 더욱이 암 세포는 S상에 있는 세포의 비율이 높다. 배수성(ploidy, DNA 양)과 S상을 통과하는 세포의 비율은 둘 다 유동 세포 측정기로 결정할 수 있다. 이것으로 종양의 공격 정도를 가늠한다.

유전 종양 표지자에는 2종류가 있다: (1) 암 유전자(oncogene)와 (2) 항암 유전자(억제 유전자, suppressor gene). 암 유전자는 세포 성장, 증식, 분화 및 세포자멸사(apoptosis, 프로그램화된 세포 사멸)를 조절하는 데 포함되어있는 정상 세포 유전자로부터 유래된다(proto oncogenesis). 암 유전자는 돌연변이에 의해 활성화되어 성장과 증식의 전사를 증가시켜 단백질의 생성을 촉진하거나 정상적인 세포자멸사를 억제하는 단백질을 증가시킨다. 돌연변이(mutation)는 삽입(insertion), 결손(deletion), 전위(translocation), 역위(inversion) 및 점 돌연변이(point mutation)를 포함한다. 많은 암 유전자는 바이러스에서 기원하고, 사람 암 유전자는 혈액학적 종양과 관련이 있다. 그러나 고형 종양과는 거의 관련이 없다. 억제 유전자는 세포 증식을 조절하는 정상적인 단백질 생성물을 코드화하고 있다. 이러한 유전자의 상실과 그로 인한 조절 단백질의 상실은 성장, 증식 및 전이의 연속적인 전사가 일어나게 하여 단백질 생성물이 많이 만들어진다. 표 10-9는 현재 이용하고 있는 암 유전자와 억제 유전자 표지자이다.

(1) 암 유전자

N-*ras* 암 유전자는 1번 염색체에 있으며, 1점 돌연변이에 의해 생긴다. 이것은 신호 도입에서 정상적으로 기능하는 타이로신 카이네이스 생성물(p21)을 코드하고 있다. 그것의 과다 생성은 신경모세포종 및 급성 골수성 백혈병과 관련이 있다.

c-*erbB*-2 유전자는 단백질 카이네이스 활성을 지닌 막 수용체를 코드하고 있다. 이 단백질은 성장 인자 수용체로서 작용하며, 이 유전자의 과다한 발현은 유방암 및 난소암과 강하게 관련되어있다.

c-*myc* 유전자는 DNA에 결합하여 전사를 조절하는 단백질 생성물을 코드하고 있다. 이 유전자의 과다한 발현은 폐의 소 세포 암종, 위 및 기타 위장관 암, 그리고 전골수구성 백혈병(promyelocytic leukemia)과 관련이 있다.

c-*abl/bcr* 유전자는 신호 도입에 포함되어있고, 만성 골수형성성 백혈병(chronic myelogenous leukemia)과 관련이 있다.

N-*myc* 암 유전자는 뇌암에서 처음 발견되었다. 그것은 비정상적으로 DNA 증폭으로 인해 생긴 것이며, 그것의 산물은 전사 조절자로서 작용한다. 그것은 신경 호르몬 종양과 관련이 있다.

(2) 억제 유전자

DCC 유전자는 18번 염색체에 있으며 세포 부착 단백질과 유사한 단백질을 코드하고 있다. 그것은 위장관 세포에서 증식을 억제시키는 작용을 한다. 이러한 유전자의 상실은 말기 단계의 결장암을 일으킨다. 이 유전자는 결장암의 초기와 말기를 구분하는 데 유용하다.

p53 유전자는 17번 염색체에 있으며 세포 주기에서 S상으로의 이행을 조절하는 단백질을 코드하고 있다. 이 유전자가 돌연변이를 일으키거나 상실되면 지속적인 세포 증식이 일어난다. 이 유전자의 이상은 유방암, 결장암, 폐암, 일부 육종, 백혈병 및 신경 종양과 관련이 있다.

NF1 유전자는 17번 염색체에 있으며 GTPase 활성제로서 작용한다. 이 유전자의 상실은 신경섬유(neurofibroma)종, 육종, 신경아교종(glioma)을 일으킨다.

RB 유전자는 유전성 망막모세포종(retinoblastoma, RB) 환자에서 처음 기술되었다. 이 유전자는 13번 염색체에 있으며, 그것의 단백질 생성물은 세포 주기에서 G_1상에서 S상으로의 이행을 조절한다. 이 유전자와 그 생성물의 상실은 망막모세포종, 뼈육종, 횡문근육종, 방광암, 유방암, 전립선암과 관련이 있다.

WT1 유전자는 11번 염색체에 있으며 전사 인자로서 작용하는 핵 단백질을 코드하고 있다. 이 유전자의 상실은 소아 신장암인 빌름즈 증후군(Wilms' syndrome) 증후군(신장모세포종)을 이르킨다.

BRCA1과 BRCA2 억제 유전자의 돌연변이나 상실은 대부분의 유전성 유방암에서 관찰된다.

표 10-9 종양 표지자로 이용하는 암 유전자와 억제 유전자

암 유전자	암의 종류
N-*ras*	급성 골수성 백혈병, 신경모세포종
c-*erbB-2(HER-2/neu)*	유방, 난소, 위장관
c-*myc*	폐, 림프종, 위장관, 뇌, 결장
c-abl/bcr	만성 골수형성성 백혈병
N-myc	신경 호르몬
억제 유전자	
DCC	결장 암종
p53	결장, 유방, 폐, 뇌, 방광
NF-1	뇌
RB	눈, 폐, 유방, 방광, 전립선, 망막모세포종, 뼈육종
WT	신장암

이해도의 점검과 문제

1. 암 진단에 이용되는 암 유전자와 억제 유전자를 설명하라.

Chapter 11

치료 약물

Therapeutic Drugs

CHAPTER 11
치료 약물(Therapeutic Drugs)

◆ **핵심용어**

TDM, 최소 유효 농도, 최소 독성 농도, 항경련 약물, 심장 활성 약물, 항생제, 항정신병 약물, 면역억제제

◆ **학습요점**

TDM 대상 주요 약물의 종류

혈액 중의 치료용 약물 농도를 관리하는 것은 어떤 종류의 약물 치료법에서 유효한 치료를 결정하고 의원성 사고를 방지하는 측면에서 대단히 중요하다. 이러한 것을 치료 약물 감시(therapeutic drug monitoring, TDM)라고 한다. TDM은 치료에 필요한 약물의 정보, 즉 유효 농도를 유지하는 데 필요하다.

1. 혈중 약물 검사의 필요성

약물은 질병을 치료하기 위해 사용되는 화합물로서 유효 치료량을 초과하여 과량이 투여되었을 때는 독성을 나타내어 오히려 부작용이 일어나기도 한다. 또한 약물은 현대 과학의 발전에 따라 약리 활성이 대단히 강하여 적은 양의 약물로도 최고의 치료 효과를 얻을 수 있게 되었다.

약물 요법에 있어서는 임상 증상이나 여러 가지 검사 결과를 토대로 환자에게 가장 적합한 약물을 선택한 후 그 약물이 기능을 충분히 발휘하면서 중독 증상이 나타나지 않게 최적량을 유지하는 것이 가장 중요하다. 약물의 종류에 따라 동일한 양을 투여해도 약물의 치료 효과에 차이가 있다는 사실은 환자 개인과 그 질환 상태에 따라 각기 최적량이 다르다는 것을 의미하는 것이다. 이러한 현상이 일어나는 것은 인종, 환자의 연령, 성별, 체중, 식생활, 생활환경에 따라 약물의 흡수와 분포, 그리고 대사 변화와 배설 작용이 다르기 때문이다.

적절한 약물의 양을 결정하기 위해서는 체내의 치료해야 할 부위의 약물 농도를 측정하는 것이 바람직하다. 그러나 치료할 부위의 농도를 측정하는 것이 쉽지 않기 때문에 혈중 농도를 측정하여 치료해야 할 부위의 농도를 추측하고 그것을 근

거로 약물 요법을 수행하고 있다.

이와 같이 지속적으로 혈중의 약물 농도를 검사하면서 요법을 시행하는 과정이 TDM이다.

과거에는 약물 농도를 측정하는 것이 어려웠으나 현재는 측정법의 개발로 혈중 농도를 측정하는 것이 간편해서 약물 요법에 쉽게 이용하고 있다.

TDM에서 측정되는 검사 결과가 약물에 의해서 직접 또는 간접적으로 간섭을 받는 것으로 알려져 있다. 약물의 직접 간섭이란 약물 또는 약물의 대사 물질이 임상화학 검사에 같은 반응(위양성) 또는 간섭(위음성)을 해서 이상치가 나오는 것을 말한다. 이러한 직접 간섭은 분석 방법을 교체하면 방지할 수 있다. 또한 간접 간섭이란 약물의 약리 활성에 의해 검사 대상 물질의 농도가 변하는 것이다. 이것은 약물에 의한 부작용과 관계가 있다. 임상화학 검사 결과와 약물 혈중 농도 측정치의 관계에 대한 많은 정보를 수집할 필요가 있다.

약물 농도를 측정하는 것은 약물에 의한 임상화학 검사의 영향을 알기 위해서, 그리고 환자에게 합리적인 약물 치료를 시행하기 위해서이다. 더욱이 최초의 혈중 약물 농도는 반드시 측정해야 한다.

혈중 약물이 다음과 같은 조건일 때 측정을 필요로 한다.

① 치료 농도 범위(therapeutic range)가 좁아서 부작용을 일으키는 농도가 치료 가능한 유효 농도와 인접해있다.
② 부작용이 심하다.
③ 부작용의 징후를 파악하기 어렵다.
④ 생물학적 반감기가 길고 장기간 투여하고 있다.
⑤ 생명이 위독할 때만 응급으로 사용한다.
⑥ 신장, 간, 청각 등에 기능 장애를 유발하기 쉽다.
⑦ 환자가 의사의 처방대로 약을 잘 복용하고 있는지 확인이 필요하다.
⑧ 유전적 소인, 연령, 성별 그리고 병태생리학적인 상태에 따른 소화관 흡수, 대사 및 배설 정도가 사람마다 차이가 있다.
⑨ 약물에 대한 민감성을 조사할 필요가 있다.
⑩ 여러 약물을 같이 사용함으로써 야기되는 약물 간의 상호 작용에 의한 약효 감소를 최소화해야 한다.

2. 혈중 약물 농도

치료해야 할 체내 부위의 약물 농도를 측정한다는 것은 어려우므로 이를 혈중 농도로부터 추측하고 있다. 약물에 따라 차이는 있지만 어떤 투여량이 유효한 혈중 농도에 도달하지 않으면 약물에 의한 치료 효과가 없는 것은 확실한 사실이다. 그리고 최대 유효 농도 또는 최대 혈중 농도 이상이면 중독 증상이 나타난다. 이와 같이 최소-최대 유효 농도 폭을 치료 범위(therapeutic range)라고 한다. 이 범위가 좁은 약물은 특히 혈중 농도를 측정하는 것이 의미가 있다.

체내의 약물 농도는 개인차, 개체의 질환 상태에 따라 변동할 수 있으므로 동일한 투여량이라 할지라도 동일한 혈중 농도를 나타내지 않는다. 투여 약물은 체내로 흡수되고 분포하여 대사와 배설 등의 과정을 거치면서 체내에서 질적 및 양적으로 변한다.

따라서 그림 11-1에서 보는 것처럼 약물 농도가 치료 범위 내에서 일정한 상태를 갖게 하기 위해서는 적절한 투여량과 간격을 결정하는 것이 중요하다. 이러한 것들은 혈중 약물 검사를 통해 이루어진다.

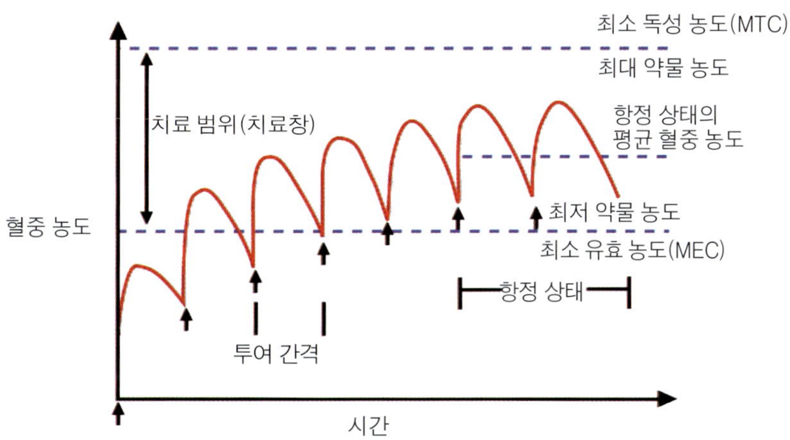

그림 11-1 동일 용량의 약물을 일정한 간격으로 반복 투여했을 때 시간 경과에 따른 혈중 약물 농도의 변화

MEC: minimum effective concentration
MTC: minimum toxic concentration

3. 생물학적 반감기와 안정 상태의 농도

약동학(pharmacokinetics)에서 중요한 변수는 생물학적 반감기($t_{1/2}$)와 안정 상태의 농도이다. 생물학적 반감기란 흡수가 완료된 약물의 혈중 농도가 대사, 배설로 인하여 1/2로 감소하는데 소요되는 시간을 의미한다. 생물학적 반감기는 혈중 농도와 상관없이 일정하다. 약물을 반복 투여하면 일정 시간 후에 혈액으로 유입되는 약물의 양이 평형에 도달하게 된다. 이때의 혈중 농도를 안정 상태 농도라고 한다. 이 농도가 약물 효과를 판정하는 데 기준이 된다.

4. 투여량과 안정 상태의 농도

대부분의 약물은 투여량과 혈중 농도가 비례하기 때문에 혈중 농도나 약물의 동태를 예측할 수 있으나, 이런 경우에도 개체차가 있으므로 각 개인의 변수를 측정해야 한다. 이러한 형태의 약물로는 항경련제 가운데 페노바비탈(phenobarbital), 발프로산(valproic acid), 에토석시마이드(ethosuximide) 등이 있다. 그러나 카바마제핀(carbamazepine)과 같이 용량 의존성이 드물거나 아주 적은 형태의 약물 그리고 페니토인(phenytoin)과 같이 용량 의존성은 있으나 어느 정도의 투여량까지는 혈중 농도와 증가폭이 작고 이것을 초과하면 증가율이 갑자기 커지는 형태의 약물이 있다. 이와 같은 약물의 동태는 예측하기가 특히 곤란하기 때문에 반드시 혈중 농도를 측정해야 한다.

① 단백질 결합형과 유리형의 농도

혈장 단백질(주로 알부민)과 결합하지 않은 약물(유리형)이 약리학적 효과를 나타내며, 약물의 단백질 결합량은 약물의 이온화 정도, 수소 결합 등에 의해 결정된다. 이러한 유리형의 농도는 혈중 농도와의 비율이 약물에 따라 다르지만 뇌척수액 중의 농도와 일치하는 것으로 알려져 있다. 그러나 침과 눈물의 경우에는 농도가 혈중 유리형 농도와 일치하지 않는다. 그리고 결합의 비율은 혈장의 온도와 pH, 그리고 알부민, 빌리루빈, 요산 및 유리지방산 농도 등과 같은 생체의 물리화학적 조건의 변화에 의해 변동하기 때문에 유리형 약물 농도를 측정하는 것이 필요할 때가 있다.

② 환자의 복용 감시

환자가 올바르게 약물을 복용하지 않으면 혈중 농도는 증가하지 않으며 약물 요법을 효율적으로 시행할 수 없다. 혈중 농도의 측정으로 올바르게 복용하였는지의 여부를 파악할 수 있다.

③ 약물 상호 작용

동물 실험에서 나타나는 현상, 예를 들면 페노바비탈에 의한 대사의 효소 유도 같은 확실한 현상이 약물 요법에 사용되는 약물량으로 나타나지 않는 경우가 많다. 심지어 같은 약물 사이에도 상호 작용이 있다는 보고가 있다. 그러나 서로 다른 약물과의 상호 작용은 일반적으로 다양하게 나타난다. 약물량, 개체 차이, 개체 조건의 변화에 따라 약물의 상호 작용을 보이는 경우가 많으므로 주의해야 한다.

5. 혈중 농도의 임상 이용

중독 증상이 나타나는 경우에는 비록 여러 가지 약물을 함께 사용하더라도 혈중 농도를 측정하여 중독 증상의 원인이 되는 약물을 찾아내야 한다. 또한 혈중 농도를 측정함으로써 어떤 약물에 의한 중독 증상을 사전에 방지할 수도 있다.

한 가지 약물로 시작하여 그 혈중 농도를 검토하면서 각 약물의 유효성을 간단하게 판정할 수 있다. 그러나 처음부터 여러 가지 약물을 사용하여 치료 효과가 있는 경우 혈중 농도의 측정으로 각 약물이 소위 유효 농도 범위 내에 있다고 하더라도 어느 약물이 유효하고 어느 약물이 치료에 관여하지 않는가를 판단하는 것은 쉽지 않다.

어떤 약물 투여를 중단할 것인가를 판단하기도 어렵다. 어떤 약물의 농도가 높거나 낮을 때 혈중 농도를 기준으로 그것을 가려내는 것은 가능하지만 유효 농도 범위보다 약간 낮은 농도일 경우에는 판단이 어려워진다. 어떤 약물의 혈중 농도가 유효 농도 범위 안에 있으면서 약물 효과가 없는 경우에는 다른 약물로 대체해야 한다. 그러나 처음부터 여러 가지 약물을 사용하고도 임상 효과가 없는 경우에는 그 질환에 대한 유효 혈중 농도를 다시 검토할 필요가 있다. 이는 같은 질환이라도 상태가 다른 경우에는 유효 농도, 특히 최소 유효 농도가 다를 가능성도 있기 때문이다. 따라서 임상 효과가 없고 혈중 농도는 유효 농도에 있는 경우에 효과가 없다고 쉽게 약물 사용을 중단할 수 있는 것도 아니다.

6. 주요 TDM 대상 약물

① 항경련 약물(항간질약)

많은 항경련 약물(antiepileptic drug)이 발작을 치료하기 위해 사용된다. 일반적으로 많이 사용하는 항경련 약물과 그 약동학적 특성을 표 11-1에 나타냈다.

표 11-1 항경련 약물(항간질약)의 약동학 지표

약물	최소효과농도 (MEC) (μg/mL)	최소독성농도 (MTC) (μg/mL)	평균반감기 (hr)	평균분포용적 (L/kg)	평균경구 생체이용률 (%)	평균단백질 결합률 (%)	중요한 대사 효소
Felbamate	40	120	14~21	0.8	90	25	CYP 2D6
Gabapentin	2	12	5~9	0.8	60	0	CYP 2D6
Lamotrigine	1	8	20~30	1.2	98	60	CYP 2C19, UGT
Levetiracetam	3	63	7		100		CYP 2C19
Carbamazepine	4	12	8-12	1.4	70	75	CYP 3A4
Phenobarbital	15(소아) 20(성인)	35(소아) 40(성인)	70(소아) 90(성인)	1.0	90	40~60	CYP 2C9, 2C19 UGT
Phenytoin	10(free:1.0)	20(free:2.0)	~20	0.6	90	90	CYP 2C9, 2C19 UGT
Tiagabine	0.005	0.52	7~9				CYP 2C19
Topiramate	2	12	18-23				CYP 2C19
Valproic acid	50(free:5)	100(free:10)	12~16(성인) 8(소아)	0.2	100	93	CYP 2C19
Zonisamide	10	30	50~70	1.4	50	50	CYP 2C19

CYP(cytochrome P450): 산화 효소의 총칭

② 심장 활성 약물(강심제)

디곡신(digoxin)과 기타 심장 활성 약물(강심제)의 약동학적 특성을 표 11-2에 나타냈다.

표 11-2 심장 활성 약물(강심제)의 약동학 지표

약물	최소효과농도 (MEC) (μg/mL)	최소독성농도 (MTC) (μg/mL)	평균반감기 (hr)	평균분포용적 (L/kg)	평균경구 생체이용률 (%)	평균단백 질결합률 (%)	중요한 대사 효소
Amiodarone	1.0	2.0	45일	60	45	99	CYP 3A4, Pg
Digoxin	0.5 ng/mL	0.8 ng/mL	40	5	70	25	CYP 3A4, Pg
Lidocaine	1.5	6.0	1.8	1.1	35	70	CYP 2D6, CYP 3A4,Pg
Procainamide	4.0	12.0	6	1.9	83	20	NAT1
N-Acetylprocainamide	2.0	18.0	8				
Quinidine	2.0	5.0	6	2.7	80	85	CYP 3A4, Pg

③ 항생제

감시가 필요한 항생제(antibiotics)는 아미노글리코사이드(aminoglycoside; amikacin, gentamicin, kanamycin, neomycin, netilmicin, sisomicin, streptomycin, tobramycin), 클로람페니콜(chloramphenicol), 반코마이신(vancomycin) 등이다(표 11-3).

표 11-3 주요 항생제의 약동학 지표

약물	최소효과농도 (MEC) (μg/mL)	최소독성농도 (MTC) (μg/mL)	평균반감기 (hr)	평균분포용적 (L/kg)	평균경구생체 이용률 (%)	평균단백질 결합률 (%)
Amikacin	25	35	2.5	0.3		5
Chloramphenicol	10	25	3	0.9	75~90	53
Gentamicin	<5	8	2.5	0.3		5
Tobramycin	<5	8	2	0.3		<10
Vancomycin	20	40	6	0.5		<10

④ 항정신병 약물

일반적으로 감시가 필요한 정신병 치료 약물은 항우울제(antidepressant), 일부 신경이완제 및 리튬이다(표 11-4).

표 11-4 항정신병 약물의 약동학 지표

약물	최소효과농도 (MEC) (ng/mL)	최소독성농도 (MTC) (ng/mL)	평균반감기 (hr)	평균분포용적 (L/kg)	평균경구 생체이용률 (%)	평균단백질 결합률 (%)	중요한 대사 효소
Amitriptyline*	80	250	21	15	50	95	CYP2C19, 2D6, 3A4, Pg
Bupropion*	25	100	12	7		84	CYP2B6, 2D6, 3A4, Pg
Clozapine	100	600	8			97	CYP1A2, 3A4
Doxepin*	150	250	17	20	27	90	CYP2C19, 2D6, 3A4, Pg
Fluoxetine*	90	300	55	35	60	95	CYP2C19, 2D6, 3A4, Pg
Imipramine*	150	250	12	18	40	90	CYP2C19, 2D6, 3A4, Pg
Lithium*	0.6 mmol/L	1.2 mmol/L	22	0.8	100	0	
Nortriptyline	50	150	30	18	50	92	CYP2C19, 3A4, Pg
Olanzapine	10	1000	30	15	90	93	CYP1A2, UGT
Paroxetine*	30	70	21	13	90	95	CYP2D6
Quetiapine	Not Known	Not Known	10	10	10	83	CYP2D6, 3A4, Pg
Sertraline	NA	300	26	76		98	CYP2C19, 2D6
Trazodone	800	1600	7	1	75	93	CYP2C19, 2D6, 3A4, Pg
Trimipramine*	100	300	NA	NA	NA	90	CYP2C19, 2D6, 3A4, Pg
Venlafaxine	70	250	5	6.5	92	27	CYP2D6, Pg

NA, not applicable(적용할 수 없음), * 항우울제(antidepressants)

⑤ 면역억제제

면역억제제(immunosuppressants)는 면역 반응을 억제할 수 있는 약물이다. 그들은 자가면역 질환, 알러지, 다발성골수종, 만성 신염 및 장기 이식 등을 치료하기 위해 사용한다. 대표적인 면역억제제의 약동학적 특성을 표 11-5에 나타냈다.

표 11-5 면역억제제의 약동학 지표

약물	최소효과농도 (MEC) (ng/mL)	최소독성농도 (MTC) (ng/mL)	평균반감기 (hr)	평균분포용적 (L/kg)	평균경구 생체이용률 (%)	평균단백 질결합률 (%)	중요한 대사 효소
Cyclosporin A	100	350	8.4	3-5	30	90	CYP3A4, Pg
Mycophenolic acid	2 μg/mL	2 μg/mL	18	4	94	97	UGT
Sirolimus	6	20	13	2.6	NA	NA	CYP3A4, Pg
Tacrolimus(Fk-506)	6	20	21	0.85	15	85	CYP3A4, Pg

NA: not applicable(적용할 수 없음), UGT: uridine diphosphate glucuronosyltransferase, Cyclosporine = Cyclosporin A

⑥ 기관지확장제

대표적인 기관지확장제(bronchodilator)는 테오필린(theophylline)으로, 이것은 화학적으로 메틸잔틴(methylxanthine)으로 분류된다. 테오필린은 기관지 천식이나 기관지염의 치료에 사용한다. 하지만 과민 반응, 위장관 출혈, 심계항진, 경련 등과 같은 부작용이 나타날 수 있다. 성인의 치료 범위는 10~20 μg/mL이다. 반감기는 연령이나 흡연 등과 같은 인자에 의해 다르지만, 정상은 8시간이다. 신생아의 치료 범위는 5~10 μg/mL이고, 반감기는 30시간이다.

⑦ 항종양제(항암제)

대표적인 항종양제로서 부술판(busulfan)은 만성 골수성 백혈병 치료에 사용되는 약물이며, 메토트렉세이트(methotrexate)는 악성 신생물 질환 치료제이다. 6-메르캅토푸린(6-mercaptopurine)은 급성 림프구성 백혈병을 포함한 악성 신생물 질환 치료제이다.

표 11-6 항종양제(항암제)의 약동학 지표

약물	최소효과농도	최소독성농도	평균반감기 (hr)	평균분포용적 (L/kg)	평균단백질 결합률(%)	중요한 대사 효소
Busulfan, 6hr dose	AUC : > 900μmol · min/L	AUC : 1350μmol · min/L	2.6	0.99	10	SULT
Busulfan, 24hr dose	AUC : > 2400μmol · min/L	AUC : 6000μmol · min/L	2.6	0.99	10	SULT
Methotrexate						
24시간	< 10μmol/L	> 10μmol/L	1.8	0.55	46	없음
48시간	< 1μmol/L	> 1μmol/L	8.4	0.55	46	없음
72시간	< 0.1μmol/L	> 0.1μmol/L	> 10	0.55	46	없음
6-mercaptopurine	NA	NA	0.9	0.56	19	TPMT

AUC: area under the curve, SULT: Sulfotransferase, TPMT: thiopurine S-methyl transferase,

7. 치료 약물 측정

혈중 약물의 측정은 특이성과 감도가 높은 방법이 요구된다. 또한 필요에 따라서는 응급성도 동시에 요구된다. 약물은 가스 크로마토그래피(GC), 고속액체 크로마토그래피(HPLC), 효소 면역 측정법(EIA, EMIT), 형광편광 면역 측정법(fluorescence polarization immunoassay, FPIA)으로 측정하고 있으나 FPIA가 가장 많이 이용되고 있다. 그렇지만 가장 좋은 측정법은 HPLC와 질량분석기(MS)를 연결한 LC-MS/MS이다. 이 방법은 생물학적 검체를 직접 분석할 수 있고, 분석에 사용되는 시료의 양도 적으며, 감도가 높고, 특이성이 좋으며, 정밀하고, 처리 속도도 빠르다. RIA는 현재 거의 이용하지 않는다.

과학적으로 약물을 투여하기 위해서는 임상 약리학에 관한 기초 지식이 어느 정도 필요하다. 각 약물마다 ① 단백질 결합 능력, ② 반감기, ③ 유효 농도의 상한, 하한, 평균 농도, ④ 정상 상태로 되기까지의 기간 등이 다르다. 또한 같은 약물이더라도 환자별로 개인차가 있기 때문에 측정치를 분석하는 데 있어서 충분한 주의를 기울여야 한다.

더욱이 약제의 종류에 따라 채혈 방법이나 전처리 등이 다르다. 예를 들면, 면역억제제인 사이클로스포린의 혈장 농도는 채혈로부터 혈장 분리까지의 시간, 채혈 후의 보존 온도, 지질단백질 농도 및 헤마토크릿의 영향을 받기 때문에 혈장이나 혈청을 분리하지 않고 EDTA 시험관에 채혈한 전혈로 분석하는 것이 일반적이다.

(1) 약물이 존재하지 않는 경우에는 기질이 효소와 반응을 하지 않아 생성물이 형성되지 않지만, (2) 혈청에 약물이 존재하면 유리형의 효소 표지 약물이 존재하기 때문에 기질과 반응한다. 혈청에 약물(효소를 표지하지 않은 약물)이 증가하면 그와 비례하여 유리형의 효소 표지 약물이 증가하기 때문에 생성물이 증가한다.

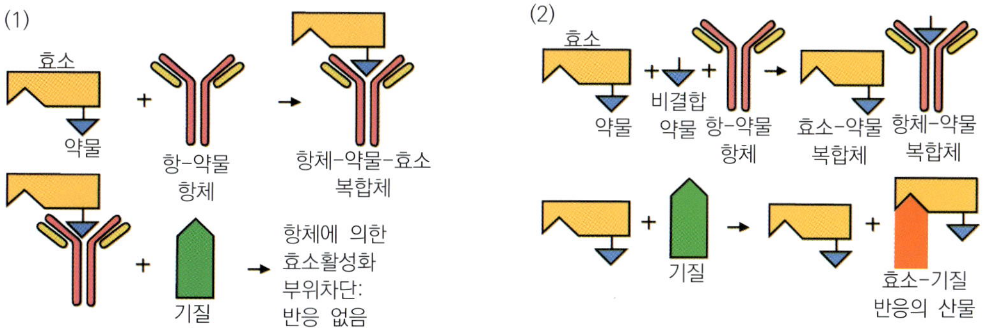

그림 11-2 EMIT의 원리

이 측정법에서는 약물에 형광 표지자 분자를 공유결합시킨 물질을 사용한다. 만일 형광 표지자가 용액 내에서 자유롭게 분자 회전 운동을 하면 편광성을 잃고 발산되는 빛은 왼쪽과 오른쪽으로 균등하게 편광된다. 그러나 형광 표지자가 항체와 같은 거대분자와 결합하면, 상대적으로 분자 회전 운동이 적어지고 편광성이 유지된다. 형광 표지자-약물 복합체가 항체와 결합하면 분자 회전 운동은 적어지며 편광 값이 커진다. 혈중에 약물 농도가 높으면 이것이 항체와 결합하여 상대적으로 약물-형광 표지자 복합체가 항체와 결합하지 못하므로 편광이 감소한다. 편광 감소는 약물 농도와 비례한다.

이 방법을 적용하고 있는 전용 분석기로는 Abbott사(Chicago, IL, USA)의 TDx와 AXSYM 분석기, Roche사의 COBAS INTEGRA 분석기, Dade Behring사의 Dimension 분석기가 있다.

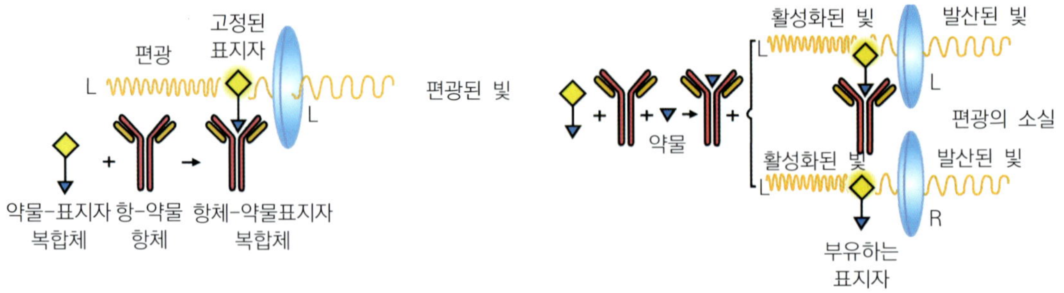

그림 11-3 FPIA의 원리

이해도의 점검과 문제

1. 혈중 치료 약물 검사(TDM)의 목적을 설명하라.
2. 질환별로 대표적인 약물의 종류를 열거하라.

Chapter 12

비타민

Vitamins

CHAPTER 12
비타민(Vitamins)

정제된 탄수화물, 지방, 단백질, 무기질 및 물로만 구성된 사료를 먹인 동물들이 체중 감소와 어떤 결핍증을 나타냈다. 정상적인 생활을 할 수 있도록 하기 위해서는 무엇인가 다른 것을 투여해야만 했다. 이러한 동물들에게 필요했던 추가물질이 바로 비타민(vitamin)이었다.

비타민이라는 이름은 처음 발견된 것이 아민(amine)이었기 때문에 원래 사용했던 이름은 vitamine(vital amine)이었다. 하지만 후속 연구에서 비타민이 모두 아민은 아니었기 때문에 "e"를 빼게 되었다.

비타민은 여러 가지 면에서 호르몬과 비슷하다. 비타민과 호르몬은 신체의 여러 장소로 혈액을 통해 수송되며 필요한 양이 매우 소량이다. 비타민은 에너지 변화를 조절하기 위해 효소와 함께 작용하지만, 비타민과 호르몬은 그들 자체는 에너지를 공급하지 못한다. 비타민과 호르몬의 한 가지 중요한 차이점은 대부분의 비타민은 음식을 통해 공급되지만 호르몬은 신체에서 합성된다는 것이다.

비타민은 크게 두 개의 그룹, 즉 지용성 비타민(fat soluble vitamin)과 수용성 비타민(water soluble vitamin)으로 분류된다. 지용성 비타민에 속하는 것은 비타민 A, D, E, K이며, 자연식품에서 지질과 관련되어있다. 그들은 혈액에서 지질단백질에 의해 수송된다. 지용성 비타민은 소변으로 배설되지 않고 대변으로 배설된다.

수용성 비타민은 비타민 C와 B-복합체 비타민이다. 비타민은 비타민 B_1과 같이 문자로 표기하지만, 화학명이 더 널리 사용되고 있다. 예를 들면, 비타민 B_1의 일반적인 화학명은 티아민(thiamine)이다.

건강한 삶을 영위하려면 비타민이 골고루 포함되어 있는 식사를 하는 것이 필수적이다.

표 12-1에 인체에 필수적인 13종류의 비타민 및 비타머 군(vitamer group)의 역할, 결핍증 및 측정법을 요약하여 나타냈다.

표 12-1 인체에 필요한 비타민

일반명	관용명	일반적 역할	결핍이나 질환의 증상	직접 및 간접 측정법
지용성				
비타민 A	레티놀, 레티날, 레티노산	시각, 성장, 생식	야맹증, 안구건조증, 상피조직의 각질화	광도 분석, HPLC, 형광 분석, RIA
비타민 D_2, D_3	에르고칼시페롤, 콜레칼시페롤	Ca^{2+} 대사 조절, 뼈와 치아의 석회화	구루병(영아), 골연화증(성인)	CPB, HPLC, RIA
비타민 E	토코페롤, 토코트리에놀	불포화 지방에 대한 항산화제, 신경 및 생식 기능	지질 과산화, 적혈구 취약성	광도 분석, HPLC, 적혈구 용혈
비타민 K_1, K_2	필로퀴논, 메나퀴논	혈액 응고, 오스테오칼신	응고 시간 증가, 출혈성 질환(영아)	HPLC, 프로트롬빈 시간, RIA(PIVKA-II)
수용성				
비타민 B_1	티아민	탄수화물 대사, 신경 기능	각기병, 베르니케-코르사코프 증후군	형광 분석, HPLC, 트랜스케톨레이스
비타민 B_2	리보플라빈	산화-환원 반응	입안염, 피부염, 광통증	형광 분석, HPLC, 글루타티온 환원 효소
비타민 B_6	피리독신, 피리독살, 피라독사민	아미노산, 인지질, 글리코젠 대사	간질 유사증, 경련, 피부염	HPLC, AST, 소변 피리독산
나이아신, 니코티나마이드	니코틴산, 니코티나마이드	산화-환원 반응	펠라그라	형광 분석, HPLC, 니코티나마이드
엽산	테로일글루탐산	핵산 및 아미노산 생합성	거대적혈구모세포 빈혈, 신경관 결함	CPB, 미생물학적 검사, 호모시스테인
비타민 B_{12}	시아노코발아민	아미노산 및 가지-사슬 케토산 대사	악성 및 거대적혈구모세포 빈혈, 신경병	CPB, 미생물학적 검사, RIA, 메틸말론산
바이오틴		카복실화 반응	피부염	미생물학적 검사, 아비딘 결합, CPB, 카복실레이스
판토텐산		일반 대사, 아세틸 및 아실기 전달	작열각 증후군	RIA, CPB/HPLC, 미생물학적 검사
비타민 C	아스코르브산	결합조직 형성, 항산화제	괴혈병	광도 분석, HPLC, 효소법

CPB: competitive protein binding, HPLC: high performance liquid chromatography, PIVKA: protein induced by vitamin K absence or antagonism, RIA: radioimmunoassay

1. 지용성 비타민

◆ **핵심용어**

비타민 A, D, E, K

◆ **학습요점**

지용성 비타민의 식이원, 기능, 구조, 1일 필요량과 결핍증 이해하기

(1) 비타민 A

① 식이원

비타민 A는 생선 간유(fish liver oil), 버터, 우유에 많고, 신장, 지방 및 육류에는 적다. 비타민 A의 전구체(비타민 A가 될 수 있는 물질)를 프로비타민 A (provitamin A)라고 하는데, 이것은 복숭아, 살구, 고구마, 당근 및 토마토 같은 황색 과일과 녹색 잎을 가진 채소에 있다.

② 구조

비타민 A는 레티놀(retinol)이라고 하는 고분자 알코올이다. 비타민 A는 모두 트랜스(trans) 구조를 나타내고 있다(그림 12-1).

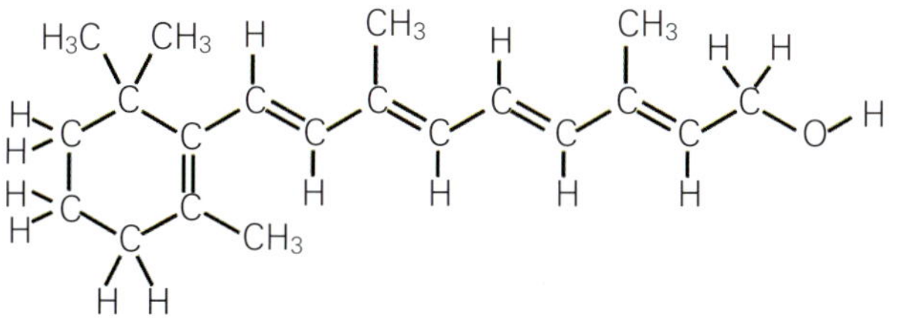

그림 12-1 레티놀(비타민 A)의 구조

프로비타민 A는 비타민 A로 전환될 수 있는 화합물이다. 그러한 프로비타민 A의 하나가 β-카로틴(β-carotene)이다. β-카로틴은 레티날(retinal, vitamin A aldehyde)로 전환되고, 그다음에 레티날은 레티넨 환원 효소(retinene reductase)에 의해 레티놀(비타민 A)로 전환된다.

$$\beta\text{-카로틴} \xrightarrow{O_2} \text{레티날} + \text{NADH} + \text{H}^+ \xrightarrow{\text{레티넨 환원 효소}} \text{레티놀} + \text{NAD}^+$$

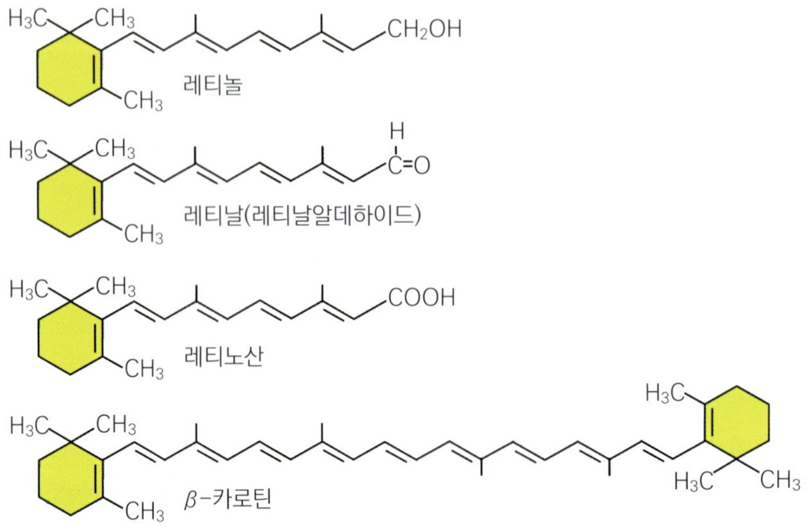

그림 12-2 레티놀, 레티날, 레티노산, β-카로틴의 구조

β-카로틴 한 분자로부터 비타민 A 두 분자가 생성된다. 사람에서 프로비타민 A는 간에서 비타민 A로 전환된다. 사람과 달리 쥐 및 돼지를 포함한 어떤 동물은 장벽에서 프로비타민 A를 비타민 A로 전환시킨다.

③ 성질

비타민 A는 지방에 용해되고 물에 용해되지 않는다. 또한 열, 산 및 알칼리에 안정하지만 산화에 의해 파괴된다. 일반적인 요리 과정에 의해 비타민 A는 파괴되지 않는다. 버터에 있는 비타민 A는 버터가 산패(rancid, 산화되는 것)될 때 파괴된다.

④ 1일 필요량

정상적인 성인 남성과 여성의 1일 필요량(권장량)은 각각 1,000과 800 RE (5,000과 4,000 IU)이다. RE(retinol equivalent, 레티놀 당량)는 레티놀 1 μg 또는 β-카로틴 6 μg에 해당한다. 1 IU(국제단위, international unit)는 레티놀 0.3 μg 또는 β-카로틴 0.6 μg에 해당한다. 임신 중에는 하루에 1,000 RE(5,000 IU)가 필요하고, 수유 중(젖을 먹이는 기간)에는 1,300 RE(6,000 IU)가 필요하다. 어린이는 하루에 400~700 RE(2,000~3,300 IU)가 필요하다.

비타민 A는 정상적인 성장과 발달, 생식, 점액 분비 및 수유에 필요하다. 그것은 미토콘드리아와 리소좀 막을 합성하는 데 필요하며, 막의 투과성을 조절한다. 비타민 A는 망막의 기능에 있어서 매우 중요한 역할을 맡고 있다.

비타민 A는 특히 그것의 항산화 작용 때문에 상피 조직의 상태를 유지하는 역할을 맡고 있다. 최근의 연구에 따르면 음식에 포함된 비타민 A의 함량이 높으면 어떤 종류의 암 위험성이 감소한다는 것이 밝혀졌다.

레티놀은 세포의 레티놀 결합 단백질(retinol binding protein)과 결합하여 세포의 핵으로 수송된 후, 그곳의 핵단백질과 결합한다. 핵단백질과의 결합이 어떤 유전자의 발현을 조절하는 것으로 생각하고 있다. 정상적인 생식에 비타민 A가 필요한 것은 바로 이러한 기능 때문이다.

레티날의 일부는 레티노산(retinoic acid)으로 전환된다. 레티노산은 당단백질 합성에 관여함으로써 조직의 성장과 분화를 촉진한다.

⑤ 결핍증

비타민 A가 결핍되면 눈, 소화관, 기도 및 비뇨생식관의 막을 형성하는 상피 조직이 수축되고 굳어진다. 이렇게 굳어지는 상태를 각질화(keratinization)라고 한다.

각질화가 기도를 덮고 있는 막에 나타나면 막이 건조해지기 때문에 감기, 폐렴 및 기타 호흡기 감염 때보다 더 심한 고통을 겪는다.

각질화가 눈에 나타나면 눈물관이 각질화되어 눈을 씻겨주는 눈물이 더 이상 분비되지 않는다. 이러한 현상이 나타나면 세균이 눈의 각막 조직에 침입하여 안구건조증(xerophthalmia)을 유발할 수 있다. 안구건조증의 특징은 각막이 흐려져서 빛을 통과시키지 못하며, 영구적으로 시력을 상실할 수도 있다.

비타민 A 결핍의 초기 증상은 야맹증(nyctalopia 또는 night blindness)이다. 야맹증이 있는 사람은 망막에 시홍(visual purple)인 로돕신(rhodopsin)의 결핍으로 인해 어두워지면 잘 볼 수가 없다. 이러한 색소는 빛에 의해 변화되며 비타민 A의 산화형인 레티날로 재생된다. 비타민 A가 결핍되면 로돕신이 매우 느리게 재생된다. 따라서 밤에 시각 손상을 초래한다. 시각 과정에서 비타민 A의 유도체인 레티날은 로돕신을 재생시키는 역할을 한다.

최근에 시각 회로(visual cycle)에서 칼슘의 역할이 밝혀졌다. 어두울 때 칼슘과 나트륨 이온이 망막의 막대 세포(rod cell) 막을 통해 전류가 흐르게 한다. 이러한 막에서 이온 채널은 고리형 구아노신 일인산(cGMP)에 의해 개방된다. 빛의 광자가 눈에 들어오면 cGMP가 파괴되고 이온 채널이 폐쇄되고 전류의 흐름이 정지된다.

칼슘 이온은 cGMP가 cGMP 합성 효소에 결합할 수 있게 해준다. 따라서 칼슘 이온은 시각 시스템이 빛에 노출된 후에 빠르게 회복시키는 작용을 한다.

비타민 A의 결핍은 생식기계의 상피 세포를 각질화시켜 불임을 초래할 수도 있다. 비타민 A의 결핍은 어린 동물에서 이빨의 기형을 초래할 수도 있다.

⑥ 과다증

1일 필요량보다 더 많은 비타민 A를 섭취했을 때 나타나는 비타민 A 과다증(hypervitaminosis)은 자극 과민성, 식욕 상실, 피로 및 가려움 등의 초기 증상을 나타낸다. 이러한 증상은 보통 비타민 A의 섭취를 줄이면 없어진다.

급성 비타민 A 과다증의 경우가 곰 간을 섭취한 사람에서 나타났다. 곰 간 1 g에는 비타민 A 35,000 IU가 들어있다. 이러한 환자들에서 졸음, 나태, 구토, 심한 두통 및 24시간 후의 피부 박리 등 같은 증상이 나타났다. 막은 투과성이 증가하고 안정성이 감소하여 미토콘드리아의 팽창과 리소좀의 붕괴를 초래하고 결국에 사망에 이를 수도 있다.

매일 많은 양의 당근을 먹으면 피부가 노랗게 되는 카로틴 피부증(carotenosis)을 초래할 수도 있다.

⑦ 장 흡수

비타민 A는 사용될 때까지 간에 저장된다. 엄마의 젖에는 일반적인 우유보다 비타민 A가 10~100배 정도 더 많이 포함되어 있다. 아연은 비타민 A가 간에서 나오는 데 필요하다. 아연이 결핍되면 반대 현상이 일어날 수도 있다.

음식을 섭취하기 전이나 섭취한 후에 미네랄 오일을 섭취하면 장의 점막을 코팅하여 카로틴의 흡수를 방해한다.

비타민 A는 지용성이므로 담즙이 없으면 장에서 흡수되지 않는다. 담관(쓸개관)이 폐쇄되어 담즙이 장으로 내려오지 못하면 또한 지용성 비타민의 결핍증이 나타날 수 있다.

⑧ 측정법 및 기준범위

가. 측정법

과거에는 비타민 A 측정법으로 고속액체 크로마토그래피(HPLC)를 이용하는 직접 분석법이 이용됐으나 이것은 간에 보관된 비타민 A가 소진될 때까지 비타민 A 수치가 감소하지 않기 때문에 유용하지 않아 간접 분석법으로 측정한다. 인체에 저장된 총 비타민 A의 분석은 용량 반응 검사와 관련이 있다. 이 검사는 비타민 A를 복용하기 전의 혈액 검체와 복용 후 5시간의 혈액 검체를 이용한다. 비타민 A가 부족한 환자는 혈청 레티날 값이 지속적으로 급속하고 빠르게 상승하고, 반대로 비타민 A가 충분한 환자는 레티날 값이 느리고 낮게 상승한다.

비타민 A 측정 시 특기사항은 비타민 A 과잉증 유무나 간 질환의 중증도 지표로서 HPLC로 레티놀과 레티닐 팔미트산을 분리(Vitamin A 분획)하여 측정하는 것이 필요하다.

비타민 A는 혈액에서 90% 이상이 레티놀로 존재하고 10% 이하가 에스터형 비타민 A로 존재한다. β-카로틴은 프로비타민 A 중 효력이 가장 강하다. β-카로틴 0.6 μg의 효력을 가진 비타민 A를 1 IU로 정하고 있다.

나. 기준범위

혈청의 기준범위는 1~6세 20~40 μg/dL(0.70~1.40 μmol/L), 7~12세 26~49 μg/dL(0.91~1.71 μmol/L), 13~19세 26~72 μg/dL(0.91~2.51 μmol/L), 성인은 30~80 μg/dL(1.05~2.8 μmol/L)이다. 30 μg/dL 이상은 간에 적절히 저장되어 있는 것과 관련이 있고 남성이 여성보다 20% 정도 더 높다. 100 μg/dL 이상은 독성을 나타낸다.

혈청 β-카로틴의 HPLC 측정법의 기준범위는 10~85 μg/dL(0.19~1.58 μmol/L)이다.

(2) 비타민 D

① 식이원

비타민 D는 때때로 "햇빛 비타민(sunshine vitamin)"이라고도 한다. 비타민 D가 가장 풍부한 식이원은 대구나 넙치 같은 어류와 정어리, 연어 및 고등어 같은 기름이 풍부한 어류(oily fish)의 살코기이다. 비타민 D가 햇빛(자외선)에 의해 증가하지만 우유에는 비타민 D가 많지 않다. 체내의 비타민 D 함량은 피부가 태양의 자외선에 노출될 때 증가한다. 치료를 목적으로 일광욕을 할 때는 피부가 화상을 입지 않도록 주의해야 한다.

② 구조

비타민 D는 콜레스테롤로부터 유도된 스테롤 군이다. 비타민 D군 중 가장 중요한 2가지 비타민은 비타민 D_2(에르고칼시페롤 ergocalciferol)와 D_3(활성형 7-디하이드로콜레스테롤 dehydrocholesterol 또는 콜레칼시페롤cholecalciferol)이다. 원래 비타민 D라고 불리는 비타민 D_1은 비타민 D_2와 D_3의 혼합물에서 발견되었다.

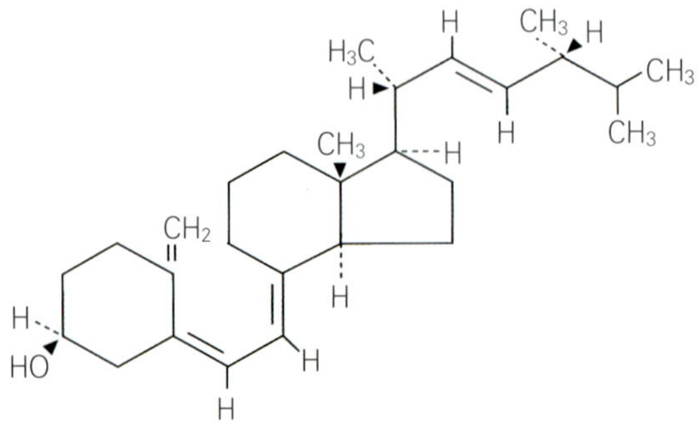

그림 12-3 에르고칼시페롤의 구조

비타민 D_3(콜레칼시페롤)는 가지 사슬(측쇄)의 구조만 다를 뿐 비타민 D_2와 비슷하다(그림 12-3). 비타민 D_3는 7-디하이드로콜레스테롤(프로비타민 D_3)이 자외선을 받아 만들어진다. 그래서 그것을 자주 "활성형 7-디하이드로콜레스테롤"이라고 부른다.

비타민 D_2의 전구체(프로비타민 D_2)인 에르고스테롤(ergosterol)은 식물에 존재하며, 반면 비타민 D_3의 전구체인 7-디하이드로콜레스테롤은 사람과 동물의 피부에 존재한다. 피부에 있는 7-디하이드로콜레스테롤은 자외선 조사에 의해 비타민 D_3로 전환된다.

비타민 D가 생물학적인 활성을 가지려면 2개의 하이드록시기(-OH)를 획득해야 한다. 첫 번째 하이드록기는 간에서 25번 탄소에 추가되고, 두 번째 하이드록시기는 신장에서 1번 탄소에 추가된다(그림 12-4). 같은 반응이 비타민 D_2에서도 나타난다. 간 질환이나 신장 질환으로 인해 비타민 D를 활성형으로 전환시킬 수 없는 환자는 자주 뼈 연화증(osteomalacia)이나 골다공증(osteoporosis) 혹은 기타 뼈 질환으로 발전한다. 이러한 환자는 합성 활성형 비타민 D로 치료할 수 있다.

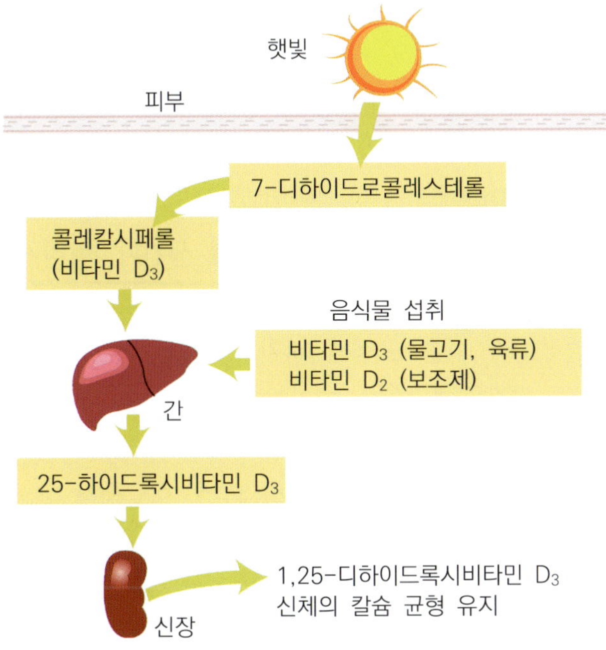

그림 12-4 비타민 D_3 생성 과정

③ 성질

비타민 D는 지방에 용해되고 물에 용해되지 않는다. 비타민 D는 열에 안정하며, 산화에 저항성을 나타내나 요리에 의해 영향을 받지 않는다. 사람에서 비타민 D_2는 비타민 D_3보다 효능이 훨씬 강하다.

④ 1일 필요량

소아의 1일 필요량은 400 IU이며, 성인의 1일 필요량은 200~400 IU이다. 비타민 D의 1 IU는 에르고칼시페롤 0.025 μg에 해당한다.

⑤ 생리적 작용

비타민 D의 주요 작용은 소장에서 칼슘과 인산염의 흡수를 증가시키는 것이다. 그것은 또한 뼈에 작용하여 뼈로부터 칼슘과 인산염의 방출을 증가시키며, 정상적인 성장과 발달에도 필요하다. 비타민 D는 부갑상선 호르몬의 적절한 활성에도 필요하다. 그래서 부갑상선 저하증을 치료하는 데 비타민 D가 이용된다.

비타민 D의 결핍은 저칼슘혈증과 저인산혈증을 초래한다.

⑥ 결핍증

과거에는 영아와 소아의 주요 질환인 구루병(rickets)이 비타민 D의 결핍으로 인해 생기는 것으로 생각했다. 하지만 현재 이 병은 피부에 햇빛의 조사가 부족해서 생기는 것으로 생각하고 있다. 그 이유는 피부에서 칼시페롤을 합성하는 데 햇빛이 필요하기 때문이다.

구루병은 뼈에 인산과 칼슘이 축적되지 못해 생긴다. 따라서 뼈가 연하고 휘기 쉽다. 따라서 뼈가 굽고 기형으로 된다. 관절은 확장되고 갈비뼈와 갈비뼈 연골 사이에 돌출된 결절, 즉 구슬 모양의 뼈가 생긴다. 이것을 구루병 염주(rachitic rosary)라고 한다. 구루병에 걸린 어린이는 성장하지 못한다. 이러한 환자들은 신경과민, 자극과민, 복부 팽창, 체중 감소, 식욕 상실, 빈혈 및 치아 발달 지연 등의 증상을 나타낸다. 소량의 칼시페롤이나 그 유도체를 주사하거나 햇빛에 적당히 노출시키면 구루병을 예방하고 치료할 수 있다(그림 12-5).

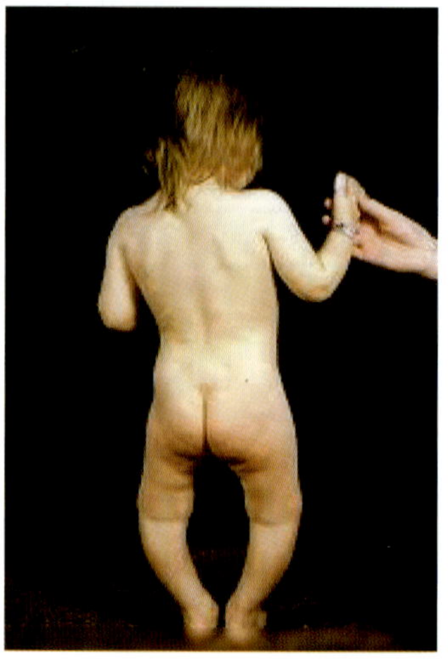

그림 12-5 비타민 D 결핍(구루병)

인산과 비타민 D가 적은 음식을 섭취하면 뼈 연화증이나 성인 구루병이 생길 수도 있다. 성인 구루병은 희귀한 병인데, 너무 적은 양의 비타민 D를 섭취하여 생긴 것으로 생각하고 있다. 성인에서 구루병이 생기면 뼈가 이미 다 성장했기 때문에 관절이 커지지는 않는다. 하지만 일부에서는 기형을 동반한 뼈 연성이 관찰되었다. 이러한 병은 대부분이 비타민 D가 부족한 여성이 여러 번 임신을 했을 때 나타난다.

음식에 칼슘과 비타민 D의 결핍은 성인에서 골다공증을 일으킬 수 있다. 이 병은 뼈 연화증과 같이 뼈의 탈석회화(decalcification)와 연화가 특징적으로 나타난다. 하지만 정도가 골다공증이 뼈 연화증보다 훨씬 더 크다.

⑦ 과다증

비타민 D 과다증(hypervitaminosis D)의 초기에는 허약, 권태, 피로, 메스꺼움, 구토 및 설사 등과 같은 증상이 나타난다. 이러한 증상은 모두 고칼슘혈증과 관련이 있다. 후기에는 신장 및 폐와 같은 연성 조직에 석회화 증상이 나타난다. 비타민 D 과다증은 비타민 D의 섭취량을 줄이고 당질 코르티코이드를 투여하여 치료할 수 있다.

⑧ 측정법 및 기준범위

가. 측정법

비타민 D, 25-OH 비타민 D, 1,25-$(OH)_2$ 비타민 D에서 하이드록시기(-OH)가 많을수록 극성 성질에 차이가 있고 이를 이용하여 물질을 분리한다. 비타민 D를 측정하기 위해서는 다음과 같은 두 개 또는 세 개의 과정을 거친다. 추출 또는 탈수소화 과정, 정제, 정량이다. 유기 용매를 이용하여 추출하고 크로마토그래피용 칼럼은 옥타데실시릴-실리카(octadecylsilyl silica)나 실리카로 충전하고 비타민 D 유도체와 지방 간섭 물질을 분리하는 데 사용한다. 부분적으로 분리된 비타민 D를 RIA, 경쟁적 단백질-결합 측정법(competitive protein-binding assay, CPBA), 경쟁적 수용체 측정법(competitive receptor assay) 또는 UV 흡광도를 갖는 HPLC로 측정한다.

임상 목적으로 25-OH 비타민 D와 1,25-$(OH)_2$ 비타민 D 측정은 D_2와 D_3를 둘 다 측정한다.

아세토나이트릴(acetonitrile)을 이용한 탈수소화 후 25-OH 비타민 D 는 RIA법으로 측정한다. 1,25-$(OH)_2$ 비타민 D도 RIA법을 이용하여 측정한다.

나. 기준범위

혈청 25-OH 비타민 D 기준범위는 10~65 ng/mL(25~162 nmol/L)이고 1,25-$(OH)_2$ 비타민 D는 15~60 pg/mL(36~144 pmol/L)이다.

(3) 비타민 E

① 식이원

비타민 E는 우유, 달걀, 생선, 견과류(호두, 밤), 육류, 곡류, 녹색 잎 야채(상추, 시금치, 파슬리), 식물성 기름(옥수수기름, 땅콩기름, 목화씨기름)에 있다. 특히 맥아기름에는 비타민 E가 풍부하다.

② 구조

비타민 E는 자연적으로 나타나는 토코페롤(tocopherol)과 토코트리에놀(tocotrienol) 군에 대한 이름이다. 토코페롤과 토코트리에놀은 가지 사슬의 구조가 다른 것뿐이다(그림 12-6). 이들 중 가장 중요한 것은 α-토코페롤(α-tocopherol)이고, β-토코페롤 및 δ-토코페롤은 덜 활성적이고, 그리고 γ-토코페롤은 활성이 없다. 비타민 E는 일종의 알코올이다. 그래서 영어 이름의 끝에 "-ol"이 붙어있다.

종류	R1	R2	R3	구조
α-토코트리에놀	CH_3	CH_3	CH_3	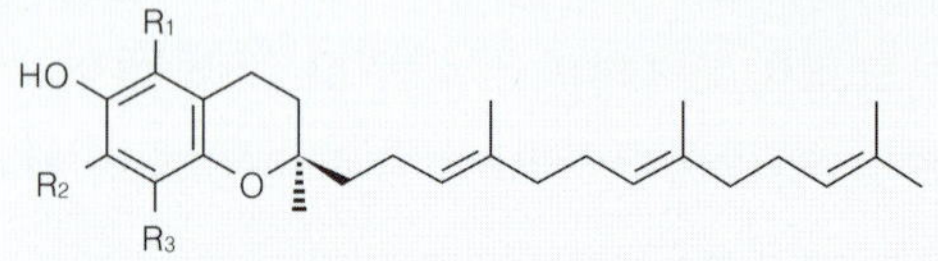
β-토코트리에놀	CH_3	H	CH_3	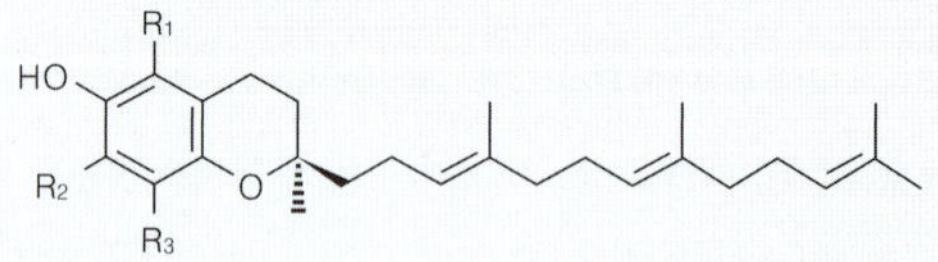
γ-토코트리에놀	H	CH_3	CH_3	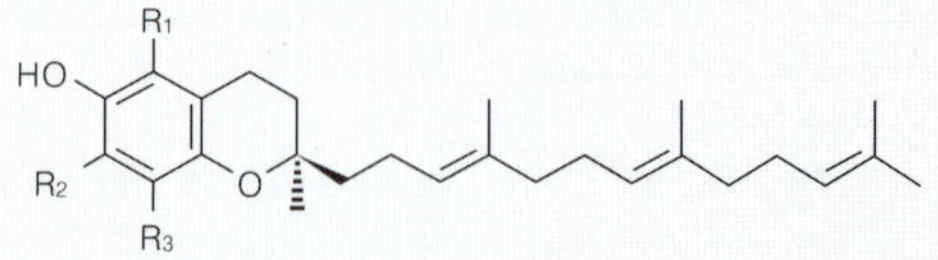
δ-토코트리에놀	H	H	CH_3	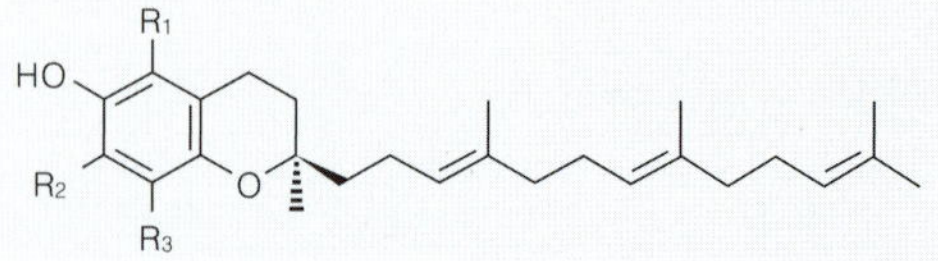
α-토코페롤	CH_3	CH_3	CH_3	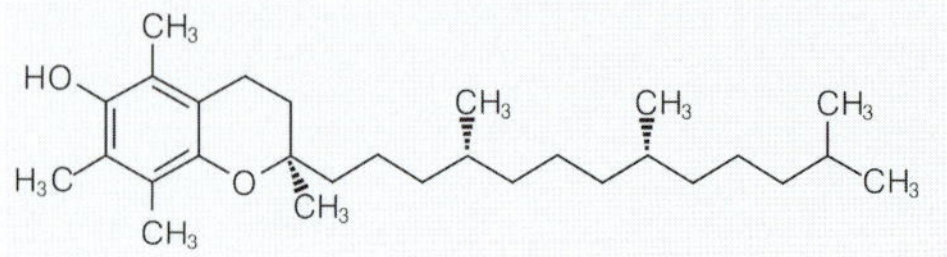

그림 12-6 비타민 E의 구조

③ 성질

비타민 E 중에서 가장 중요하고 활성적인 α-토코페롤은 무색부터 담황색까지 나타낸다. 그것은 지방에는 용해되지만 물에는 용해되지 않는다. 비타민 E는 열에 안정하지만 자외선과 산화제에 의해 파괴된다.

토코페롤은 항산화 작용을 나타낸다. 그것은 비타민 A와 불포화 지방산의 산화를 방지하는 데 매우 효과적이다. 또한 비타민 E는 산화적 인산화 반응에서 보조 인자로서 작용한다. 비타민 E는 오염된 공기에 존재하는 산화제에 의해 폐 조직이 손상되는 것을 막아주는 것으로 생각하고 있다.

비타민 E는 항불임 인자로서 소나 닭 같은 고등동물의 수정 능력을 높이는 데 필요하다.

④ 1일 필요량

비타민 E의 국제 단위(IU)는 dl-α-토코페롤 아세트산 1 mg의 활성으로서 정의되고 있다. 비타민 E의 1일 필요량은 성인 남성은 10 IU이고, 성인 여성은 8 IU이다.

⑤ 결핍증

비타민 E가 결핍된 음식물을 먹인 일부 동물들에서 근육 퇴행위축(muscular dystrophy)으로 발전하여 마비를 일으켰다. 이러한 동물들에게 비타민 E를 투여했더니 그와 같은 증상이 극복되었다. 하지만 사람에서 비타민 E는 근육 퇴행 위축에 대해 효과가 없는 것으로 밝혀졌다.

불포화 지방을 많이 섭취하는 사람은 비타민 E의 1일 필요량이 증가한다. 아울러 산소 텐트(oxygen tent, 산소를 흡입할 때 쓰는 텐트모양의 비닐장치)를 사용하여 산소에 노출되거나 미네랄 오일(mineral oil, 대변완화제 또는 설사제)을 섭취하면 비타민 E의 결핍을 초래하여 결국 신경 질환에 이를 수 있다.

사람의 장에서 심한 지방 흡수 장애가 있으면 비타민 E의 결핍을 초래할 수 있다. 그러한 병에서는 근육이 약해지고, 크레아틴의 소변 배설량이 증가하고, 그리고 적혈구가 약해져서 잘 깨진다.

비타민 A와 E는 관련성이 있는 것으로 나타났다. 비타민 E는 비타민 A의 흡수, 저장 및 이용에 도움을 주며, 또한 비타민 A가 과다할 때 보호를 해주는 것으로 밝혀졌다.

비타민 E를 다량으로 복용하면 비타민 K 대사를 방해함으로써 혈소판 응집을 감소시킨다. 따라서 와파린(warfarin) 화합물 복용 환자는 비타민 E를 과도하게 보충하지 말아야 한다.

⑥ 측정법 및 기준범위

가. 측정법

GC와 HPLC 또는 화학발광 분석법으로 측정한다. 비타민 E 상태 평가는 기능과 직접 평가가 수행될 수 있다. 기능적 방법은 과산화수소를 첨가하여 적혈구의 용혈을 방지하거나, 지방질 과산화 형성의 억제를 이용한다. 혈청, 적혈구, 림프구 또는 혈소판 비타민 E의 농도는 HPLC와 같은 직접 분석법으로 측정한다.

나. 기준범위

혈청의 기준범위는 어린이(1~12세) 0.3~0.9 mg/dL(7~21 μmol/L), 청소년 0.6~1.0 mg/dL(14~23 μmol/L), 성인 0.5~1.8 mg/dL(12~42 μmol/L)이다.

(4) 비타민 K

① 식이원

비타민 K는 시금치, 양배추, 배추, 브로콜리, 상추, 자주개자리(alfalfa)와 같은 녹색 채소에 있다. 비타민 K는 또한 썩힌 생선, 간, 달걀 및 치즈에도 있다. 과일에는 비타민 K가 거의 들어있지 않다.

② 구조

자연에는 2종류의 비타민 K, 즉 비타민 K_1과 K_2가 있다. 비타민 K_1은 다음과 같은 구조를 가진 황색 기름이다.

비타민 K_2는 측쇄의 성질이 비타민 K_1과 다르다. 비타민 K_1은 식물에서 생성되며 비타민 K_2는 장내세균에 의해 생성된다. 메나디온(menadione, 비타민 K_3)이라는 합성 물질은 비타민 K 활성을 나타낸다(그림 12-7). 그것은 체내에서 비타민 K로 전환된다.

비타민 K의 구조와 산화적 인산화 반응을 관여하고 있는 조효소 Q의 구조를 비교해보라.

K₁ (필로퀴논)

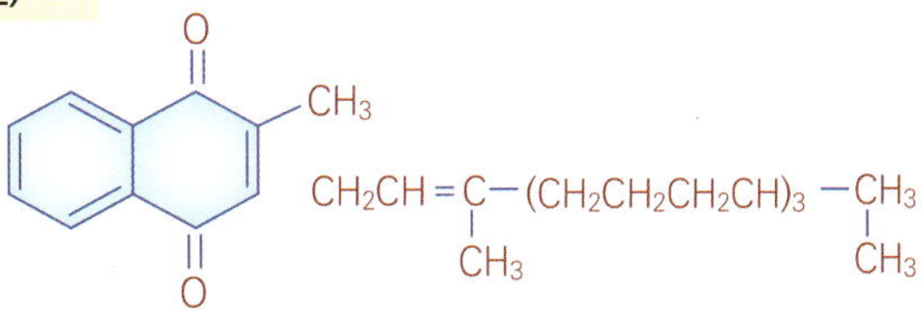

K₂ (메나테트레논/MK4)

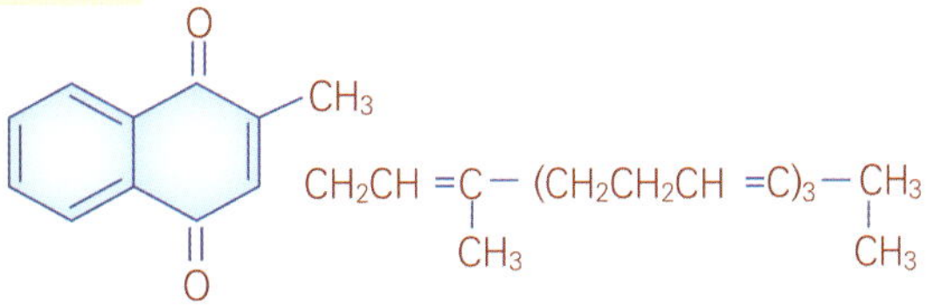

K₃ (메나디온)

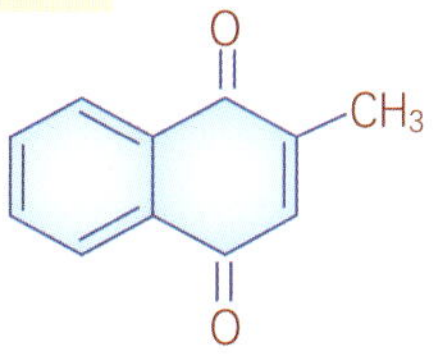

그림 12-7 비타민 K의 세 가지 형태

③ 성질

비타민 K는 지방에는 용해되지만 물에는 용해되지 않는다. 그것은 열에 안정하나 산성 및 알칼리성 용액에서 파괴되며, 빛이나 산화제에 불안정하다.

④ 1일 필요량

비타민 K의 1일 필요량은 성인 남성이 80 μg이고, 성인 여성이 65 μg이다. 일상적으로 섭취하는 음식물에는 충분한 양의 비타민 K가 들어있다. 더욱이 장내세균이 숙주를 위해 비타민 K를 합성한다.

⑤ 결핍증

비타민 K의 결핍증은 비타민 K가 결핍되었거나 부족한 음식을 섭취하면서 광범위 항생제(broad-spectrum antibiotics)를 함께 장기간 복용할 때만 나타난다. 비타민 K의 결핍은 모유를 먹는 유아들에서 나타나는데, 그 이유는 유아의 장에는 아직 세균이 없고 모유에는 비타민 K가 거의 없기 때문이다. 따라서 비타민 K는 출생 후 5개월 동안 공급해 주는 것이 좋다. 어떤 유아는 프로트롬빈이 결핍된 상태로 태어나 출혈을 보인다. 또다른 어떤 유아는 장에서 비타민 K를 만들지 못한다. 만일 그러한 유아가 적절한 치료를 받지 않으면 뇌출혈로 사망할 수도 있다. 이러한 경우 비타민 K를 분만 전의 엄마에게 투여하거나 출생 후 즉시 영아에게 투여하면 증상을 완화시킬 수 있다.

비타민 K 결핍은 성인에서 흔히 발생한다. 비타민 K의 결핍은 담관 질환이나 췌장 질환으로 인해 비타민 K가 흡수되지 못할 때와 장점막이 위축되었을 때 나타날 수 있다.

비타민 K는 항출혈 비타민으로서 알려져 있다. 그것은 간에서 프로트롬빈을 합성하는 데 필요하다. 비타민 K가 결핍되면 프로트롬빈이 부족하게 되고, 따라서 혈액 응고 시간이 길어진다. 비타민 K는 또한 산화적 인산화 반응의 보조 인자로서도 작용한다.

비타민 K는 담즙의 도움으로 소장에서 흡수된다. 담관이 폐쇄되어 담즙이 소장으로 들어오지 못하면 비타민 K가 흡수되지 못한다. 이러한 사람들은 보통 출혈 시간이 길다. 이러한 상태는 환자에게 담즙이나 비타민 K를 투여하면 극복될 수 있다.

담관 폐쇄, 만성 췌장염, 그리고 간 질환을 포함하여 흡수 장애 상태와 관련이 있다. 쿠마린(coumarin) 항응고제(예: 와파린)와 항생제(예: 세파졸린)를 복용하는 경우 비타민 K가 결핍될 수 있다. 또한 영양소 섭취의 부족이나 또는 비타민 K 보충제의 부족 등에 영향을 받는다. 비타민 K는 디쿠마롤(dicumarol)과 같은 항응고제의 해독제로서 사용되고 있다.

⑥ 과다증

비타민 K가 너무 많으면 유아에서 용혈을 일으킬 수 있고 고빌리루빈혈증(hyperbilirubinemia)을 악화시킬 수 있다.

⑦ 측정법 및 기준범위

가. 측정법

비타민 K는 HPLC, 화학발광분석, 형광분석 등으로 측정한다. 또한 프로트롬빈 시간(PT)과 같이 비타민 K 상태를 기능적으로 분석할 수 있다. PT와 함께 비타민 K의 상태를 평가하는 다른 접근 방식은 면역분석에 의한 데스-r-카복시트롬빈 또는 카복실화되지 못한 프로트롬빈과 PIVKA-II(protein induced by vitamin K absence)측정이다. PIVKA-II의 증가는 비타민 K의 결핍을 나타낸다. 혈장의 필로퀴논의 농도를 측정하는 것은 비타민 K의 상태를 평가하는 좋은 접근법이다.

나. 기준범위

비타민 K의 기준범위는 0.13~1.19 ng/mL(0.29~2.64 nmol/L)이다.

2. 수용성 비타민

◆ **핵심용어**

비타민 B_1, 비타민 B_2, 비타민 B_{12}, 나이아신, 피리독신, 판토텐산, 바이오틴, 엽산

◆ **학습요점**

수용성 비타민의 식이원, 기능, 구조, 1일 필요량과 결핍증 이해하기

수용성 비타민에는 비타민 B 복합체와 비타민 C가 포함되어 있다. B 복합체란 여러 가지 산화 반응에 보조 인자나 조효소로서 작용하는 한 무리의 비타민을 가리킨다. 각각의 비타민 B는 다른 생리적 활성을 갖는다. 비타민 B군으로 불리는 B 복합체에는 다음과 같은 비타민들이 속해있다.

1. 비타민 B_1(티아민)	5. 판토텐산
2. 비타민 B_2(리보플라빈)	6. 바이오틴
3. 나이아신	7. 엽산
4. 피리독신	8. 비타민 B_{12}(코발아민)

이러한 비타민은 수용성이므로 소변으로 배설될 수 있어서 체내에 축적되어 독성을 일으키는 일은 거의 없다.

수용성이기 때문에 비타민 B는 계속 음식물을 통해 공급되어야 한다. 비타민 B_{12}(코발아민; cobalamin)만 제외하고 사람의 간은 이러한 비타민을 간에 저장하여 몇 년 동안 공급해준다.

(1) 비타민 B_1(티아민)

① 식이원

티아민(thiamine)은 효모, 우유, 달걀, 육류, 견과류(호도, 밤 등), 정제하지 않은 동그란 곡류에 있다. 야채와 과일에는 비타민 B_1이 거의 없다. 근래에는 비타민 B_1의 함량을 늘리기 위해 밀가루나 빵에 합성 비타민 B_1을 넣는다.

② 구조

티아민은 그림 12-8과 같은 구조를 가진 염산염(hydrochloride)의 결정으로 존재한다.

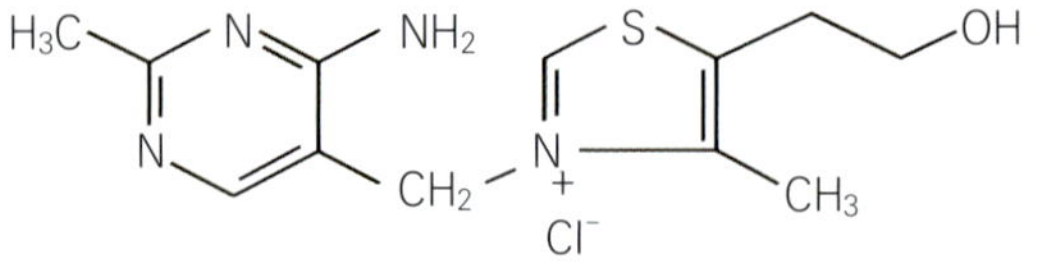

그림 12-8 티아민의 구조

③ 성질

티아민은 물에 용해되고 또한 알코올에도 용해되는데 70% 농도까지 용해된다. 그러나 지방이나 지방 용매에는 용해되지 않는다. 티아민은 산 용액에는 안정하지만 알칼리나 중성 용액에는 파괴된다. 티아민은 120℃에서 30분간 가열해도 활성을 전혀 잃지 않는다. 티아민을 염산으로 처리하여 얻어지는 티아민 염산염은 티아민 자체보다 더 수용성이어서 비타민 제제를 만드는 데 사용되고 있다.

④ 1일 필요량

하루에 필요한 티아민의 양을 결정하는 것은 쉽지 않다. 그것은 몇 가지 요소에 의존한다. 티아민의 신체 필요량은 열이 있거나 근육 활동이 많을 때, 갑상선 항진증, 임신 및 수유(수유) 동안에 증가한다. 신체의 티아민 필요량은 또한 고탄수화물 식이를 섭취하는 동안에는 증가하고, 반면에 고단백질 식이나 고지방 식이를 섭취하는 동안에는 감소한다. 티아민은 유의한 정도로 신체에 저장되지 않는다.

티아민의 1일 필요량은 영아가 0.3~0.4 mg이고, 소아가 0.7~1.0 mg이고, 성인 여성이 1.2~1.5 mg, 그리고 성인 남성이 1.2~1.5 mg이다.

⑤ 결핍증

비타민 B1(티아민)의 결핍은 식욕 상실, 성장 정지 및 체중 감소 등을 일으킨다.

알코올 중독은 티아민 결핍증의 가장 흔한 원인 중 하나이다. 이러한 경우에는 알코올이 고칼로리이고 비타민 섭취량이 적어지기 때문이다.

티아민이 계속 부족해지면, 사람은 각기병(beriberi)에 걸린다. 각기병은 주로 어류와 정제된 쌀(백미)을 주식으로 하는 동남아시아 사람들에게 나타나는 풍토병이다. 각기병에서는 어떤 신경 변성이 일어나 근육도 퇴행성 변화를 나타낸다. 이러한 경우 신경을 압박하면 심한 통증을 느낄 수 있다. 신경의 지배를 받는 근육은 사용하지 않아 굳어지고 위축된다. 또한 가슴의 두근거림(심계항진), 빠른 맥박(빈맥), 심장 비대 및 심전도 이상 등의 심혈관계의 증상들이 나타난다. 치료를 하지 않으면 심장 기능 상실(심부전)로 사망에 이를 수도 있다. 각기병은 티아민을 함유하고 있는 음식물을 섭취하면 예방과 치료가 가능하다.

티아민 결핍에 의해 일어나는 다른 하나의 병은 베르니케 뇌증(Wernicke's encephalopathy: 뇌의 염증성, 출혈성, 퇴행성 상태)이다. 이것은 다른 음식을 거의 섭취하지 않는 만성 알코올 중독자에서 자주 나타난다.

티아민은 정상적인 탄수화물 대사에 필요하다. 이것은 간에서 티아민 피로인산(thiamine pyrophosphate, TPP)으로 전환되고, 그다음 이것은 피루브산과 α-케토산의 탈카복실화를 촉매하는 효소의 조효소로서 작용한다. TCA(크렙스)회로에서 피루브산을 아세틸 CoA로 전환하는 피루브산 탈수소 효소와 α-케토글루타르산을 숙시닐 CoA로 전환시키는 α-케토글루타르산 탈수소 효소는 탈카복실화를 촉매하는 효소들이다.

티아민 파이로인산(thiamine pyrophosphate)에서, -OH기는 2개의 인산기에 의해 치환된다. 티아민의 결핍이 있는 동안에는 혈액에는 피루브산이 축적되고 탄수화물이 적절하게 대사되지 않는다.

티아민은 또한 오탄당 인산 회로(hexose monophosphate)에서 오탄당의 이용과 일부 아미노산의 합성에 관여한다.

⑥ 측정법 및 기준범위

가. 측정법

비타민 B_1을 측정하는 고전적인 방법은 미생물학적인 방법과 형광 분석이다. 최근에는 HPLC나 화학발광 분석법으로 측정하고 있다.

소변을 검체로 이용하는 방법은 수용성 비타민의 경우 섭취한 음식물의 흡수 등에 영향을 받는다.

전혈 또는 적혈구의 티아민 파이로인산(thiamine pyrophosphate, TPP)을 조효소로 이용하고 있는 트랜스케톨레이스(transketolase)의 측정은 티아민의 상태를 평가하는 데 유용하고 신뢰성 있는 방법이다. TPP 효과는 TPP 보충제를 섭취하기 전과 후의 효소 활성을 측정하고, 활성의 증가 %를 TPP 효과로 정의한다.

혈액의 트랜스케톨레이스 활성은 오르시놀(orcinol) 시약[오르시놀과 염화철(III)을 진한염산에 녹인 시약]을 사용하여 D-리보스-5-인산의 감소 속도를 측정하거나 프룩토스-6-인산의 형성된 양을 측정하여 결정한다.

나. 기준범위

전혈에서 트랜스케톨레이스의 정상치는 9~12 μmol/hour/mL(150~200 U/L)이다. 혈구에서 트랜스케톨레이스의 정상치는 헤모글로빈(48.4~83.9 kU/mol Hb)의 0.75~1.30 U/g이다. TPP 효과의 정상치 0~15%이고, 결핍은 15~25%, 임상적인 결핍은 25% 이상이다.

(2) 비타민 B_2(리보플라빈)

① 식이원

리보플라빈(riboflavin)은 티아민과 식이원이 동일하다. 그것은 효모, 우유, 간, 신장, 심장 및 녹색 잎 야채에 있다. 곡류는 인위적으로 첨가하지 않는 한 리보플라빈을 거의 함유하지 않는다.

② 구조

리보플라빈 또는 비타민 B_2는 오탄당 알코올인 리비톨(ribitol)과 색소인 플라빈(flavin)으로 구성되어 있다. 그것의 구조는 그림 12-9와 같다.

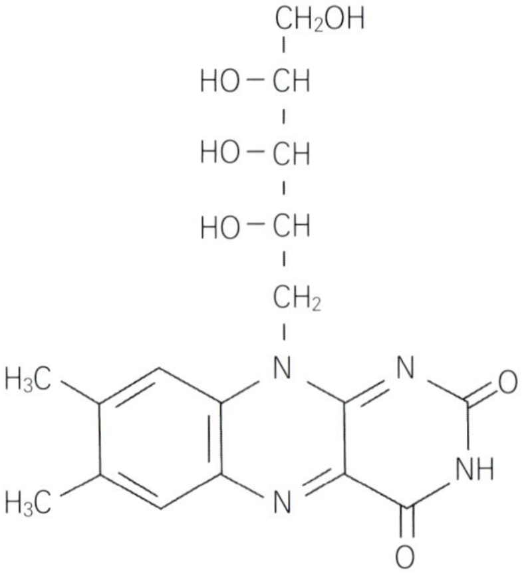

그림 12-9 리보플라빈의 구조

③ 성질

리보플라빈은 오렌지색-적색을 띠는 결정성 고체로 물과 알코올에는 조금 용해되나 지방과 지방 용매에는 용해되지 않는다. 수용액에서 리보플라빈은 녹황색 형광을 나타낸다. 리보플라빈은 빛과 알칼리 용액에 의해 파괴되지만 열에 안정하여 요리할 때 파괴되지 않는다.

리보플라빈은 두 가지 형태, 즉 플라빈 아데닌 다이뉴클레오타이드(flavin adenine dinucleotide, FAD)와 플라빈 모노뉴클레오타이드(flavin mononucleotide, FMN)를 통해 조효소로서 작용한다. 이러한 리보플라빈 조효소는 미토콘드리아에서 일어나는 전자 전달 과정에서 NADH와 사이토크롬 사이에서 프로톤을 전달하는 수용체로서 작용한다.

④ 1일 필요량

리보플라빈의 1일 필요량은 소아가 0.8~1.2 mg, 성인 남성이 1.4~1.8 mg, 성인 여성이 1.2~1.3 mg이다. 하지만 임신과 수유 동안에는 더 많은 양이 필요하다.

⑤ 결핍증

사람에서 리보플라빈의 결핍은 입술염(cheilitis)과 혀염(glossitis) 그리고 눈과 코 주위에 병변을 형성한다. 이것은 또한 피부염과 각막 혼탁을 초래한다.

리보플라빈은 빛에 민감하기 때문에 고빌리루빈혈증의 신생아가 광선 요법(phototherapy)을 받는 경우에 리보플라빈 결핍 증상이 나타난다. 이러한 상태는 리보플라빈을 보충할 때까지 지속된다.

쥐에서 리보플라빈의 결핍은 피부염, 각막 혼탁 및 탈모 등의 증상을 나타낸다.

⑥ 측정법 및 기준범위

가. 측정법

다양한 천연 플라빈을 정량하고 분리하는 많은 생화학적 방법이 사용되어 왔고, 가장 민감한 방법은 특별한 결합력을 측정하는 것이다. 예를 들면, 리보플라빈과 달걀흰자 리보플라빈 결합 단백질, FMN과 아포플라보독신(apoflavodoxin), FAD와 아포단백질 D-아미노산 산화 효소 또는 글루코스 산화 효소 결합력을 측정하는 것이다. 영양 상태는 일반적으로 소변으로 배설되는 비타민의 양을 측정한다. 소변 또는 혈구의 리보플라빈은 형광광도계 또는 미생물학적인 방법을 이용하여 측정한다. 리보플라빈의 상태를 평가하는 일반적인 방법은 FAD-의존 글루타티온 환원 효소(glutathione reductase) 활성을 혈구를 이용하여 측정한다.

나. 기준범위

형광 분석에서 적혈구 리보플라빈의 기준범위는 10~50 μg/dL(266~1330 nmol/L) 이다. 혈청과 혈장의 리보플라빈 기준범위는 4~24 μg/dL(106~638 nmol/L)이다.

(3) 나이아신

① 식이원

나이아신[niacin, 이전에는 니코틴산(nicotinic acid) 또는 비타민 B_3로 알려졌음]은 식물과 동물에 널리 분포되어 있다. 그것은 간, 신장, 심장, 효모, 땅콩 및 맥아에 있다. 우유, 달걀 및 과일에도 어느 정도 함유되어 있지만 이러한 것들은 일반적으로 빈약한 식이원으로 분류되고 있다.

② 구조

나이아신과 니코티나마이드(nicotinamide 또는 niacinamide)는 신체에서 쉽게 형성된다. 니코티나마이드는 조효소 NAD와 NADP를 구성한다(그림 12-10).

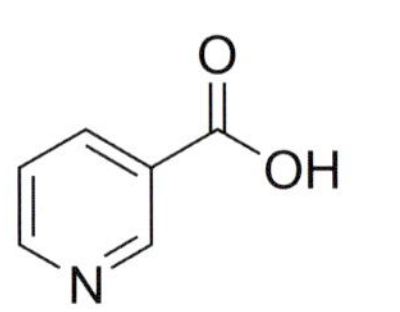

나이아신

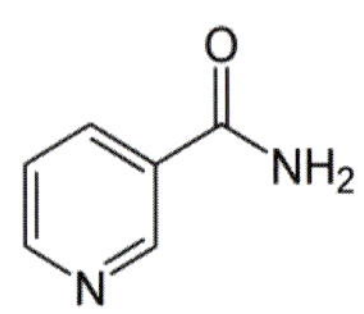

니코티나마이드
(나이아시나마이드)

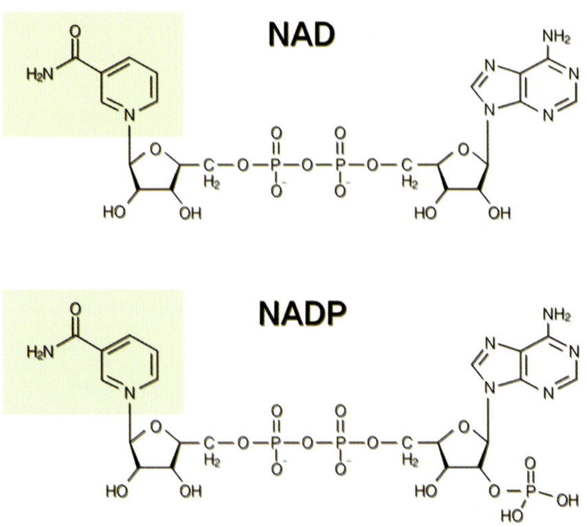

그림 12-10 나이아신, 니코티나마이드, 조효소

③ 성질

나이아신은 물에 조금만 용해되지만 알칼리 용액에는 완전히 용해된다. 그러나 지방에는 용해되지 않는다. 나이아신은 알칼리와 산 그리고 열과 빛에 안정하다. 또한 요리 과정에서 파괴되지 않는다.

티아민 및 리보플라빈과 함께 나이아신아마이드는 조직의 산화 작용에서 조효소로서 작용한다. 그것은 미토콘드리아에서 NAD^+와 $NADP^+$의 성분으로서 작용한다.

④ 1일 필요량

나이아신의 1일 섭취 필요량은 남성이 15~20 mg이고, 여성이 13~15 mg이다. 젊은 사람과 임신 및 수유 동안에는 조금 더 많은 양을 필요로 한다. 트립토판은 신체에 필요한 나이아신을 공급해주기 때문에 음식물 중의 단백질에 의해 크게 영향을 받는다(트립토판 60 mg은 나이아신 1 mg에 해당한다).

⑤ 결핍증

나이아신은 원래 니코틴산 또는 항펠라그라 인자(antipellagra factor)로 불리었다. 펠라그라라는 말은 거친 피부를 뜻하는 이탈리아어 pelle agra에서 기원한 말이다. 사람에서 나이아신이 결핍되면 심각한 결과를 초래한다. 펠라그라에서는 피부염(피부 발진이나 병변), 혀염(설염), 구강염 등이 나타난다(그림 12-11). 이러한 증상은 설사를 동반하고, 그다음에는 치매를 동반한다.

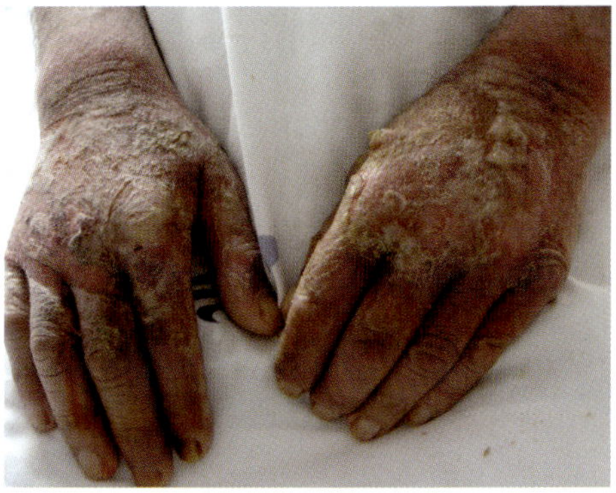

그림 12-11 펠라그라

개에서 나이아신이 결핍되면 혀가 검어지는 병변을 일으킨다. 사람에서 펠라그라를 치료하려면 나이아신을 함유하고 있는 음식물을 섭취시하는 것이 효과적이다.

⑥ 과다증

나이아신(니코틴산)의 양이 너무 많으면 홍조(얼굴과 목이 일과성으로 갑자기 붉어지는 것), 위장고통, 가려움증, 저콜레스테롤혈증 등의 증상이 나타난다.

⑦ 측정법 및 기준범위

가. 측정법

나이아신의 영양 상태는 *N*-메틸니코니티나마이드(*N*-methylnicotinamide)와 *N*-메틸-2-피리돈-5-카복사마이드(*N*-methyl-2-pyridone-5-carboxamide)를 측정한다. 일반적으로 성인에서 나이아신의 20~30%는 메틸니코티나마이드로, 그리고 40~60%는 피리돈의 형태로 분비된다. 피리돈과 메틸니코티나마이드의 비는 1.3~4.0으로 HPLC를 이용하여 측정한다.

비타민과 조효소의 측정은 일반적으로 340 nm 파장을 이용하여 측정하고 형광 분석을 이용하여 측정할 수도 있다.

나. 기준범위

N-메틸니코티나마이드의 배설률 기준범위는 2.4~6.4 mg/day(17.5~46.7 μmol/L) 또는 크레아티닌 1.6~4.3 mg/g(11.7~31.4 μmol/L)이다.

(4) 피리독신

① 식이원

피리독신(pyridoxine)은 효모, 간, 난황, 견과류 및 여러 가지 곡류와 씨의 배아에 있다. 우유와 녹색 잎 야채에는 양이 매우 적다.

② 구조

피리독신은 원래 비타민 B_6 또는 쥐 항피부염 인자로 불리었다. 그런데 그 후의 연구에서 비타민 B_6는 피리독신(pyridoxine, PN), 피리독살(pyridoxal, PL) 및 피리독사민(pyridoxamine, PM)의 혼합물인 것으로 밝혀졌다(그림 12-12). 이러한 화합물을 대표하는 용어가 피리독신이다. 그 이유는 피리독신이 쉽게 상호 전환할 수 있는 물질이기 때문이다.

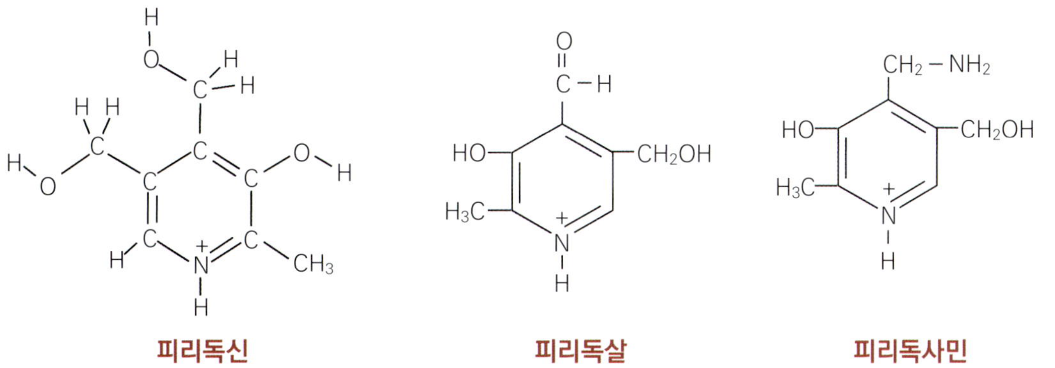

그림 12-12 피리독신, 피리독살, 피리독사민의 구조

③ 1일 필요량

성인 남성의 1일 필요량은 2.0 mg이고, 성인 여성은 1.6 mg이다.

④ 결핍증

쥐에서 피리독신의 결핍은 발, 코 및 귀에 피부염을 일으킨다. 개와 돼지에서는 빈혈을 일으켰다. 피리독신의 결핍이 오랫동안 지속되면 이러한 동물들은 간질 비슷한 증상을 나타낸다. 성인에서 피리독신이 결핍되면 피부염, 혀염, 자극에 대한 과민 반응, 무감동 등의 증상을 나타낸다. 이러한 증상은 피리독신을 함유하는 음식을 섭취하는 식이 요법에 의해 완화된다.

트립토판으로부터 나이아신이 생성되려면 피리독살인산(pyridoxal phosphate)이 필요하다. 그러므로 펠라그라는 자주 피리독신 결핍을 동반한다.

널리 사용되고 있는 항결핵약인 아이소니코틴산 하이드라자이드(isonicotinic acid hydrazide, 아이소니아지드isoniazid)는 피리독신과 화합물을 형성하여 피리독신 결핍을 유도할 수 있다. 또한 항고혈압약인 하이드랄라진(hydralazine)과 킬레이트 인자인 페니실린아민(penicillinamine)도 피리독신 결핍을 일으킬 수 있다. 피리독신은 파킨슨병을 치료할 때 쓰는 레보도파(levodopa)를 불활성화하기 때문에 그 약을 사용하는 중에는 환자가 피리독신을 섭취하면 안 된다.

피리독살인산과 피리독사민 인산은 중추신경계의 회백질에서 나타나는 아미노산의 탈카복실화 반응의 조효소로서 작용한다. 따라서 이러한 조효소가 결핍되면 중추신경계에서 탈카복실화 반응이 방해를 받아 간질처럼 보이는 발작을 나타낸다. 피리독살인산은 아미노기 전이 효소의 조효소로서 작용한다. 더욱이 피리독신은 장에서 아연의 흡수와 관련이 있다.

⑤ 측정법 및 기준범위

가. 측정법

비타민 B_6를 요검체와 혈액을 이용하는 직접적 측정방법은 박테리아를 이용하는 미생물학적인 방법이다. 소변의 4-피리독스산(4-pyridoxic acid)과 혈액의 피리독사민-5-인산(pyridoxamine-5′-phosphate, PLP)를 형광광도법을 이용하여 측정한다. 현재 가장 좋은 측정 방법은 HPLC를 이용하는 방법이다.

비타민 B_6 상태를 간접적으로 측정하는 방법은 혈액 아미노기 전이 효소의 활성을 측정하는 것이다. 혈청에서 비타민 B_6가 부족할 때 효소의 활성이 감소하지만 다른 원인, 세포자멸사 등에 의해서도 감소할 수 있다. 적혈구에서 AST와 ALT의 상태가 비타민 B_6 상태를 더 정확하게 반영하지만 사용하는 효소법의 영향을 받는다.

나. 측정 시 주의사항

비타민 B_6는 유리형과 단백질 결합형이 있는데, 단백질 결합형인 피리독살인산(PLP)은 혈청 알부민이나 아포 효소에 강하게 결합하기 때문에 통상적인 제단백법으로 완전하게 추출되지 않는 경우가 있다. 특히 장기 내의 비타민 B_6를 정량할 경우에는 추출 조건을 검토해야 하는데, 검체 종류, 정량법, 측정하려는 비타민 B_6 형태에 따라 추출 조건이 다르다. 검체는 반드시 차광하여 보관한다.

다. 기준범위

혈장 PLP의 기준범위는 5~30 ng/mL(20~121 mmol/L)이고, 5 ng/mL(20 mmol/L) 이하이면 결핍으로 판단한다.

(5) 판토텐산

① 식이원

판토텐산(pantothenic acid)은 자연에 널리 분포해있다. 그것의 이름은 그리스어로 "어디에서나"라는 의미를 가진다. 판토텐산은 난황, 효모, 신장 및 살코기에 많고, 그밖에 탈지유, 브로콜리, 고구마 및 당밀도 상당히 양호한 식이원이다.

② 구조

판토텐산은 탄수화물, 지방, 단백질 대사와 콜레스테롤 합성과 관련이 있는 조효소 A(CoA)의 구성 성분 중 하나이다.

판토텐산의 구조는 그림 12-13과 같다.

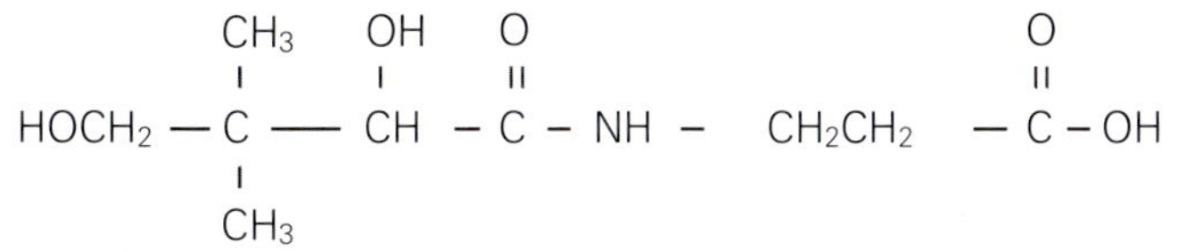

그림 12-13 판토텐산의 구조

③ 성질

판토텐산은 점성의 황색 기름으로 물에 용해되고 클로로폼과 같은 지방 용매에 용해되지 않는다. 그것은 산과 알칼리 용액에 안정하다.

④ 1일 필요량

판토텐산의 1일 필요량은 정해진 것이 없다. 그렇지만 보통 4~7 mg을 적당한 양으로 생각하고 있다. 이 정도의 양은 일상적으로 섭취하는 음식으로 충분히 공급된다.

⑤ 결핍증

판토텐산은 원래 병아리의 염증을 방지하는 물질이기 때문에 병아리의 항염증 인자로서 알려졌었다.

검은 털을 가진 쥐와 개에게 판토텐산이 결핍된 음식을 먹인 결과 털이 탈색되어 회색으로 변했다. 그런데 이러한 동물에게 판토텐산이 함유된 음식을 먹인 결과 털의 색이 원래의 검은 색으로 돌아왔다. 그러나 사람에서 이러한 효과가 있는지에 대해 보고된 것은 없다. 판토텐산의 결핍은 매우 희귀하며 전쟁포로에서 작열각 증후군(burning feet syndrome, 발바닥이 화끈거리는 작열감이 특징인 신경 질환)이 관찰되었다.

동물에서 판토텐산의 결핍은 부신 겉질의 변성과 생식 이상을 일으킨다.

(6) 바이오틴

바이오틴(biotin)은 비타민 B복합체 중의 하나로 자연에 널리 분포하고 있다. 바이오틴은 간, 난황, 신장, 효모 및 우유에 많다. 바이오틴은 과거에 항 달걀흰자 손상 인자로서 알려졌었다. 이것은 달걀흰자를 먹은 쥐가 성장이 멈추고 피부염을 일으키기 때문에 유래된 용어이다. 익히지 않은 생달걀의 흰자에는 바이오틴을 결합하는 아비딘(avidin)이라는 단백질을 함유되어 있어서 그것을 섭취한 동물은 바이오틴을 이용하지 못한다. 그래서 바이오틴을 항 달걀흰자 손상 인자라고 부르게 된 것이다.

바이오틴의 구조는 그림 12-14와 같다.

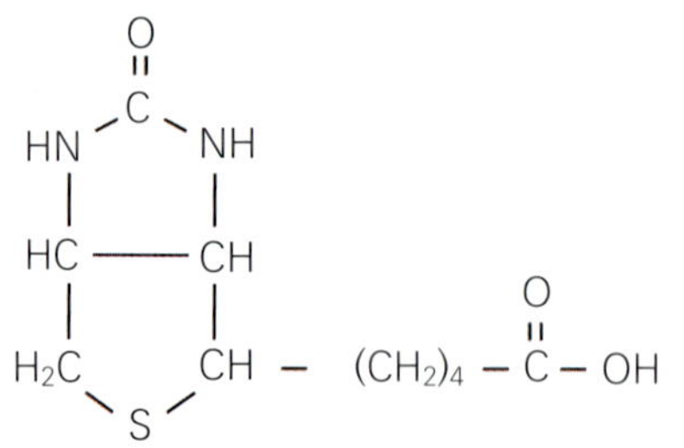

그림 12-14 바이오틴의 구조

사람에서 인위적으로 바이오틴 결핍을 유도한 결과 비늘 모양의 피부염, 근육통증 및 우울증이 생겼다. 하지만 바이오틴을 함유하고 있는 음식을 먹인 결과 이러한 증상이 빠르게 회복되었다.

바이오틴은 사람과 동물 모두 장내세균의 작용에 의해 공급된다. 따라서 바이오틴의 결핍은 매우 드물다. 바이오틴은 지방산 형성에서 카복실화 반응의 조효소로서 작용한다.

(7) 엽산

엽산(folic acid 또는 folacin)은 녹색 야채, 효모, 간, 신장 및 콜리플라워(꽃양배추)에 있다. 엽산은 테리딘(pteridine) 핵과 파라-아미노벤조산(*p*-amino-benzoic acid) 및 글루탐산으로 구성되어 있다(그림 12-15).

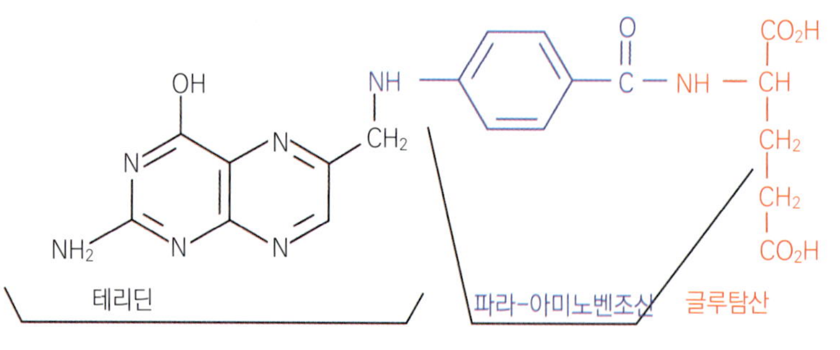

그림 12-15 엽산의 구조

테로일글루탐산(pteroylglutamic acid)으로도 불리는 이 화합물은 엽산군과 관련된 몇 가지 화합물 중 하나이다. 엽산 군에 속한 다른 것들로는 테로산(pteroic acid), 테로일트리글루탐산(pteroyltriglutamic acid) 및 테로일헵타글루탐산(pteroylheptaglutamic acid)이 있다.

엽산의 1일 필요량은 성인 남성이 200 μg이고, 성인 여성이 180 μg이다.

성인에서 엽산의 결핍은 거대적혈구모세포 빈혈(megaloblastic anemia)과 위장관 장애를 일으킨다.

임신 중에 엽산 섭취가 부족하면 신경관(neural tube) 결함을 초래할 수 있다. 이것이 미국에서는 가장 흔한 주요 출생 결함 중 하나이다. 1,000명의 아기 중 2명이 이 결함이 있는 것으로 보고되었다.

환원형의 엽산인 테트라하이드로엽산(tetrahydrofolic acid)은 콜린(choline) 및 메싸이오닌(methionine)과 같은 화합물을 형성할 때 메틸기를 전달하는 조효소로서 작용한다.

엽산은 주로 메틸기의 전달을 포함하는 반응과 관련되어 있다. 이러한 종류의 반응은 헤모글로빈, 핵산 및 메티오닌의 합성에 필수적인 역할을 맡고 있다.

메토트렉세이트(methotrexate) 같은 항백혈병 약은 엽산이 그것의 활성형인 테트라히드로엽산(tetrahydrofolate)으로 전환되지 못하게 한다. 이로 인해 엽산이 결핍되면 다른 세포와 마찬가지로 암 세포가 자라지 못한다.

(8) 비타민 B_{12}(코발아민)

① 식이원

식물에는 비타민 B_{12}(코발아민, cobalamin)가 없다. 미생물만 그것을 합성할 수 있다. 코발아민을 많이 함유하고 있는 식이원은 간, 신장, 생선, 달걀, 우유, 굴 및 대합조개이다.

② 구조 및 성질

코발아민은 무취, 무미한 적색 결정의 화합물이며, 물과 알코올에는 용해되지만 에테르 및 아세톤과 같은 지방 용매에 용해되지 않는다. 이 비타민의 특징 중 하나는 코발트(Co) 원소를 함유하고 있다는 것이다(4.35%).

비타민을 분리하는 동안 시아노기(cyano group, CN-)가 중앙의 코발트에 결합한다. 이러한 화합물을 시아노코발아민(cyanocobalamin)이라고 한다. 이러한 시아노기는 코발아민이 활성화되기 전에 메틸기로 치환된다. 시아노코발아민의 구조는 그림 12-16과 같다.

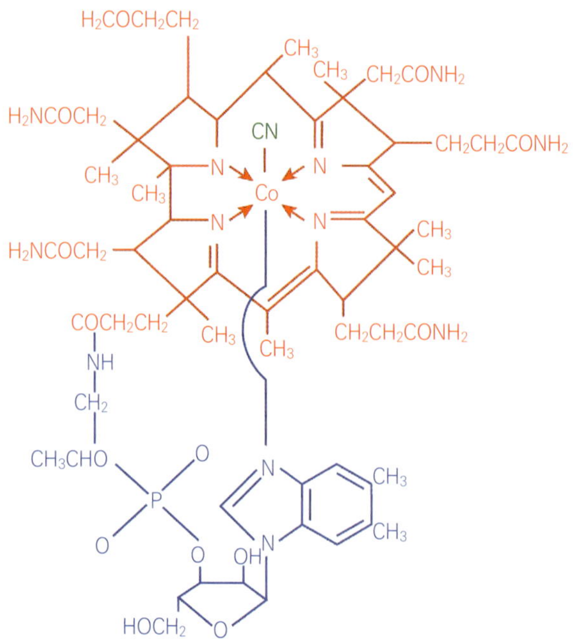

그림 12-16 시아노코발아민의 구조

③ 1일 필요량

비타민 B_{12}의 1일 필요량은 남녀 모두 2.0 μg이다.

④ 결핍증

비타민 B_{12}는 메틸기를 전달하는 중요한 역할을 맡고 있다. 비타민 B_{12}는 말이집(수초, myelin sheath)의 유지, 핵산과 헤모글로빈의 합성 그리고 지질과 탄수화물의 대사와 관련되어 있다. 거대적혈구모세포 빈혈을 닮은 악성 빈혈(pernicious anemia)은 몇 가지 신경계 합병증을 갖고 있다. 그것은 비타민 B_{12}의 결핍(철저한 채식주의)이나 내인성 인자(intrinsic factor, 위에서 분비됨)의 결핍으로 인해 발생한다.

비타민 B_{12}(코발아민)는 또한 항악성 빈혈 인자(antipernicious anemia factor)로도 불린다. 그것은 염산과 내인성 인자의 존재 하에 소장에서 흡수된다. 내인성 인자가 없으면 비타민 B_{12}가 흡수되지 않아 악성 빈혈이 일어난다. 이러한 환자에게 소량의 코발아민을 주사하면 그 병이 상당히 개선된다.

⑤ 유도체

조효소 B_{12}는 비타민 B_{12}로부터 유도된 몇 가지 조효소 중 하나이다. 이러한 조효소는 탄수화물과 지방 대사에서 일어나는 수소 전달과 메틸말론산(methyl malonate)이 석신산(succinate)으로 전환될 때 필요하다.

조효소 B_{12}는 중앙의 코발트에 CN기 대신 5-디옥시아데노신(deoxyadenosine)기가 결합해 있는 점이 비타민 B_{12}와 다르다.

⑥ 관련 물질

실질적인 비타민은 아니지만 비타민 B와 함께 자주 분류되는 몇 가지 물질이 있다. 그러한 물질로는 콜린(choline), 이노시톨(inositol), *p*-아미노벤조산(*p*-amino-benzoic acid) 및 리포산(lipoic acid)이 있다.

가. 콜린

콜린은 신체에서 필요에 따라 합성되기 때문에 비타민은 아니지만 신체가 존재하는 한 필수적인 물질이다. 그것은 비타민보다 더 많은 양을 요구된다.

콜린은 점성의 무색 액체로 물과 알코올에는 잘 용해되지만 에테르에는 용해되지 않는다. 그것의 구조는 그림 12-17과 같다.

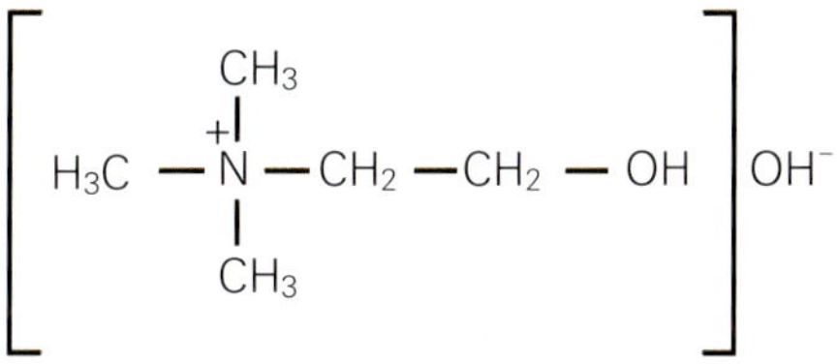

그림 12-17 콜린의 구조

콜린의 결핍은 지방간(fatty liver, 간에 중성지방이 축적된 것)을 초래한다. 콜린이 결핍된 먹이를 어린 쥐에게 투여했더니 신장의 출혈성 변성을 일으켰다. 이러한 증상을 갖고 생존한 늙은 쥐에서는 경화증(cirrhosis)이 발생했다. 병아리와 칠면조 새끼에게는 다공증(porosis, 뼈조직 특히 지지성 결합조직이 얇아지는 상태)과 힘줄분리증(slipped tendon)이 발생했다.

콜린은 레시틴(lecithin)과 스핑고미엘린(sphingomyelin)의 구성 성분이며, 뇌와 신경 조직에 중요한 물질이다. 콜린의 결핍은 고단백질 식이를 하는 사람들에게는 나타나지 않는다. 왜냐하면 신체가 아미노산으로부터 이 물질을 합성하기 때문이다.

콜린은 신경 세포에서 흥분을 전달하는 신경 전달 물질인 아세틸콜린의 성분이 된다. 신경 세포가 자극을 받으면 신경 종말에서 아세틸콜린이 방출된다. 이

물질은 그다음 시냅스를 하고 있는 신경 세포를 자극한다. 흥분이 뇌에 도달할 때까지 이러한 반응이 연속해서 일어난다. 일단 신경 세포가 흥분하면 아세틸콜린은 빠르게 아세틸콜린 가수 분해 효소(acetylcholinesterase)에 의해 아세트산과 콜린으로 가수 분해 되면서 작용을 멈춘다. 신경 세포는 이들 두 가지 분해 산물을 갖고 다시 아세틸콜린을 합성하여 다음 흥분 전달에 사용한다.

알츠하이머병(Alzheimer's disease, 퇴행성 뇌병으로 노인의 치매 원인 중 가장 흔한 형태이다. 이 병에서는 기억, 판단, 언어 능력 등 지적인 기능의 감퇴와 일상 생활 능력, 인격, 행동 양상의 장애가 나타난다)의 환자는 뇌에서 아세틸콜린의 생성에 필요한 아세틸레이스(acetylase)의 결핍이 있는 것으로 밝혀졌다. 최근 연구에 따르면 알츠하이머병이나 비슷한 증상을 보이는 환자들은 정상인보다 아밀로이드 베타-단백질 전구체(amyloid β-protein precursor, APP)가 3.5배 더 많은 것으로 밝혀졌다. 뇌척수액에서 APP를 측정하면 알츠하이머병의 진단과 이 병에 걸릴 확률이 높은 사람을 선별하는 데 도움이 된다.

나. 이노시톨

알려진 모든 비타민을 함유하고 있는 합성 음식물을 먹인 생쥐들이 자라지 않는 것을 발견했다. 생쥐들의 털과 수유에 장애가 발생했다. 생쥐의 털에 영향을 미치는 판토텐산은 이러한 동물을 치료하는 데 소용이 없었다. 아무튼 이러한 증상은 곡류로부터 얻은 화합물을 투여함으로써 극복되었다. 이 화합물이 이노시톨(inositol)이다(그림 12-18). 이노시톨은 효모, 정제하지 않은 원형 곡류, 생쥐, 쥐, 기니피그(guinea pig), 병아리 및 칠면조의 성장에 필요하다.

이노시톨은 간, 우유, 야채, 효모, 정제하지 않은 원형곡류 및 과일에 있다. 이노시톨의 분자식은 $C_6H_{12}O_6$으로 글루코스의 이성체이다.

엽산 및 *p*-아미노벤조산과 함께 이노시톨은 실제 비타민이 아니다. 하지만 이노시톨은 비타민 B군으로 분류되고 있다.

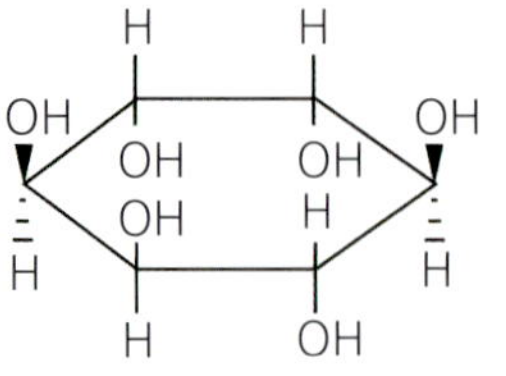

그림 12-18 이노시톨의 구조

다. *p*-아미노벤조산

p-아미노벤조산(*p*-aminobenzoic acid, PABA)은 어떤 미생물의 성장 인자이다(그림 12-19). 그것은 엽산 분자의 일부를 형성하면서 비타민의 형성에 필요한 것으로 생각된다. 아무튼 사람에서는 PABA를 엽산으로 전환시키지 못한다.

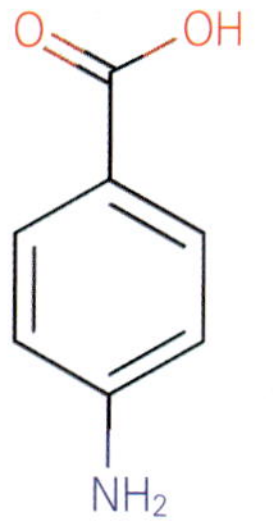

그림 12-19 *p*-아미노벤조산의 구조

라. 리포산

리포산(lipoic acid)은 젖산 세균의 성장을 연구하다 처음 발견하였다. 그것은 지용성이어서 리포산이라고 부르게 되었다. 구조는 그림 12-20과 같다.

지금까지 알려진 바로는 리포산은 고등동물의 음식물에는 필요하지 않으며 어떤 결핍증도 보고된 바가 없다.

리포산은 TCA 회로에서 α-케토산이 탈카복실화 반응을 통해 아세틸 CoA를 형성하는 과정에서 티아민과 함께 작용한다. 리포산도 실제 비타민은 아니지만 티아민과 밀접한 관련이 있어서 비타민 B군으로 분류되고 있다.

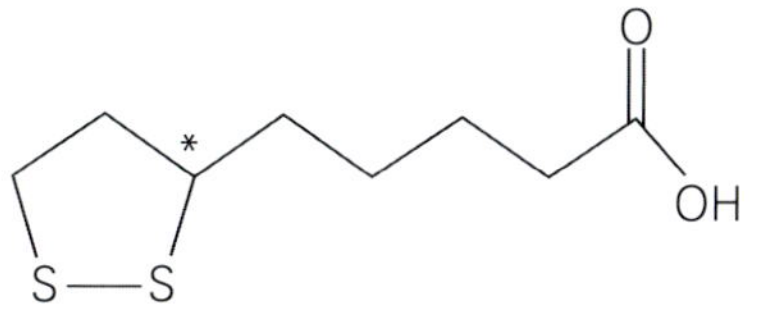

그림 12-20 리포산의 구조

⑦ 측정법 및 기준범위

가. 측정법

간접적인 측정법으로 혈청과 소변에서 메틸말론산(methylmalonic acid) 측정, 혈장 호모시스테인(homocysteine) 측정, 비타민 B_{12} 흡수 검사 그리고 내인성 인자-차단 결합(intrinsic factor-blocking binding) 검사법이 이용되고 있다.

직접적인 측정법으로는 미생물학적인 검사, 경쟁적 단백질(competitive protein binding, CPB)과 면역학적 검사법이 있다.

a. 메틸말론산 측정법

비타민 B_{12}는 메틸말론산을 석신산으로 변형하는데 필수적이므로, 비타민 B_{12}가 부족하면 소변에 메틸말론산의 양이 많아진다. 메틸말론산은 GC/MS를 이용하여 측정한다.

b. 호모시스테인 측정

비타민 B_{12}가 부족하면 호모시스테인이 메싸이오닌(methionine)으로 대사되지 않아서 혈장에 호모시스테인이 증가한다. 혈장 호모시스테인의 증가는 거대적혈구모세포성 빈혈의 신호이고 혈청 비타민 B_{12}의 감소를 나타낸다.

c. 비타민 B_{12} 흡수 검사

^{57}Co 또는 ^{58}Co이 표지된 비타민 B_{12}를 복용한 후 흡수된 정도를 대변, 소변, 혈청을 이용하여 방사능을 측정한다.

d. 내인성 인자(intrinsic factor, IF)-차단 항체(blocking antibody) 검사

악성 빈혈인 경우 50%의 혈청에서 IF-차단 항체가 검출된다.

e. 경쟁적 단백질 결합(CPB) 검사

비타민 B_{12}와 엽산의 CPB 검사 키트가 시판되고 있다. 같은 반응 시험관에서 두 개를 동시에 측정할 수 있도록 판매되고 있으며, 비사람(nonhuman) IF와 β-락토글로불린(lactoglobulin)이 비타민 B_{12}와 엽산의 결합체(binder)로 작용한다. 비타민 B_{12}의 활성만을 측정하기 위해서는 고도로 정제된 IF를 사용하거나 비타민 B_{12}의 유도체인 코비나마이드(cobinamide)가 IF에 첨가되어야만 한다. 코비나마이드는 검체에 존재하는 비타민 B_{12} 유도체에 의한 간섭과 IF준비 과정에서 존재하는 결합체를 제거해준다.

f. 면역학적 측정법

대부분의 면역학적 방법은 고체상 분리법을 이용한다. 비타민 B_{12} 측정은 동위원소 ^{57}Co을 이용한다.

나. 기준범위

공복에서 성인 혈청의 비타민 B_{12} 기준범위는 206~678 ng/L(151~497 pmol/L)이다. 세계보건기구(WHO)에서는 150 ng/L 미만을 결핍으로 판정하고 있다.

(9) 비타민 C(아스코르브산)

① 식이원

귤, 오렌지, 레몬, 포도, 딸기, 멜론, 토마토, 브로콜리 및 양배추를 포함한 신선한 과일과 야채에는 비타민 C가 매우 풍부하다. 건조시킨 곡류, 콩류, 우유, 육류 및 달걀에는 비타민 C가 거의 들어있지 않다.

② 구조 및 성질

비타민 C(아스코르브산, ascorbic acid)는 흰색의 결정성 물질로 물과 알코올에는 용해되지만 대부분의 지방 용매에는 용해되지 않는다. 비타민 C는 강력한 환원제이며 공기 중에서 쉽게 산화된다. 특히 Fe^{3+}나 Cu^{2+}와 같은 금속 이온이 있을 때 잘 산화된다. 아스코르브산은 가열에 의해 빠르게 파괴된다. 이러한 이유 때문에 구리로 된 냄비나 프라이팬에 담아 음식을 요리하는 것을 피해야 한다.

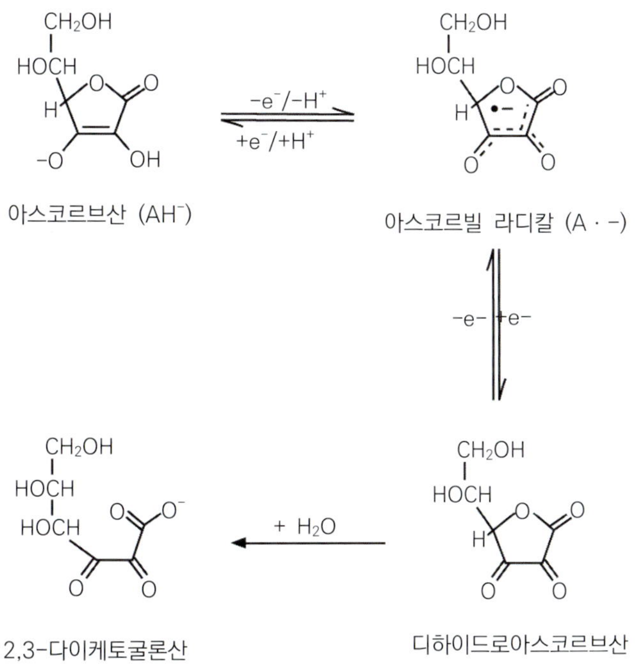

그림 12-21 아스코르브산의 구조

비타민 C는 디하이드로아스코르브산(dehydroascorbic acid)으로 쉽게 산화된다. 아스코르브산과 디하이드로아스코르브산은 둘 다 생물학적으로 활성이 있으며 합성할 수 있다(그림 12-21).

③ 1일 필요량

성인의 아스코르브산의 1일 필요량은 60 mg이며, 임신 중에는 80 mg, 수유 기간에는 100 mg을 필요로 한다.

④ 결핍증

기니피그, 사람 및 다른 영장류를 제외한 식물과 모든 동물은 아스코르브산을 합성할 수 있다. 비타민 C가 결핍되면 괴혈병(scurvy)을 일으킨다. 사람에서 이 병의 증상은 허약, 빈혈, 부종, 관절통, 뼈의 탈석회화, 체중 감소, 스펀지 모양의 잇몸에 궤양이 자주 동반되고, 치아가 흔들리며, 점액 피부의 출혈 및 다리 근육의 경화 등이다.

비타민 C는 콜라겐 합성, 타이로신 분해, 에피네프린 합성, 담즙산염의 적당한 기능, 철의 흡수 및 항산화제로서 필요하다.

⑤ 과다증

배뇨 시 작열감(뜨거운 느낌), 설사, 피부 발진, 구역질 등이 나타나고, 시아노코발아민의 흡수와 대사를 방해한다. 혈액이나 소변에 이것의 농도가 높으면 몇 가지 결과에 이상을 초래한다. 특히 시험지 소변 검사에서 당(글루코스) 검사, 빌리루빈 검사, 아질산염 검사 및 혈액 검사는 소변에 아스코르브산의 농도가 높을 경우(25 mg/dL 이상)에 이것이 반응을 간섭하여 실제 값보다 작게 나온다. 따라서 검사 전에 환자에게 비타민 C의 복용 유무를 묻거나 비타민 C를 함께 측정하는 것이 검사 오류를 막는 한 방법이다.

⑥ 측정법 및 기준범위

가. 측정법

비타민 C는 2,4-디니트로페닐하이드라진(2,4-dinitrophenylhydrazine)과 적색의 비스-하이드라존(bis-hydrazone) 또는 2,4-디클로로페놀-인도페놀(2,4-dichlorophenol-indophenol)은 무색의 형태로 환원되고 광도 분석으로 측정한다. 형광분석, GC, HPLC로 측정할 수 있다. 비타민 C는 혈청과 혈장을 일반적인 검체로 사용하고 백혈구의 비타민 상태를 측정한다. 소변 검체와 적혈구는 비타민 C의 검체로 잘 사용하지 않는다.

나. 측정 시 주의사항

비타민 C 측정 시 유의사항은 황록색 야채, 과일 등 비타민 C 함유가 많은 음식물 섭취 시 변동한다. 임신, 수유, 스트레스, 흡연, 운동 등에서 혈중 비타민 C가 저하한다. 생체 내 비타민 C 저장량은 약 1,500 mg이다. 뇨중 비타민 C는 각종 원인물질에 의해 분해되기 쉽기 때문에 혈청 내 비타민 C에 비해 신뢰도가 떨어진다. 검체는 반드시 차광하여 보관한다.

비타민 C 결핍 식이를 취하면 처음에는 신속하게 혈청 비타민 C 농도가 감소한 다음 백혈구 비타민 C가 서서히 감소한다. 그러므로 결핍 여부를 알고자 할 때는 백혈구 중 비타민 C를 측정하는 것이 좋으나 검체를 많이 필요로 하고 과정이 복잡하다. 괴혈병 환자에서 비타민 C 를 투여하면 비타민 C는 거의 요로 배설되지 않아 혈중 비타민 C 측정의 신뢰도가 크다.

다. 기준범위

비타민 C를 적당히 섭취했을 때, 혈장의 총비타민(아스코르브산과 디하이드로아스코르브산) 정상치는 0.4~1.5 mg/dL(23~85 μmol/L)이다. 0.2 mg/dL 이하는 결핍으로 판정한다. 백혈구 비타민 C 정상치는 20~53 μg/10^8 leukocytes (1.14 ~3.01 fmol/백혈구)이고 10 μg/백혈구 10^8개 이하이면 결핍 상태이다.

혈장 비타민 C는 식사에 영향을 받아서 1.2~1.4 이상 증가하면 소변으로 비타민 C의 배설이 증가한다.

3. 측정법

비타민 측정법에 대해서는 각 비타민마다 설명했지만 종합적으로 살펴보면 표 12-1에 나타낸 것처럼 HPLC, 형광 분석법, 화학발광 분석법, 면역측정법(RIA, EIA) 및 GC-MS(/MS) 또는 LC-MS(/MS) 등으로 측정한다.

Chapter 13

간 · 담도(담낭) · 췌장 기능 검사와 질환

Liver · Bile duct(Gallbladder) · Pancreas Function Test and Disease

CHAPTER 13
간·담도(담낭)·췌장 기능 검사와 질환
(Liver · Bile duct(Gallbladder) · Pancreas Function Test and Disease)

◆ **핵심용어**

담즙산, ICG, 급성 간 장애, 벤티로마이드 검사

◆ **학습요점**

간, 담도 및 췌장의 구조와 기능 이해하기, 간 기능 검사: ICG 색소 배설 이해하기
담도 기능 검사: 담즙울체에서 변동하는 효소들 설명하기,
췌장 기능 검사: 벤티로미드 검사 이해하기

1. 구조와 기능

1) 간

(1) 구조

인체에서 가장 큰 선(gland) 장기인 간은 복강의 횡격막 바로 밑에 있으며, 성인에서 무게는 1.2~1.5 kg 정도이고, 대부분은 복막으로 덮여있다. 간은 간세포(hepatocyte)로 구성되고, 간세포는 간판(hepatic plate)을 형성한다. 이러한 간판들은 굴 모양의 동양혈관(sinusoid)에 의해 분리되어 있다(그림 13-1). 간 동양혈관은 큰 구멍을 갖고 있으며 다른 모세혈관과 다르게 기저판(basal lamina)을 갖고 있지 않다. 따라서 지방과 콜레스테롤 같은 비극성 분자를 지닌 지질단백질을 통과시킬 수 있다. 또한 동양혈관은 세망(그물)내피계 세포의 하나인 쿠퍼 세포(Kupffer's cell)를 갖고 있다. 간의 구멍과 판 구조가 간세포와 혈액 내용물 간의 긴밀한 관계를 형성한다.

① 간 문맥계

장에서 소화되어 흡수된 물질 중 지질 성분을 제외한 성분은 체순환계로 들어가는 대신 먼저 문정맥(portal vein)을 통해 간으로 운반된다. 지질 성분은 직접 모

세혈관으로 들어가지 않고 림프관을 통해 운반되다가 나중에 혈액으로 합류된다.

② 간 소엽

중앙의 중심정맥을 기준으로 간판이 방사상으로 배열된 것을 간 소엽(liver lobule, 직경 1~2 mm, 높이 1~2 mm의 6각형 기둥이며, 간 내에 50만개 정도 존재함)이라고 한다(그림 13-2, 13-3). 각 간 소엽 주위에는 간판 사이의 동양혈관으로 통하는 간문정맥과 간동맥의 가지들이 있다. 동맥혈과 문정맥혈은 간 소엽 주위에서 중심정맥까지 동양혈관을 통해 흐르면서 섞인다. 간 소엽의 중심정맥들이 모여 간정맥을 형성하고, 하대정맥으로 이어진다.

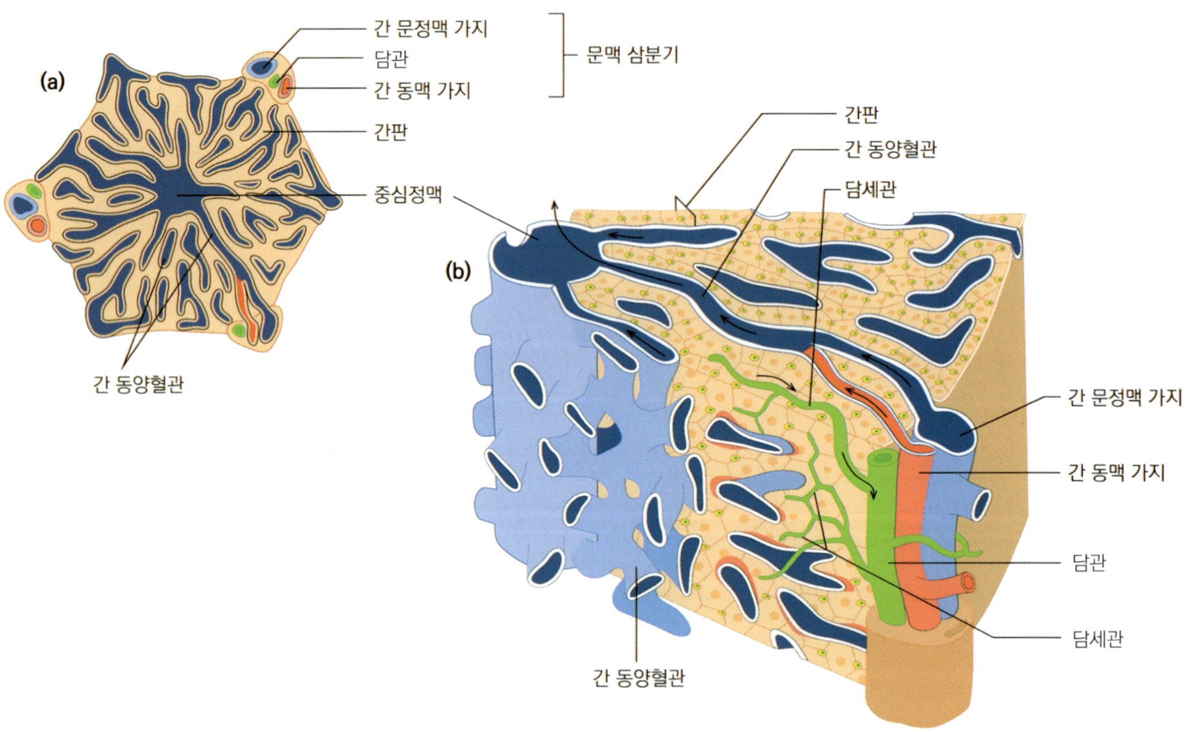

그림 13-1 간 소엽과 간의 조직화

(a) 간 소엽의 단면, (b) 종단면. 혈액은 문맥삼분기(protal triad) 속의 혈관을 통해 간 소엽(liver lobule)으로 들어가고 간 동양혈관을 통과한 다음 중심정맥(central vein)을 통해 소엽을 떠난다. 중심정맥이 모여 간정맥을 형성한다.

담즙(bile)은 간세포에 의해 생성되고 각 간판 사이에 있는 담세관(bilecanalili)으로 분비된다(그림 13-2). 그다음 담즙은 담세관, 담관, 담낭, 총담관을 거쳐 십이지장으로 배출된다. 혈액과 담즙은 간판 속에서 서로 반대 방향으로 이동하기 때문에 간 소엽에서는 서로 섞이지 않는다.

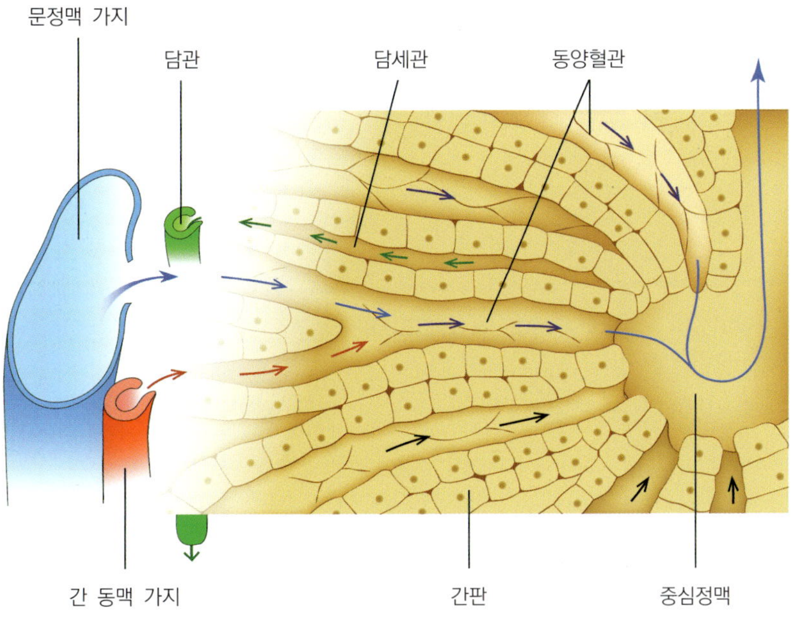

그림 13-2 **간 소엽의 혈액과 담즙의 흐름**

③ 장간순환

간은 빌리루빈(bilirubin) 같은 정상적인 노폐물 외에도 약물 같은 외인성을 물질을 담즙을 통해 장으로 배출하고 대변으로 배설한다(표 13-1). 그러나 장으로 배출된 많은 물질들은 대변을 통해 모두 제거되지 않는다. 일부가 소장에서 흡수되어 간 문맥을 통해 다시 간으로 간다. 간으로 간 물질들은 간세포에 의해 다시 모세담관으로 분비되어 장으로 배출된다. 이렇게 간과 장 사이에서 이루어지는 물질의 흐름을 장간순환(enterohepatic circulation)이라고 한다(그림 13-3).

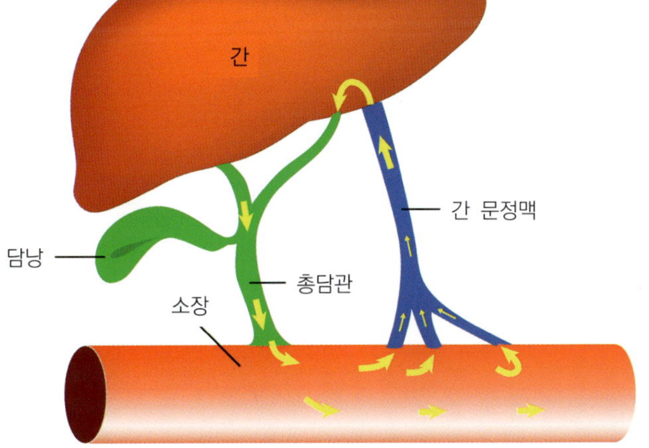

그림 13-3 **장간순환**

담즙 속에 분비된 물질은 장상피에 의해 흡수되고 간 문정맥을 통해 간으로 재순환 한다.

표 13-1 간에 의해 담관으로 배출되는 물질

	물질	특징
내인성 (대사물질)	담즙산, 우로빌리노겐, 콜레스테롤	많은 양이 재흡수되어 장간순환을 함
	레시틴	적은 양이 재흡수되어 장간순환을 함
	빌리루빈	장간순환을 전혀 하지 않음. 그러나 장에서 우로빌리노겐으로 전환된 것은 장간순환을 함
외인성 (약물)	암피실린, 스트렙토마이신, 테트라사이클린	많은 양이 재흡수되어 장간순환을 함
	술폰아미드, 페니실린	적은 양이 재흡수되어 장간순환을 함

(2) 기능

간은 다양한 많은 효소를 지니고 있고, 구조도 특이하고, 또한 장에서 흡수한 물질을 함유한 정맥혈을 받기 때문에 다른 어떤 기관보다도 다양한 기능을 발휘한다(표 13-2).

표 13-2 간의 주요 기능

	작용
혈액의 해독	- 쿠퍼 세포에 의한 포식 작용 - 생물학적으로 활성이 있는 분자(호르몬과 약물)의 화학적 변화 - 요소, 요산 및 본래의 분자보다 독성이 덜한 기타 분자를 생성하여 담즙으로 배설
탄수화물 대사	- 글루코스(포도당)를 글리코젠과 지방으로의 전환 - 간 글리코젠으로부터 그리고 당신생(gluconeogenesis)에 의한 다른 분자(아미노산, 젖산)로부터의 글루코스 생성 - 혈액 속으로 글루코스의 분비
지질 대사	- 트리글리세리드(트리아실글리세롤)와 콜레스테롤 합성 - 담즙으로 콜레스테롤의 배설 - 지방산으로부터 케톤체의 생성
단백질 합성	- 알부민 생성 - 혈장 수송 단백질의 생성 - 응고 인자(피브리노겐, 프로트롬빈 및 기타)의 생성
담즙 분비	- 담즙산의 생성 - 담즙색소(빌리루빈)의 결합과 배설

① 담즙의 생성과 분비

간은 하루에 250~1,500 mL의 담즙을 생성하고 분비한다. 담즙에는 정상적 담즙 색소인 빌리루빈, 담즙산, 인지질(주로 레시틴), 콜레스테롤, 무기 이온 등이 포함되어 있다.

빌리루빈은 헤모글로빈에 있는 헴(heme)의 유도체로서 지라, 간의 세망(그물) 내피계 세포에서 형성되며(소수성, 이것을 유리형 빌리루빈 또는 비결합형 빌리루빈이라고 함), 이것은 간에서 글루쿠론산과 결합하여 친수성 분자(결합형 빌리루빈)로 전환된 후 담즙에 섞여 배설된다. 장으로 들어온 결합형 빌리루빈은 세균에 의해 우로빌리노겐으로 전환된다. 우로빌리노겐은 직장으로 내려가면서 산화되어 우로빌린(urobilin)이 되고 황갈색을 띤다. 이렇게 해서 대변의 색깔이 황갈색이 되는 것이다. 장에서 형성된 우로빌리노겐의 10~20%는 다시 흡수되어 문정맥을 통해 간으로 들어가고, 그 다음 동양혈관에 들어온 우로빌리노겐의 대부분은 담즙 속으로 분비되고 일부는 혈액으로 들어와 순환한다. 혈액에서 우로빌리노겐은 유리형 빌리루빈과 다르게 알부민과 결합해 있지 않으므로 신장에서 쉽게 여과되어 소변으로 배설된다. 우로빌린은 소변이 황색을 띠게 하는 요인 중의 하나이다.

담즙산(bile acid)은 2~4개의 극성기(polar group)를 갖는 콜레스테롤 유도체이다. 사람에서 주요 담즙산은 콜산(cholic acid)과 케노디옥시콜산(chenodeoxycholic acid)으로(그림 13-4) 글라이신(glycine)이나 타우린(taurine)과 결합하여 담즙산염을 형성한다. 이러한 분자들이 모여 구형의 미셀(micelle)을 형성한다. 미셀의 중심부에는 비극성기가 있고 표면은 극성기가 있어 물과 접촉한다. 소장에서 레시틴(lecithin), 콜레스테롤, 기타 지질들은 미셀의 중심부로 들어가서 담즙에 골고루 퍼진다. 이러한 현상을 유화(emulsification)라고 한다.

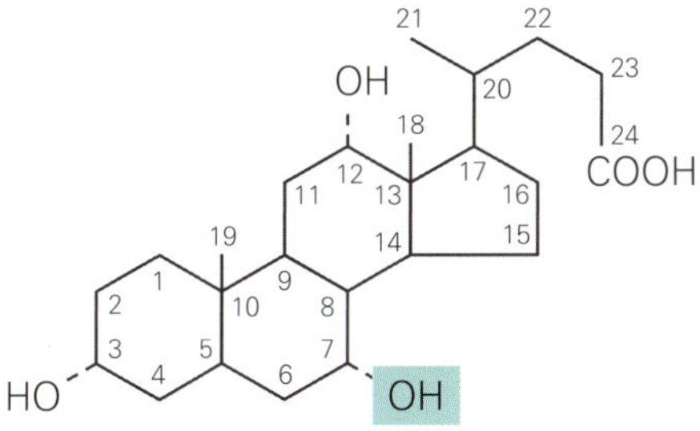

콜산

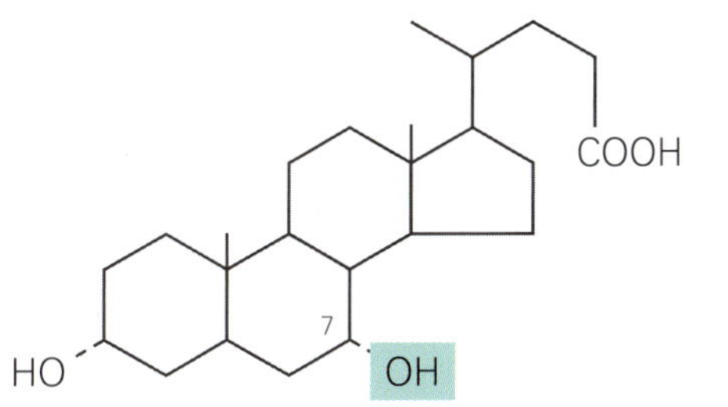

케노디옥시콜산

그림 13-4 담즙산의 구조

간에서 콜레스테롤로부터 형성된 1차 담즙산인 콜산과 케노디옥시콜산. 장에서 세균의 작용에 의해 콜산과 케노디옥시콜산의 수산기(-OH, 7번 탄소에 붙어있는 것)가 제거되어 각각 디옥시콜산(deoxycholic acid)과 리토콜산(lithocholic acid)으로 된다.

간에서 콜레스테롤로부터 담즙산이 생성되는 것은 신체의 콜레스테롤 분해의 주요 경로이다. 하루에 약 0.5 g의 콜레스테롤이 담즙산으로 전환된다. 2 이상은 필요하지 않으며, 그 이유는 십이지장으로 배출된 담즙산의 약 95%가 특정 운반체에 의해 회장(돌창자)에서 흡수되어 장간순환을 하기 때문이다.

② 혈액의 해독

간은 (1) 담즙으로의 이물질 배설, (2) 쿠퍼 세포에 의한 포식 작용, (3) 간세포 내에서의 화학적 변화 등을 통해 호르몬, 약물 및 기타 활성 분자를 혈액으로부터 제거한다. 이러한 작용을 해독(detoxification)이라고 한다.

예를 들어, 암모니아는 간에서 아미노산의 탈아미노 반응(deamination)과 장내 세균의 작용에 의해 생성된 독성이 강한 물질이다. 문정맥 혈액의 암모니아 농도는 간정맥의 혈액보다 40~50%가 더 높기 때문에 간에 의해 암모니아가 제거되는 것이 분명하다. 간은 암모니아를 독성이 훨씬 덜한 요소로 전환하는 데 필요한 효소들을 갖고 있다. 간에서 요소 회로를 통해 생성된 요소는 혈액으로 들어가고 신장(콩팥)에서 여과되어 소변으로 배설된다. 이와 비슷하게 독성 포르피린(porphyrin)은 빌리루빈으로, 독성 퓨린(purine)은 요산으로 전환시킨다.

스테로이드 호르몬과 많은 약물들은 간을 통과하면서 그 구조가 변한다. 간은 비극성 분자를 수산화 반응(hydroxylation, -OH기를 붙이는 반응)이나 극성이 강한 황산염 및 글루쿠론산과 결합시켜 극성 분자로 전환시키는 효소를 갖고 있다. 스테로이드 호르몬과 약물의 극성 유도체들은 생물학적으로 활성이 떨어지고, 용해성이 증가하여 신장에서 쉽게 여과되어 소변으로 배설된다.

③ 글루코스, 트리글리세리드, 케톤체의 분비

간은 신체의 요구에 따라 글루코스를 혈액에서 제거하거나 증가시킴으로써 혈당 농도를 조절한다. 고농도의 탄수화물 음식을 섭취하면 간은 글루코스를 글리코젠과 지질로 전환시키는 합성 작용을 일으킨다. 반대로 단식 중에는 글리코젠을 글로코스로 분해하고, 비탄수화물인 물질로부터 글루코스를 합성한다. 이러한 대사를 당신생(gluconeogenesis)이라고 한다. 또한 간은 유리지방산을 케톤체로 전환시키는 효소를 갖고 있으며, 단식 중에는 케톤체 생성이 증가하고 이것이 혈액으로 다량 분비된다.

④ 혈장 단백질 생성

혈장 알부민과 면역글로불린을 제외한 대부분의 혈장 글로불린은 간에서 생성된다. 알부민은 혈장 단백질의 약 60~70%를 차지하며, 혈액 삼투압을 유지하는 역할을 한다. 글로불린은 지질단백질 형태로 콜레스테롤과 트리글리세리드의 운반, 스테로이드와 갑상선 호르몬의 운반, 트립신 활성 억제, 혈액응고 등 다양한 기능을 수행한다. 응고인자 Ⅰ(피브리노겐), Ⅱ(프로트롬빈), Ⅲ, Ⅴ, Ⅶ, Ⅸ, Ⅺ 및 안지오텐시노겐(angiotensinogen) 등은 간에서 생성된다.

2) 담낭(쓸개)

담낭(gallbladder)은 간 우엽 하부에 붙어있는 주머니 모양의 기관이다. 담낭은 담세관(쓸개모세관), 간담관 및 담낭관을 경유하여 간으로부터 배출된 담즙을 저장하고 농축한다. 담즙이 담낭의 목 부위까지 차면 35~100 mL가 된다. 만일 소장에 음식물이 유입되면 십이지장에서 콜레시스토키닌(cholecystokinin)이 분비되어 담낭의 수축을 자극함으로써 담즙이 십이지장으로 배출된다. 소장 속에 음식물이 없으면 총담관 끝에 있는 오디 괄약근이 닫혀 담낭에는 담즙이 다시 저장된다.

3) 췌장(이자)

췌장은 그림 13-5에서 보는 것처럼 벽측 복막 뒤에 위치하며 췌관이 십이지장과 연결되어 있다. 췌장의 머리 부분이 십이지장의 C자형 부위에 있다. 췌장은 외분비와 내분비 기능을 모두 갖고 있는 선(샘) 기관이다. 내분비 기능은 랑게르한스섬(Langerhans's islet)에서 분비되는 호르몬에 의해 수행된다. 랑게르한스섬 α 세포에서는 글루카곤(glucagon)이 분비되며, β 세포에서는 인슐린(insulin)이 분비된다. 외분비선으로서 췌장은 선포(acini)에서 분비된 췌장액을 췌관을 통해 분비한다.

(1) 췌장액

췌장액에는 물, 탄산수소 이온(HCO_3^-) 및 여러 가지 소화 효소가 포함되어 있다. 소화 효소에는 (1) 녹말을 분해하는 아밀레이스(amylase), (2) 단백질을 분해하는 트립신(trypsin), (3) 트리글리세리드를 분해하는 라이페이스(lipase) 등이 있다(표 13-3). 소장 속 음식물이 완전히 소화되려면 췌장 효소와 쇄자연 효소(brush border enzyme)의 작용이 필요하다.

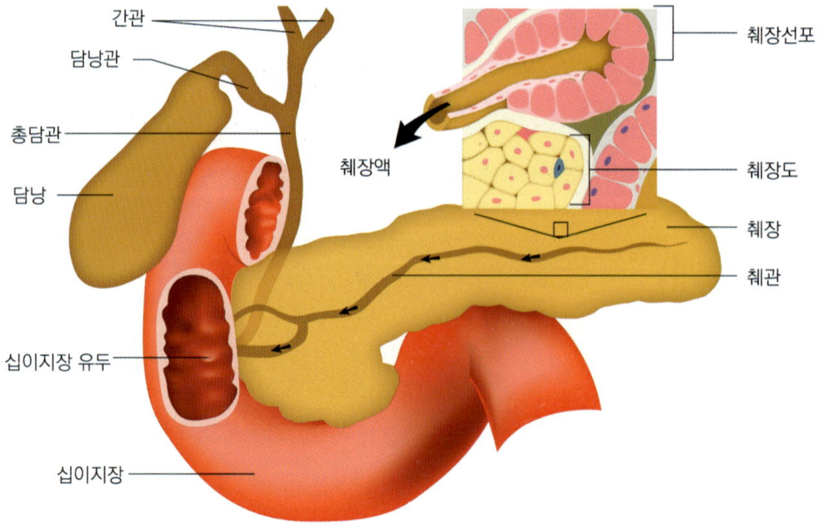

그림 13-5 췌장(이자)의 구조

췌관은 총담관과 결합하여 십이지장 유두(duodenal capilla)를 통해 십이지장으로 보낸다. 십이지장으로의 담즙과 췌장액의 방출은 오디괄약근에 의해 통제된다.

대부분의 췌장 효소는 불활성형인 효소원(zymogen) 형태로 생성되기 때문에 췌장 내에서 자가소화될 위험이 거의 없다. 트립신의 효소원인 트립시노겐은 소장에서 엔테로키네이스(enterokinase)에 의해 활성화된다. 그다음 트립신은 췌장액의 다른 효소원을 활성화시킨다. 실제로 췌장은 소량의 활성화된 트립신을 생성하지만, 췌장액이 십이지장으로 들어갈 때까지 다른 효소들은 활성화되지 않는다. 이것은 췌장액에 트립신과 결합하여 그 활성을 억제하는 췌장 트립신 억제제를 갖고 있기 때문이다.

표 13-3 간췌장액에 포함되어 있는 효소

효소	효소원	활성제	작용
트립신 (trypsin)	트립시노겐	엔테로키네이스	내부 펩타이드 결합을 끊음
키모트립신 (chymotrypsin)	키모트립시노겐	트립신	내부 펩타이드 결합을 끊음
엘라스테이스 (elastase)	프로엘라스테이스	트립신	내부 펩타이드 결합을 끊음
카르복시펩티데이스 (carboxypeptidase)	프로카르복시펩티데이스	트립신	폴리펩타이드의 -COOH 말단에서 마지막 아미노산을 끊음
포스포라이페이스 (phospholipase)	프로포스포라이페이스	트립신	레시틴 같은 인지질로부터 지방산을 끊음
라이페이스 (lipase)	없음	없음	글리세롤에 붙어있는 지방산을 끊음
아밀레이스 (amylase)	없음	없음	녹말 분해
콜린에스터레이스 (cholinesterase)	없음	없음	아세틸콜린을 분해하여 콜린과 아세트산을 생성함
리보뉴클리에이스 (ribonuclease)	없음	없음	긴 RNA를 분해하여 짧은 사슬을 형성함
디옥시리보뉴클리에이스 (deoxyribonuclease)	없음	없음	긴 DNA를 분해하여 짧은 사슬을 형성함

2. 간 · 담도 · 췌장의 기능 평가

1) 간의 기능 측정

간은 영양소를 저장하고, 여러 가지 영양소를 합성하는 일 외에, 담즙의 배설을 통한 빌리루빈 대사나 유해물질을 무독화하는 해독 작용을 한다. 그 때문에, 간세포의 기능 장애 평가는 「합성능」과 「대사능」으로 나누어 생각할 필요가 있다.

(1) 간 합성능의 평가

간은 여러 가지 영양소를 합성한다. 간세포에서 합성된 물질에는 알부민, 파이브리노겐, α_1-항트립신, 합토글로빈, 세룰로플라스민, 트랜스페린, 프로트롬빈, 콜레스테롤 등이 있으며, 실제로 임상에서 간세포의 합성능을 평가할 때 많이 이용되는 것은 총 단백질, 알부민, 콜린에스터레이스, 프로트롬빈 시간, 콜레스테롤이다. 특히 알부민이나 프로트롬빈 시간은 간의 합성능 평가에 유용하며, Child-Pugh 점수를 매기는 항목으로 채택되고 있다. 알부민은 간세포에서 합성되는 분비 단백질이며, 콜로이드 삼투압 활성을 갖기 때문에, 알부민의 저하는 혈장 삼투압의 저하를 가져오며, 복수 등의 원인이 된다. 알부민의 반감기가 14~20일로 길기 때문에 만성 간염이나 간경화에서 합성능을 평가하는 데 적합하며, 복수가 있는 비보상성 간경화에서는 복수 컨트롤의 지표로서 이용되지만, 급성기의 간염에서는 별로 적합하지 않다.

이에 비해 프로트롬빈은 반감기가 약 2.5일로 짧고, 리얼타임에 가까운 간 기능을 나타내어 극증간염의 진단 항목이 되고 있다.

알부민은 영양 장애, 신증후군, 단백질 누출성 위장증, 갑상선 기능 항진증 등에서도 저치로 되기 때문에, 간 장애에만 특이적인 것이 아니라는 것을 주의해야 한다.

(2) 간 대사능의 평가

간의 해독 대사능 평가 검사에는 혈청 빌리루빈, 인도시아닌그린(Indocyanine Green, ICG)이라고 하는 녹색의 색소를 정맥에 주입하고 일정 시간 내에 얼마만큼 대사되었는가를 보는 ICG 검사, 암모니아 등이 이용되고 있다. 혈청 빌리루빈은 결합형(직접) 빌리루빈과 비결합형(간접) 빌리루빈으로 분류된다. 적혈구가 비장(지라)에서 파괴될 때, 그 헤모글로빈보다 비수용성인 비결합형 빌리루빈이 생성되며, 혈장 단백질인 알부민과 결합하여 간으로 운반된다. 비결합형 빌리루빈은 간세포의 소포체에서 글루쿠론산과 결합하여 수용성의 결합형 빌리루빈으로 되어, 간세포로부터 담세관으로 분비되며, 간내 담관, 총담관을 거쳐 십이지장으로 배설된다. 혈액에 빌리루빈이 증가하면 안구 결막이나 피부가 황색으로 되어 황달이라고 불리며, 총 빌리루빈이 고치를 나타낼 때 빌리루빈의 분획을 측정하면 간전성 황달, 간성 황달, 간후성 황달을 감별할 수 있다. 즉, 결합형 빌리루빈은 간세포 내의 수송 장애, 간세포로부터의 배설 장애 및 담관으로부터 십이지장으로의 배설 장애에 의해 증가한다. 또한 용혈 등에 의한 빌리루빈의 생성 항진, 간세포의 섭취 장애 및 글루쿠론산의 결합 부전이 있을 때는 주로 비결합형 빌리루빈이 증가한다. 비결합형 빌리루빈만 고치로 되는 경우에는 질베르(Gilbert) 증후군을 의심한다.

담도의 폐쇄나 통상적인 급성 간염에서는 주로 결합형 빌리루빈이 고치로 되며, 극증 간염 등 매우 심각한 질환에서는 비결합형 빌리루빈이 결합형 빌리루빈보다 고치를 나타내기도 한다.

암모니아는 소화관에서 음식물 유래의 아미노산이 장내세균에 의해 아미노산으로부터 아미노기를 받아 생긴 글루탐산으로부터, 혹은 요소가 세균이나 장관점막에 의해 분해되어 생성된다. 암모니아는 간에서 대사·해독되어 요소로서 배설되기 때문에, 간세포 장애나 문맥·대순환에 장애가 있는 경우에 값이 상승한다. 혈중 암모니아는 간성 뇌증 또는 간성 혼수의 진단 지표로 이용되고 있으며, 반드시 임상적 중증도와는 상관하지 않는다.

(3) 색소 배설 검사

① 인도시아닌 그린(Indocyanine green; ICG) 검사

가. 임상적 의의

ICG를 투여하면 대부분이 α_1-지질단백질(지단백)과 결합하여 간으로 운반되어 간세포 속으로 들어간다. 그러나 간세포에서는 결합되지 않고 유리된 채로 담즙 중으로 배설된다. 간의 병태 파악, 간의 예비능 검사로서 이용되고 있다. 간 절제 수술 시 사전 검사로서 필수적이다. 부작용이 적기 때문에 BSP 대신 이물질(색소) 배설 기능 검사의 시약으로 이용되고 있다.

평가에는 15분 정체율(R_{15})과 혈장 소실률(K_{ICG})이 이용되고 있다. ICG의 15분치는 간 혈류량을 잘 반영하기 때문에 간경화증과 같이 간 혈류량의 감소를 동반하는 중대한 간 장애를 진단하는 데 유용하게 이용되고 있다.

나. 방법 및 평가

① 이른 아침 공복 시에 1앰플(25 mg)을 증류수 5 mL로 조제하여 체중 10 kg당 1 mL를 정맥주사한다.
② 15분 후에 반대편 팔에서 채혈한다.

15분 정체율(R_{15})과 **혈장 소실률(κ)**을 구한다.

만성 간염, 간경화, 체질성 황달(Rotor 증후군) 등에서는 15분 정체율이 고치를 나타내고, 혈장 소실률은 저치를 나타낸다.

다. 기준범위

15분 정체율 정상치: 10% 이하

혈장 소실률(K_{ICG}) = $0.693/T_{1/2}$

혈장 소실률(κ): 0.168~0.206

편대수그래프 종축에 흡광도, 횡축에 시간을 놓고, 주사 후 5, 10, 15분 치를 플롯하여, 이것을 연결한 직선과 종축과의 교차점을 C_0으로 하고, 그 1/2에 대응하는 반감기 시간 $T_{1/2}$을 구하면, 혈중 ICG 소실률은 $K_{ICG} = 0.693 / T_{1/2}$로 된다.

② 브롬술포프탈레인(Bromsulfophthalein; BSP) 검사

가. 임상적 의의

BSP를 투여하면 대부분이 알부민과 결합하여 간으로 운반되어 간세포 속으로 들어간다. 간세포에서는 글루타티온과 결합하여 담즙 중으로 대부분이 배설된다. ICG 시험과 비슷하게, 간의 병태 파악, 간의 예비능 검사에 이용되고 있다. BSP에 의해 중대한 과민 반응을 나타내는 증례가 있어서 현재는 거의 사용하지 않고 있다. 그러나 BSP 검사는 체질성 황달의 하나인 Dubin-Johnson 증후군에서는 90~120분에 사이에 BSP 농도가 재상승하기 때문에 진단에 유효하다.

나. 검사 방법과 평가

이른 아침 공복 시에 5% BSP 수용액(1앰플, 3 mL)을 체중 1 kg당 0.1 mL를 정맥주사하고, **45분** 후에 반대편 팔에서 채혈한 후 정체율을 구한다.

만성 간염, 간경화증, Dubin-Johnson 증후군, Rotor 증후군 등에서 고치를 나타낸다.

다. 기준범위

45분 정체율: 5% 이하

2) 담도 기능 검사

담도 기능 장애는 담즙울체(담즙정체)로서 검사치에 반영된다. 담즙울체란, 간에서 생성된 담즙의 흐름이 정상적이지 않아 간이나 담관에 담즙이 정체되어 그 속의 성분들이 혈액으로 역류하는 현상이다. 담즙울체의 원인으로서 간염이나 약제성 간 장애, 원발성 담즙성 간경화 등의 간 유래의 것과 담관 내의 결석이나 담관 협착, 담관암, 췌장암, 간염 등에 의한 담관 폐쇄가 있다.

담즙울체를 평가하는 데 이용되는 혈액 담즙 성분은 직접 빌리루빈과 담즙산이 있으며, 담즙산은 간세포 내에서 콜레스테롤로부터 생성되며, 담즙 성분으로서 장으로 배설되지만, 장에서 재흡수되어 문맥을 통해 다시 간으로 들어가는 장간순환을 이루고 있다. 담즙울체에서는 직접 빌리루빈이 증가하여 황달이 나타나고 또한 담즙산이 상승한다. 그밖에 담즙울체가 생기면 상승하는 혈청 표지자(마커)로서 알칼리성 포스파테이스(alkaline phosphatase; ALP), 감마-글루타밀기 전이 효소(γ-glutamyltransferase; GGT)가 있으며, 이러한 효소는 담즙에 포함되어 있던 것이 혈액으로 유출된 것이 아니고, 담즙울체로 인해 생긴 어떤 물리화학적 인자에 의해 효소가 유도되어 상승하는 것으로 생각하고 있다. 그 때문에, 담즙울체가 있어도 상승하지 않는 것도 있고, 반대로 없어도 상승하는 경우가 있으므로 주의해야 한다. 콜레스테롤은 일부가 간에서 합성되며, 담즙으로 배설되기 때문에, 담즙울체가 있으면 혈중 콜레스테롤치가 상승한다.

3) 췌장 기능 검사

앞에서 설명했듯이 췌장에는 외분비와 내분비라고 하는 큰 두 가지 역할이 존재한다. 외분비 기능을 측정하는 검사에는 경구적으로 튜브를 삽입하고, 십이지장액을 빼내 췌장 효소 활성을 측정하는 유관법과 그 밖에 무관법이 있다. 유관법에서는 먼저 췌액 분비를 촉진하는 세크레틴을 정맥주사하고, 십이지장액을 시간별로 채취하여 액량, 탄산수소 이온 농도 및 아밀레이스 활성을 측정하는 세크레틴 시험, 무관법으로는 bentiromide-*N*-benzoyl-*L*-tyrosyl-*p*-aminobenzoic acid (BT-PABA) 시험이나 췌장액에 포함되어 있는 효소인 키모트립신의 대변 중 활성을 측정하는 방법이 있지만, 천연 추출물의 세크레틴 판매가 중지되어 현재는 세크레틴 시험을 거의 이용하지 않고 있다. 내분비 기능을 측정하는 검사로서는 인위적으로 고혈당 상태를 만들어 인슐린과 혈당을 측정하는 것이 있고, 랑게르한스섬 β 세포의 인슐린 분비와 내당능을 측정하는 경구당(글루코스)부하 시험 등이 있다.

[벤티로마이드 검사]

i 임상적 의의

합성기질인 벤티로마이드(bentiromide: *N*-benzoyl-*L*-tyrosyl-*p*-aminobenzoic acid)를 경구투여하면 십이지장, 소장 내에서 키모트립신(chymotrypsin)에 의해 분해된다. 생성된 *p*-아미노마뇨산으로 된 다음 소변으로 배설된다.

이것의 소변 배설량을 측정하여 췌장의 외분비 기능(키모트립신 분비량)을 추정한다. 이 시험은 Pancrozymin·secretin(PS) 검사와 같이 직접 췌장의 외분비능력을 보는 것은 아니기 때문에, 세크레틴시험에 비해 감도는 낮다. 췌장 기능이 중등도 이상으로 장애를 받지 않으면 이상치는 나타나지 않는다.

ii 검사 방법과 평가

약제 투여 후 6시간 동안 소변을 모으고, 염산을 첨가하여 산성으로 만든 후 가온하여 가수분해한 다음, 생성된 *p*-아미노벤조산을 비색측정함으로써 소화관 내에서의 키모트립신 활성을 추정한다.

[기준범위]

소변 배설량의 70% 이상이면 정상이다.

70% 이하는 만성 췌장염, 췌장암 등과 같이 췌장 외분비기능이 장애를 받는 질환을 생각할 수 있지만, 흡수 장애, 간 기능 장애, 신장 기능 장애에서도 낮은 값을 나타내기 때문에 주의해야 한다. 또한 소화제, 설파제의 투여는 3일 동안 중단한다.

3. 급성 간 장애

급성 간 장애란 여러 가지 요인에 의해 급격하게 간세포가 파괴되는 병태이며, 대표적인 질환은 바이러스성 급성 간염, 알코올성 간염, 면역시스템의 이상에 의해 생긴 자가면역성 간염, 약제성 간 장애, 쇼크간, 급성 담관 폐쇄이다. 간세포의 변성·괴사를 가장 예민하게 반영하는 검사는 간세포의 세포질에 존재하고, 그 장애 시에 혈중으로 유출하는 세포질 효소를 측정하는 것이며, 아스파르트산 아미노기 전이 효소(aspartate aminotransferase; AST, alnine aminotransferase; ALT)와 젖산 탈수소 효소(lactate dehydrogenase; LD)이다.

여기서 주의해야 할 것은 혈중으로 유출되는 효소는 조직 · 장기에 비교적 특이적으로 분포하고 있는 것과 많은 장기에 광범위하게 분포하고 있는 효소가 있기 때문에 해석을 잘 해야 한다. ALT는 전체 장기 중에서 간에 가장 많아서 장기 특이적이라고 말하고 있으며, AST는 심장, 간 및 근육에 많고, 그밖에 적혈구에도 많이 포함되어 있기 때문에 ALT에 비해 특이성이 낮다. 따라서 ALT의 상승을 동반하지 않고 AST만 단독으로 상승하는 것은 간 질환 이외의 병태도 생각할 수 있다. 급성 간염 발증으로부터 8주 이내에 고도의 간 장애가 있으면, 간의 합성능 지표인 프로트롬빈 활성이 40% 이하로 저하하고, II도 이상의 뇌증(손의 떨림, 기면, 혼미)이 생긴 경우에 극증간염으로 진단되며, 예후가 안 좋다.

간 장애가 보이면 원인을 규명해야 한다. 우선 종양이나 결석 등에 의한 담도폐쇄의 유무를 확인하기 위하여 복부 초음파 등의 영상검사를 실시한다. 이러한 병태가 없으면 바이러스성 간염을 진단하기 위하여 IgM-HA 항체, HBs 항원, IgM-HBc 항체, HCV 항체를 측정한다. A형 간염 바이러스 감염에서는 HA 항체가 생성되며, IgM-HA 항체가 고치이면, A형 간염 바이러스의 급성기로 진단된다. 비슷하게 IgM-HBc 항체의 고치는 급성 B형 간염을 가리킨다. B형 간염을 오래 앓고 있는 보균자가 급성으로 악화된 경우에도 IgM-HBc 항체의 상승을 볼 수 있지만, 저치에 머물러있는 경우가 많다.

HCV 항체는 C형 간염 바이러스에 대한 항체이며, 발증 초기에는 음성을 나타내는 일이 많고, 임상적으로 의심되는 경우에는, 항체가 아니라 직접 바이러스 유무를 판정할 HCV-RNA 정량 검사를 고려한다. EB 바이러스, 단순 헤르페스 바이러스, 사이토메갈로바이러스(cytomegalovirus) 등의 바이러스도 급성 간염의 원인으로 중요하며, 필요에 따라 검사를 실시한다.

바이러스 이외의 질환인 자가면역성 간염에서는 항핵 항체, 항평활근 항체, 항간신미크로솜(liver-kidney microsome; LKM) 항체, IgG 등이 상승하고, 알코올성 간 장애에서는 IgA가 상승한다. 특정한 약제가 의심되는 경우에는 그 약제에 대해 약제 유발성 림프구 유약화 시험(Drug-induced lymphocyte stimulation test; DLST)을 실시한다. 갑상선 기능 이상에서도 간 장애를 볼 수 있기 때문에, 갑상선 자극 호르몬(TSH)이나 유리 트리아이오도티로닌(Free T_3), 유리 티록신(Free T_4)의 측정을 검토한다. 또한 알코올성 간 장애에서는 GGT(γ-GTP) 및 평균 적혈구 용적(Mean corpuscular volume; MCV)의 증가를 자주 볼 수 있다.

4. 만성 간염

만성 간염이란 간염이 6개월 이상 지속되는 병태이다. 바이러스의 지속 감염이나 지속적인 음주 등, 급성 간염의 원인이 제거되지 않을 때는 간염이 만성화한다. 또한 비만에 의해 간으로 지방이 축적되어 발생하는 지방간도 만성 염증의 원인이 된다. 만성 간염에서도 급성 간염일 때와 비슷하게 간세포 장애의 지표인 AST와 ALT가 중요하다.

B형, C형 간염의 가이드라인에서도 ALT가 30 U/L를 넘으면 치료를 받도록 하고 있다. 또한 정상에서도 AST가 ALT보다 많이 포함되어 있기 때문에, AST < ALT로 되면, AST와 ALT가 공히 기준범위 내에 있어도 지방간이나 만성 간염 등의 존재를 의심할 필요가 있다. 만성 간염에서도 간염의 원인을 규명하는 것이 그 후의 치료방침을 결정하는 데 중요하며, 원인을 규명하기 위하여 급성 간염 때와 비슷한 검사들을 실시한다.

5. 간경화 · 간암

바이러스 등에 의해 간에 만성적인 염증이 있으면, 파괴된 간의 세포가 섬유 성분으로 치환되어 간경화(cirrhosis)로 진행된다. 간 병변이 만성 간염에서 간경화로 진행됨에 따라 간 섬유화가 함께 나타난다. 만성 간염의 진료에서 섬유화의 평가는 치료 효과나 암 발전의 가능성을 예측하는 데 있어서 매우 중요하다.

간 섬유화 평가의 가장 중요한 기준은 간 생검이지만, 출혈 등의 위험이 있고, 경과 관찰 등의 목적으로 여러 번 실시하기에는 경제적 부담이 크다는 문제점이 있다. 이 때문에 비침투적인 간 섬유화의 평가 방법으로서 혈소판 수나 섬유아세포 또는 간 성상 세포(hepatic stellate cell; HSC)에서 생성되며, 간 동양혈관의 내피 세포에 의해 대사되는 히알루론산(hyaluronic acid), 기저막 치밀층의 주요 구성 성분인 Ⅳ형 콜라겐, Ⅲ형 프로콜라겐 펩타이드(PⅢP) 등 혈액 검사에서 측정 가능한 마커가 이용되고 있다.

만성 간염은 최종적으로 간 내에 간세포암을 발생시키며, 간세포암에 특이적인 종양 마커로는 태아기에 주로 난황낭(yolk sac)과 간에서 생성되며, 태생 6주 경에 혈액에 출현하며, 1963년에 간세포암에 걸린 사람의 혈청 중에 출현하는 것이 발견된 α-태아단백질(α-fetoprotein, AFP), 간암에 대해 보다 특이성이 높은 AFP-L3 분획, 간세포암 환자의 혈청에 상승하는 것으로 알려진 응고 활성이 없는 이상 프로트롬빈인 Protein induced by vitamin K absence or antagonist II (PIVKA-II)가 있다. B, C형 간염이나 간경화는 간암으로 발전할 수 있는 고위험군이고, 그 중에서도 B형 간경화, C형 간경화 환자는 간세포암으로 발전할 수 있는 초위험군이다. C형 간염·간경화에서는 혈소판 수가 15만/μL, 13만/μL, 10만/μL일 때 간세포암 발생 위험은 각각 1.5%, 3%, 7% 정도인 것으로 보고되었으며, 혈소판 수가 14만/μL 이하의 환자만을 놓고 보면 C형 간암의 80%, B형 간암 70%가 이 기준에 해당한다.

간세포암의 고위험군에 대해서는 6개월마다, 초위험군에 대해서는 3개월마다 간암 선별 검사를 받도록 하고 있다. 이 선별 검사는 종양 마커 검사와 함께 초음파 검사로 하고 있다.

6. 담도계 질환

담도계는 간내 담관, 좌우의 간관, 담낭, 총담관으로 구성되며, 담즙을 십이지장으로 배설하는 경로이다. 이 부위에 발생하는 대표적인 양성 질환이 결석(calculi)이다. 담도계의 결석은 담낭 결석(담석, gallstone)이 빈도가 가장 높다. 담석은 담즙 조성의 이상이나 담도 기능의 저하 등으로 인해, 담즙 중의 성분이 석출, 응결한 것이며, 흙이나 모래 같은 모양도 존재한다. 담석이 담낭 안에 있으면 거의 증상이 나타나지 않지만, 담즙이 통과하는 총담관으로 나오면 담석에 의해 총담관이 막혀 담즙 흐름이 물리적으로 방해를 받는다. 빌리루빈은 담즙을 통해 배설되기 때문에, 담즙 흐름이 저해되면 체내에 축적되어 황달이 나타난다. 또한 정체된 담즙에는 세균이 감염하기 쉬워져서 담관염이 발생한다. 담관의 폐쇄에 의해 생긴 농성 담즙의 저류는 담관내압의 상승과 함께 담즙 중의 세균이나 세균이 지닌 내독소(endotoxin)가 혈액으로 들어가 균혈증(bacteremia)이나 내독소혈증을 일으켜 중증화한다. 담도계의 폐쇄 진단은 초음파를 위시한 영상 검사가 매우 유용하다. 담도 폐쇄는 내부압력을 상승시켜 폐쇄 부위 위쪽의 담관이 확장된다. 영상 검사는 폐쇄 기전의 동정에도 유용하다. 혈청 마커에서는 담도계 효소인 ALP와

GGT 그리고 빌리루빈(주로 직접 빌리루빈의 상승)이 상승하고, 만일 담즙의 정체에 의해 간실질 세포가 장애를 받았으면 AST나 ALT가 간세포로부터 빠져나와 상승한다. 담관염에서는 세균의 감염이 합병하기 때문에, 백혈구나 C-반응성 단백질(C-reactive protein; CRP) 같은 염증반응성 물질이 증가한다. 결석뿐만 아니라, 담관이나 담낭, 십이지장으로 출구에 악성 종양이 생기면 폐쇄가 일어난다. 이들의 진단은 초음파나 CT, MRI로 한다. 담도계에 생긴 악성 종양은 대부분이 선암이기 때문에, 종양 마커로서 암배아성 항원(carcinoembrionic an- tigen; CEA)이나 당쇄 항원 19-9(carbohydrate antigen 19-9; CA 19-9) 등이 진단에 유용하다.

담석(gallstone)은 담낭관이나 총담관을 폐쇄함으로써 통증을 유발시키는 딱딱한 결석(calculi)이다. 보통 결석의 주요성분은 콜레스테롤이다. 담석이 형성되려면 간은 과포화(supersaturation) 용액을 만들기 위해 충분한 양의 콜레스테롤을 분비해야 하고 담낭 속의 어떤 물질이 콜레스테롤 결정을 위해 핵으로 작용해야 한다. 담석은 무기염의 침전에 의해 단단해진 콜레스테롤 결정체로부터 형성된다. 담석은 외과적으로 제거될 수 있으나 담즙산의 구강섭취로 용해될 수도 있다. 구강섭취법과 함께 고에너지 충격을 이용한 체외 충격파쇄석술(extracorporeal shock-wave lithotripsy)은 담석을 파쇄하는 데 유용하게 쓰인다.

7. 췌장 질환

췌장의 대표적인 양성 질환은 췌장염이다. 급성 췌장염은 여러 가지 원인에 의해 활성화된 췌장 효소가 췌장 자신을 소화시켜 발생한다. 발생 원인을 보면 알코올이 30%를 차지하고, 그 다음으로는 담석, 원인불명의 특발성이 이어진다. 급성 췌장염에서는 혈액과 소변에 췌장 효소가 상승한다. 급성 췌장염에서 상승하는 대표적인 췌장 효소는 아밀레이스이며, 아밀레이스 아이소자임이나 라이페이스, 트립신 등 특이도가 높은 다른 췌장 효소들도 동시에 측정할 수 있다. 췌장의 염증이 오랫동안 지속되면 췌장 실질 세포의 탈락과 섬유화가 발생하여, 췌장 전체가 굳어지고 위축된다. 이것이 만성 췌장염이다.

원인은 알코올이 가장 많고, 초기에는 반복적인 복통이 주증상이지만, 진행되면 방출되는 효소가 감소하여 복통이 줄어들고, 외분비 기능의 저하에 동반하여 소화흡수 장애에 따른 영양 장애나 지방변, 내분비 기능의 저하에 동반하여 췌성 당뇨병이 발생한다. 췌장의 악성 종양인 췌장암은 조기 발견이 매우 어렵고 진행이 빨라 예후가 나쁘다. 췌장암은 담관이나 주위의 침윤하고, 황달이나 동통을 일으킨다.

진단은 초음파나 CT, MRI에 더하여 내시경으로 영상검색을 시행하며, 췌장암에서 상승하는 종양 마커에는 CEA, CA 19-9 외에 DUPAN-2, SPan-1, Ⅰ형 당쇄 항원(KMO1), 2형 당쇄 항원(NCC-ST-439), SLX, 엘라스테이스 Ⅰ(elastase Ⅰ)이 있다.

Chapter 14

신장 기능 검사

Tests of Renal Function

CHAPTER 14
신장 기능 검사(Tests Reanl Function)

1. 신장(콩팥) 기능 검사

신장은 소변의 형성을 통하여 가용성 노폐물의 제거와 함께 수분 및 산-염기 균형을 조절하는 중요한 기관이다. 임상 검사에서 신장 기능에 관한 적절한 정보는 신장병을 앓고 있는 환자들만 아니라 실혈, 탈수, 뇌손상, 감염, 그리고 대사 질환을 앓고 있는 환자들의 평가에도 매우 중요하다. 신장 기능 검사는 환자의 상태를 진단할 뿐만 아니라 투석 치료를 받고 있는 환자들에서 인공 신장의 효능을 평가하는 데도 중요한 정보를 제공한다.

아울러 신장은 적혈구 조혈(형성) 인자(erythropoietin)와 1,25-디하이드록시비타민 D_3[1,25$(OH)_2D_3$]를 합성하여 내분비기관으로서의 기능도 갖고 있다.

1) 신장의 구조와 기능

◆ **핵심용어**

네프론, 사구체, 근위 및 원위 요세관, 초(한외)여과액, 재흡수

◆ **학습요점**

신장, 사구체, 요세관의 기능

(1) 구조

신장은 12흉추와 3요추 사이와 복막 뒤에 위치한 1쌍의 장기이다. 성인 신장의 무게는 약 150 g이고, 길이 12 cm, 넓이 7.5 cm이며 강낭콩처럼 생겼다. 신장은 안쪽의 수질과 바깥쪽의 피질로 이루어져 있으며 신동맥으로 부터 공급되는 혈액의 1/5(20%)을 받으며 그 중 약 99%는 신정맥을 통하여 되돌아간다.

최종적으로 걸러진 소변은 요관을 통해 방광으로 간다. 신장의 기본적인 활동 단위는 네프론(nephron)이라고 하며, 하나의 네프론을 구성하는 것은 사구체(토

리), 근위 요세관, 헨레 고리, 원위 요세관, 집합관으로 구성된다(그림 14-1). 네프론은 혈류와 밀접하게 관련되어 있는데 구심성 세동맥의 혈액은 사구체 내의 모세혈관에서 여과된다. 여과액의 주요 성분은 염, 글루코스, 아미노산, 수분 등이며 이것들의 대부분은 근위 요세관에서 재흡수되어 원심성 세동맥으로 되돌아간다. 재흡수되지 않은 여과액은 요관을 통해 방광에 저장되었다가 소변으로 배설된다.

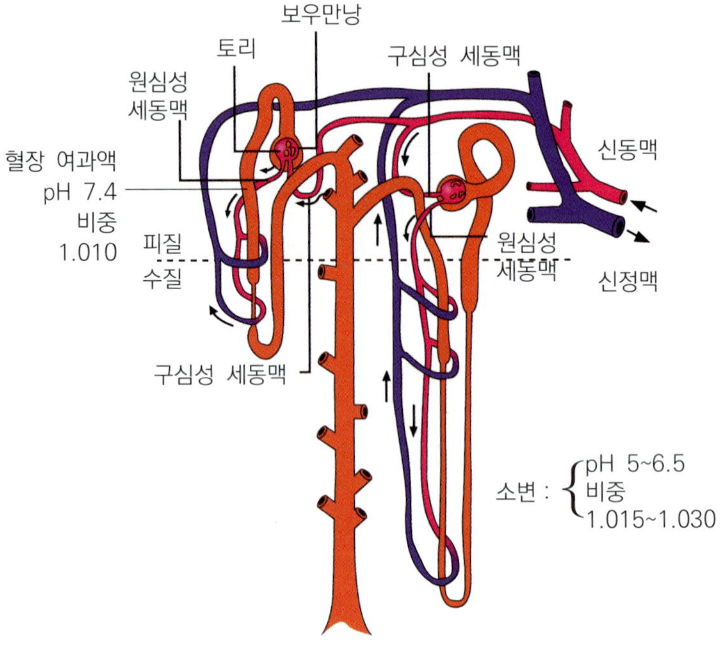

그림 14-1 네프론의 구조

(2) 기능

① 사구체 기능

혈장 성분이 사구체의 모세혈관막을 통해 여과되면서 소변의 형성이 시작되는데 사구체 모세혈관막은 직경이 약 70~100 Å 정도인 다공성 막이므로 혈구나 혈장 단백질 등과 같이 직경이 70 Å 이상인 거대분자는 여과되지 못하며 수분, 전해질, 글루코스, 아미노산 등과 같이 직경이 70 Å 이하인 물질들만 여과되어 요세관으로 들어온다. 즉 사구체 여과액의 성분 조성은 혈장에서 단백질을 제외한 것과 동일하다. 이렇게 사구체에서 여과되어 요세관에 막 도달한 혈장 여과액을 한외여과액(ultrafiltrate)이라고 한다.

이러한 모세혈관막의 선택적 투과와 사구체 모세혈관의 혈압이 사구체의 여과에 영향을 주는 중요한 요인이다. 사구체 모세혈관의 내압이 혈장 내의 단백질에 의한 교질삼투압과 보우만낭(Bowman's capsule)의 수압을 합한 것보다 크면 여과가 일어나고 혈압이 떨어져서 신장 동맥압이 너무 낮을 때는 사구체에서 여과가 일어나지 않아 소변이 생성되지 않는다.

표 14-1 정상 혈장성분의 평균 여과, 재흡수 그리고 배설

성분	여과량/24hr(g)	배설량/24hr(g)	재흡수량/24hr	
			(g)	%
물	180,000	1,800	178,200	99.0
염화물	630	5.3	625	99.2
나트륨	540	3.3	537	99.4
탄산수소 이온	300	0.3	300	100
글루코스	140	0	140	100
아미노산	72	1	71	98.6
요소	53	32	24	39.6
칼륨	28	4	24	85.7
요산	8.5	0.8	7.7	90.6
인산	6.5	1	5.5	84.1
크레아티닌	1.4	1.4	0	0
총 단백질	?	0.06	?	?

매분 사구체에서 여과되는 액체의 총량을 사구체 여과율(glomerular filtration rate, GFR)이라고 하며 성인의 국제 평균 표준체표면적이 1.73 m^2인(한국 성인 1.69 m^2) 경우 사구체 여과율은 약 120 mL/min이다. 신장으로 들어오는 총 혈장량(신혈장류량, renal plasma flow volume)은 매분 약 600 mL 정도이며 그 중 20%가 사구체에서 여과된다.

② 요세관 기능

사구체에서 요세관으로 배설된 성분은 입자가 작을 경우 무분별하게 여과되므로 노폐물 뿐만 아니라 Na^+, K^+, Cl^-, HCO_3^- 등의 전해질, 수분, 글루코스, 아미노산 등의 영양소도 그대로 요세관으로 들어온다. 이러한 물질들은 대부분 요세관에서 재흡수된다. 재흡수되는 정도는 물질마다 차이가 있으며(표 14-1) 글루코스,

아미노산 등의 영양소와 HCO_3^- 등은 거의 모두가 재흡수되며, 수분의 경우 탈수 상태에서는 여과량의 99% 이상을 재흡수하나 과량의 물을 섭취했을 경우 80% 정도만 재흡수하고, Na^+의 경우는 섭취량이 많으면 상당량이 배설되나 결핍 상태이면 전부 재흡수하여 소변으로 Na^+이 거의 나오지 않는다. 이러한 선택적 재흡수를 통해 불필요한 물질만 소변으로 배설하고 재흡수량을 조절함으로써 체액 내의 수분과 전해질 함량을 효과적으로 조절한다. 요세관에서의 수분 재흡수는 혈장의 삼투 농도가 증가할 때, 이것이 신호가 되어 시상하부를 자극함으로써 뇌하수체에서 항이뇨 호르몬(antidiuretic hormone, ADH)이 분비된다. ADH는 원위 요세관 및 집합관에 작용하여 수분을 재흡수한다. Na^+의 재흡수는 혈액량이 감소할 때, 이것이 신호가 되어 부신 피질 호르몬인 알도스테론(aldosterone)의 생성을 자극한다. 알도스테론은 원위 요세관에 작용하여 Na^+을 재흡수하고, K^+을 배설한다.

2) 신장 기능 검사

◆ **핵심용어**

클리어런스, 크레아티닌 클리어런스, 사구체 여과율, PSP 배설 시험, 피시버그 농축 시험

◆ **학습요점**

신장 기능 검사의 요점, 크레아티닌 클리어런스의 의의, PSP 배설 시험의 의의

(1) 사구체 여과율과 클리어런스

소변으로 배설된 어떤 물질의 농도와 혈장에 존재하는 어떤 물질의 농도를 비교함으로써 혈액에서 제거되는 혈장 또는 혈액의 양을 알아낼 수가 있다. 신장을 통해 불필요한 특정 물질을 제거하여 혈액이 깨끗하게 되는 것을 클리어런스(clearance, C)라고 한다. 이때 깨끗해진 혈장의 양은 다음과 같이 계산된다.

$$\text{클리어런스(C)} = \frac{U \times V}{P} (\text{mL/min})$$

U: 소변에 있는 어떤 물질의 농도(mg/dL)

P: 혈장에 있는 어떤 물질의 농도(mg/dL)

V: 1분 동안 생성된 소변량(mL/min)

개인의 체표면적 및 신장의 크기와 클리어런스 값이 비교적 비례하므로 성인의 평균 체표면적을 기준으로 하여 값을 보정을 하여야 한다. 즉 국제 표준 체표면적이 1.73 m^2이므로 1.73/A를 곱하면 보정이 된다.

$$C = \frac{U \times V}{P} \times \frac{1.73}{A}$$

A = 환자의 체표면적

환자의 체표면적은 그림 14-2와 같은 노모그램을 이용하여 구할 수 있다.

사구체 기능을 측정하기 위해서는 사구체를 잘 통과하고 요세관에서 재흡수가 안 되며 체내에서 산화나 분해가 일어나지 않는 물질이 좋다. 이러한 물질에는 크레아티닌(creatinine), 이눌린(inulin), 티오황산나트륨(sodium thiosulfate), 만니톨(mannitol) 등이 있다. 신장 기능에 대한 부위별 검사 항목을 표 14-2에 나타냈다.

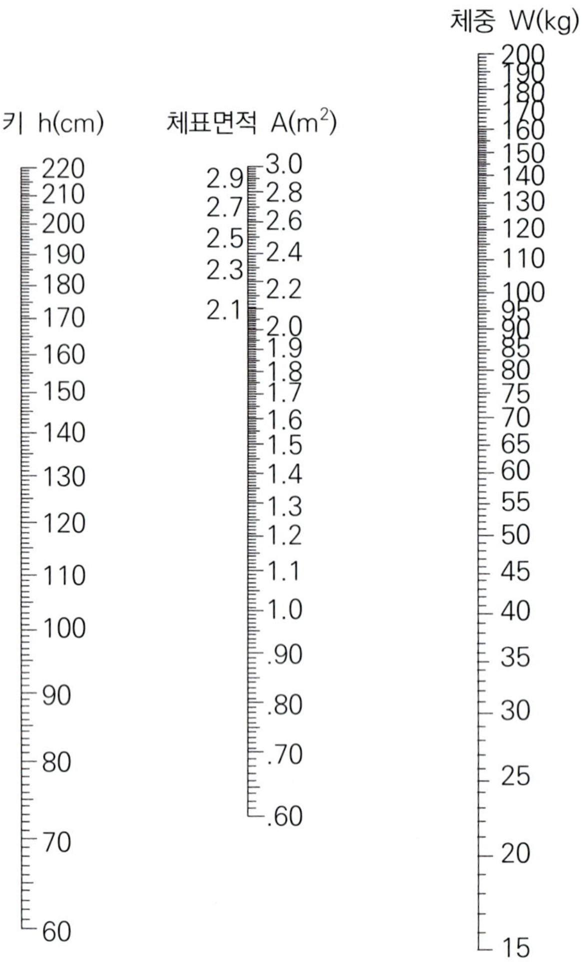

그림 14-2 체표면적 산출 노모그램

표 14-2 신장 기능 검사 항목

병변 부위	일상 검사	특수 검사
혈관계	PSP 배설 시험(15분치)	PAH 클리어런스, RPF(신장혈장류량)
사구체	소변 단백질, 요침사, BUN, 크레아티닌, 요소, 크레아티닌 클리어런스	이눌린 클리어런스, GFR(사구체 여과율)
근위 요세관	PSP 배설 시험(120분치)	T_mG, T_mPAH 혈청, 소변 Na 측정
원위 요세관	1일 소변량 측정, 농축 시험, 소변 비중, 소변 pH	삼투압, 클리어런스, 혈청 HCO_3^-, 소변 적정 산도
신우 요로	요침사	인디고 카민(indigo carmine) 배설

❖ 크레아티닌 및 크레아티닌 클리어런스 검사: 매뉴얼법

가. 원리

이 시험의 원리는 그림 14-3에 설명한 야페 반응(Jaffé reaction)에 기초하고 있다. 즉, 크레아티닌은 알칼리하에서 피크르산과 반응하여 적색 복합체를 형성한다(야페 반응). 이것의 흡광도를 520 nm에서 측정하여 농도를 구한다. 하지만 단백질을 비롯한 간섭 물질들도 피크르산과 천천히 반응하여 크레아티닌의 경우와 비슷한 착색물을 형성한다. 따라서 이러한 간섭을 피하기 위해 산 맹검법(acid blanking)을 사용한다. 산 용액을 반응 후에 첨가하면 크레아티닌-피크르산 복합체에 의해 생성된 적색 복합체가 파괴된다. 그 다음 500 nm에서 산 용액을 첨가하기 전과 첨가한 후의 흡광도 차이를 구한다. 이러한 차이는 크레아티닌의 농도와 직접 비례한다.

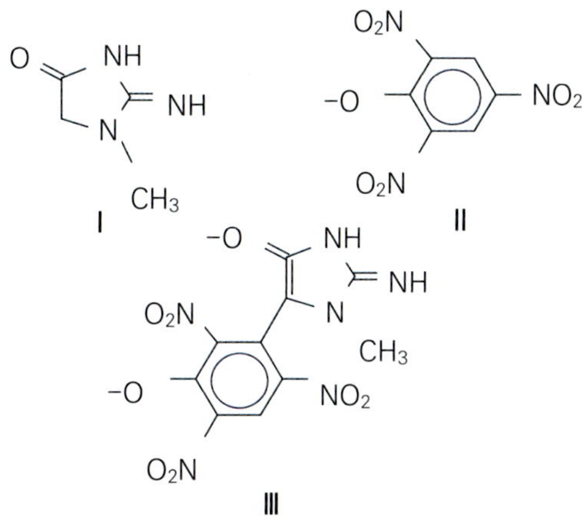

그림 14-3 야페 반응(Jaffé reaction)

I : 크레아티닌, II : 피크르산, III : 적색 복합체

나. 시약

① 산 용액: 증류수로 희석하여 0.666 mol/L 황산 용액을 준비한다.

② 발색 시약: 붕산나트륨으로 0.6% 피크르산을 준비한다.

③ 수산화나트륨: 증류수로 희석하여 1M NaOH 용액을 준비한다.

④ 크레아티닌 표준 용액: 측정 시엔 3.0 mg/dL 표준 용액이 필요하며, 검량선 작성을 위해서는 15.0 mg/dL 표준 용액이 필요하다.

⑤ 알칼리성 크레아티닌 사용 용액: 수산화나트륨 1(2.0 mL)에 발색 용액

5(10 mL)의 비율로 혼합한다. 이 용액은 실온의 암소에 보관해야 하며, 이 상태에서는 1주일까지 안정하다.

나. 검체 및 간섭

a. 혈청 및 혈장

혈청과 혈장 검체는 용혈이 없어야 하며, 4℃에서는 1주일, 냉동 상태에서는 몇 개월 동안 보관할 수 있다.

b. 소변

검체는 신선해야 한다. 만일 플루오린화물-티몰(fluoride thymol)같은 방부제가 담긴 용기에 채취하여 곧바로 냉장고에 넣으면 1주일 동안 보관할 수 있다. 이렇게 저장하면 미생물에 의한 크레아티닌의 분해를 억제할 수 있다. 고단백질, 빌리루빈 및 피크르산 함유 물질들은 이 방법에 의한 크레아티닌의 측정을 간섭한다.

c. 재료 및 장비

① 분광광도계, 원심분리관, 5.0 mL 혈청학적 피펫, 마이크로 피펫

② 분광광도계는 사용 15분 전에 전원을 넣어 충분히 가온시켜야 한다.

③ 분광광도계의 작동법은 기기종류에 따라서 다르므로 매뉴얼을 참고한다.

다. 과정

a. 검량선 작성

A. 농도가 다른 6개의 표준 용액을 준비한다.

1. 6개의 시험관에 1, 2, 3, 4, 5, 6을 기입한다.
2. 각 시험관에 크레아티닌 표준 용액(15 mg/dL)을 넣는다.
   ① 1번 시험관: 표준 용액을 넣지 않는다. 이 시험관은 맹검용으로 사용한다.
   ② 2번 시험관: 표준 용액 50 μL를 넣는다.
   ③ 3번 시험관: 표준 용액 100 μL를 넣는다.
   ④ 4번 시험관: 표준 용액 150 μL를 넣는다.
   ⑤ 5번 시험관: 표준 용액 200 μL를 넣는다.
   ⑥ 6번 시험관: 표준 용액 250 μL를 넣는다.
3. 모든 시험관의 최종 용량이 500 μL가 되도록 각 시험관에 증류수를 넣는다. 이렇게 하면 1~6번 시험관의 최종 농도는 각각 0, 1.5, 3.0, 4.5, 6.0, 그리고 7.5 mg/dL이다.

B. 6개의 시험관이나 큐벳에 A, B, C, D, E, F를 기입한다.

C. 각 시험관에 알칼리성 크레아티닌 사용 용액 3.0 mL를 넣는다. 각 시험관을 잘 혼합한 후 실온에 10분 동안 세워놓는다.

D. 1번 시험관을 맹검으로 하여 500 nm에서 각 시험관의 흡광도(A)를 구한다. 그 결과를 차트에 기록한다. 크레아티닌 표준 용액에는 간섭 물질이 없기 때문에 여기서는 산 용액을 첨가할 필요가 없다.

E. 그래프용지의 Y축은 흡광도, X축은 표준 용액 농도로 하여 검량선을 그린다.

b. 크레아티닌 측정

소변은 분석 전에 증류수를 사용하여 1:50으로 희석한다.

1. 4개의 시험관에 각각 “맹검”, “표준”, “컨트롤”, “환자”라고 기록한다.
2. 검체 준비
   ① “맹검”에 증류수 3.0 mL를 넣는다(기준맹검)
   ② “표준”에 3.0 mg/dL 표준 용액 0.3 mL를 넣는다.
   ③ “컨트롤”에 컨트롤 0.3 mL를 넣는다.
   ④ “환자”에 검체 0.3 mL를 넣는다.
3. 각 시험관에 알칼리성 크레아티닌 사용 용액 3.0 mL를 넣고 잘 섞은 후 10분 동안 실온에 방치한다.
4. 기준 맹검을 대조로 500 nm에서 각 시험관의 최초 흡광도(initial absorbance, Ai)를 구하고 차트에 기록한다.
5. 각 시험관에 산 용액 100 μL를 첨가하고 잘 섞은 후 5분 동안 실온에 방치한다.
6. 기준 맹검을 대조로 500 nm에서 최종 흡광도(final absorbance, A_f)를 구하고 결과를 차트에 기록한다.

c. 계산

A. 각 검체의 크레아티닌 값을 계산한다.

1. 검량선을 사용하여 차트에 기록된 (A_i-A_f)의 흡광도 값으로부터 각 검체의 크레아티닌 농도를 구한다.
2. 검량선 작성은 다음의 식으로 계산한다. 소변의 경우에는 희석 배수를 곱한다.

$$\text{크레아티닌(mg/dL)} = \frac{\text{Ai(환자/컨트롤)} - \text{Af(환자/컨트롤)}}{A_i\text{(표준)} - A_f\text{(표준)}}$$

3. 윗식을 사용하여 구한 값과 검량선을 사용해 구한 값을 비교해 보면 베르 법칙이 어떻게 적용되는지를 이해하게 된다.

4. mg/dL의 크레아티닌 값에 88.4를 곱하면 μmol/L가 된다.
5. 크레아티닌 값이 10 mg/dL를 초과하면 희석하여 다시 측정한다.

B. 크레아티닌 크리어런스(creatinine clearance, C_{cr})는 다음과 같이 구한다.

$$C_{cr}(\text{mL/dL}) = \frac{\text{소변 크레아티닌(mg/dL)}}{\text{혈청 크레아티닌(mg/dL)}} \times \text{소변량(mL/min)}$$

$$\text{소변량(mL/min)} = \frac{\text{총소변량(mL)}}{\text{24시간(1440분)}} \times \frac{1.73}{A}$$

A = 체표면적, 1.73 = 성인의 국제 표준 체표면적

라. 추정 C_{cr}(eC_{cr})

크레아티닌 클리어런스를 추정하기 위해 Cockcroft-Gault식을 사용하고, 그 다음 사구체여과율(GFR, mL/min)을 추정한다. 이러한 GFR을 estimated GFR (eGFR)이라고 한다.

$$eC_{cr} = \frac{(140-\text{연령}) \times \text{체중(kg)} \times 0.85(\text{여성})}{72 \times \text{혈청 크레아티닌(mg/dL)}}$$

신장병에서 다이어트의 수정(Modification of Diet in Renal Disease, MDRD) 연구에서 제시한 방정식으로 추정 GFR 값을 구할 수 있다. 여기서는 혈청 크레아티닌을 동위원소 희석 질량분석법(isotope dilution mass spectrometry, IDMS)으로 측정한다. 그래서 eGFR 방정식을 MDRD-IDMS 추정식이라고 한다.

$$\text{eGFR(mL/min/1.73 m}^2) = 175 \times \text{혈청 크레아티닌}^{-1.154}(\text{mg/dL}) \times \text{연령}^{-0.203} \times 0.742(\text{여성}) \times 1.210(\text{흑인})$$

원 MDRD 계산: 혈청 크레아티닌 방법이 IDMS로 표준화가 되어있지 않을 때 GFR의 MDRD 계산식

$$\text{GFR} = 186 \times \text{혈청 크레아티닌}^{-1.154}(\text{mg/dL}) \times \text{연령}^{-0.203} \times 0.742(\text{여성}) \times 1.210(\text{흑인})$$

a. GFR 정상 범위

남성과 여성 100~130 mL/min/1.73m^2

b. eGFR에 의한 만성 신장병 판정

만성 신장병(chronic kidney disease, CKD)은 상태의 정도를 eGFR에 따라 6단계로 분류한다.

0) 정상 신장 기능 - GFR ≥ 90 mL/min/1.73m^2(단백질뇨 없음)
1) CKD1 - GFR ≥ 90 mL/min/1.73m^2(신장 손상 증거가 나타남)
2) CKD2 - GFR 60~89 mL/min/1.73m^2(경증의 신장 손상)
3) CKD3 - GFR 30~59 mL/min/1.73m^2(중등도의 신장 손상)
4) CKD4 - GFR 15~29 mL/min/1.73m^2(중증의 신장 손상)
5) CKD5 - GFR < 15 mL/min/1.73m^2(신장 기능 상실, 투석 요함)

(2) 요세관 기능 검사

요세관의 배설 능력을 보기 위해 특정 물질을 혈액에 주입하고 이것의 배설 상태를 알아보는 검사이다. *p*-아미노히푸르산(*p*-aminohippuric acid, PAH)와 같은 물질은 신장을 한번만 통과해도 거의 90%가 제거되는데, 주로 요세관에서 제거된다. 그러나 PAH와 같은 것은 시행상의 어려운 점 때문에 널리 이용되지 못하고 페놀술폰프탈레인(phenolsulphonphthalein, PSP)과 같은 물질이 신장 배설 기능 검사로 널리 쓰인다.

① 신혈장류량

PAH는 신장 요세관과 사구체에서 배설된다. 특히 낮은 혈액 농도의 경우는 1회 신장 통과로 완전히 배설된다. 따라서 소변에 배설된 PAH양으로 정화된 혈장의 양을 알 수 있다. PAH 클리어런스는 1분간에 신장을 통과한 혈장량과 일치하는데, 이것을 신혈장류량(renal plasma flow, RPF)이라고 한다.

② 색소 배설 시험: 페놀술폰프탈레인 배설 검사

페놀술폰프탈레인(PSP)을 인체에 정맥주사하면 체내에서 대사되지 않고 전체 투여량이 신장에서 제거되는데 그 중 96%가 근위 요세관에서 배설되기 때문에 근위 요세관의 기능 지표가 된다. 이것은 신장병이 없는 경우에는 RPF의 측정으로도 이용된다.

③ PSP 검사

가. 임상적 의의

PSP는 혈액 중에서 알부민과 결합하기 때문에 대부분이 사구체에서 여과되지 못하고 근위 요세관에서 대부분이 분비되며, 이후에는 재흡수되지 않는다. 소변으로의 PSP 배설은 신혈장류량, 근위 요세관 기능, 요로의 상태를 반영하고, 특히 PSP 정맥 주사 후 15분치는 신혈장류량과 잘 상관하기 때문에 많이 사용되지만, 채뇨가 불완전하면 재현성이 좋지 않기 때문에 최근에는 별로 이용되지 않고 있다. 이 시험은 신혈장류량의 추정 외에 근위 요세관의 기능 평가에 이용되고 있다.

나. 검사 방법과 평가

① 피검자는 300~500 mL의 물을 마신다.
② 약 30분 후 0.6% PSP액 1 mL를 정맥주사한다.
③ 15분, 30분, 60분, 120분에 채뇨한다.
④ 소변에 10% NaOH를 넣으면 적색을 띠며, 물로 희석하여 1 L가 되게 한 후 560 nm에서 측정한다.
⑤ 배설량/투여량 × 100, **15분치가 중요**

다. 기준범위

15분치: 25~50%
30분치: 40~60%
60분치: 50~75%
120분치: 55~85%

④ 요세관 재흡수 극량검사(T_m)

글루코스를 이용하여 요세관의 재흡수 능력을 측정한다(T_m Glucose: T_mG).

일반적으로 글루코스는 완전히 재흡수되며 단위 시간에 요세관이 재흡수할 수 있는 글루코스의 양에는 한계가 있다. 혈액 글루코스를 500 mg/dL 이상 부하시켜 단위 시간 내에 여과되는 양에서 소변으로 배설되는 글루코스의 양을 빼면 T_mG를 구할 수 있다.

⑤ 농축 시험과 희석 시험

가. 피시버그(Fishberg) 농축 시험

피시버그 농축 시험이란 신장의 수분 조절 기능을 측정하는 검사이다. 검사 전날 저녁식사를 하고, 이후에는 음식을 일절 금하고 취침 전에 배뇨한다. 다음 날 아침에 기상하여 첫 검체를 채뇨를 하고(1st), 다시 누운 후 1시간이 경과한 다음 두 번째 검체를 채뇨를 한다(2nd). 자유로운 상태로 1시간이 경과한 후에 세 번째 검체를 채뇨를 한다(3rd). 각 소변의 비중을 측정하여 총 3회의 검체 중 적어도 1회가 1.022 이상이면 정상이다.

수분 조절 기능은 신장의 가장 중요한 기능의 한 가지이며, 만성 신장 기능 상실과 같은 고도의 신장 기능 장애에 대한 지표가 된다. 신장 기능 상실의 말기에는 소변의 농축 능력이 감퇴하여 소변 비중이 1.010 이상으로 상승하지 않는다.

신장의 농축 기능을 나타내는 데는 소변 비중보다 오스몰랄농도(삼투 농도 osmolality)를 이용하는 것이 바람직하다. 소변 오스몰랄농도의 기준범위는 300~900 mOsm/kg이며, 이것과 혈청 오스몰랄농도 275~295 mOsm/kg과의 삼투압 차이에 역행하여 수분을 재흡수하는 능력이 수분조절 기능이다. 따라서 소변 삼투압이 혈액 삼투압에 가깝게 되면 농축력의 저하가 나타난다.

소변 비중과 삼투압과의 관계는 소변에 함유된 물질의 종류에 따라 다르기 때문에 일정한 관계식은 존재하지 않지만 비중 1.010은 대략 삼투압 400 mOsm/kg에 해당한다.

나. 희석 시험

신장 질환에서는 희석 능력이 감소한다. 정상인의 경우 소변 비중이 한 번은 1.003 이하로 내려가는데 신장 질환에서는 그렇지 못하다.

다. 폴하르트(Volhard) 1일 시험

농축 능력과 희석 능력을 하루 동안 연속해서 검사한다.

(3) 혈중 질소 화합물의 측정

단백질과 아미노산을 구성하는 질소의 최종 대사 물질인 요소와 크레아틴 및 크레아틴인산의 대사 물질인 크레아티닌, 그리고 핵산의 대사 물질인 요산은 그 대부분이 신장을 경유하여 소변으로 배설된다. 따라서 이들 화합물의 체내 생성이 일정하다고 볼 때 신장 기능의 저하에 따라 혈액 농도가 상승하기 때문에 이들의 혈액 농도 측정은 신장 기능 검사로 이용된다.

신장 기능 검사로 오래전부터 혈청 비단백질 질소(nonprotein nitrogen, NPN) 화합물을 측정하고 있다. 정상인의 혈청 NPN 성분의 약 50%는 요소가 차지하며 요산, 크레아티닌, 크레아틴, 아미노산, 암모니아, 인디칸 등이 기타 NPN의 성분이 된다.

요소 질소가 신장 기능 검사로서 가장 많이 이용된다. 요소의 생성량은 1일 단백질 섭취량에 따라 결정되기 때문에 혈중 농도의 기준범위가 넓고, 신장의 사구체 여과치로서 측정되는 사구체 기능이 정상치의 60% 이하로 저하된 경우에나 이상치를 나타낸다. 그러나 중등도 이상의 신장 기능 장애에서는 장애의 정도를 잘 나타낸다.

크레아티닌은 단백질 대사와는 관계가 없고, 근질환이 없을 때 체내에서 매일 거의 일정량이 생산된다. 따라서 신장 기능의 좋은 지표인 것으로 알려지고 있는데, 혈중 농도가 요소 질소의 1/10 정도로 낮고, 기준치 부근에서 측정치의 오차가 크다는 것이 결점이다. 요소 질소와 비슷하게 크레아티닌 클리어런스가 정상의 50% 이하로 저하한 경우에 혈중 농도의 이상이 관찰된다(그림 14-4).

요산도 또한 신장 기능 저하 시에 증가하며, 통풍과 같은 요산 대사의 이상에서도 상승한다. 이와 같이 혈청 질소성분에 의한 신기능검사는 신기능의 경증 장애 시에는 명확한 이상을 보이지 않기 때문에 PSP 부하시험 및 클리어런스시험을 동시에 행할 필요가 있다.

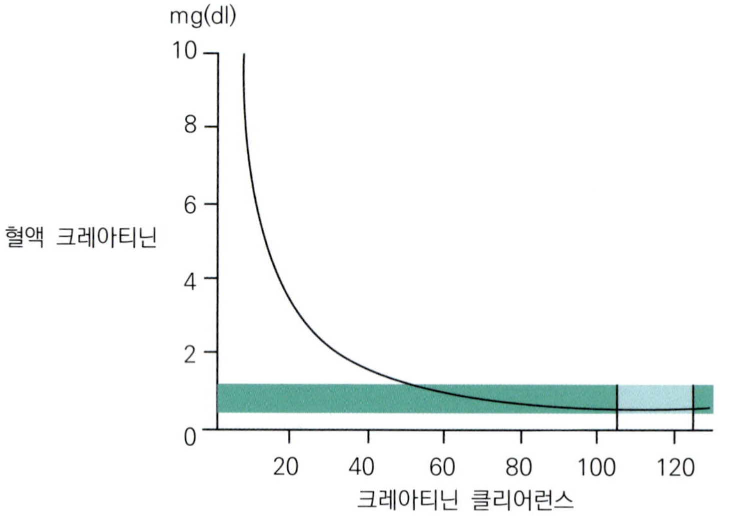

그림 14-4 크레아티닌 클리어런스와 혈청 크레아티닌의 관계

이해도의 점검과 문제

1. 크레아티닌 클리어런스를 구하는 방법과 그 평가에 대해 설명하라.
2. PSP 검사법과 그 평가에 대해 설명하라.
3. 피시버그시험의 의의에 대하여 설명하라.

3) 신장병(신질환)

◆ **핵심용어**

사구체 신염, 급성 진행성 사구체 신염, 만성 사구체 신염, 신증후군, 만성 신장병

신장에 염증이 있는 병태를 총칭하여 신염(nephritis)이라고 부른다. 그 중 염증 부위가 사구체에 있는 것을 사구체 신염(glomerulonephritis)이라고 한다. 사구체 신염은 혈뇨, 단백질뇨, 사구체 기능 장애, 부종, 고혈압 등을 나타내며, 임상 증상에 따라서 급성 사구체 신염, 급성 진행성 사구체 신염, 반복성 또는 지속성 혈뇨 증후군, 만성 사구체 신염, 신증후군으로 분류된다. 또한 사구체의 병리 변화에 따라 미세한 변화, 소상(巢狀) 분절성 병변, 확산성 사구체 신염으로 크게 나뉘며, 확산성 사구체 신염은 더욱더 막성 신염, 증식성 신염, 경화성 신염으로 나뉘며, 그중에서도 증식성 신염은 증식의 부위에 따라 사구체 간질(mesangium) 증식성, 관내 증식성, 관외 증식성, 막성 증식성으로 분류된다.

발증 메커니즘은 여러 가지이며, 염증을 일으키는 계기에 따라 면역복합체 형성, 항호중구 세포질 항체(antineutrophil cytoplasmic antibody, ANCA)에 의한 호중구 활성화, 세포성 면역에 의한 것, 유전성, 사구체 여과 항진 등이 있다.

(1) 급성 사구체 신염(Acute Glomerulonephritis)

A군 β용혈연쇄구균 감염이나 Streptococcal pyrogenic exotoxin B, Nephritis-associated plasmin receptor 등에 의한 염증을 일으키는 것으로 세포성 면역, 체액성 면역 양쪽에서 사구체 장애를 일으킨다.

〈검사 소견〉

① 소변 검사: 단백뇨, 혈액, 사구체성 적혈구

② 혈액 생화학 검사: 크레아티닌, 요소 질소, 요산의 일과성 상승

③ 혈청 검사: CRP 양성, CH50, C3, 용혈 연쇄구균 감염에 동반하는 ASLO

④ 세균: 인두, 피부로부터 용연균 검출

⑤ 신장 생검: 사구체 내 호중구, 단구 침윤, 내피 세포 종창과 증식에 의한 사구체 종창, 반월체 형성

형광항체법: C3, IgG가 사구체 계제 상피 측에 침착

⑥ 전자현미경 검사: 사구체 기저막 상피 측에 면역복합체 침착에 의한 돌기(hump) 형성

(2) 급성 진행성 사구체 신염 (Rapidly Progressive Glomerulonephritis)

면역복합체, 항기저막 항체, ANCA에 의해 염증이 일어나며, 주 혹은 월 단위로 급속히 신부전이 진행되는 것으로 신염의 2~5%를 차지한다.

〈검사 소견〉

① 소변 검사: 혈뇨, 사구체성 적혈구, 적혈구 원주
② 혈액 생화학 검사: 크레아티닌, 요소 질소, 요산의 상승, 백혈구 증가
③ 혈액학 검사: 백혈구 증가, 혈소판 감소, 빈혈
④ 혈청 검사: CRP 양성, 항기저막 항체, 미엘로과산화 효소(myeloperoxidase, MPO)-ACNA, proteinase 3(PR3)-ANCA
⑤ 신장 생검(광학현미경): 반월체 형성, 사구체 계제의 혈전, 유섬유 괴사(fibrinoid necrosis), 기저막 파괴
형광항체법: ANCA형; 음성, 항기저막 항체형; IgG가 사구체 계제에 붙어 양성, 면역복합체형 ; 면역글로불린, 보체가 과립상에 침착
전자현미경 검사: 기저막 파괴, 유섬유 침착물

(3) 만성 사구체 신염(Chronic Glomerulonephritis)

단백뇨, 혈뇨가 1년 이상 지속하는 것으로 서서히 신장 기능이 악화되는 것과 진행이 없는 것이 있으며, 후자를 반복성 또는 지속성 혈뇨 증후군이라고도 한다.

신장 생검 소견에 의해 병리학적 분류가 이루어지며, 미소변화형, 소상 사구체 경화증, 막성 신증, 막성 증식성 사구체 신염, 사구체 간질 증식성 사구체 신염으로 분류된다.

〈검사 소견〉

① 소변 검사: 단백뇨, 혈뇨, 사구체성 적혈구, 적혈구 원주, 과립 원주
② 혈액 검사: 크레아티닌, 요소질소, 요산은 많은 경우에 정상. 신장 기능의 저하에 동반한 신장성 빈혈
③ 혈청 검사: CH50, C3, C4 저치의 예가 있다. 사구체 간질 증식성 사구체 신염 중에서는 IgA 신증이 많고, IgA가 고치로 된다.

4) 신증후군(Nephrotic Syndrome)

소변 단백질은 1일 3.5 g 이상, 혈청 알부민은 3 g/dL 이하(혈청 총 단백질 6 g/dL 이하도 참고로 함)를 필수조건으로 하고, 혈청 총 콜레스테롤 250 mg/dL 이상, 부종이 있는 것을 참고로 하는 진단 기준이 이용되고 있다. 선천성, 원발성, 2차성의 신증후군이 있으며, 원발성 신증후군은 병리 소견에 의해 미세 변화형, 소상 사구체 경화증, 막성 신증, 막성 증식성 사구체 신염, IgA 신증으로 분류된다. 2차성 신증후군은 당뇨병, 아밀로이드증(유전분증), 전신성 홍반성 낭창(루푸스) 외에도 악성 종양이나 B형, C형 간염 등의 감염증, 비스테로이드성 소염진통제 등의 약제성인 것도 있다.

표 14-3에 나타낸 것처럼 병리 소견과 임상 소견의 대략적인 상관이 인정되고 있다.

표 14-3 병리 변화와 임상 소견

사구체 질환	신증후군 소견	신염 소견
미세 변화형 신증후군	++++	-
막성 신증	++++	+
소상 분절성 사구체 경화증	+++	++
IgG 신증	++	++
막성 증식성 신염	++	+++
급성 신염	+	++++
급성 진행성 사구체 신염(반월체형성성 신염)	+	++++

〈임상 소견〉

① 소변 검사: 단백뇨, 사구체성 적혈구, 지방 원주, 난원형 지방체, 소변 단백질의 선택성은 병리 소견을 예측한다. 특히 미세 변화형에서 선택성은 높아진다.

소변 단백질 선택성(Selectivity Index)

혈청과 소변의 IgG, 트랜스페린의 클리어런스를 측정하여 그 비율(CIgG/CTransferrin)을 계산한다. 0.25를 컷오프(cut off)로 하고, 그 이상은 비선택적, 이하를 고선택성이라 하고, 부신피질 스테로이드 치료의 기준으로 삼는다.

② 혈액 검사: 크레아티닌, 요소 질소, 요산은 많은 경우에 정상이다. TG(중성 지방)와 인지질이 고치로 되는 경우도 있다. 신장 기능의 저하에 동반하여 신성 빈혈로 된다.

③ 혈청 검사: CH50, C3, C4 저치로 되는 예가 있다. 사구체 간질 증식성 사구체 신염 중에서는 IgA 신증이 많고, IgA가 고치로 된다.

5) 신부전(Renal Failure)

신부전은 GFR이 저하하고 있는 신장 기능 저하를 가리키는 임상 진단명이다. 요세관 기능만 저하하여 GFR이 저하하지 않는 것은 신부전이라 부르지 않는다. 과거에는 급성으로 발증하고, 회복의 가능성이 있는 급성 신부전(Acute Renal Failure; ARF)과 비가역적으로 기능이 상실되는 만성 신부전(Chronic Renal Failure; CRF)으로 분류되었지만, 보다 조기의 신장 손상을 포함한 급성 신손상(Acute Kidney Injury; AKI)이 국제적인 용어로 통일되었다(표 14-4).

① AKI 검사

원인 분류를 위하여 소변 검사와 혈액 검사를 실시한다(표 14-5).

② CRF 검사

CRF에서는 수분·전해질 이상으로서 Na, K, Ca, P의 이상 외에 Mg의 이상도 중요하다. 단, Na, K에 대해서는 조절 폭의 저하는 인정되지만 비교적 말기까지 기준범위 내에 있다. 기준범위를 벗어나는 경우는 탈수나 이뇨제에 의한 저나트륨혈증, 섭취과잉이나 Ⅳ형 요세관성 산증(acidosis)에 의한 고칼륨혈증을 의심한다. 인 배설 저하에 의한 인 배설 호르몬인 FGF23이 고치로 되면 비타민 D의 활성을 저하시키고, 그에 따라 Ca이 저하한다. 칼슘 측정 시에는 칼슘이 알부민과 결합해 있기 때문에 알부민 4 g/dL 미만으로 저하한 경우에는 다음과 같이 보정해야 한다.

보정 Ca = (4-Alb) + 실측 Ca

산염기 평형 장애에서는 H^+의 배설 장애, HCO_3^-의 재흡수 장애에 더하여 인산 등의 불휘발산이 축적하기 때문에 음이온 갭은 정상 대사성 산증(metabolic acidosis)으로 되며, 호흡성 보상이 정상적으로 이루어지면 산혈증(acidemia)으로는 되지 않는다. 내분비계의 이상으로서 비타민 D의 활성화 장애, 적혈구 형성인자(erythropoietin) 생성 저하, 2차성 부갑상선 기능 항진증을 확인할 수 있으며, 지질단백질 라이페이스의 활성 저하에 의해 Ⅳ형 지질 이상증(VLDL의 상승)으로 된다.

표 14-4 AKI의 정의와 병기(미국신장학회)

아래 어느 것인가를 충족하는 경우.

48시간 이내에 혈청 크레아티닌(SCr)치가 ≧ 0.3 mg/dL 상승한 경우

Scr치가 그 이전 7일 이내에 알고 있거나 예상된 기초치보다 1.5배 이상으로 증가한 경우

소변량이 6시간에 걸쳐서 0.5 mL/kg/시간 미만으로 감소한 경우

병기	혈청 크레아티닌	소변량
1	기초치 1.5~1.9배 또는 ≥ 0.3 mg/dL	6~12시간: > 0.5 mL/kg/시
2	기초치의 2.0~2.9배	12시간 이상: < 0.5 mL/kg/시
3	기초치의 3배, 또는 ≥ 4.0 mg/dL의 증가, 또는 신장 대체요법 개시, 또는 18세 미만의 환자에서는 eGFR이 35 mL/min/1.73 m^2 미만으로 저하	24시간 이상: < 0.3 mL/kg/시 또는 12시간 이상 무뇨

표 14-5 AKI 검사

	소변 Na	BUN/Cre	소변 삼투압
신전성	≦ 20 mEq/L FENa 〉2%	> 10	상승(> 500 mOsm/L)
신성	> 40 mEq/L	< 10	등장뇨
신후성	> 20 mEq/L	< 10	

6) 만성 신장병(Chronic Kidney Disease; CKD)

CKD 개념은 혈액 투석 도입을 감소시키기 위한 것뿐만 아니라 심혈관 질환을 예방하기 위하여 미국에서 제창된 개념으로, 혈액 투석의 원인으로 되는 신기능 장애 상태를 포괄하여 CKD라고 부른다. CKD의 계발활동에 의해 사회, 행정, 의료자에 단백뇨 측정과 eGFR 계산의 중요성이 인식되어, 생활습관의 개선이나 약물요법을 적절히 취하게 되어 투석 환자 수가 더 이상 증가하지 않게 되었다. 향후 투석 환자가 감소할 것이라는 전망이 나오기도 한다.

CKD는 다음의 상태로 결정된다.

① 소변·혈액 검사, X선이나 초음파에 의한 영상진단, 조직 검사(병리진단)으로 신장 이상이 명확하다. 특히 소변 검사에서는 단백뇨가 중요하다.

② 신장의 활동을 보는 검사인 사구체 여과량(GFR)이 60 mL/분/1.73 m^2 미만이다.

①, ② 어느 것이든, 혹은 양쪽이 3개월 이상 지속되는 상태.

CKD는 표 14-6과 같이 병기(stage)가 분류되며, 알부민뇨 혹은 단백뇨 정도와 eGFR에 의해 말기신부전, 심혈관병의 리스크가 분류되었다.

표 14-6 CKD 병기 분류

질환명		단백뇨 구분		A1	A2	A3
당뇨병		소변 알부민 정량(mg/일) 소변 알부민/Cr비(mg/gCr)		정상	미량 알부민뇨	현저한 알부민뇨
고혈압 신염 다발성낭포신 신장 이식 불명 기타		소변 단백질 정량(g/일) 소변 단백질/Cr비(g/gCr)		정상	경도 단백뇨	고도 단백뇨
				0.15 미만	0.15~0.49	0.50 이상
GFR 구분 (mL/분/1.73m^2)	G1	정상 또는 고치	≧ 90			
	G2	정상 또는 경도 저하	60~89			
	G3a	경도~중등도 저하	45~59			
	G3b	중등도~고도 저하	30~44			
	G4	고도 저하	15~29			
	G5	말기 신부전(ESKD)	< 15			

Chapter 15

유전성 대사 질환

Inherited Metabolic Disease

CHAPTER 15
유전성 대사 질환(Inherited Metabolic Disease)

1. DNA의 구조와 기능

◆ 핵심용어

유전자, DNA, RNA, 아데닌, 구아닌, 사이토신, 티민, mRNA, tRNA, 전사, 번역

◆ 학습요점

DNA의 구조와 기능, 유전 정보의 전달 과정

최근까지 유전 질환은 유전자(gene)의 발현 생성물인 효소나 단백질 검사를 통해 진단했었다. 그러나 현재는 유전자 자체를 조사하여 유전 질환을 진단할 수 있게 됐다. 디옥시리보핵산(deoxyribonucleic acid, DNA)은 그림 15-1에서 보는 것처럼 두 개의 가닥이 서로 꼬여 이중 나선(double helix)을 형성하고 있다.

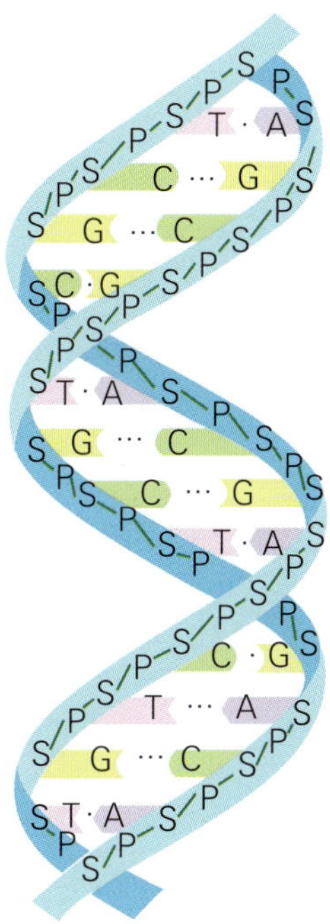

그림 15-1 DNA의 구조

이중 나선은 당과 인산기의 반복 결합과 두 가닥 간 상보성 염기들의 수소 결합에 의해 형성된다.

DNA 사슬은 각 단백질의 아미노산 배열을 결정하는 유전 암호(genetic code)를 포함하고 있다. 단백질의 구조와 기능은 아미노산 배열에 의해 결정된다. 각 가닥은 당(디옥시리보스)과 인산기가 교대로 결합하여 구성된다(그림 15-2).

디옥시리보스의 5′C에 있는 인산기는 인접해 있는 뉴클레오타이드(nucleotide)의 디옥시리보스 3′C에 있는 하이드록시기와 결합한다. 이 반응이 계속되면 큰 중합체인 폴리뉴클레오타이드(polynucleotide)가 형성된다. 모든 핵산 가닥의 시작에는 5′ 인산기를 가지며, 끝에는 3′하이드록시기를 가진다. DNA의 두 사슬은 서로 상보성(complementary)으로 존재한다. 즉 한 가닥은 5′→ 3′이고, 다른 한 가닥은 3′→ 5′으로 두 가닥의 상보성 염기들이 수소 결합에 의해 염기쌍을 형성한다(그림 15-3).

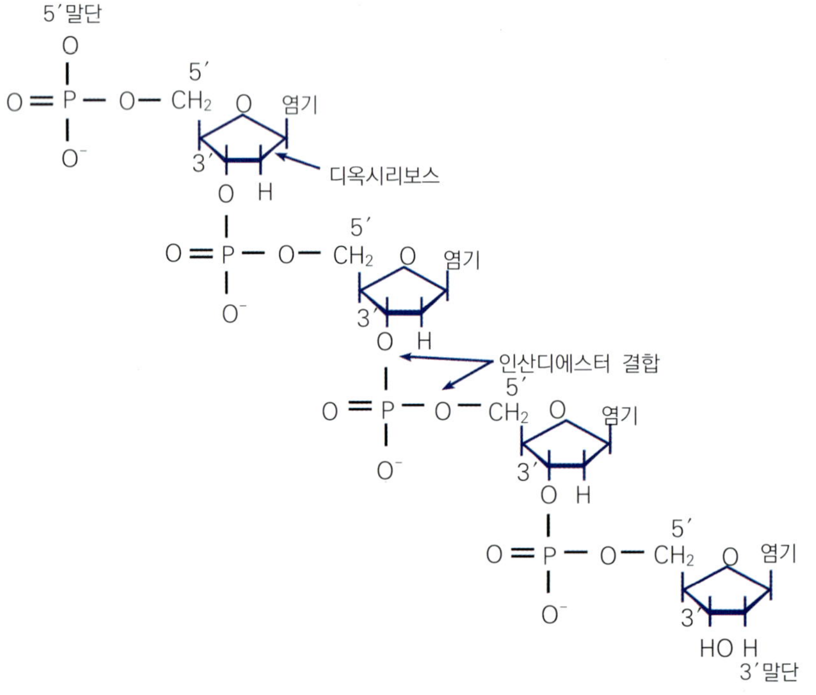

그림 15-2 DNA 사슬의 골격을 형성하는 디옥시리보스와 인산기의 결합

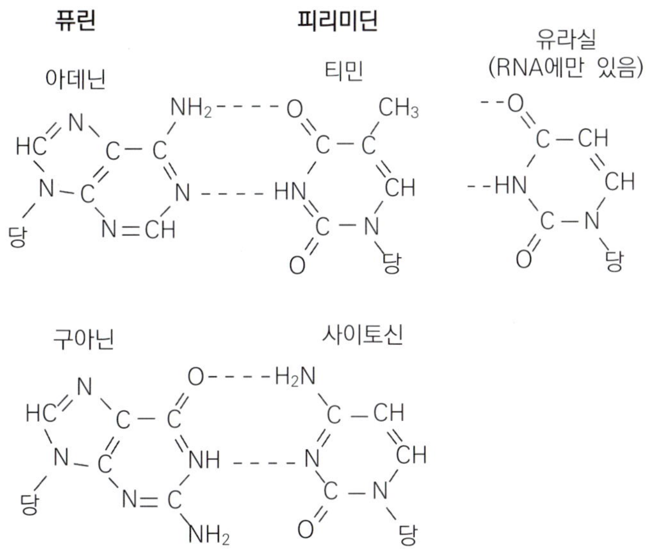

그림 15-3 뉴클레오타이드 염기(아데닌, 구아닌, 티민, 사이토신, 유라실)의 화학구조
아데닌과 구아닌은 퓨린(purine)이고 티민, 사이토신, 유라실은 피리미딘(pyrimidine)이다.
그림에서 상보성 염기들 사이의 점선은 수소결합을 나타낸 것이다.

DNA에서 아데닌(adenine, A)은 티민(thymine, T)과 쌍을 이루고, 구아닌(guanine, G)은 사이토신(cytosine, C)과 쌍을 이룬다(그림 15-3). 사람의 제놈(genome)에는 30억 개의 염기쌍, 즉 3백만 kilobase(kb) 이상이 포함되어있다. 유전 암호(genetic code)는 4개의 문자, 즉 A, T, G, C로 표기한다.

DNA에 포함된 유전 정보는 전사(transcription)라고 하는 과정에 의해 전령리보핵산(messenger ribonucleic acid, mRNA)으로 옮겨질 수 있다(그림 15-4). 우선 DNA의 두 가닥이 분리되고, 그 중 한 가닥이 RNA의 주형(template)으로 작용한다. 이 과정에 의해 DNA의 모든 정보를 RNA가 물려받는다. 그러나 RNA 사슬은 DNA와 달리, DNA의 디옥시리보스는 리보스로, 티민은 유라실(uracil)로 치환되어 있다(그림 15-3). 전사 후 mRNA는 세포의 핵으로부터 세포질로 이동하여, 이곳에서 단백질 합성을 위한 주형으로 작용한다. mRNA의 암호는 3개의 염기로 구성된 단위인 코돈(codon)을 가진 tRNA에 의해 번역된다. 코돈은 64개가 있으며, 각 코돈은 아미노산의 종류를 결정한다.

이 과정을 번역(translation)이라고 한다. tRNA는 mRNA의 코돈 정보에 따라 아미노산을 운반한다. 이들 아미노산은 번역이 연속 진행되는 동안 중합되어 단백질을 형성한다. 결과적으로 유전정보는 DNA로부터 RNA로, 그리고 단백질로 이동한다(그림 15-5).

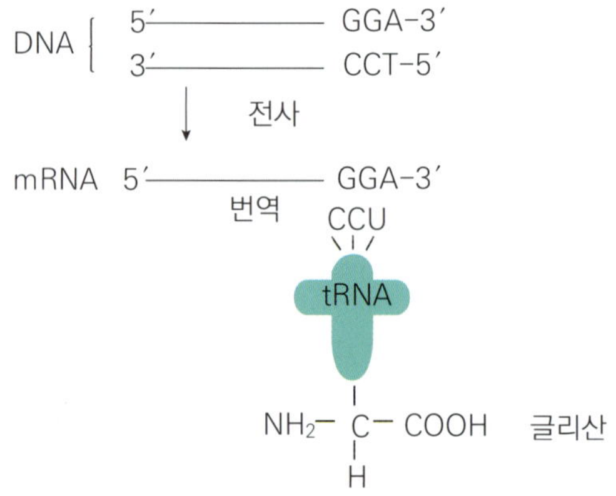

그림 15-4 DNA의 RNA 전사와 단백질 합성을 위한 RNA의 번역과정

전사

① **개시**: RNA 중합 효소(polymerase)가 특정한 유전자의 프로모터에 결합하여 DNA 가닥을 풀고 RNA 합성을 시작한다. 개시 코돈은 AUG(메싸이오닌)이다.

② **신장**: RNA 중합 효소는 DNA 주형에 상보적인 리보뉴클레오타이드를 결합시켜 RNA를 합성한다. 전사가 끝난 DNA 가닥은 다시 이중 나선을 형성한다.

③ **종결**: 새로 합성된 RNA는 방출되고, RNA 중합 효소도 DNA에서 떨어진다. 종결 코돈은 UAA, UAG, UGA이다.

번역

① mRNA의 코돈에 맞는 아미노산을 tRNA가 리보솜으로 운반하여 폴리펩타이드가 형성된다.

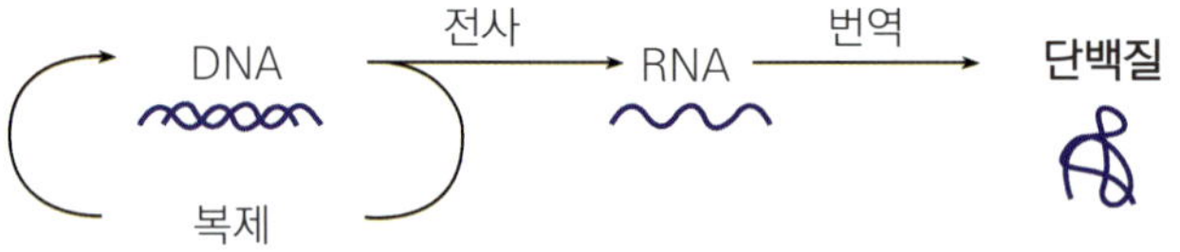

그림 15-5 유전 정보의 흐름

이해도의 점검과 문제

1. DNA와 RNA의 구조적 차이에 대해 설명하라.
2. DNA의 유전 정보가 발현되는 과정을 설명하라.

2. 분자생물학적 기법에 의한 질환의 진단

◆ **핵심용어**

제한 효소, DNA 탐색자, 스플라이싱, 돗트 혼성화, 서던 블롯, 중합 효소 연쇄 반응

◆ **학습요점**

분자생물학 기법의 종류와 원리 그리고 임상 응용

최근에는 분자생물학의 혁명적인 발전으로 인해 인간 유전자 지도가 만들어졌으며, 분자 수준에서 질환을 규명하는 것이 보편화되고 있다. DNA의 특정한 뉴클레오타이드 배열을 인식하고, 분해하는 세균 효소인 제한 핵산 내부 가수 분해 효소(restriction endonuclease)의 발견이 분자생물학의 발전에 결정적인 계기가 됐다. 제한 효소(restriction enzyme)는 분해된 뉴클레오타이드 배열에 생긴 돌연변이(mutation)를 동정할 수 있는 DNA 탐색자(DNA probe)의 사용을 가능하게 했다

(1) DNA 추출

DNA는 대부분의 조직으로부터 얻을 수 있지만 대개는 전혈이나 백혈구로부터 얻는다. DNA를 정제하기 전에 백혈구나 조직 분쇄물의 세포막을 소화하고 DNA를 유리시키기 위하여 단백질 분해 효소 K(proteinase K)로 처리한다.

DNA를 추출하는 방법은 여러 가지가 있지만, 페놀/클로로폼 추출법이 표준법으로 사용되고 있다. 페놀은 세포성 단백질을 변성시키고, DNA는 수용액 분획에 남는다. 계속해서 클로로폼에 의한 추출은 제한 효소의 활성을 저해하는 페놀을 완전히 제거하는 효과를 가진다. 여기에 아세트산/에탄올을 가하면 수용액 층에 있던 DNA가 침전된다. 이것을 원심시키고, 세척하여 완충 용액에 저장한다.

세포로부터 직접 추출된 DNA(genomic DNA)는 대개 100 kb 이상의 거대분자이다. 이때 DNA가 작은 조각으로 절단되지 않도록 주의를 기울여야 한다. 추출 시 혼합은 진동을 최소화하면서 부드럽게 해야 한다. 특히 페놀에 의한 추출은 진탕이 아닌 저속 회전으로 한다. 수용액 층을 옮길 때는 피펫의 흡입구가 큰 것을 이용한다. 그림 15-6과 같은 자동추출기를 이용하는 경우가 많다.

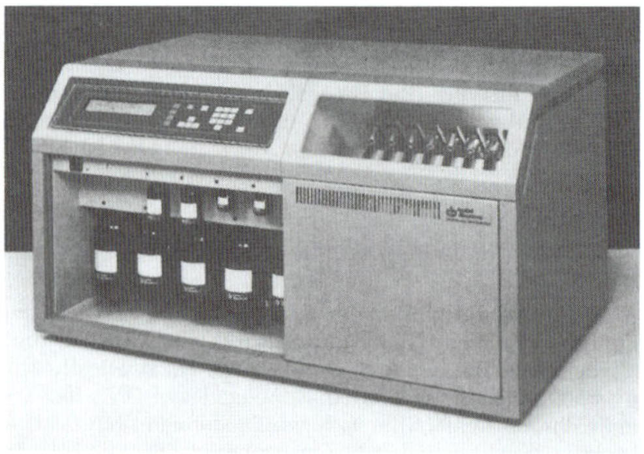

그림 15-6 DNA 자동 추출기(Applied Biosystems)

이 기구는 4~5시간에 8개의 DNA 시료를 동시에 추출할 수 있다. 더 빠른 비유기용매 추출법들도 또한 자동화나 용수법에 이용될 수 있다. 이들은 중합 효소 연쇄 반응(polymerase chain reaction, PCR)의 사용에 적합하다. 그러나 서던 블롯 분석(Southern blot analysis)이나 DNA의 장시간 저장에는 적합하지 않다.

일부 회사에서는 RNA와 단백질로부터 DNA의 분리를 위해 음이온 교환 수지 칼럼을 상품화한 것도 있다. 이것을 이용하면 해로운 유기용매의 사용을 피할 수 있고, 보다 순수한 고분자량의 DNA를 얻을 수 있다.

추출 과정에서 주의해야 할 또 하나는 세균 오염의 방지이다. 피부 세균에 있는 DNAase(DNA를 분해하는 효소)가 혼입되면 DNA를 분해할 수 있기 때문에 조작 시에는 반드시 폴리비닐장갑을 착용해야 한다. DNA준비와 분석에 사용되는 모든 시약, 완충 용액, 피펫 팁, 그리고 유리 용량기구는 고압멸균된 것을 사용해야 한다.

추출된 DNA의 순도와 농도는 260 nm와 280 nm에서 흡광도를 측정하여 알아볼 수 있다. 순수한 DNA는 A260/A280의 비가 1.8~2.0의 범위에 있다. 만일 이 값이 1.8보다 낮으면 단백질이나 페놀이 오염되었음을 가리킨다. DNA의 농도는 260 nm에서 흡광도를 측정하여 다음과 같이 구한다.

$$\text{농도}(\mu g/mL) = \frac{A_{260} \times \text{희석배수}}{0.02 \times 1.0}$$

여기서 0.02 = 260 nm에서 DNA의 흡광 계수
1.0 = 광로의 길이(㎝)

전혈 1 mL로부터 보통 DNA 30 μg을 얻을 수 있다.

(2) 전기영동에 의한 DNA의 분리

제한 효소로 소화한 후 크기에 따라 DNA 단편을 분리하는 방법으로는 아가로스 겔 전기영동이 가장 널리 사용되고 있다. 겔 조제에 사용되는 아가로스의 농도는 효율적인 분리를 위해 DNA 단편의 크기에 따라 변화시킬 수 있다. 겔 내의 아가로스 농도가 높으면 높을수록, 저분자량의 DNA 분리에 더 효율적이다. 표준 아가로스 겔은 완충액에 대하여 약 0.6~1.0%(w/v)이다. 3~2,000 염기쌍의 아주 작은 DNA 단편의 분리는 폴리아크릴아미드 겔(polyacrylamide gel)을 사용한다.

전기장에 겔을 놓고, 시료를 도포하면 음전하를 띠는 DNA는 양극 쪽으로 이동한다. 이동률은 주로 아가로스의 농도, 완충 용액의 조성 및 이온 강도, 그리고 전압에 의존한다.

만일 변성되지 않은 DNA를 제한 효소로 처리하지 않고 전기영동을 하면, DNA는 도포 지점 부근에 뭉쳐서 나타날 것이다. 제한 효소로 처리했거나 일부분이 분해됐다면 도포한 지점으로부터 띠를 이루면서 나타난다(그림 15-7).

(3) DNA 탐색자

DNA 탐색자(DNA probe)의 준비 과정을 그림 15-8에 요약하였다. 제한 핵산 내부 가수 분해 효소는 DNA의 특정 단편을 생산한다. 여기서 생산된 조각은 어떤 효소에 의해 세균성 플라스미드 속으로 들어가 연결된다. 이와 같이 조각을 이어 붙이는 과정을 스플라이싱(splicing)이라고 한다. 플라스미드는 세균의 주된 염색체와는 분리된 환형의 DNA 분자이다.

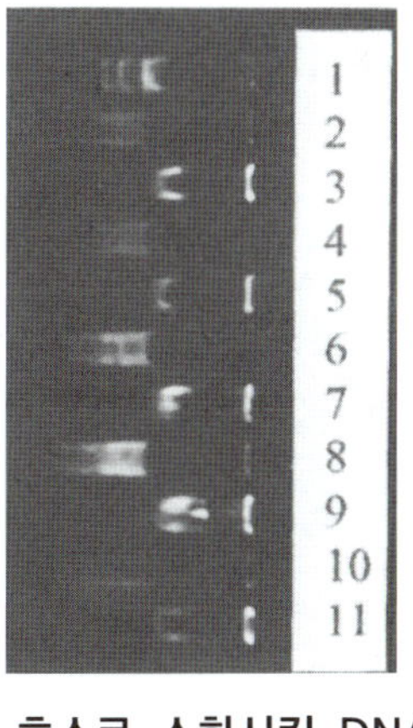

그림 15-7 제놈 DNA와 제한 효소로 소화시킨 DNA의 아가로스 겔 전기영동 패턴
1은 마커, 2,4,6,8,10은 소화된 DNA, 3,5,7,9,11은 소화되지 않은 고분자량의 DNA

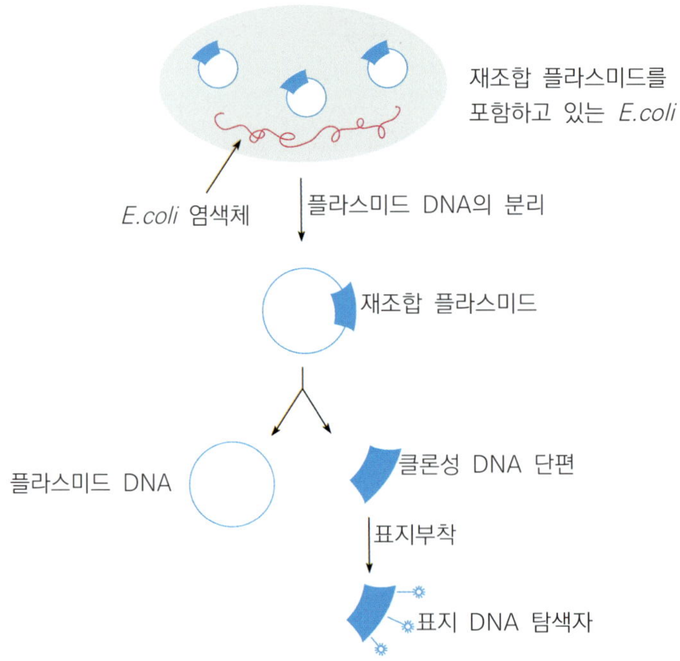

그림 15-8 탐색자 준비 과정

이 외인성 DNA는 그 다음 세균(*Escherichia coli*) 속에서 증식될 수 있다. *E. coli* 숙주는 많은 양의 재조합 플라스미드(recombinant plasmid)를 생산한다. 플라스미드로부터 클론(증폭)된 조각을 유리시키는데 제한 효소가 사용된다.

이들 DNA 단편들은 환자의 DNA 시료 중의 상보성 배열을 찾기 위한 혹은 결합시키기 위한 탐색자로서 사용할 수 있다. DNA는 두 사슬로 되어있기 때문에 혼성화(hybridization) 전에 열 등으로 단일 사슬로 분해해야 한다. 탐색자는 쉽게 찾을 수 있도록 표지를 하는데 가장 일반적인 것은 방사성동위원소인 ^{113}I나 ^{32}P이다. 표지된 뉴클레오타이드는 효소에 의해 DNA 속으로 융합된다. 방사성 DNA는 자가방사기록(autoradiography)이나 감마카운터로 찾을 수 있다.

비록 자가방사기록법이 지금까지는 가장 예민한 방법이기는 하지만 방사능의 사용은 가능하면 피해야 한다. 따라서 대체 방법으로 개발된 것이 바이오틴-표지 탐색자이다. 혼성화 후 플루오레신(fluorescin)이나 효소를 표지한 아비딘(avidin)이 첨가된다. 아비딘은 바이오틴에 대하여 친화성이 높기 때문에 혼성화 탐색자의 검색은 효소에 의해 생성된 형광이나 비색 변화를 통하여 찾을 수 있다(그림 15-9).

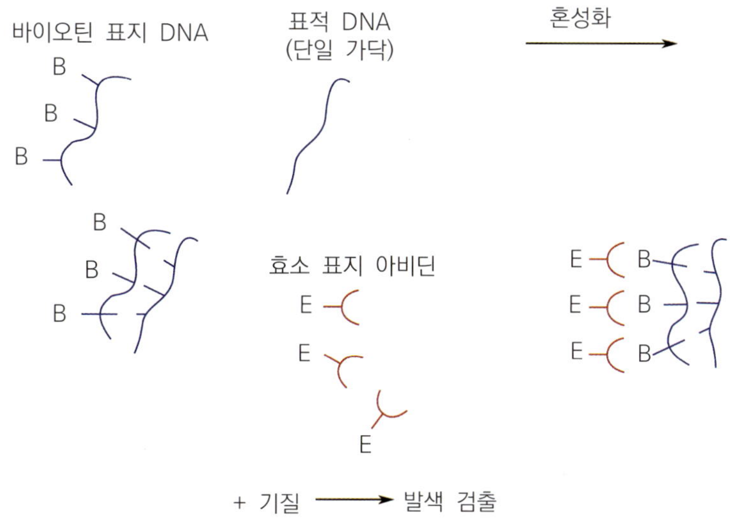

그림 15-9 바이오틴 표지 DNA 탐색자에 의한 신호 생성
효소를 표지한 아비딘이 탐색자 바이오틴에 결합하면 색을 형성한다.

합성 DNA와 마찬가지로 RNA도 또한 탐색자로서 사용될 수 있다. 클론된 DNA 단편의 뉴클레오타이드 배열은 DNA 염기 배열 결정법(DNA sequencing)에 의해 결정된다. 이 배열은 그 다음에 합성 DNA의 단일 사슬로 재생산 될 수 있다. 클론 DNA 탐색자를 준비하는 데는 1~2주가 걸리는 반면에, 합성 DNA 탐색자는 단 몇 시간 내에 방대한 양을 생성한다.

(4) DNA의 도트 블롯 혼성화

도트 블롯 혼성화(dot blot hybridization)란 시료 DNA가 일반적으로 막 위에 반점으로서 형성되기 때문에 붙여진 이름이다. 측정 단계는 그림 15-10과 같다.

1. 시료(백혈구, 조직)로부터 DNA를 추출한다.
2. 시료의 DNA를 단일 사슬로 분리하고, 막 위에 결합시킨다.
3. 표지된 단일 사슬 탐색자를 포함하는 혼성화 용액을 첨가한다. 탐색자는 고정된 시료 DNA의 상보성 배열과 선택적으로 혼성화한다.
4. 결합하지 못한 탐색자를 제거하기 위해 막을 세척한다.
5. 적당한 검출기(예: 형광)로 혼성화한 탐색자 분자의 존재를 알아낸다.

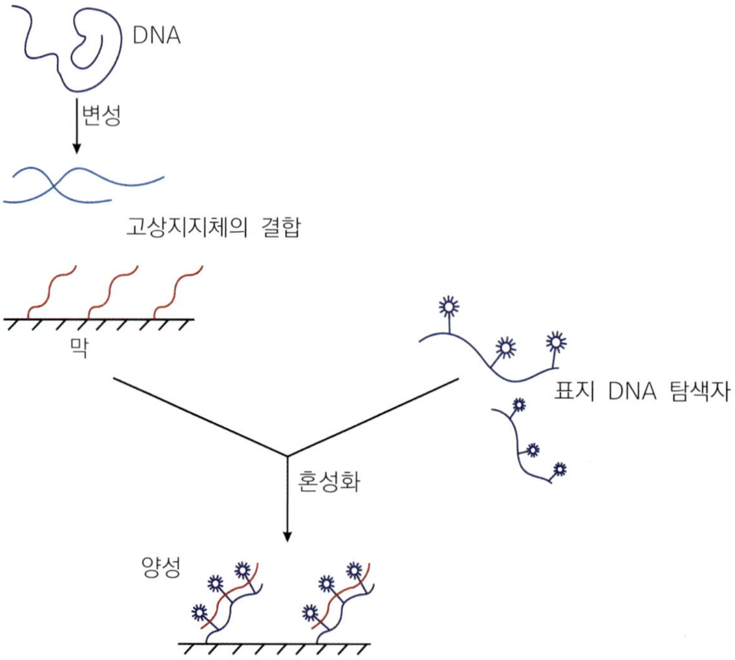

그림 15-10 도트 블롯 혼성화 단계

(5) DNA의 인사이투 혼성화

인사이투 혼성화(in situ hybridization)란 손상되지 않은 세포 내의 DNA에 탐색자가 혼성화하는 것을 의미한다. 이 기법의 장점은 DNA를 정제하는 전처리 과정이 필요하지 않고, 슬라이드 위에 세포나 조직을 도말하여 직접 혼성화를 시행하는 것이다. 이상 염색체의 검출을 위해 상품화된 탐색자를 이용할 수 있다.

인사이투 혼성화는 세포나 조직 속에 특정 유전자의 DNA에 대한 존재 유무를 알고자 할 때, 또는 어떤 조직 속에서 특정 유전자가 발현되는 위치를 파악하거나 그 발현 여부 혹은 발현 정도를 측정하고자 할 때 사용된다.

도트 블롯과 인사이투 혼성화는 둘 다 특정한 DNA 배열을 가진 감염성 질환을 진단하는 데 유용하다. *E. coli*, *Neisseria gonorrheae*, *Chlamydia*, *Campylobacter jejuni*, *Mycoplasma pneumonia*, *Legionella*, Mycobacterium tuberculosis를 검출하는 키트가 상품화되어 있다.

그 밖에도 B형 간염 바이러스, Cytomegalovirus, Epstein-Barr, Herpes simplex, 아데노바이러스, 인체 면역결핍 바이러스(human immunodeficiency virus, HIV)와 같은 바이러스도 DNA 탐색자 키트를 이용하여 진단할 수 있다.

(6) DNA의 서던 블롯 분석

유전 질환의 진단은 감염성 질환의 진단보다 좀 더 복잡하다. 유전 질환의 진단은 태아 진단과 보균자 검출을 목적으로 많이 시행되고 있다. 유전 질환의 진단은 DNA 배열에서 한 개의 염기쌍의 변화처럼 포착하기 어려운 작은 변화를 검출할 수 있어야 한다. 서던 블롯(Southern blot, 고안자인 E. M. Southern의 이름에서 딴 것임)은 그러한 DNA의 구조 분석에 이용된다.

그림 15-11은 서던 블롯 분석 단계를 나타낸 것이다.

1. 제한 핵산 내부 가수 분해 효소를 사용하여 DNA를 절단하여 단편 혼합물을 만든다.
2. 아가로스 겔 전기영동으로 크기에 따라 딘편들을 분리한다.
3. 분리된 DNA 단편들은 니트로셀룰로스(nitrocellulose)나 나일론과 같은 겔로부터 고체 지지체(흡착지)에 옮긴다.
4. 고정된 상보성 DNA 단편들은 표지(^{32}P)탐색자와 혼성화한다.
5. 고체 지지체-탐색자 결합 위치와 상응하는 곳의 X-선 필름은 감광되기 때문에 찾고 싶은 DNA 밴드의 수 및 분자량을 확인 할 수 있다(자가방사기록).

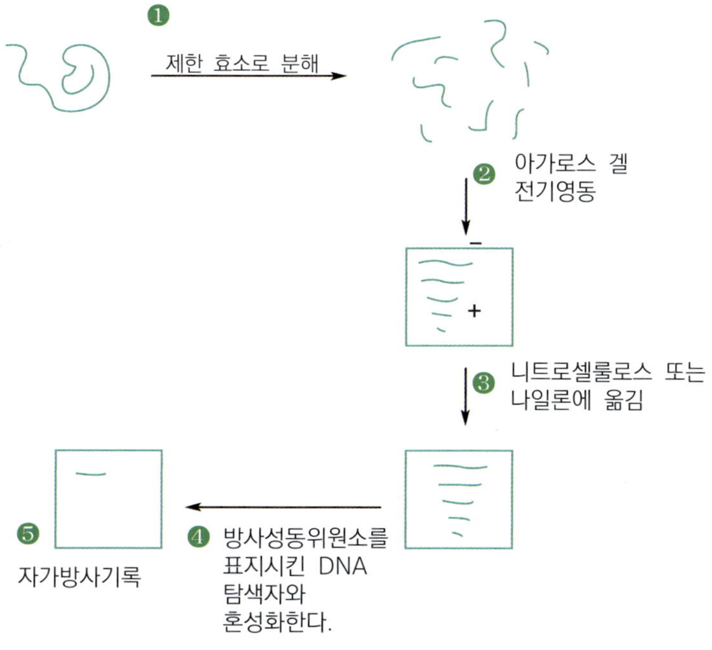

그림 15-11 서던 블롯 분석 단계

1. 제한 효소에 의한 DNA 소화, 2. 아가로스 겔 전기영동
3. 전이, 4. 표지 탐색자에 의한 혼성화, 5. 검출

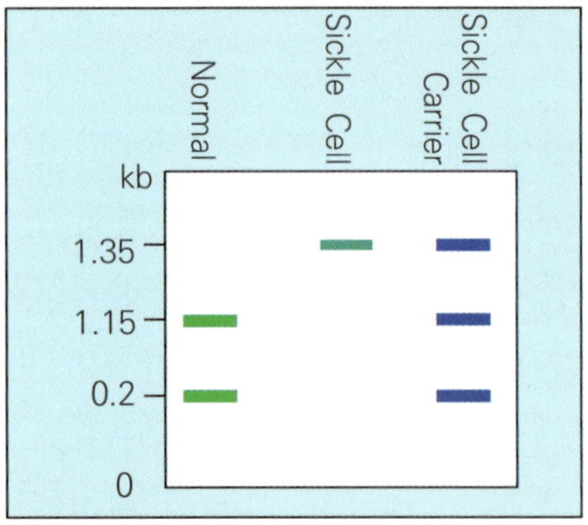

그림 15-12 서던 블롯 분석에 의한 낫적혈구 빈혈의 검출

낫적혈구 빈혈(sickle cell anemia)은 이 방법에 의해 진단이 가능하다. 낫적혈구 질환은 DNA의 단일 염기쌍의 치환, 즉 정상의 글루탐산(glutamic acid)이 발린(valine)으로 치환되어 결국 비정상적인 헤모글로빈 분자가 만들어져서 일어나는 질환이다. 이러한 돌연변이는 제한 효소의 인식 부위를 파괴한다. 정상적인 DNA에서는 제한 효소에 의해 1.15-kb와 0.2-kb 두 개의 단편이 생긴다. 그러나 낫적혈구 DNA에서는 제한 효소로 처리하여도 1.35-kb의 단일 단편만 생긴다(그림 15-12). 이러한 단편 크기의 차이는 헤모글로빈 유전자의 DNA 배열에 대해 특이적인 표지 탐색자를 사용하는 서던 블롯 분석에 의해 검출된다.

DNA 탐색자를 사용하는 방법은 민감하여 양수로부터 얻은 소량의 혈액이나 세포에 대해서만 검사할 수 있다. 탐색자들은 레쉬-니한 증후군(Lesch-Nyhan syndrome)과 중간-사슬 아실 CoA 탈수소 효소 결핍증(medium-chain acyl CoA dehydrogenase deficiency), 허약 X 증후군(fragile X syndrome), 근강직성 퇴행위축(myotonic dystrophy), 근육 퇴행위축(muscular dystrophy), 낭성 섬유증(cystic fibrosis), 페닐케톤뇨증(phenylketonuria), 혈우병 A(hemophilia A), 낫적혈구 빈혈(sickle cell anemia), 지중해성 빈혈(thalassemia), 헌팅톤병(Huntington's disease), 그리고 암 유전자(oncogene)를 포함하여 많은 유전 질환의 진단에 이용하고 있다.

비록 DNA의 돌연변이가 직접 검출될 수도 있지만, 대부분의 유전 질환은 낫적혈구 빈혈과 같이 제한 효소 배열 내에서 일어나지 않는 돌연변이에 기인한다. 이를 극복하기 위한 방법이 제한 단편 길이 다형성(restriction fragment length polymorphism, RFLP) 분석이다. RFLP는 개체군에 비교적 공통적인 표지자 유전자(다형성)의 존재에 의존한다. 표지자 유전자는 질환을 일으키는 돌연변이와 가깝거나 함께 유전되지만, 기능적으로는 독립적이다. 표지자 유전자는 제한 효소에 의해 생성된 단편 패턴에 영향을 주기 때문에 돌연변이에 대한 간접 지표로서 작용한다. 간혹 RFLP는 특정한 가족성 유전 질환과 관련이 있다. 따라서 가족 구성원에 대한 DNA 연구를 통해 진단을 하는 것이 필요하다.

(7) 중합 효소 연쇄 반응(PCR)에 의한 DNA의 증폭

중합 효소 연쇄 반응(polymerase chain reaction, PCR)은 DNA를 대량으로 복사하여 증폭하는 데 사용되는 방법이다. PCR의 강점은 감도이다. 즉 DNA를 대량으로 증폭시켜 소량의 생체 물질에 대한 연구를 가능하게 한다. PCR을 이용하려면 우선 증폭시킬 DNA의 배열을 결정해야 하고, 그 다음은 화학적으로 합성된 올리고뉴클레오타이드 프라이머(primer, 시발체)를 얻어야 한다. 증폭될 DNA는 95℃로 가열하여 변성시키고, 그 다음에 올리고뉴클레오타이드 프라이머를 보통 10℃에서 DNA에 결합시킨다. 그 다음 DNA 합성은 37℃에서 Taq 중합 효소로 알려진 열 안정성 DNA 중합 효소에 의해 완성된다.

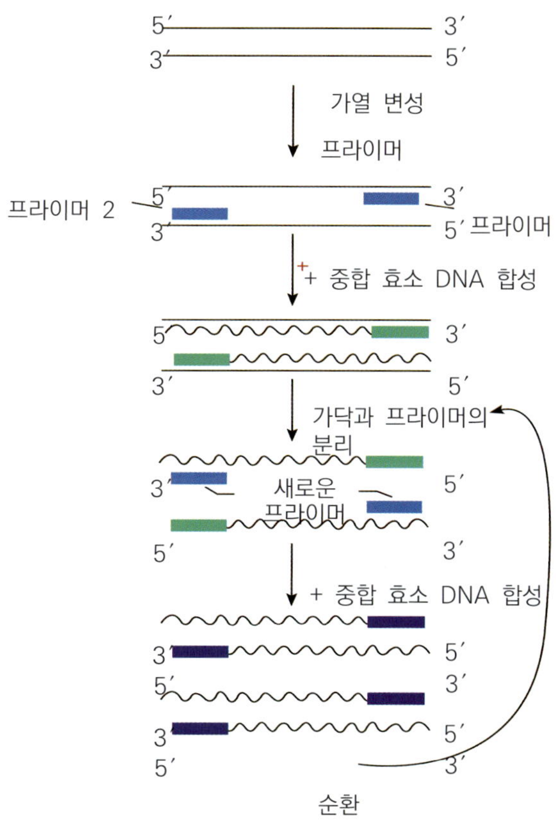

그림 15-13 중합 효소 연쇄 반응(PCR)에 의한 DNA의 증폭

프라이머: DNA 복제 시 주형 가닥에 상보적으로 결합하여 3´ 말단을 제공하는 짧은 RNA 또는 DNA 조각이다.

반응은 시료를 혼합한 후 자동적으로 빠르게 가열했다 식혔다 하고, 또한 온도를 일정하게 유지할 수 있는 온도 순환 장치(thermal cycler)에 넣고 20~40회 반복한다. 결과적으로 한번 PCR이 순환할 때마다 산물이 2배로 증폭된다(그림 15-13). 대략 몇 시간이면 표적 DNA를 수백만 배 이상으로 증폭시킬 수 있다.

PCR은 유전 질환(낭성 섬유증, 혈우병 A와 B, β-지중해성 빈혈, 근육 퇴행위축, 헌팅톤병, α_1-항트립신 결핍증, 페닐케톤뇨증 등), 감염성 인자(HIV, 헤르페스, 간염), 그리고 암과 관련된 염색체의 재배열을 검출하는 데 유용한 것으로 입증되었다.

이해도의 점검과 문제

1. DNA 탐색자의 준비 과정을 설명하라.
2. 인사이투 혼성화와 서던 블롯 분석의 임상 응용을 열거하라.
3. PCR을 정의하고 임상 응용을 설명하라.

3. 유전 질환의 생화학적 진단

◆ **핵심용어**

염화철(Ⅲ) 시험, 페닐케톤뇨증(PKU), 단풍당밀뇨병(MSUD), 테이삭스병, 유기산뇨증, β-산화 결함

◆ **학습요점**

선천성 질환의 선별 검사

비록 유전 질환의 진단은 분자 수준에서 하는 것이 더 타당하겠지만, 실제로는 생화학적 검사를 먼저 실시한다. 유전성 대사 질환을 가지고 있는 신생아의 증상은 다양하며, 또한 가끔은 비특이적이다. 유전 질환에서 확실한 생화학적 변화가 있고 또한 이를 검색할 수 있다면, 처음부터 DNA 검사를 시도하는 것보다 생화학 검사를 먼저 시행하는 것이 훨씬 더 효율적이다. 잠재적인 유전자 결함은 방대하기 때문에 첫 단계부터 DNA를 분석하는 것은 시간과 비용을 많이 소비한다.

구토, 케톤증(ketosis), 저혈당증, 또는 발작과 관련된 대사성 산증(metabolic acidosis)의 영아는 반드시 대사 선별 검사를 받아야 한다. 음식을 거의 섭취하지 않거나 혹은 섭취 후 심각한 증상을 나타내는 유아들도 선별 검사의 대상이 된다. 음식물 섭취 후 악화되는 어린이는 혈장 암모니아를 측정하게 된다. 일반적으로 고암모니아혈증(hyperammonemia)은 요소 회로 질환과 아미노산 대사 질환에서 나타난다. 어떤 경우에는 증상이 애매한데, 단풍당밀뇨병(maple syrup urine disease, MSUD)에서와 같은 소변의 냄새가 특이한 경우도 있다. 따라서 검색 시에는 소변의 냄새에도 주의를 기울여야 한다(표 15-1).

아미노산, 탄수화물 혹은 지질의 대사질환은 보통 효소나 운반상의 결함에 기인한다. 이와 같은 결함으로 인하여 중간 대사 물질이 축척되고 그 결과 독성을 일으키거나 아니면 필수 화합물의 결핍이 일어난다.

(1) 대사 선별 검사

요의 대사 선별 검사(metabolic screening test)는 유전 질환의 지표가 되는 대사 물질의 증가나 비정상 화합물을 확인하기 위해 이용한다. 비정상 대사 물질은 요에 농축되며, 요세관에서 재흡수되지 않고 배설되기 때문에 주로 요를 이용한 선별 검사가 시행되고 있다. 선별 검사는 우선 시험관 시험이나 정제 시험을

한다. 이들 검사는 간단하고 빠르다.

그러나 이들 시험은 많은 위양성을 나타내기 때문에 진단적 가치가 있는 것은 아니고 가능성을 나타내 주는 데 의의가 있다고 말할 수 있다. 양성이 나오면 더 정밀한 검사를 해야 한다.

표 15-1 대사 질환과 관련된 냄새

질환	냄새
단풍당밀뇨병(maple syrup urine disease)	단풍 시럽
이소발레르산뇨증(isovaleric aciduria type II)	땀 냄새(양말)
글루타르산뇨증 type II(glutaric aciduria type II)	땀 냄새(양말)
페닐케톤뇨증(phenylketonuria)	곰팡이
타이로신혈증(tyrosinemia)	양배추
메싸이오닌 흡수 장애(methionine malabsorption)	맥아 혹은 호프
β-메틸크로톤산뇨증(β-methylcrotonic aciduria)	고양이 요
β-OH-β-메틸글루타릴 CoA 분해 효소 결핍증 (β-OH-β-methylglutaryl CoA lyase deficiency)	고양이 요
당뇨병성 케토산증(diabetic ketoacidosis)	아세톤
메틸말론산뇨증(methylmalonic aciduria)	암모니아
프로파이온산뇨증(propionic aciduria)	암모니아
요소 회로 결함(urea cycle defects)	암모니아
호킨신뇨증(Hawkinsinuria)	염소(Cl)
트라이메틸아민(trimethylamine)	생선

① 염화철(III) 검사

염화철(III)($FeCl_3$) 검사는 여러 가지 다른 상황에서 색조의 변화가 뚜렷하기 때문에 선별 검사로 많이 이용되고 있다. 그러나 이 검사는 비특이적인 검사이므로 주의해야 한다. 타이로신혈증이나 빌리루빈은 염화철(III) 검사에서 녹색을 형성하기 때문에, 만일 염화철(III) 검사에서 양성인 녹색이 나오면 항상 시험지법(dipstick)으로 빌리루빈을 검사해야 한다(표 15-2).

가. 시약

10%(w/v) $FeCl_3$, 2 M HCl에 $FeCl_3$ 10 g을 녹여 100 mL가 되게 희석한다.

나. 과정

1. 시험관에 잘 혼합한 소변 0.5 mL를 넣는다.
2. 한번에 1방울씩 2~5방울을 첨가하고 색깔 변화를 관찰한다.

다. 결과

염화철(Ⅲ) 선별 검사는 표 15-2에서 보는 것처럼 질환별로 다양한 색깔을 나타낸다.

표 15-2 염화철(Ⅲ) 검사에 대한 색깔 변화의 해석

질환	색깔
정상 소변(가끔)	인산염에 의한 갈색 침전물
페닐케토뇨증(phenylketonuria)	녹색
타이로신혈증(tyrosinemia)	녹색
빌리루빈뇨증(bilirubinuria)	녹색
호모젠티스산(homogentisic acid)	일시적 청-녹색
흑색종(melanoma)	회색-흑색
케톤체(ketones)	자주색
살리실산염(salicylate)	자주색
페노티아진(phenothiazines)	자주색 혹은 녹색
단풍나무 시럽뇨병(maple syrup urine disease)	녹회색

표 15-3 양성 환원성 물질

당	임상적 중요성
글루코스	당뇨병
갈락토스	갈락토스혈증
프룩토스	유전성 프룩토스 비내성
락토스	락토스 비내성
자일룰로스	필수 오탄당뇨증(무해)

② 환원당 검사

환원 물질 검사는 신생아에서 갈락토스혈증(galactosemia)을 배제하고자 할 때 시행하는 중요한 검사이다. Clinitest 정제(Ames)는 모든 환원당에 양성을 나타낸다(표 15-3). 이 시험의 원리는 환원당에 의해 황산구리가 환원되는 것에 기초하고 있다. 결과는 환원당의 농도에 상관하여 색깔 변화가 일어난다.

농도에 따라 결과를 표시한 비색표를 이용하면 결과 보고가 용이하다. 이 실험에서 양성이 나오면 글루코스의 유무를 확인하기 위해 시험지법(Ames, Clinistix 등)을 계속 해야 한다. 글루코스, 갈락토스, 락토스, 프룩토스, 자일룰로스는 환원당 검사에서 양성을 나타낸다. 아미노산, 페니실린 및 페니실린 유도체와 같은 항생제, 그리고 아스코르브산(비타민 C)을 포함하는 많은 화합물도 위양성을 나타낼 수 있다.

③ 케토산 측정을 위한 디니트로페닐하이드라진 검사

가. 시약

2,4-디니트로페닐하이드라진(2,4-dinitrophenylhydrazine): 2,4-디니트로페닐하이드라진 150 mg을 무수메탄올 40 mL에 용해한다. 여기에 6 M HCl 10 mL를 첨가하고, 잘 혼합하여 4℃에 보관한다.

나. 과정

깨끗한 소변 1.0 mL에 한번에 1방울씩 시약 0.5 mL를 첨가한다.

다. 결과

진한 황색 침전물이 형성되면 과량의 케톤산이 있다는 것을 의미한다. 다이니트로페닐하이드라진은 케톤산의 카보닐기와 반응하여 불용성의 침전물을 형성한다. 케톤체(아세토아세테이트; acetoacetate, 아세톤; acetone)는 이 반응에 양성을 나타낸다. 양성을 나타내는 다른 α-케톤산들은 어떤 유기산성뇨증, 단풍당밀뇨병, 혹은 발작에 사용하는 발프로산(valproic acid) 치료 후에도 나타날 수 있다. 이때 아세토아세테이트와 아세톤에만 특이적으로 반응하고, β-하이드록시부티르산(β-hydroxyburyrate)과는 반응하지 않는 Ames Acetest를 사용하여 공복 시 시료 중에 정상적으로 존재하는 케톤산과 다른 케톤산을 구별할 필요가 있다. 이 검사는 Acetest 정제 위에 시료 1방울을 떨어뜨려 비색표와 비교하여 결과를 판독한다.

④ 황화수소기 검출을 위한 사이안산 니트로프러사이드 반응

가. 시약

1. 5%(w/v) 사이안산나트륨(sodium cyanide) 용액(주의: 독극물)
2. 5%(w/v) 니트로프러사이드(nitroprusside) 용액(sodium nitroferricyanide)

나. 과정

1. 환자의 소변과 양성 대조 1 mL를 각각 시험관에 넣고, 5% 시안화나트륨 0.4 mL를 첨가한다.
2. 잘 혼합한 후, 실온에서 10분간 방치한다.
3. 니트로프러사이드나트륨 1~2방울을 첨가한 후, 색깔의 변화를 관찰한다.

다. 결과

양성 반응은 적색이나 자홍색을 나타내고, 시간의 경과와 함께 희미해진다. 이 검사는 호모시스틴(homocystine)이나 시스틴(cystine)처럼 황화수소기(-SH)를 가진 물질에서 양성을 나타낸다.

시스틴뇨증(cystinuria)은 신장에서 시스틴과 이중 염기성 아미노산인 라이신, 오르니틴, 그리고 아르지닌에 대한 운반 결함에 기인한다. 시스틴뇨증은 소아에서 신장 결석을 일으키는 가장 일반적인 원인이다.

호모시스틴뇨증(homocystinuria)은 메싸이오닌(methionine)이 시스테인으로 되는 대사 경로 중에 있는 효소인 시스타티오닌 β-합성 효소(cystathionine β-synthetase)의 결핍에 의해 일어난다. 다음에 소개되는 니트로프러사이드 은 반응은 오직 호모시스틴과만 반응하므로, 이들 두 질환을 감별할 수 있다.

⑤ 호모시스틴을 위한 은 니트로프러사이드 검사

가. 시약

1. 염화나트륨(NaCl)
2. 3% 암모니아수
3. 질산은: 3% 암모니아 용액에 질산은 100 mg을 용해하고, 10 mL가 되게 희석한다.
4. 1% 니트로프러사이드나트륨 용액
5. 0.7% 사이안산나트륨 용액(주의: 독극물)

나. 과정

1. 염화나트륨으로 소변 2 mL를 포화시킨다.
2. 염화나트륨으로 포화된 소변 0.5 mL에 1% 질산은 시약 0.05 mL를 첨가한다.
3. 잘 혼합하고, 1분간 방치한다.
4. 니트로프러사이드나트륨 0.05 mL를 첨가한다.
5. 사이안산나트륨 0.05 mL를 첨가한다.
6. 곧바로 호모시스틴의 존재를 가리키는 분홍색 혹은 자주색의 색깔 변화를 관찰한다.

⑥ 뮤코다당류 선별 검사

허흘러 증후군(Hurler's syndrome)이나 헌터 증후군(Hunter's syndrome)과 같이 뮤코다당류 저장병은 뮤코다당류의 분해에 관여하는 몇 가지 리소솜성 효소(lysosomal enzyme) 중 한 개의 효소 결핍으로 인해 발생되는 선천성 글리코사미노글리칸(glycosaminoglycan) 대사 이상이다(표 15-4).

표 15-4 뮤코다당류병

종류	증후군	효소 결핍
IH	Hurler's	α-L-Iduronidase
IH/IS	Hurler's/Scheie's	α-L-Iduronidase
IS	Scheie's	α-L-Iduronidase
II	Hunter's	Iduronate sulfatase
III type A	Sanfilippo's type A	Heparan sulfatase
type B	Sanfilippo's type B	N-acetylglucosamidase
type C	Sanfilippo's type C	Acetyl CoA; α-glucosaminide-N-acetyltransferase
type D	Sanfilippo's type D	N-acetylglucosamine-6-sulfatase
IVA	Morquio's	Galactose-6-sulfatase
IVB	Morquio's	β-galactosidase
VI	Maroteaux-Lamy	Arylsulfatase B(acetylgalactosamine sulfatase)
VII	Sly syndrome	β-glucuronidase

글리코사미노글리칸은 황산케라탄(keratan sufate), 황산헤파란(heparan sulfate), 그리고 황산더마틴(dermatin sulfate)과 같이 6탄당을 포함하는 다당류군이다. 진단은 소변 속에 과잉으로 배설된 뮤코다당류를 검출하는 것이다. 이를 검출하기 위한 몇 가지 검사법이 있다. 페리 검사(Perry's test)는 탁도 검사이다. 세틸트리메틸암모늄 브로마이드(cetyltrimethylammonium bromide)는 소변 중 뮤코다당류와 반응하여 혼탁 용액을 형성하거나 침전한다.

이 검사는 시약이나 소변을 실온에서 반응시켜야지, 그렇지 않으면 모든 시료에서 위양성이 나타난다. 베리 검사(Berry's test)라고 불리는 톨루이딘블루 검사(toluidine blue test)는 색소 결합법으로 소변을 포화시킨 여과지 위에서 시행한다.

소변 중 뮤코다당류를 정량하는데 사용하는 다른 색소로는 1,9-디메틸메틸렌 블루(1,9-dimethylmethylene blue, DMB)가 있다. 신생아는 많은 양의 뮤코다당류를 배설한다. 따라서 이때 검사하면 위양성을 일으키기도 한다. 정량 색소 결합 검사는 시료 중의 크레아티닌 농도가 10 mg/dl 이상일 때만 신뢰성이 있다. 크레아티닌 농도가 이보다 낮은 소변에서는 신뢰할 수 없는 결과를 나타낸다.

뮤코다당류침착증(mucopolysaccharidosis)은 다양한 저장 질환이며, 이들 상태와 일치하여 여러 임상 증상들, 즉 정신지체, 복합 이골증, 간 비대증, 안면홍조증, 귀머거리, 눈의 변화(각막이 뿌옇게 됨)가 나타난다. 진단은 질환과 관련된 리소솜성 효소의 활성을 측정하여 확정한다.

소변으로 뮤코다당류를 배설하지 않는 또 다른 리소솜성 효소 결핍증들도 있다(표 15-5). 파브리병(Fabry disease)을 제외한 나머지 모두는 상염색체 열성 형질

(autosomal recessive trait)로서 유전된다. 이때도 다양한 임상 증상들이 나타난다.

표 15-5 기타 저장병

질환	효소 결함
스핑고지질증(Sphingolipidosis)	
파브리병(Fabry's disease)	α-galactosidase
이염성 백색질 형성 장애(Metachromatic leukodystropy)	Arylsolfatase A
GM-1-강글리오시드증(GM-1-gangliosidosis)	β-galactosidase
고셰증(Gaucher's disease)	β-glucosidase
크라베병(Krabbe's disease)	Cerebroside β-galactosidase
니만-피크병(Niemann-Pick disease)	Sphingomyelinase
샌드호프병(Sandhoff's disease)	Total hexosaminidasse
테이-삭스병(Tay-Sachs disease)	Hexosaminidase A
당단백질 저장(Glycoprotein Storage)	
만노스증(Mannosidosis)	α-mannosidase
퓨코사이드 축적증(Fucosidosis)	α-fucosidase
시알산증(Sialidosis)	α-neurainidase
2형 글리코젠 저장병(Glycogen storage disease type Ⅱ)	α-glucosidase
점성 지질증(Mucolipidosis)	
Ⅰ형	Neuraminidase
I 세포병(Ⅱ형, Ⅲ형)	리소솜 속으로 가수 분해 효소 합병

⑦ 테이-삭스병

테이-삭스병(Tay-Sachs disease)은 리소솜성 효소인 헥소사미니데이스 A(hexosaminidase A)의 결핍에 의해 특이한 강글리오사이드(ganglioside)가 뇌와 비장에 축적되는 질환이다. 헥소사미니데이스 A는 강글리오사이드의 극성 머리 부분에 있는 N-아세틸-D-갈락토사민과 D-갈락토스 잔기 사이의 특수한 결합을 가수 분해한다. 결과적으로 강글리오사이드의 분해가 중간 단계에서 정지되고, 부분적으로 분해된 강글리오사이드가 다량으로 축적되어 신경계의 변성을 일으킨다. 이런 환자에서는 정신지체, 실명, 조기사망이 나타난다.

테이-삭스병의 발병률은 낮지만(300,000명당 1명), 동유럽 태생의 유대인(Ashkenazi Jewish)에서는 30~40명당 1명꼴로 발생 빈도가 상당히 높다. 이 유전자는 열성 형이기 때문에 부모의 양쪽이 보인자인 경우에는 아이도 테이-삭스병에 걸린다.

이 질환은 치료가 불가능하기 때문에 부모가 될 사람의 열성 유전자를 조사하는 방법이 최선책이다. 양친의 피부로부터 섬유모세포(fibroblast)를 배양하여 그 세포가 헥소사미니데이스 A를 가지고 있는지의 여부를 검사함으로써 이 유전자의 보인자를 검출 할 수 있다. 태아에 대한 검사도 임신 중에 시행하는데, 양수로부터 얻은 세포에서 헥소사미니데이스 A를 정량한다.

(2) 아미노산 대사 질환

아미노산은 혈장의 정상 성분이다. 혈액이 신장을 순환할 때, 아미노산은 사구체 막을 통과하여 사구체 여과액 속에 나타난다. 그렇지만 여과된 아미노산의 대부분은 근위 요세관에서 능동 운반에 의해 재흡수 된다. 만일 대사 경로 중 어떤 효소의 결핍(유전적 결함)이 있거나 재흡수에 관여하는 구조에 이상이 있으면 과량의 아미노산이 소변으로 배설될 수 있다. 이렇게 아미노산이 소변에 증가된 상태를 원발성 아미노산뇨증(primary aminoaciduria)이라고 한다. 만일 소변 아미노산이 비유전성의 원인, 즉 다량의 단백질 분해, 심한 간 손상, 혹은 요세관 재흡수를 방해하는 심한 요세관 질환 등에 의해 나타날 경우 이를 속발성 아미노산뇨증(secondary aminoaciduria)라고 한다.

아미노산뇨증에 대한 아미노산 선별 검사의 임상적 의의는 우선 유전적 대사 질환을 진단하는 데 있다. 원발성과 속발성 아미노산뇨증 사이의 구별은 환자의 병력이나 임상 소견 등을 참조하면 비교적 쉽다. 유전 결함이 있으며 일반적인 아미노산뇨증에서는 나타나지 않던 특정한 아미노산과 그들의 대사 물질이 소변에 나타난다.

① 박층 크로마토그래피(TLC)

소변에서 정상 아미노산의 과다 분비나 비정상 혹은 특정 아미노산의 분비를 검사할 때 간혹 이차원 박층 크로마토그래피(thin layer chromatography, TLC)를 사용한다. 현재는 거의 사용하지 않는 방법이다.

가. 과정

소변을 실리카판(silica plate)에 점적하고, 클로로폼 40 mL, 메탄올 40 mL, NH_4OH 12 mL, H_2O 8 mL를 포함하는 이동상으로 전개시킨다. 이동이 끝나면 판을 건조시키고, 앞서 통속에 넣었던 방향에서 90°돌리고, 뷰탄올 60 mL, 빙초산 20 mL, H_2O 20 mL를 포함하는 2차 이동상으로 전개시킨다. 판을 건조 시킨 후, 닌하이드린(ninhydrin) 150 mg, 아이스탄(istan) 5 mg, 부탄올 50 mL, 콜리딘(collidine) 1.5 mL로 구성된 용액을 분사하여 아미노산을 관찰한다. 정상적인 패턴은 그림 15-14와 같다. 만일 비정상적인 패턴이 나타나면 정량 분석을 시행한다.

② 혈장 아미노산의 정량

혈장 아미노산의 정량은 HPLC이나 질량 분석(MS)으로 하는 것이 보통이다. 아미노산은 특정 파장의 빛을 흡수하기 때문에, 아미노산이 분석 칼럼으로부터 용출될 때 검출된다. 아미노산의 칼럼 전(precolumn) 유도체 형성은 페닐이소티오시안산(phenylisothiocyanate, PITC)이나 단실염화물(dansyl chloride)로 하고, 칼럼 후(postcolumn) 유도체 형성은 *o*-프탈알데하이드(*o*-phthalaldehyde)나 닌하이드린(ninhydrin)으로 한다. 많은 검사실에서는 Beckman 아미노산 분석기와 같이 아미노산만을 측정하는 자동화 장치를 사용하고 있다. Beckman 아미노산 분석기는 칼럼 후(postcolumn) 유도체로 닌하이드린을 사용하는 이온교환 크로마토그래피이다. 이것의 검출은 570 nm와 440 nm의 2파장을 사용한다.

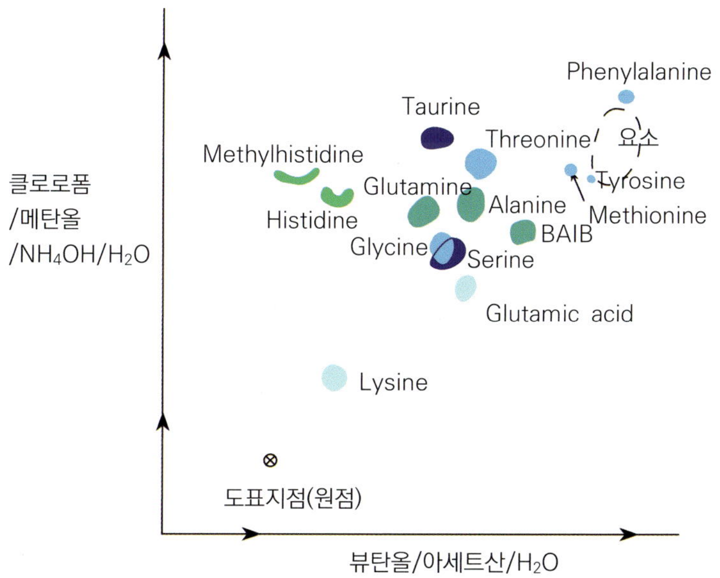

그림 15-14 소변 아미노산의 이차원 박층 크로마토그래피(정상 패턴)

③ 주요 아미노산 질환

가. 페닐케톤뇨증

선진국에서는 출생 시 신생아에 대한 페닐케톤뇨증(phenylketonuria, PKU) 검색이 제도화되어 있다. PKU는 페닐알라닌(phenylalanine)의 대사 과정, 즉 페닐알라닌의 타이로신(tyrosine)으로 전환될 때, 하이드록시화 반응(hydroxylation)을 촉매하는 효소인 페닐알라닌 하이드록시화 효소(phenylalanine hydroxylase)의 결핍에 의해 일어나는 1차 아미노산 대사 질환이다(그림 15-15).

PKU는 부모의 양쪽이 보인자인 경우에 상염색체 열성 질환으로서 유전된다. 통계 분석에 따르면 부모의 양쪽이 보인자인 경우 4명 중 1명은 이 질환에 걸리는 것으로 나타났다. 이 질환은 초기에 발견하여 치료를 시작해야 한다. 만일 치료가 늦어져 페닐알라닌이 혈액 및 신경계에 독성을 일으킬 정도까지 축적되면 정신지체를 유발한다.

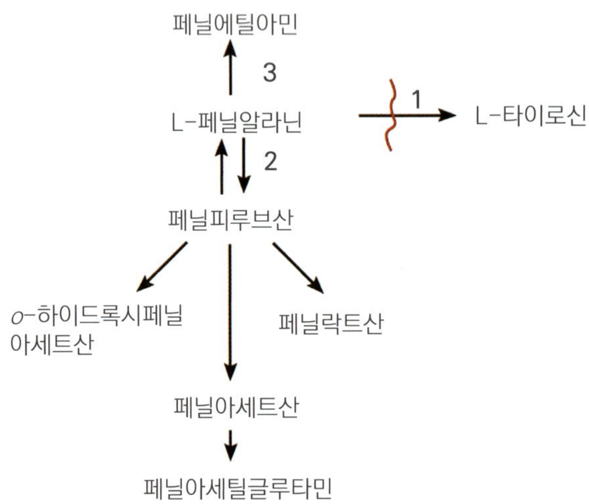

그림 15-15 페닐알라닌 대사 경로

PKU에서는 정상적인 하이드록시화 반응 경로 (1)이 페닐알라닌 하이드록시화 효소의 결핍 때문에 차단된다. 그 결과 경로 (2)가 우세하게 진행되어 혈액에 페닐알라닌의 축적이 일어나고 또한 소변에는 다른 대사 물질들의 배설이 증가한다.

만일 치료를 받지 않을 경우에는 PKU 환자의 50%가 20세 이전에 사망하고, 75%가 30세 이전에 사망하는 것으로 알려져 있다. 치료는 엄격하게 음식물 중의 페닐알라닌을 줄이고, 대신 타이로신을 보충하는 식이요법이 유일하다. PKU

환자들은 성장기 동안 계속 페닐알라닌과 타이로신을 조절해야 한다. 만일 PKU 여성이 임신을 한 경우에는 반드시 계속적인 페닐알라닌의 조절이 있어야 한다.

정신지체는 태아가 2개의 열성 유전자를 가지지 않을지라도 자궁내의 페닐알라닌 증가로 인하여 나타날 수 있다. PKU를 위한 검사로는 표 15-2에 나타낸 것처럼 염화철(III) 검사가 있고, 또한 시험지법(dipstick test)이 있다.

나. 단풍당밀뇨병(Maple syrup urine disease, MSUD)

단풍당밀뇨병(maple syrup urine disease, MSUD)도 PKU와 함께 고전적인 원발성 아미노산 질환이다. 이 환자의 소변에서는 단풍나무 시럽 냄새가 나서 「maple syrup」이라는 이름이 붙여졌다. MSUD는 세 가지 필수 가지사슬 아미노산, 즉 발린(valine), 류신(leucine), 아이소류신(isoleucine)의 탈카복실화(decarboxylation)를 촉매하는 효소의 결핍으로 인해 발생한다(그림 15-16).

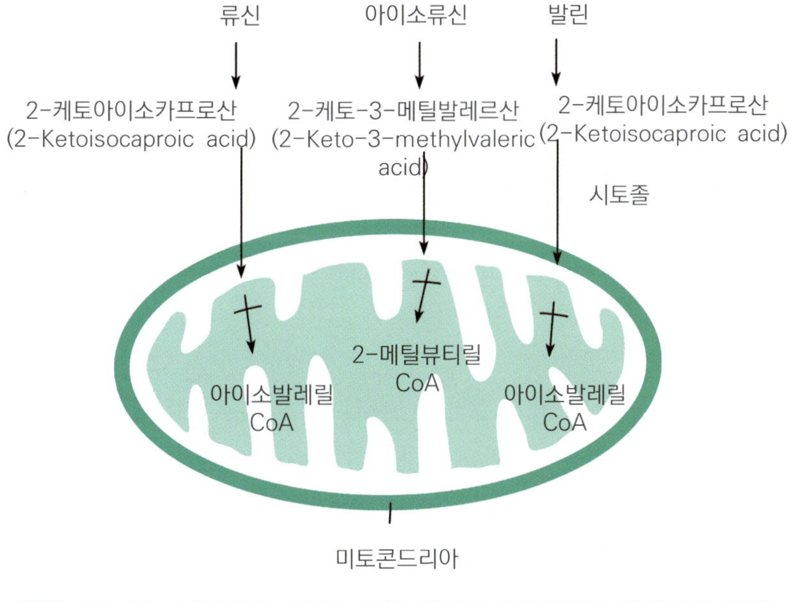

그림 15-16 가지사슬 아미노산의 대사와 단풍당밀뇨병에서의 차단
가지사슬 아미노산(류신, 아이소류신, 발린)의 케톤 유도체가 미토콘드리아의 효소 복합체에 의해 더 이상 대사되지 못한다.

진단은 혈장 중에 가지사슬 아미노산이 상승된 것을 관찰하면 된다. 아이소류신의 비정상 유도체인 알로아이소류신(alloisoleucine)의 관찰도 또한 진단적 가치가 있다. 측쇄 아미노산의 신역치는 상당히 높다. 비록 혈장의 값이 높아서 소변으로 나온다 할지라도, MSUD의 진단에 가장 도움이 되는 소변 성분은 가지사슬 아미노산의 대사물질인 비정상 가지사슬 케토산이다. 이들 케토산은 가스 크로마토그래피나 질량 분석법으로 검출할 수 있다.

임상적으로 심한 고전형 MSUD(classical MSUD)는 출생 후에 시작한다. 심한 케토산증(ketoacidosis)으로 인해 출생 후부터 수유 곤란, 경련, 저혈당증, 혼수, 그리고 때때로 사망에까지 이른다.

이 질환은 조기에 발견하여 환자에게 철저한 식이요법을 실시하면 발육부진을 최소화 할 수 있다. 고전적 MSUD보다 증상이 좀 덜한 MSUD를 간헐성 MSUD(intermittent MSUD)라고 하며, 발작 시에는 케톤산증, 경련, 혼수를 나타내나 간헐기에는 정상 상태를 나타낸다. 이외에도 중등도형(mild type)과 타이아민 투여에 의해 개선되는 타이아민 반응형(thiamine responsive type)이 있다.

다. 타이로신혈증

타이로신의 혈중 농도는 간에서 생산되는 효소의 미완성으로 인해 보통 조산아에서 높다. 이를 일시적 신생아 타이로신혈증(tyrosinemia)이라고 한다. 타이로신은 페닐알라닌의 하이드록시기 유도체이며 그림 15-17과 같이 간에서 대사가 이루어진다.

유전성 타이로신혈증은 퓨마릴아세토아세트산 가수 분해 효소(fumarylacetoacetic acid hydrolase)의 결핍으로 인해 생긴다. 이런 환자에서는 보통 생후 6개월 이전에 간 비대, 황달, 발육부진, 구토, 설사, 양배추 냄새 등의 증상이 나타난다. 이들은 가끔 간 기능 상실로 진행하고, 간 종양으로 사망하는 경우가 많다. 타이로신혈증이 의심되는 아이들은 혈장 아미노산을 정량적으로 분석하거나 소변 석시닐아세톤(succinylacetone)과 같은 유기산의 분석을 통해 진단한다. 혈장의 타이로신 상승은 완전히 비특이적이어서 간 손상에 의해서도 상승한다. 따라서 유전성 타이로신혈증을 진단하기 위해서는 무엇보다 소변 석시닐아세톤을 발견하는 것이 가치가 있다.

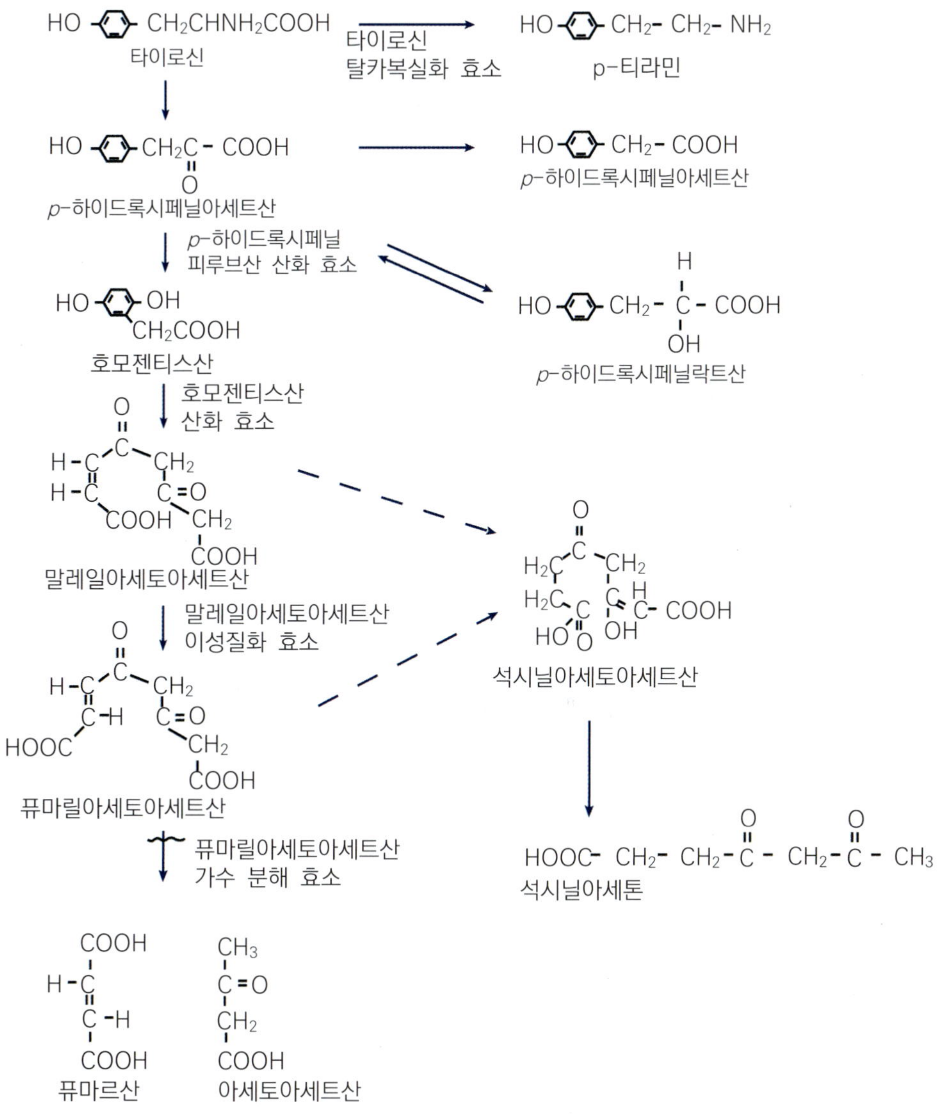

그림 15-17 타이로신의 대사 경로

퓨마릴아 세토아세트산 가수 분해 효소는 I형 타이로신혈증에서 차단된다.

라. 비케토시스 고글라이신혈증

케톤 형성 없이 신생아의 혈장 및 뇌척수액(CSF)에 글라이신(glycine)이 증가하면 비케토시스 고글라이신혈증(nonketotic hyperglycinemia)으로 진단한다. 글라이신의 증가는 보통 극단적이어서 정상 상한치의 약 10배까지도 증가한다. 혈장 글라이신은 다른 이유로도 증가하기 때문에, CSF의 글라이신을 정량하여 CSF/혈장비를 측정하는 것이 필요하다. 정상에서 이 비율은 약 0.02이나, 비케토시스 고글라이신혈증에서는 약 0.2 정도이다. 소변에서 글라이신의 과다한 배설이 검출되면, 혈장 및 CSF의 글라이신을 정량하게 된다.

글라이신은 신경독소로서 작용하기 때문에, 이 환자들은 심한 경련과 정신지체를 나타내며 가끔은 호흡이 곤란한 경우도 있다. 이 질환에 대한 완전한 치료법은 없지만, 식이요법으로 혈장 글라이신의 증가를 최소화하는 방법이 최선책이다. 혈장 글라이신은 또한 유기산 대사 질환, 영양제를 투여하는 환자, 그리고 경련을 조절하는 항경련 약물(항간질약)을 투여하는 환자에서도 상승한다.

(3) 요소 회로 결함

요소는 단백질의 이화 작용의 결과 생성되는 질소성 최종 산물이다. 단백질이 가수 분해된 후, 아미노산의 아미노기는 산화적 탈아미노화(oxidative deamination)에 의해 암모니아(생리적 pH에서 용액 중 암모니아는 암모늄 이온으로 존재함)로 전환된다. 암모니아는 간에서 카바밀 인산 합성 효소(carbamyl phosphate synthetase)에 의해 카바밀 인산으로 전환되어 요소 회로로 들어가 효소 작용에 의해 몇 단계, 즉 "시트룰린(citrulline) → 아르지노석신산(argininosuccinate) → 아르지닌(arginine) → 오르니틴(ornithine)"을 거친다. 요소는 마지막 단계인 아르지닌이 오르니틴으로 전환되는 단계에서 합성된다(그림 15-18). 이렇게 간에서 합성된 요소는 신장을 통해 소변으로 배설된다.

요소는 또한 장에서 세균 작용에 의해서도 합성된다. 이들은 흡수되어 문맥을 통해 간으로 간다. 암모니아는 중추신경계에 독성이 강하여 인체에 축적되지 않고 요소로 전환되어야 한다.

만일 요소 회로를 구성하는 6개의 효소 중 1개만 결핍되더라도 요소 생성에 결함이 생긴다(표 15-6). 요소 회로에 결함이 생기면 고암모니아혈증(hyperammonemia)이 생긴다. 암모니아는 탄수화물 대사와 신경 전달에 영향을 미치는 신경독소이므로, 혈중 암모니아를 낮추는 것이 성공적인 치료법이라 할 수 있다.

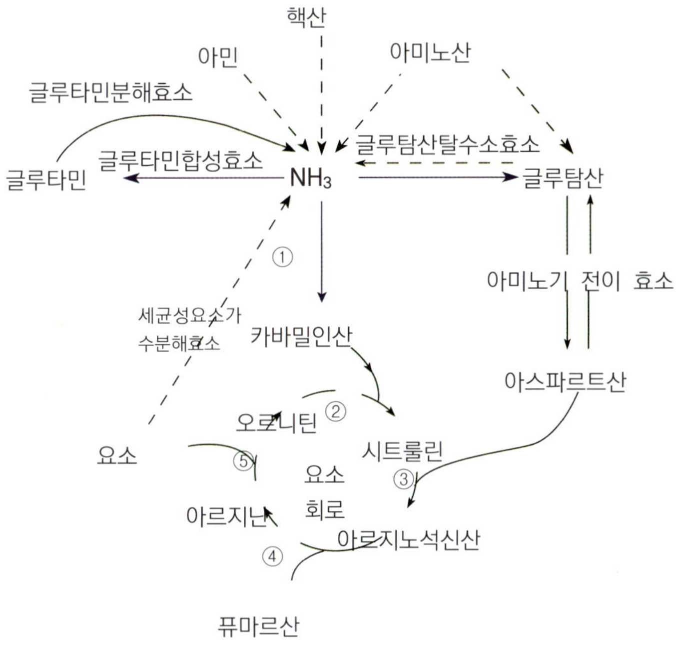

그림 15-18 간에서의 암모니아 대사

(1) carbamyl phosphate synthetase(mitochondrial, m), (2) ornithine transcarbamylase(m), (3) argininosuccinate synthetase(cytoplasmic), (4) argininosuccinase(c), (5) arginase(c).

표 15-6 요소 회로 결함

질환	효소 결핍	혈장 아미노산	요 대사 물질
카바밀 인산 합성 효소 결핍	카르바밀 인산 합성 효소	글루타민, 알라닌, 라이신 증가	오로트산(orotic acid) 없음
오르니틴 카바밀기 전이 효소 결핍(X-연관성)	오르니틴 카르바밀기 전이 효소	글루타민, 알라닌, 라이신 증가, 시트룰린 없음	오로트산 증가
시트룰린혈증	아르지노석신산 합성 효소	시트룰린 증가	시트룰린 증가; +/- 오로트산
아르지노석신산뇨증	아르지노석시네이스	아르지노석신산 증가	아르지노석신산 증가
고아르지닌혈증	아르지네이스	아르지닌 증가	아르지닌, 시스틴, 라이신, 오르니틴 증가 ; +/- 오로트산
라이신성 단백질 비내성	이중염기성 아미노산의 수송 결함	오르니틴 증가	라이신, 시스틴, 시트룰린, 아르지닌 증가

(4) 유기산뇨증

유기산뇨증(organic aciduria)은 가스 크로마토그래피나 질량 분석법으로 검사하는 광범위한 질환군이다. 이 분석은 우선 소변 중의 유기산을 추출하고, 트라이메틸실릴기(trimethylsilyl group)로 유도체를 만드는 과정을 필요로 한다. 유기산 분석은 대사적 산혈증, 저혈당증, 구토, 경련, 고글라이신혈증, 고암모니아혈증 또는 요중-케톤산을 나타내는 소아의 진단에 유용하다. 많은 유기산뇨증은 특이한 냄새와 관련이 있다(표 15-1). 만일 소아의 소변에서 특이한 냄새가 나면 유기산 분석을 시행한다. 표 15-7은 주요 유기산 대사 질환을 나타낸 것이다.

표 15-7 유기산뇨증

질환	특징적 화합물
페닐케톤뇨증(Phenylketonuria)	페닐피루브산(Phenylpyruvic acid) 페닐아세트산(Phenylacetic acid) 2-하이드록시페닐아세트산(2-Hydroxyphenylacetic acid)
1형 타이로신혈증 (Tyrosinemia, type Ⅰ)	4-하이드록시페닐피루브산(4-Hydroxyphenylpyruvicacid) 4-하이드록시페닐락트산(4-Hydroxyphenylacticacid) 석시닐아세톤(Succinylacetone)
알캅톤뇨증(Alcaptonuria)	호모젠티스산(Homogentisic acid)
단풍시럽뇨병 (Maple syrup urine disease)	2-케토아이소카프로산(2-Ketoisocaproic acid) 2-케토-3-메틸발레르산(2-Keto-3-methylvaleric acid) 2-케토아이소발레르산(2-Ketoisovaleric acid) 2-하이드록시아이소발레르산(2-Hydroxyisovaleric acid) 2-하이드록시아이소카프로산(2-Hydroxyisocaproic acid) 2-하이드록시-3-메틸발레르산(2-Hydroxy-3-methylvaleric acid)
아이소발레르산뇨증 (Isovalericaciduria)	아이소발레릴글라이신(Isovalerylglycine) 3-하이드록시아이소발레르산(3-Hydroxyisovaleric acid) 4-하이드록시아이소발레르산(4-Hydroxyisovaleric acid)
다중카복실화 효소 결핍 (Multiple carboxylase deficiency)	3-하이드록시아이소발레르산(3-Hydroxyisovaleric acid) 3-메틸크로토닐글라이산(3-Methylcrotonylglycine) 메틸시트르산(Methylcitric acid) 젖산(Lactic acid) 3-하이드록시프로파이온산(3-Hydroxypropionic acid)
프로파이온산뇨증 (Propionic aciduria)	메틸시트르산(Methylcitric acid) 프로파이오닐글라이신(Propionylglycine) 3-하이드록시프로파이온산(3-Hydroxypropionic acid) 3-하이드록시발레르산(3-Hydroxyvaleric acid)
메틸말론산뇨증 (Methylmalonic aciduria)	메틸말론산(Methylmalonic acid) 프로파이온산뇨증과 동일한 대사 물질 (Plus same metabolites as propionic aciduria)
1형 글루타르산뇨증 (Glutaric aciduria type Ⅰ)	글루타르산(Glutaric acid) 글루타콘산(Glutaconic acid) 하이드록시글루타르산(3-Hydroxyglutaric acid)

(5) 베타-산화 결함

지방이 에너지를 생성하기 위해서는 우선 트리글리세리드(TG)가 가수 분해되고, 그 다음은 지방산이 한번에 2탄소 단위(two carbon unit)로 분해되어 아세틸-CoA를 형성한다. 아세틸-CoA는 미토콘드리아에서 TCA 회로를 통하여 이산화탄소와 물로 산화된다. 이러한 전체 과정을 β-산화(β-oxidation)라고 한다. 금식 상태가 계속되면 아세틸-CoA의 일부는 근육 세포에서 에너지원으로 이용할 수 있도록 케톤체로 전환된다. 공복 상태에서 케톤체의 생성은 어른보다 어린이가 더 많다. 지방의 β-산화는 글리코겐이 고갈된 후 에너지를 생산하는 필수 경로이다.

지방산의 β-산화 질환은 보통 단쇄(short chain), 중쇄(medium chain), 장쇄(long chain) 지방산의 분해에 필요한 하나 혹은 그 이상의 아실-CoA 탈수소 효소(acyl-CoA dehydrogenase)의 결핍에 의해 일어난다. 가장 흔한 형태는 중쇄-아실-CoA 탈수소 효소(medium-chain acyl-CoA dehydrogense, MCAD)의 결핍이다(그림 15-19).

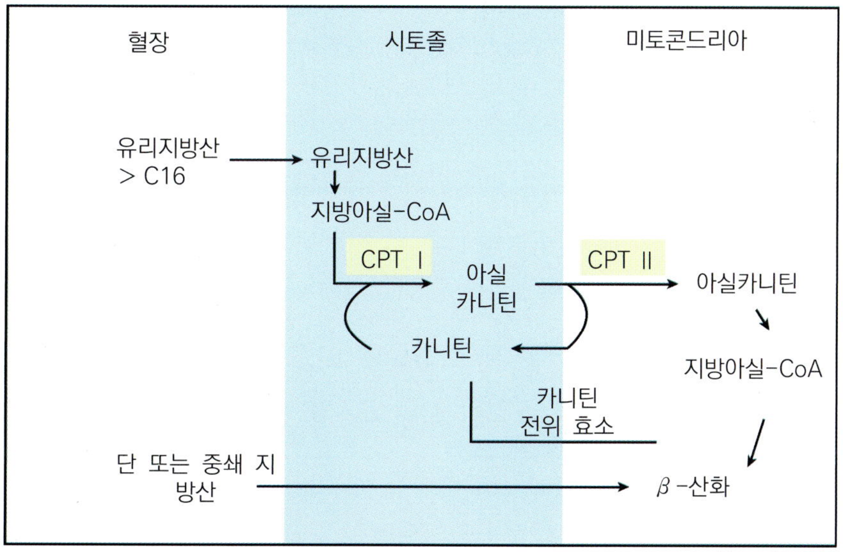

그림 15-19 카니틴 운반체에 의한 지방산의 미토콘드리아막 통과 과정
CPT: carnitine palmityltransferase, 카니틴 전위 효소: carnitine translocase

MCAD 결핍이 있는 소아는 구토와 관련이 있는 바이러스성이나 세균성 질환에서 갑작스럽게 사망할 수 있다. 그들은 또한 혼수, 저혈당증, 고암모니아혈증이 특징인 Reye양 질환으로 나타날 수 있다. MCAD 결핍이 있는 환자를 조기에 발견할 수만 있다면, 치료는 식이요법(글루코스 보충)과 카니틴(carnitine) 요법을 이용할 수 있다. 진단은 소변 중의 유기산 분석을 통해 이루어진다(표 15-8). 이외의 다른 β-산화 결함은 치료 효과가 없다.

표 15-8 지방산 산화 질환

장쇄-아실 CoA 탈소수 효소 결핍	Suberic acid, sebacic acid
중쇄-아실 CoA 탈소수 효소 결핍	Octanoic acid, adipic acid, suberic acid, sebacic acid, 5-hydroxyhexanoic acid, 7-hydroxyoctanoic acid, octenedioic acid, decenedioic acid, hexanoylglycine, phenylpropionylglycine, suberylglycine
단쇄-아실 CoA 탈소수 효소 결핍	Ethylmalonic acid, adipic acid, suberic acid, sebacic acid, methylsuccinic acid
다중 아실 CoA 탈소수 효소 결핍	Glutaric acid, ethylmalonic acid, adipic acid, suberic acid, 2-hydroxyglutaric acid, isovalerylglycine, isobutyrylglycine, 2-methylbutyrylglycine

이해도의 점검과 문제

1. 대사 선별 검사의 종류를 제시하고 용도를 설명하라.
2. PKU, MSUD, 알캅톤뇨증의 원인과 선별 검사를 설명하라.

부 록

Appendix
부 록

1. 심혈관 질환 진단을 위한 B형 나트륨 이뇨 펩타이드(BNP) 검사

1981년 캐나다 생리학자인 Adolfo de Bold와 그의 동료들은 심방 추출물의 주입으로 (1) 나트륨과 수분의 신장 배설이 증가하였고, (2) 혈압의 빠르게 감소하였고, (3) 혈액 헤마토크릿이 증가하였다고 보고하였다. 이러한 작용을 하는 물질은 28개의 아미노산으로 구성된 펩타이드로 밝혀졌고, 그래서 이름을 심방 나트륨 이뇨(배설 촉진) 펩타이드(atrial natriuretic peptide, ANP)라고 정했다. 이보다 뒤늦게 구조적으로 연관성이 있는 뇌 나트륨 배설 촉진 펩타이드(brain natriuretic peptide, BNP)와 C형 나트륨 이뇨 펩타이드(C-type natriuretic peptide, CNP)가 돼지 뇌에서 분리되었고 규명되었다. 아무튼 BNP는 주로 심장에 발현되기 때문에, B형 심방 나트륨 이뇨 펩타이드(B-type natriuretic peptide, BNP)라고 이름을 지었다.

(1) 생화학

BNP는 주로 심실의 심근에서 방출된다. 그림 1은 심장 근육 세포에서 일어나는 프리프로호르몬(preprohormone)과 연이은 NP 단백질의 분비를 나타낸 것이다. proBNP가 근육 세포에서 분리되는지 아니면 혈장에서 분리되는지에 대한 여부는 아직 밝혀지지 않았다. 주요 순환 형태는 기능이 알려지지 않은 NT(N-terminal)-proBNP와 또한 기능이 알려지지 않은 proBNP, 그리고 생리학적으로 활성이 있고 proBNP의 C말단 부분에 있는 BNP이다. BNP는 펩티드 내부 가수 분해 효소(endopeptidase)에 의해 분해된 후 수용체 매개 제거 과정을 거쳐 주로 신장에서 제거되는 것으로 알려져 있다. 따라서 제거는 신장 기능의 변화에 민감하다. 울혈성 심부전(CHF)에 대한 대부분의 연구는 BNP와 NT-preBNP에 초점이 맞추어져 있다. 아무튼 BNP와 NT-proBNP 측정에서 교차반응하는 순환 pro BNP에 대한 연구들이 상당히 많이 이루어지고 있다.

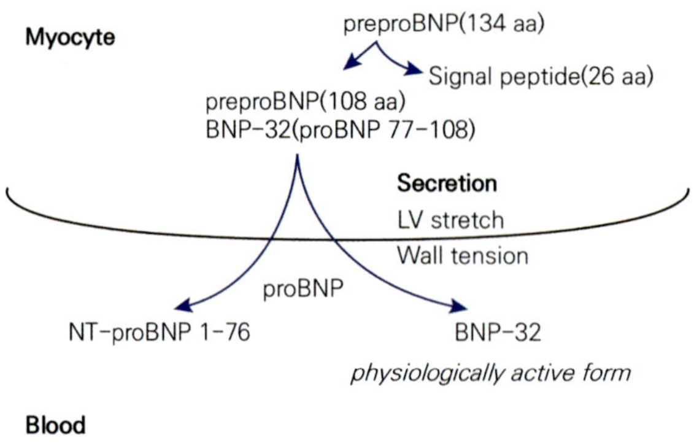

그림 1 근육 세포에서 혈액으로 BNP와 NT-proBNP의 생물학적 물질변환과 방출

(2) 울혈성 심부전

울혈성 심부전(congestive heart failure, CHF)은 심장의 무력한 펌프질이 특징인 증후군이다. 이때 자주 폐에 액체가 축적된다. 그러한 경우의 최소한 절반은 심장 조직의 기능 상실로 인하여 초래되며, 박출량 감소 심부전(heart failure with reduced ejection fraction, HFREF)이라고 부른다. 나머지 절반은 심장근육의 경직 증가에 기인하다. 이러한 종류의 HF를 박출량 보전 심부전(heart failure with preserved ejection fraction, HFPEF)이라고 한다. 다른 형태로는 판막 심장 질환과 소위 고박출성 심부전과 관련된 것들이 있다. 그 상태는 심장이 조직의 대사에 필요한 양만큼 충분히 혈액을 펌프질할 수 없을 정도로 심장 기능이 비정상이다. 전달되는 혈액의 양이 너무 적으면 장기와 기타 조직은 적절한 기능을 수행할 산소와 영양분을 충분히 받지 못한다.

뉴욕심장협회(New York Heart Association, NYHA)는 CHF 환자의 상태에 따라 기능적으로 분류한 체계를 제시하였다(표 1). 이 체계에서, I등급 환자는 보통 육체적 활동에 제한이 없고 무증상이다. 가장 높은 IV등급 환자는 육체적 활동에 심한 제한이 있고 휴식 중에도 자주 증상이 나타난다. 심부전의 임상소견은 매우 다양하고 많은 경우 비특이적이다. 소견은 다음과 같은 요인들의 영향을 받는다: (1) 환자의 임상 특징, (2) 심장의 성능이 비정상적으로 되는 정도와 비율, (3) 심장 질환의 원인, (4) 동반질병, (5) 비정상적 기능에 의해 영향을 받는 심장의 부위.

심부전의 증상과 징후는 비특이적이기 때문에, 나트륨 이뇨 펩타이드(natriuretic peptide, NP) 같은 심부전에 대한 개관적인 생물표지자를 검사한다. 이러한 표지자는 질환 정도가 심각해짐에 따라 점차적으로 증가하지만, CHF와 유사한 상태에서는 증가하지 않거나 감소한다.

표 1 심부전의 정도를 분류하는 데 사용되는 뉴욕심장의사회의 기능적 분류 기준

NYHA 등급	증상
I	심장 질환, 그러나 증상이 없고, 육체적 활동도 제한이 없음(예: 걷거나 계단을 오를 때의 호흡 곤란)
II	경미한 증상(경미한 호흡곤란 또는 협심증), 일반적 활동 시 약간의 제한
III	증상으로 인해 활동의 유의한 제한, 일반적 활동보다 덜한 상태에서조차 유의한 증상이 나타남(20~100 m 정도의 단거리 걷기). 휴식 상태에서만 편안함을 느낌
IV	심각한 제한; 휴식 상태에서조차 증상이 나타남(주로 침대에서 지내는 환자)

(3) 분석적 고려사항

BNP와 NT-proBNP 측정에 이용할 수 있는 방법은 항원 분자의 다른 에피토프에 결합하는 항체를 사용하는 면역측정법이다(그림 2). BNP의 분해는 생체와 시험관내에서 세린 및 프롤린 아미노산이 있는 곳에서 일어난다(그림 3). 분해는 단백질 분해 효소(protease)에 의해 유도되며, 이로 인해 혈액 농도가 불안정하다. NT-proBNP의 N-말단 부분의 분해 산물 및 proBNP 자체와 잠재적인 교차반응을 이해하는 것이 필요하다. BNP 측정용 검체는 오직 EDTA 전혈이나 혈장만 사용된다. NT-proBNP 측정용 검체는 혈청, 헤파린 혈장 및 EDTA 혈장이 사용될 수 있으며, 값은 EDTA 혈장이 약간 더 낮은 경향이 있다. BNP 측정용 검체는 플라스틱 시험관에 채혈하지만, NT-proBNP는 유리나 플라스틱 시험관 어느 것을 사용해도 된다. 최근의 연구에 의하면, (1) BNP와 NT-proBNP 측정법은 proBNP 펩타이드와 상당한 교차반응성을 나타내고, (2) NT-proBNP 측정법은 NT-proBNP나 proBNP의 당화 형태를 검출할 수 없고, (3) proBNP 측정법은 오히려 1-32 펩타이드를 잘 검출하고, BNP 펩타이드 및 당화 proBNP와 최소의 교차반응을 나타낸다. 따라서 BNP나 NT-proBNP의 결과는 교차반응과 proBNP-유도성 절편의 다양한 당화성 형태를 검출하는 능력의 차이로 인하여 현재의 면역측정법들 간에 양도될 수 없다. 표준화된 NP 측정법이 부족함에도 불구하고, 임상 심혈관 및 심부전 가이드라인은 BNP 및 NT-proBNP에 대한 동일한 컷 포인트를 정하고 있다. NP 측정법에 대한 표준화와 조화를 향상시키고 심부전 환자에 대한 임상 케어를 향상시키기 위한 시도들이 새로운 약리학적 인자의 등장과 함께 지금도 계속되고 있다.

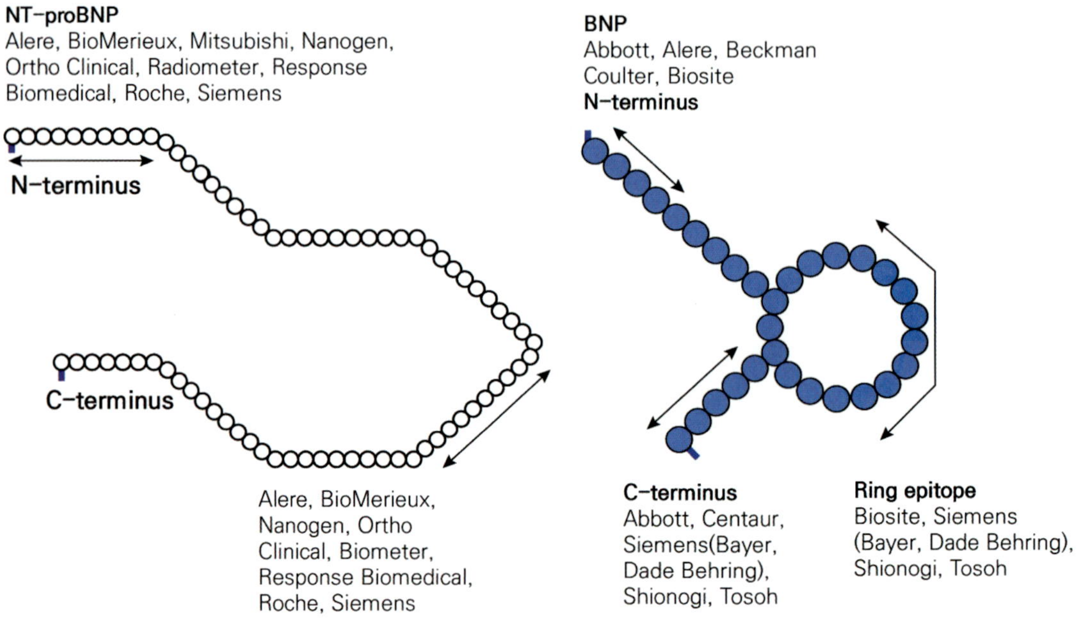

그림 2 측정에 이용되고 있는 BNP와 NT-proBNP의 에피토프 위치

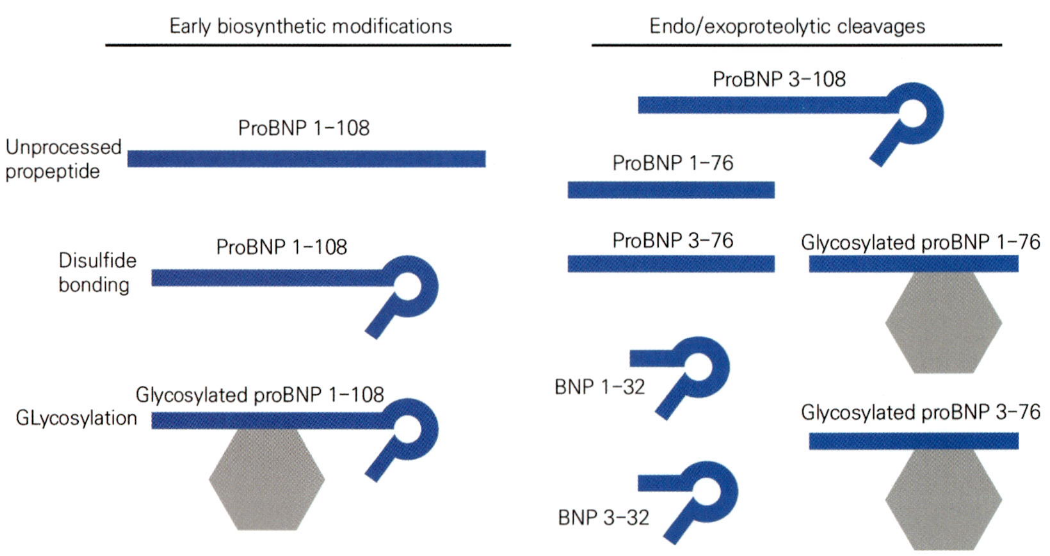

그림 3 ProBNP-유도 펩타이드 산물의 모형도

(4) 가이드라인

2005년 IFCC는 NP 측정에 대한 분석 및 분석전 질 세부사항을 정하였다. 이러한 세부사항은 NP 측정을 하는 임상 검사실과 상업 제조사들의 사용을 위한 것이었다. 연속해서 NACB와 IFCC 위원회는 심부전에 대한 생물표지자의 분석 이슈와 관계된 가이드라인을 개발하였다.

이러한 가이드라인의 권고안은 다음의 내용을 포함하고 있다:

1. 기준 한계(95% 또는 97%)는 연령과 성별에 기초하여 BNP와 NT-proBNP 양자에 대해 독립적으로 설정되었다. 각 상업 측정은 별도로 평가되어야 한다. 민족성과 신장 기능의 효과는 가능성이 있는 독립적 변동인자로서 평가될 필요가 있다.
2. Receiver operating characteristic curve(ROC, 경계 값 비율의 모든 가능한 값에 대해 민감도를 "1-특이도"의 함수로 나타낸 그림)는 임상 효율성과 진단 유용성을 위해 BNP와 NT-proBNP에 대해 최적의 의학 결정 컷오프를 설정하기 위해 마련되었다.
3. BNP와 NT-proBNP에 대한 측정은 연령과 성에 따라 규정된 URL에서 그리고 뉴욕심장협회(NYHA)에서 규정한 의학 결정 농도에서 15% 미만이나 15% 정도의 총 부정확(%CV)을 가질 것이다.

임상 실행에 도입하기 전, BNP와 NT-proBNP 측정은 다음의 분석전 및 분석 이슈에 대해 규정이 되어야 한다.

1. 분석전
   a. 저장 시간과 온도
   b. 항응고제의 종류 따른 영향
   c. 겔 분리제가 들어있는 시험관의 영향
   d. BNP 측정에는 플라스틱 채혈관이 필요하고, NT-proBNP 측정에는 유리나 플라스틱 채혈관 어느 것이라도 사용할 수 있다는 점
2. 분석
   a. 시약 항체에 의해 인식되는 NP 에피토프의 확인
   b. NT-proANP, ANP, CNP, BNP, 그리고 당화 및 비당화 NT-proBNP 및 proBNP를 포함하는 NP들과 관련된 교차반응성 특징들
   c. 이호 항체(heterophile antibody), 류마티스 인자, 그리고 사람 항마우스 항체에 의한 간섭 확인

d. 사용된 표준화(교정) 물질에 대한 정보(제조 방법, 농도 등)
e. 희석 반응에 대한 설명

3. BNP와 NT-proBNP 측정치는 pmol/L가 아니라 ng/L로 보고한다. 환자 검체의 비교 및 회귀 분석이 CLSI 가이드라인에 따라 수행되어야 한다.
4. BNP와 NT-proBNP에 대한 생물학적 변동성은 최소한 50%인 것으로 결정되어 왔다. 그러므로 50% 미만부터 의학적 치료를 고려해야 하는 80%까지의 농도 변화를 잘 해석해야 한다. 아무튼 일관된 경향은 임상적으로 중요하다.

(5) 기준범위

1. BNP
   [FDA 승인]
   single cutoff: 100 pg/mL
2. NT-proBNP
   [FDA 승인]
   (1) 75세 미만 cutoff: 125 pg/mL, (2) 75세 이상 cutoff: 450 pg/mL

(6) 임상 이용

BNP는 다양한 기능을 갖고 있으며, 여러 가지 심장 스트레스, 대부분은 특히 심장 신장에 반응하여 역조절 호르몬(counterregulatory hormone)으로서 방출된다. 그것은 양과 심장 성능의 변화에 의해 유의하게 영향을 받는다. BNP는 액체-용적 감소와 혈관확장을 일으킨다. BNP와 NT-proBNP는 연령과 성에 의존하며, CHF에서 증가하며, 그리고 심한 정도(중증도)와 상관한다. NP 측정은 (1) 중등도 내지는 심각한 CHF 환자를 확인하고, (2) CHF 환자와 ACS를 나타낸 환자의 위험을 계층화하는 데 유용하다. 보다 높은 NP 값은 급성과 만성 모두에서 일반적으로 더 유해한 예후를 가리킨다. 아마 NP의 가장 흥미로운 사용은 더 효과적으로 치료할 수 있는 능력을 찾고자 하는 HF 환자이다. BNP와 NT-pro BNP 측정은 cTn 측정과 상승 작용이 있는 정보를 제공한다. 특히 cTn 농도가 기준범위 내에 있을 때, 위험 정도를 계층화하는 데 유용하다.

나트륨 이뇨(배설 촉진) 펩타이드

나트륨 이뇨 펩타이드(natriuretic peptide)는 심방 나트륨 이뇨 펩타이드(atrial natriuretic peptide, ANP), B형 나트륨 이뇨 펩타이드(B-type natriuretic peptide, BNP; 이전에는 brain natriuretic peptide로 불리었음) 및 C형 나트륨 이뇨 펩타이드(C-type natriuretic peptide, CNP)로 구성된다. ANP와 BNP는 CNP에 비해 심장 조직에서 고도로 발현된다. CNP는 여러 조직에서 낮은 수준으로 발현된다. 이러한 펩타이드의 성숙 형태는 분자 내부의 이황화 결합(-S-S-)에 의해 안정화된 17-아미노산 고리를 포함하고 있다. 각 펩타이드는 특수한 구아닐산염 고리 효소-공역 수용체(adenylate cyclase coupled receptor)를 경유하여 작용함으로써 나트륨과 수분 배설 촉진시키고, 레닌-안지오텐신계의 활성을 둔화시키고, 그리고 혈관 저항을 감소(혈관 확장)시킨다. ANP와 BNP의 혈중 농도는(CNP는 아님) 심부전의 특징인 충만압(filling pressure)의 증가에 반응하여 빠르게 증가한다. 임상에서 BNP의 측정은 심부전을 검출하고 그것의 진행을 감시하기 위한 도구로서 널리 사용되고 있다.

B형 나트륨 이뇨 펩타이드(BNP)는 108개의 아미노산으로 구성된 전구체인 pro-BNP가 활성적인 32개의 아미노산으로 구성된 펩타이드(BNP)와 생물학적 활성이 결핍된 N-말단 단편(N-terminal fragment, NT-proBNP)으로 분열되면서 형성된다. BNP와 NT-proBNP는 대부분이 two-site 면역측정법(sandwich법; 항원의 에피토프가 2곳이어서 1개의 항원이 2개의 항체와 결합하여 샌드위치를 형성함, Ab-Ag-Ab*)으로 측정되고 있다. NT-proBNP는 반감기가 60분으로 반감기가 20분인 BNP보다 길어서 혈중 농도가 BNP보다 더 높다. 최근의 연구에 의하면, 심부전에서 면역학적으로 검출된 BNP는 BNP 생물활성형이 아닌 것으로 밝혀졌다. 향후 이에 대한 더 많은 연구가 진행되어야 할 것이다.

찾아보기

[L]

[M]

[N]

[O]

[P]

[R]

[S]

[T]

[U]

[V]

[W]

[Z]

집필위원

정헌근(편집위원장)
김명수(삼성서울병원)
김윤식(동강대학교)
김효신(대경대학교)
박성아(마산대학교)
박철인(대구보건대학교)
신경아(신성대학교)
윤중수(경동대학교)
이은주(대전보건대학교)
이헌모(동의과학대학교)
정상희(호서대학교)
최우순(대구보건대학교)
강효찬(대구한의대학교)
김복조(경운대학교)
김재경(단국대학교)
남현수(의정부성모병원)
박용원(충북보건과학대학교)
성지연(극동대학교)
양승주(건양대학교)
이미화(진주보건대학교)
이인수(혜전대학교)
임 용(동의대학교)
정석률(남서울대학교)
최정수(경남정보대학교)
권기상(원광보건대학교)
김성수(대전대학교)
김정선(동서대학교)
류정록(대전보건대학교)
박재승(前서해대학교)
성현호(동남보건대학교)
여영규(전주기전대학교)
이수만(김해대학교)
이준호(원광보건대학교)
임재원(부산가톨릭대학교)
조성석(신성대학교)
표상신(중원대학교)
김대은(경복대학교)
김수환(김천대학교)
김홍성(나사렛대학교)
박상남(경동대학교)
박지영(대전과학기술대학교)
성호중(을지대학교)
윤기남(안산대학교)
이승모(삼성서울병원)
이지웅(서영대학교)
전선희(분당서울대병원)
차경호(서울성모병원)

임상화학 II

2014년 3월 10일 초판 발행
2016년 3월 10일 2판 발행
2018년 3월 10일 2판2쇄 발행
2019년 3월 10일 2판3쇄 발행
2019년 9월 20일 3판 발행
2023년 3월 10일 4판 발행

지은이 : 임상화학교재편찬위원회
펴낸이 : 이상태
펴낸곳 : 청구문화사
주 소 : (03706) 서울특별시 서대문구 성산로11길 15
전 화 : 02) 332-0541(代) FAX : 02) 337-9577
등 록 : 1990년 11월 2일 제9-247호

정가 45,000원

ISBN 978-89-5616-896-8 93510

1 H 수소 hydrogen 1.00794	원자 번호 원소 기호 원소 이름 원자량

파랑	금속 원소
초록	비금속 원소
분홍	준금속 원소

족 주기	1	2	3	4	5	6	7	8	9
1	1 H 수소 hydrogen 1.00794								
2	3 Li 리튬 lithium 6.941	4 Be 베릴륨 beryllium 9.01218							
3	11 Na 나트륨 sodium 22.989770	12 Mg 마그네슘 magnesium 24.3050							
4	19 K 칼륨 potassium 39.0983	20 Ca 칼슘 calcium 40.078	21 Sc 스칸듐 scandium 44.9559	22 Ti 타이타늄 titanium 47.867	23 V 바나듐 vanadium 50.9415	24 Cr 크로뮴 chromium 51.9961	25 Mn 망가니즈 manganese 54.9380	26 Fe 철 iron 55.845	27 Co 코발트 cobalt 58.9332
5	37 Rb 루비듐 rubidium 85.4678	38 Sr 스트론튬 strontium 87.62	39 Y 이트륨 yttrium 88.9059	40 Zr 지르코늄 zirconium 91.224	41 Nb 나이오븀 niobium 92.9064	42 Mo 몰리브데넘 molybdenum 95.94	43 Tc 테크네튬 technetium (98)	44 Ru 루테늄 ruthenium 101.07	45 Rh 로듐 rhodium 102.906
6	55 Cs 세슘 caesium 132.905	56 Ba 바륨 barium 137.327	57 La* 란타넘 lanthanum 138.906	72 Hf 하프늄 hafnium 178.49	73 Ta 탄탈럼 tantalum 180.948	74 W 텅스텐 tungsten 183.84	75 Re 레늄 rhenium 186.207	76 Os 오스뮴 osmium 190.23	77 Ir 이리듐 iridium 192.22
7	87 Fr 프랑슘 francium (223)	88 Ra 라듐 radium (226)	89 Ac** 악티늄 actinium (227)	104 Rf 러더퍼듐 rutherfordium (261)	105 Db 더브늄 dubnium (262)	106 Sg 시보귬 seaborgium (266)	107 Bh 보륨 bohrium (264)	108 Hs 하슘 hassium (277)	109 Mt 마이트너륨 meitnerium (268)
			란타넘족* lanthanoids	58 Ce 세륨 cerium 140.116	59 Pr 프라세오디뮴 praseodymium 140.908	60 Nd 네오디뮴 neodymium 144.24	61 Pm 프로메튬 promethium (145)	62 Sm 사마륨 samarium 150.36	63 Eu 유로퓸 europium 151.964
			악티늄족** actinoids	90 Th 토륨 thorium 232.038	91 Pa 프로트악티늄 protactinium 231.036	92 U 우라늄 uranium 238.029	93 Np 넵투늄 neptunium (237)	94 Pu 플루토늄 plutonium (244)	95 Am 아메리슘 americium (243)

10	11	12	13	14	15	16	17	18	족 / 주기
								2 He 헬륨 helium 4.00260	1
			5 B 붕소 boron 10.811	6 C 탄소 carbon 12.011	7 N 질소 nitrogen 14.0067	8 O 산소 oxygen 15.9994	9 F 플루오린 fluorine 18.9984	10 Ne 네온 neon 20.1797	2
			13 Al 알루미늄 aluminium 26.9815	14 Si 규소 silicon 28.0855	15 P 인 phosphorus 30.9738	16 S 황 sulfur 32.066	17 Cl 염소 chlorine 35.453	18 Ar 아르곤 argon 39.948	3
28 Ni 니켈 nickel 58.6934	29 Cu 구리 copper 63.546	30 Zn 아연 zinc 65.409	31 Ga 갈륨 gallium 69.723	32 Ge 저마늄 germanium 72.64	33 As 비소 arsenic 74.9216	34 Se 셀레늄 selenium 78.96	35 Br 브로민 bromine 79.904	36 Kr 크립톤 krypton 83.798	4
46 Pd 팔라듐 palladium 106.42	47 Ag 은 silver 107.868	48 Cd 카드뮴 cadmium 112.411	49 In 인듐 indium 114.818	50 Sn 주석 tin 118.710	51 Sb 안티모니 antimony 121.760	52 Te 텔루륨 tellurium 127.60	53 I 아이오딘 iodine 126.904	54 Xe 제논 xenon 131.293	5
78 Pt 백금 platinum 195.078	79 Au 금 gold 196.967	80 Hg 수은 mercury 200.59	81 Tl 탈륨 thallium 204.383	82 Pb 납 lead 207.2	83 Bi 비스무트 bismuth 208.980	84 Po 폴로늄 polonium (209)	85 At 아스타틴 astatine (210)	86 Rn 라돈 radon (222)	6
110 Ds 다름슈타튬 darmstadtium (281)	111 Rg 뢴트게늄 roentgenium (272)								
64 Gd 가돌리늄 gadolinium 157.25	65 Tb 터븀 terbium 158.925	66 Dy 디스프로슘 dysprosium 162.50	67 Ho 홀뮴 holmium 164.930	68 Er 어븀 erbium 167.26	69 Tm 툴륨 thulium 168.934	70 Yb 이터븀 ytterbium 173.04	71 Lu 루테튬 lutetium 174.967		
96 Cm 퀴륨 curium (247)	97 Bk 버클륨 berkelium (247)	98 Cf 캘리포늄 californium (251)	99 Es 아인슈타이늄 einsteinium (252)	100 Fm 페르뮴 fermium (257)	101 Md 멘델레븀 mendelevium (258)	102 No 노벨륨 nobelium (259)	103 Lr 로렌슘 lawrencium (262)		